필수 신경생리 해부학

10th edition

개정10판

Manter and Gatz의 필수 신경생리 해부학

Manter and Gatz' s Essentials of Clinical Neuroanatomy and Neurophysiology

Sid Gilman, MD, FRCP
William J. Herdman Professor and Chair
Department of Neurology
University of Michigan Medical School
Ann Arbor, Michigan

Sarah Winans Newman, phD
Professor Emerita
Department of Anatomy and Cell Biology
University of Michigan Medical School
Courtesy Professor
Psychology Department
Cornell University
Ithaca, New York

Illustrations by Margaret Croup Brudon

영 문 출 판 사

■ **역자** (가나다순)

김응창 (을지대학교 의과대학 대학원 의학과 생리학 교실)

노효련 (강원대학교 작업치료학과 교수)

이문환 (선문대학교 물리치료학과 교수)

조현래 (마산대학 물리치료과 교수)

필수 신경생리 해부학 개정10판

2012년 2월 21일 초판인쇄
2012년 2월 28일 초판발행

지은이 : Sid Gilman / Sarah Winans Newman
옮긴이 : 이 문 환 외
발행인 : 박 병 조
발행처 : 도서출판 영문출판사
등 록 : 1987년 12월 21일 제2-419호
주 소 : 서울시 강남구 삼성동 69-1
전 화 : (02)514-5590, 776-5590
팩 스 : (02)756-8943
E-mail : yeongmunsa@empal.com
정 가 : 19,000원
ISBN 978-89-7224-284-0 93510

※ 파본은 교환해 드립니다.

개정10판 서문

이 책의 9판이 출판된 이후 6년이 흐르는 동안 신경과학은 놀라울 정도로 급속도로 발전되고 있다. 또한 과거 30년간 기초 신경과학의 괄목할 만한 발전은 임상적인 발전으로 이어졌으며, 그 결과 많은 신경학적 질환을 치료하는데도 변화를 불러일으켰다. 우리는 지금 증상완화에만 제한적인 효과를 보였던 기존의 치료방법을 알고 있다. 예를 들면, 파킨슨 병, 간질, 뇌졸중, 수면장애, 다발성 경화증, 편두통, 그리고 중증성 근무력증, 근염, 말초신경병증 등과 같은 신경근육계 장애를 치료할 수 있는 많은 약물이 개발되어 있다. 또한 우리는 알쯔하이머 질환에 대한 증상학적 치료법 또한 알고 있으며, 이러한 질환의 연구에 대한 현재의 페이스 대로 진행되면 예방적인 치료가 향후 수년 내에 가능할 것이다. 신경계의 구조와 기능에 대한 영상연구 등을 통해 신경학적 질환에 대한 진단 역시 발전되어 왔다. 이러한 연구는 신경학적 장애를 진단내리는 것뿐만 아니라, 정상 뇌의 매우 복잡한 기능에 대한 이해가 가능해졌다.

우리는 이 교재를 과학적으로 개선하기 위해 현재 수정을 했다. 이 장의 끝에 신경해부학, 신경생리학, 그리고 신경약리학에 대한 매우 새로운 물질을 추가했다. 하지만 여전히 교재는 짧고 간결하게 작성하려고 노력했다. 우리는 뇌줄기와 시상의 구조와 기능을 표현할 때 최대한 간결하고, 짧게 하려고 노력했다. 또한 우리는 모든 장(chapter)을 문자로 새롭게 작성했다. 우리는 새로운 정보를 제공하기 위해 많은 삽화를 수정했으며, 몇 개는 새로 추가했다.

또한 우리들은 실제적인 임상과 연관된 목표를 달성하기 위해 두 가지 새로운 특징을 추가했다. 해당 장에 해당하는 임상적인 유용성을 설명하기 위해 많은 장의 시작부분에 간략하게 임상적인 사례를 설명했다. 이들 실제 사례는 질병의 진행과정, 증상을 일으키는 병리학적인 유형, 그리고 환자치료에 대한 문제점을 인식시키게 했다. 그리고 각 장이 끝나는 부분에 해당 사례에 대한 사례연구결과를 제시했다. 우리는 또한 신경학적인 정상 성인의 MRI 영상도 추가했다. 현재의 개정판에서 우리는 신경계의 해부학적인 영역의 생리학적인 개념을 강조하고자 했으며, 또한 주요 해부학적 구조와 임상적인 연관성을 강조하고자 했다. 우리는 학생들이 간편하게 볼 수 있고, 신경해부학과 신경생리학에 대한 임상적인 고찰을 교재 전체를 통해 요약했다. 우리는 이 책이 신경학, 신경외과학, 안과학, 심리학, 그리고 외과 및 재활분야의 전문가들의 지식이 한층 향상되기를 바라며, 또한 물리치료사, 언어병리사, 그리고 간호사들에게도 유용한 자료가 되기를 바란다.

Sid Gilman, MD,F RCP

Sarah Winans Newman, PhD

역자 서문

"아는 만큼 보인다."

신경과학이라고 하는 어려운 난제를 접하고 보면 기초이론은 등한시하고, 임상적인 Practice만을 중요시하게 되는 누를 범하기 쉽고, 또한 많은 임상가들의 현재 모습은 아닐까 반문해 본다.

모든 것은 뿌리없는 가지가 있을 수 없는 법이며, 기초이론 없는 임상은 모호한 사막을 헤매는 것과 진배없는 한 꼴이라 생각한다.

뇌의 해부학적인 구조와 신경로를 따라 하나하나 학습해 가는 과정은 사뭇 한반도를 거물망처럼 덮고 있는 도로망과 유사하다는 생각을 해 보기도 한다. 어느 특정지역에서 목표로 하는 지역에 가고자 한다면, 지방도와 국도를 연결한 다음 고속도로를 타고 해당 지역으로 들어간 후 다시 복잡한 도시의 도로를 따라가야 한다. 따라서 자동차를 운전하기 전에 머릿속에 대략적인 지도가 떠올라야 차를 출발할 수가 있는 것처럼, 인간의 뇌도 도로망처럼 신경망이 네트워크를 형성하고 있다. 모르면 그만큼 난해하고 어렵겠지만, 반대로 알면 또 그만큼 쉬운 것이 과학이며, 특히 신경과학이라 생각한다.

이 책이 9판과 다른 점은 저자가 서문에서 밝혔듯이 많은 장의 첫 머리에 사례연구를 제시하고 있고, 해당 장이 끝나는 단락에는 사례연구 결과를 제시함으로서 해당 장에 대한 이해를 높이고 있다는 점이다.

원문을 한글로 옮기는 과정에서 용어선택이 적절했는지, 원 저자의 의도를 가감없이 잘 전달했는지는 번역을 마무리짓는 순간에 늘 떠오르는 생각이다. 그러면서 이제는 더 이상 번역은 하지 않겠다고 다짐하지만, 학생을 가르치고, 연구하는 선생으로서 자꾸만 좋은 책에 욕심이 가는 것은 인지상정일까? 또 다시 번역에 손을 대는 누를 범하게 되었다.

모쪼록 이 번역서가 의사나 의료전문가가 되기 위해 대학에서 공부하는 학생뿐만 아니라, 임상에서 신경계 환자를 치료하는 임상가들에게 좋은 번역서가 되기를 바란다.

마지막으로 이 번역서의 감수를 맡아주시기로 약속하셨지만, 이미 고인이 되신 대구대학교 박래준 교수님께 조의를 표하고 싶다. 그리고 영문출판사 박병조 사장님과 편집일을 맡아주신 임직원 여러분께도 고맙다는 말을 지면을 빌어 대신한다.

역자 대표　이 문환

감사의 글: 개정10판에 대한 조언

원고와 수정본 그리고 적절한 참고문헌을 추가하는 부분에 대해 조언을 해주시고 귀한 시간 내 주신 아래에 목록화된 동료분들께 감사드린다. 그리고 이 책의 최종 수정본에 추가된 내용에 대해서는 모든 저자들이 개인적인 책임을 지는 것이 아니라, 저자에게 전적인 책임이 있음을 밝혀둔다.

우리는 특히 미시건 대학교 방사선학과에 재직중인 Dr. Diana Gomez-Hassan에게 감사드린다. 이분은 자신의 시간과 경험뿐만 아니라, 신경학적으로 정상인 사람들의 MRI 영상을 제공해주신 분이다.

또한 Margaret Croup Brudon에게 감사드린다. 이분은 이전에 그린 삽화의 일부를 수정하기도 하고 가장 좋은 새로운 삽화를 제공한 분이다.

Harold P. Adams, MD
아이오와 대학병원 신경과

James W. Alberts, MD, PhD
미시건의대 신경과

Roger L. Albin, MD
미시건의대 신경과

Robert W. Baloh, MD
로스엔젤레스 캘리포니아대학
Reed 신경 연구 센터

Louis R. Caplan, MD
Beth Israel Deaconess Medical Center 신경과

Antonio R. Damasio, MD, PhD
아이오와대학교 신경과

Norman L. Foster, MD
미시건의대 신경과

Diana Gomez-Hassan, MD, PhD
미시건의대 방사선과

Susan Hickenbotton, MD
미시건의대 신경과

Jaideep Kapur, MD, PhD
버지니아대학교 신경과

Golda Kevetter Leonard, PhD
텍사스 의대 이비인후과

Richard J. Krauzlis, PhD
Salk 연구소

Allan I. Levey, MD, PhD
에모리 대학교 신경과

William Z. Rymer, MD, PhD
시카고 재활학회

Jeremy D. Schmahmann, MD
메사츄세츠 종합병원 신경과

Steven Telian, MD
미시건의대 이비인후과

Roy Twyman, MD
Johnson 약리학 연구소

차 례

제1부

기본적인 원리들
Basic Principles

1

신경계의 개론
Introduction to the Nervous System

신경세포와 신경섬유들
(Nerve Cells and Nerve Fibers)

신경세포(신경원, neuron)는 신경계의 기본적인 기능적이고 해부학적인 단위로 구성된다. **세포체(cell body)** (perikaryon)를 구성하는 모든 신경세포들은 핵과 주변의 형질(cytoplasm)로 이루어져 있다. 세포체로부터 다양한 길이로 하나에서 수십 가지 과정으로 확장된다(그림 1-1A, B).

가지돌기(수상돌기, dendrites)는 자극을 받아들이고, 자극에 의해 생성된 신호를 세포체 쪽으로 전달한다. 일반적으로 신호들은 **신경전달물질(neurotransmitters)**로 작용하는 화학적 작용을 하는데, 이 물질들은 다른 신경세포에 있는 화학적 **연접부위(synapses)**에 있는 가지돌기의 막에 있는 특수한 수용기와 상호작용한다(그림 1-1C). 이들 신호들은 가지돌기 막을 가로지르는 전기화학적인 경사를 일시적으로 바꾸는 역할을 하며, 이러한 일시적인 변화는 가지돌기를 따라 진행한다.

신경세포에 있는 **축삭(axis cylinder)**은 다른 쪽의 신경계 또는 근육과 분비선에 하나의 섬유로 연결된다. 하나의 섬유에 적용되는 **축삭(axon)**이라는 용어는 가지돌기를 떠나 **자극을 전도(conducts impulses)**한다. 따라서 축삭은 **원심성(efferent)** 섬유이다. 축삭의 끝부분은 또 다른 신경세포(그림 1-1C)나 근섬유(그림 1-1D)와 연접한다.

포유동물의 신경계에 있는 대부분의 신경세포들은 **다극성(multipolar)**(즉, 그림 1-1의 A와 B와 같은 신경세포)이다. 이들 신경세포들에 들어있는 신경세포체는 가지돌기와 축삭 사이에 위치해 있다. 하지만 몇몇 특수화된 신경세포들에 들어있는 가지돌기 가지는 축삭과 직접 연결되어 있기도 하고, 세포체는 축삭 끝에 붙어있다고 한다. 이러한 신경세포들은 **가성단극성(pseudounipolar)**세포라고 한다[예, 3장에 언급되어 있는 뒤뿌리신경절(후근신경절)].

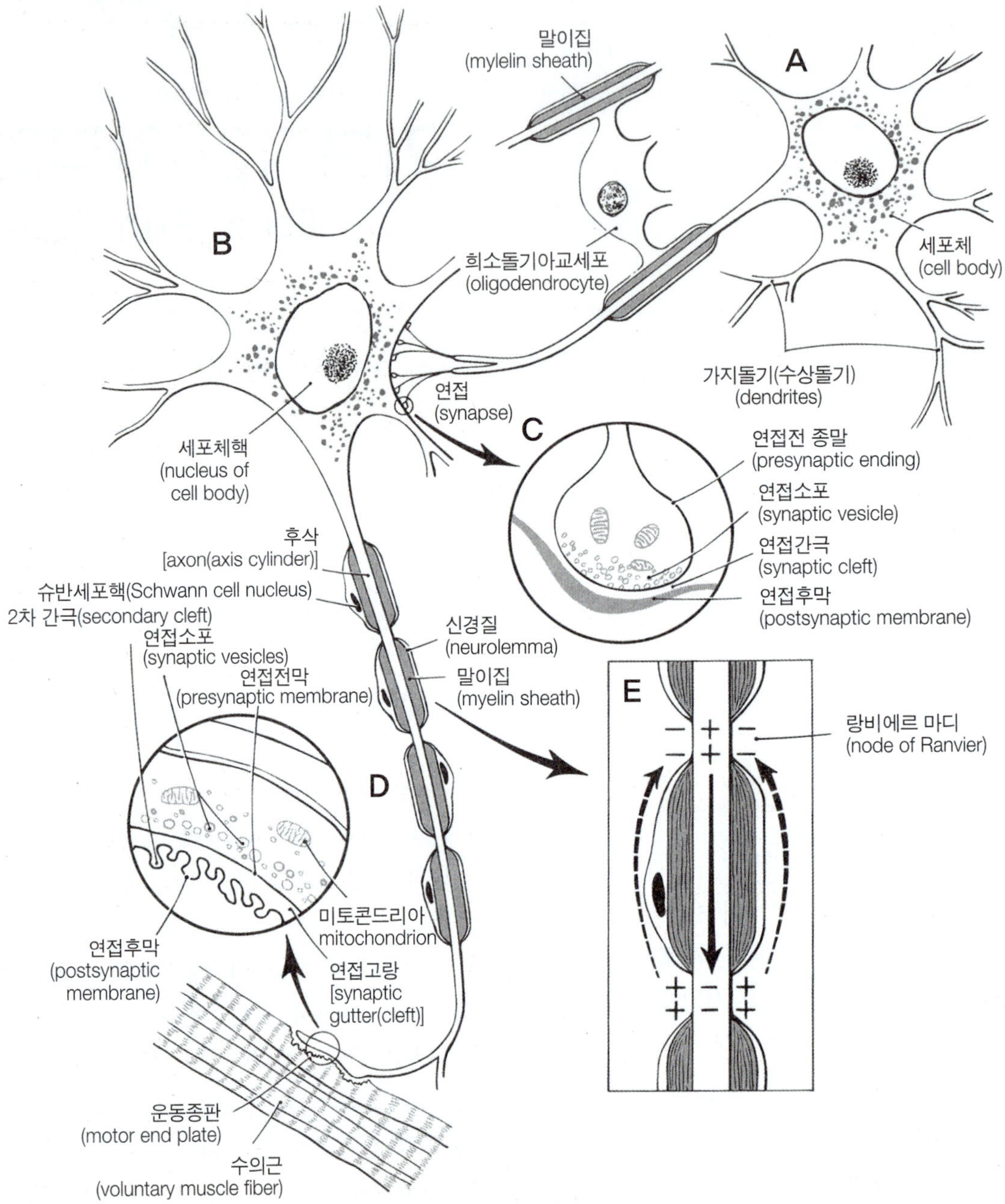

■ **그림 1-1.** 중추신경계에 있는 세포체로된 신경세포들(A에서 E). 신경세포 A는 중주신경계로 한정되고 화학연접유형에서 세포 B에서 끝난다(C). 운동신경세포 B; 그 축삭은 말초신경을 형성하여 뻗어나가 신경근 접합부에서 횡문근(수의근)과 연결된다(D, 운동종판). E 활동전위는 *실선 화살표* 방향으로 축삭내로 흐르고, *점선 화살표*는 활동전류의 이동 방향을 가리킨다.

유수신경섬유와 무수신경섬유

(Myelinated and Unmyelinated Fibers)

뇌, 척수, 그리고 말초신경계의 신경섬유는 **수초(myelin sheath)**를 갖고 있는데, 말초신경섬유에만 부가적으로 수초 바깥에 **신경초(neurolemma; sheath of Schwann)**가 있다. 말초신경원의 수초는 바깥쪽에 신경초를 형성하는 **슈반세포**에서 기원하여 안쪽으로 말려들어간 아교세포막의 여러 층이 동심원으로 말아놓은 형태를 띠고 있다. 신경초는 슈반세포의 세포체로 구성되어있다(그림 1-1). 수초화된 축삭은 여러 개의 분절로 나뉘며, 한 개의 분절은 한 개의 슈반세포로 이루어진다. 수초화된 분절들은 **랑비에르마디(node of Ranvier)**라고 부르는 작은 간격으로 나뉘어져 있다(그림 1-1 E). 반대로 수초가 없는 섬유는 주변의 슈반세포들로부터 확장되어진 돌기들에 의해 둘러싸여 있다. **무수섬유(unmyelinated fibers)** 주위에는 슈반세포막이 여러 층으로 존재하지 않는다.

뇌와 척수의 백색질에 있는 유수섬유는 수초를 가지고 있으나 신경초는 없다. 왜냐하면 중추신경의 수초는 **희소돌기아교세포(희돌기교세포, oligodendrocytes)**의 확장에 의해 생성되는데 한 개의 희소돌기아교세포가 주변의 여러 축삭의 수초를 형성하기 때문이다(그림 1-1A).

신경섬유와 신경세포의 구성 (Organization of Cells and Fibers in the Nervous System)

신경절, 핵, 그리고 겉질 영역에 있는 신경세포체의 형태별 그룹(Groups of Nerve Cell Bodies Form Ganglia, Nuclei, and Cortical Areas)

신경세포체는 일반적으로 그룹처럼 함께 모여있다. 뇌와 척수 바깥에 있는 이들 그룹들을 **말초신경계(peripheral nervous system)**의 **신경절(ganglia)**이라고 부른다. **중추신경계(central nervous system)**를 형성하는 뇌와 척수안에 있는 신경세포들은 핵(nuclei)이라고 알려져 있는 다양한 크기와 모양으로 그룹을 형성하고 있다. 여기서 말하는 **핵(nucleus)**이라는 용어는 하나의 세포핵과는 다른 의미이다. 소뇌와 대뇌의 표면에 있는 **신경세포체의 층판(layers or laminae)**은 대뇌**겉질**(대뇌**피질**, **cortex**)과 소뇌피질(소뇌겉질)이라고 한다.

중추신경계의 회색질과 백색질 (Gray Matter and White Matter of the Central Nervous System)

뇌와 척수는 신경세포체(핵과 겉질)가 응집되어 있는 회색질이 있다. **회색질(gray matter)**에는 세포체의 신경세포들 주변에 있는 가지돌기와 연접하는 가지돌기나 종말가지가 모여있다. 이와같이 신경세포체 주변을 둘러싸고 있는 정교한 그물망을 **신경망(neuropil)**이라고 한다. 뇌와 척수의 **백색질(white matter)**은 유수신경섬유로 구성되어 있다.

중추신경계와 말초신경계의 신경섬유다발 (Fiber Bundles in the Central and Peripheral nervous Systems)

출발점과 도착점이 동일한 뇌와 척수의 신경섬유들을 묶어서 **전도로(tract)**라 부른다. 전도로가 명확한 위치를 갖고 있다고는 하지만, 몇몇 전도로들은 주위 전도로의 섬유들과 섞여있기 때문에 항상 조밀하게 다발을 이루고 있지는 않다. 그러나 뇌의 많은 신경섬유다발은 해부학적으로 주변 신경조직과 잘 구분되며, 이 다발들은 **속(fasciculus)**, **가지(brachium)**, **다리(각, peduncle)**, **기둥(column)**, 혹은 **섬유띠(모대, lemniscus)**라고 불려진다. 이런 구조속에서 오직 하나의 전도로가 들어있는 경우도 있고, 몇몇 신경로로 이루어지기도 한다. **신경**, **신경뿌리(신경근, nerve root)**, **신경줄기(신경간, nerve trunk)**, **신경삭(nerve cord)**, **신경가지(ramus)**는 뇌나 척수의 바깥에 있는 신경섬유의 다발을 가리킨다.

신경아교세포(Glial Cells)

중추신경계는 신경세포체를 지지하는 3종류의 비신경아교세포(glial cells)가 있다: **희소돌기아교세포(oligodendrocytes)**, **성상세포(astrocytes)**, 미세아교세포(microglia). 희소돌기아교세포는 중추신경계 안에 있는 신경섬유의 수초를 형성하고 유지시킨다. 성상세포의 기능은 아직 잘 알려져 있지는 않지만, 다양한 방법으로 신경세포를 위한 대사적 지지를 하는 것으로 알려져 있다. 이들은 활동전위를 형성하지는 않지만, K^+ 이온에 대해 높은 투과성이 있기 때문에 만약 외부의 K^+ 농도가 증가하면 탈분극된다. 성상세포는 신경세포의 활동이 강할 때 세포밖으로부터 K^+을 흡수하는 것으로 생각되고, 그로 인해 세포외액에서 K^+ 농도를 완충하는 작용을 한다. 이들은 또한 신경전달물질을 받아들이고 저장하는 데 사용되고, 세포밖 신경전달물질의 농도를 조절하고, 모세혈관으로부터 신경세포까지 대사물질을 이동시킨다. 또한 성상세포는 중추신경계에 가해지는 다양한 손상에 민감하다. 성상세포는 독성물질에 대한 반응으로 세포질 확장, 글리코겐의 축적, 세포질내에서 섬유성 증식을 일으킨다. 신경세포가 파괴되면 성상세포는 반흔(scar), 또는 반(plaque)을 형성한다. **미세아교세포(migroglia)**는 감염과 손상에 대한 신경계 방어체계의 일부분을 담당하는 대식세포이다. 말초신경계에 있는 신경아교세포는 수초를 만드는 **슈반세포(Schwann cells)**이며(그림 1-1 B), **위성세포(satellite cell)**는 말초신경계와 관련있는 신경절에서 발견된다.

말초신경계에서 기능적으로 규정된 섬유군들(Functionally Defined Fiber Groups in the Peripheral Nerves)

신경절(ganglia)과 관련되어 있는 12쌍의 **뇌신경(cranial nerves)**과 31쌍의 **척수신경(spinal nerves)**은 인체의 말초신경계(PNS)를 구성한다. 이들은 2가지 유형의 운동(**원심성, efferent**) 섬유를 갖고 있다: 골격근에 종지하는 **몸운동섬유(somatic motor fibers)**와 **심장근(cardiac muscle)**, **민무늬근(평활근, smooth muscle)**, **분비샘(glands)**, **지방조직(adipose tissue, fat tissue)**에 종지하는 **자율신경섬유(autonomic fibers)**. 골격근 섬유에 있는 몸운동섬유의 종말부분은 신경사이의 연접에서와 유사하게 **운동종말판(motor end plate)**이나 **신경근연접(myoneural junction)**을 형성한다(그림 1-1 D). 운동종말판에 있는 신경말단의 소포(vesicles)에서는 아세틸콜린이라는 신경전달물질을 분비한다.

말초신경계의 감각(구심성, afferent) 신경섬유는 여러 종류의 수용기에서 시작된 신호를 전달한다. 각각의 구심성 섬유는 수용기로부터 척수와 뇌로 신호를 전달한다(예, 촉각 통각, 청각, 미각 등). 몸감각섬유(체성감각섬유)는 몸통벽(피부, 근육, 뼈)의 감각수용기에서 올라오지만, 내장감각섬유는 내장기관과 혈관벽에서 자극이 올라온다.

신경계의 전체적인 해부학에 관한 고찰(Overview of the Gross Anatomy of the Nervous System)

중추신경계는 뇌와 척수로 구성되며, 젊은 남자의 평균 뇌 무게는 1380g이고, 젊은 여자는 100g 정도 적다. 성인 뇌는 크게 **대뇌(cerebrum)**, **소뇌(cerebellum)**, 그리고 **뇌줄기(뇌간, brain stem)**로 나뉘어져 있다.

6개의 엽으로 나누어져 있는 대뇌반구 (Cerebral Hemispheres Are Divided into Six Lobes)

좌 · 우 대뇌반구는 깊은 안쪽 세로틈새(내측종열, medial longitudinal fissure)에 의해 불완전하게 분리되어 있다. 각각의 반구의 표면은 **이랑(회, gyri)**이라는 돌출부위와 **고랑(구, sulc)** 또는 **틈새(열, fissure)**라고 부르는 주름으로 덮여 있다. **대뇌겉질(cerebral cortex)**은 1.3~4.5mm에 이르는 다양한 두께의 회색질층으로 이루어져 있고, 대뇌반구의 표면을 형성한다. 이 겉질은 140억 개 정도의 신경세포가 들어있는 것으로 추정된다.

뇌의 측면에는 두 개의 주요 고랑(groove)이 있다(그림 1-2). **가쪽 틈새(외측열, lateral fissure of Sylvius)**는 뇌의 바닥면에서 시작해 옆쪽, 뒤쪽, 위

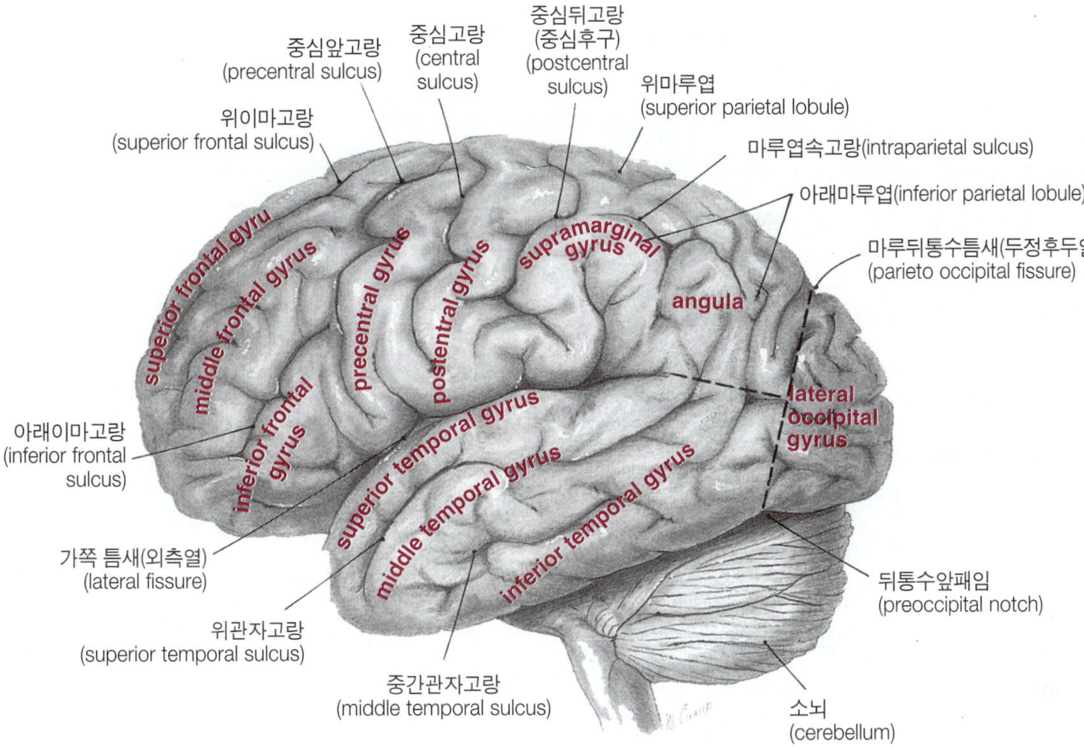

■ **그림 1-2.** 왼쪽 대뇌반구, 소뇌, 뇌줄기의 측면.

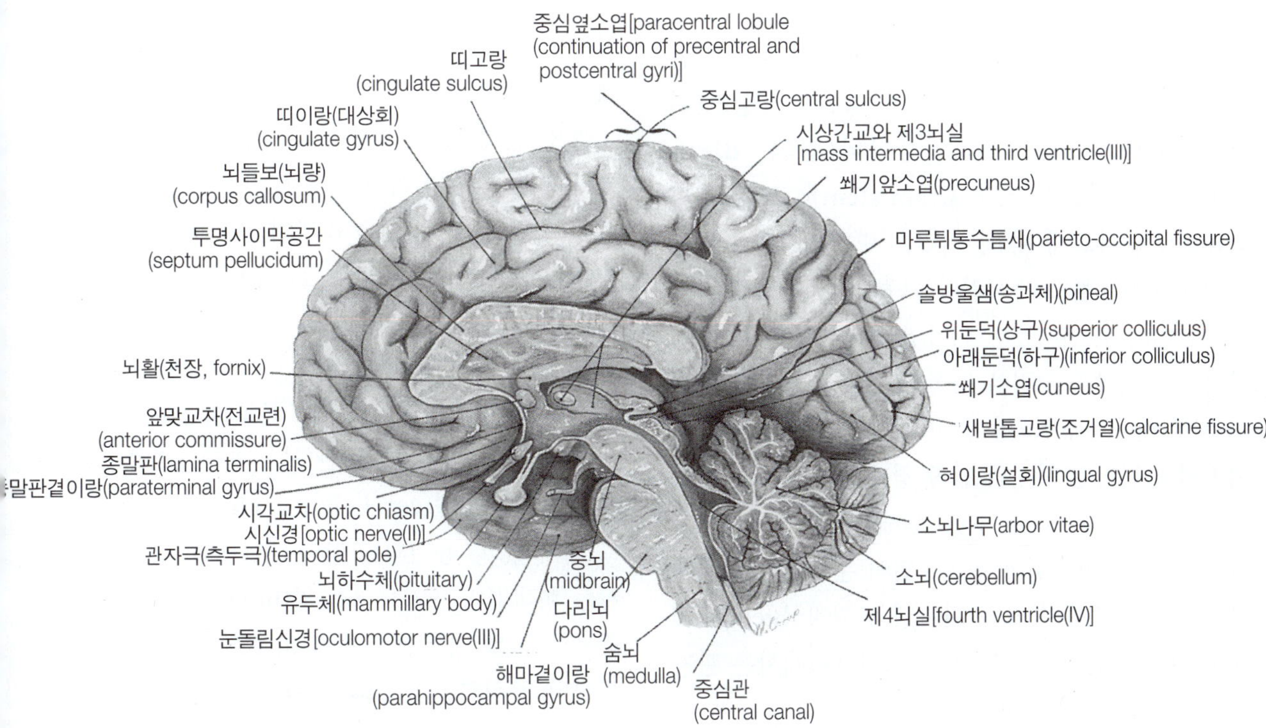

■ **그림 1-3.** 반으로 잘라 안쪽에서 본 오른쪽 대뇌반구, 소뇌, 뇌줄기.

쪽으로 뻗는다. **중심고랑(중심구, central sulcus of Rolando)**은 대뇌반구의 뒤쪽 중앙부 근처에서 시작되어 사선으로 아래쪽 앞쪽으로 진행해 가쪽 틈새와 만날 때까지 내려온다. 대뇌반구의 측면의 네 개의 엽으로 나뉘어져 있다(그림 1-2). **이마엽(전두엽, frontal lobe)**(대략 대뇌반구의 앞쪽 3분의 1)은 중심고랑의 앞가쪽 틈새의 위쪽에 위치한다. **뒤통수엽(후두엽, occipital lobe)**은 **마루뒤통수틈새(두정후두열, parieto-occipital fissure)**에서 **앞·뒤통수패임(preoccipital notch)**까지 임의로 설정한 선의 뒤에 있다. 이 엽은 가쪽면에서 보면 적은 부분을 차지하고 있으나, 대뇌반구의 안쪽면에서 보면 마루뒤통수틈새 뒤겉질을 대부분 포함하는 광범위한 부분을 차지한다(그림 1-3). **마루엽(두정엽, parietal lobe)**은 정중고랑에서부터 뒤통수틈새까지 걸쳐 있으며, **관자엽(측두엽, temporal lobe)**과는 가쪽 틈새와 뒤통수엽 경계선의 중앙을 연결하는 가상선으로 경계지워진다. 각각의 엽에 있는 이랑(회)은 그림 1-2, 1-3, 1-6에 명칭이 있는데, 그 형태는 사람마다 다양하다. 그림 1-3은 뇌의 안쪽면에 위치한 구조들을 보여준다. 이 면은 안쪽 세로틈새를 따라 뇌를 반으로 잘랐을 때 볼 수 있다. 이런 절단은 **뇌들보(뇌량, corpus callosum)**, **사이뇌(간뇌, diencephalon)**, **뇌줄기(뇌간, brain stem)**, **소뇌(cerebellum)**를 자르게 되고, 이것은 또한 뇌 안에 있는 뇌실계의 일부를 노출시킨다(그림 1-4). 대뇌겉질의 안쪽면에서 볼 수 있는 이마엽, 마루엽, 뒤통수엽, 관자엽의 이랑과 고랑은 가쪽에 있는 이랑과 고랑과 이어져 있다. 정중고랑이 안쪽면으로 짧게 뻗어서 이마엽과 관자엽 사이의 안쪽 경계를 뚜렷하게 해주는 경우가 있다. 마루뒤통수틈새는 그 이름에서도 알 수 있듯이 마루엽과 뒤통수엽이 분리되는 부위이다. 전체 뇌 중에서 오직 관자엽의 관자극(temporal pole)의 안쪽면만 볼 수 있다. 그림 1-6에서는 관자엽과 이마엽의 앞면 이랑만 볼 수 있다.

정중시상면을 따라 자른 뇌의 단면과 자기공명영상과 일치하는데(그림 1-5), 둘레계(변연계, limbic system)라고 부르는 다섯 번째 대뇌엽의 일부를 볼 수 있다. 둘레계는 뇌줄기에 의해 일부분이 가려져 있는 **종말판옆이랑(paraterminal gyrus)**(그림 1-3), **띠이랑(대상회, cingulate gyrus)**(그림 1-3), **해마옆이랑(parahippocampal gyrus)**(그림 1-6)으로 구성되어 있다. 뇌의 아래쪽에서 보면 해마옆이랑을 잘 볼 수 있다. 전체적인 변연계는 그림 20-3에서 볼 수 있다.

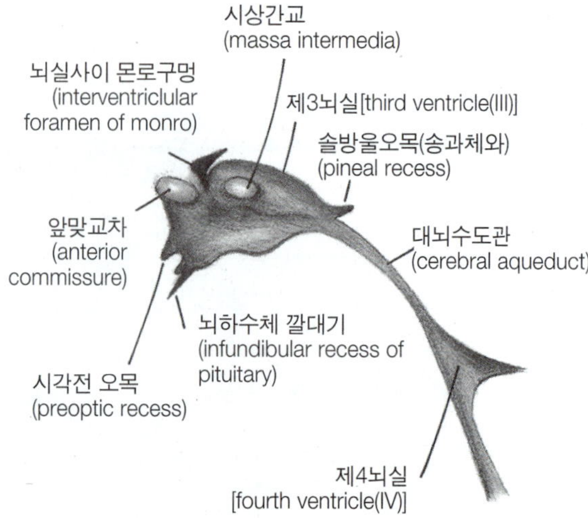

■ **그림 1-4.** 뇌를 정중 시상을 절단했을 때 볼 수 있는 뇌실계(그림 1-3과 비교).

여섯 번째 엽에 해당하는 **도엽(insular lobe)**은 가쪽 틈새(외측열)의 바닥을 형성하는 겉질인데, 가쪽 틈새를 아래위로 분리하거나 뇌를 관상면으로 절단했을 때만 볼 수 있다(그림 17-1).

소뇌(Cerebellum)

소뇌(cerebellum)는 다리뇌(교뇌, pons)의 뒷면에 부착되어 있다. 대뇌반구와 마찬가지로 소뇌의 표면인 **소뇌겉질(cerebellar cortex)**은 회색질층으로 되어 있고, 융기와 고랑이 배열되어 있다. 소뇌에서는 회색질의 융기부분을 **엽(folia)**이라고 한다. 정중으로 뇌를 자르면(그림 1-3) 소뇌겉질 아래에 백색질의 중심부분인 **소뇌나무(arbor vitae)**가 보인다.

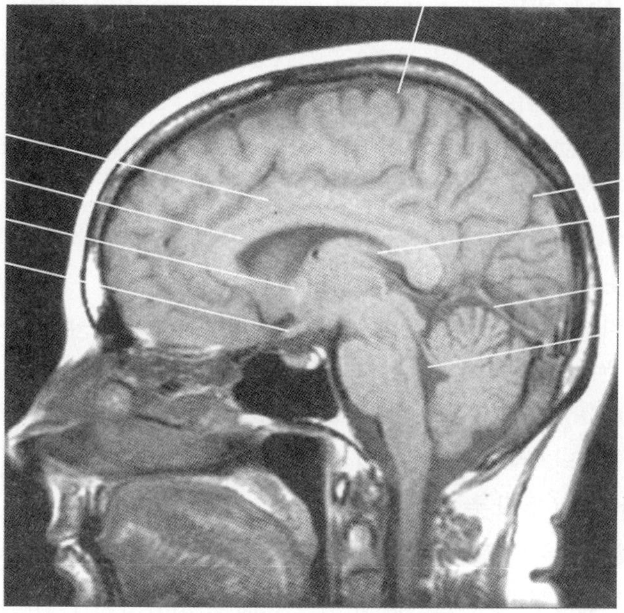

■ **그림 1-5.** 정상뇌를 정중시상면(그림 1-3과 25-1과 비교)에서 잘라본 MRI 영상(T1-weighted sequence).

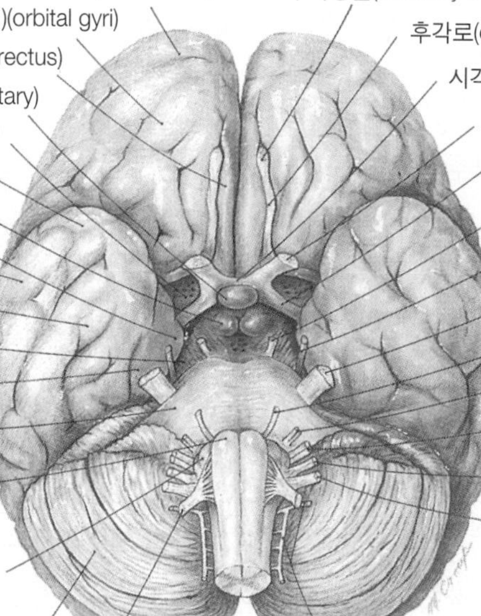

■ **그림 1-6.** 뇌의 아랫면.

뇌줄기(뇌간)(Brain Stem)

뇌줄기(brain stem)는 **숨뇌(연수, medulla)**, **다리뇌**, 그리고 중뇌로 구성된다. 뇌의 앞면을 보면(그림 1-6) 뇌에서 빠져나오는 12쌍의 뇌신경(I번부터 XII번)이 보인다. I번(후신경)과 II번(시신경)을 제외하고는 모두 뇌줄기에 붙어있다.

뇌실, 뇌막, 그리고 뇌척수액 (Ventricles, Meninges, and Cerebrospinal Fluid)

뇌 안에 있는 공간들을 뇌실이라고 하며, **뇌척수액(cerebrospinal fluid)**(CSF)으로 가득차 있다(그림 1-3에서 1-5; 그림 25-1). 뇌척수액은 주로 뇌실 안에 있는 조직인 **맥락줄기(맥락총, choroid plexus)**에서 생성된다. 뇌실계는 뇌줄기에 속한 세 부분에서 바깥쪽 공간으로 열려있다. 이런 세 개의 열린 곳을 통하여 뇌척수액은 뇌실에서부터 **지주막아래공간(subarachnoid space)**으로 흘러들어가서 뇌와 척수를 둘러싸게 된다. 이 공간은 **중추신경계(CNS)**를 둘러싸고 있는 3개의 결합조직막 중 두 층인 연질막(연막 pia mater)과 지주막 사이에 위치해 있는데, **연질막**은 뇌와 척수의 표면에 붙어있다. 결합조직의 얇은 가닥인 잔기둥(소주, trabeculae)은 연질막과 지주막 사이의 지주막아래공간을 받치고 있다. 지주막 바깥에 있는 딱딱한 경질막(경막, dural mater)은 머리뼈(두개골)와 척추뼈(척추골)의 안쪽면에 붙어있다. 연질막, 경질막, 그리고 지주막을 합쳐서 수막(meninges)이라고 한다. 수막과 뇌척수액은 25장에서 자세히 언급되어 있다.

척수(Spinal Cord)

인간의 **척수(spinal cord)**는 직경이 2cm 이하인 긴 원기둥 형태의 구조이다. 척수는 밀착된 경질막에 의해 둘러싸여 있다. 쌍을 이루고 있는 가쪽 경질막중격(lateral septal of pia)은 지주막을 관통해서 경질막을 연결해서 고정시켜준다. 이 막의 중격을 **치상인대(치아인대, denticulate ligaments)**라고 한다. 척수는 숨뇌(연수)와 연결된 부분부터 5개 부위로 나누어진다: **목척수(경수, cervical)**, **등척수(흉수, thoracic)**, **허리척수(요수, lunbar)**, **엉치척수(천수, sacral)**, 그리고 **꼬리척수(미수, coccygeal)**. 척수는 팔과 다리로 공급되는 신경섬유들이 연결되는 위목척수와 허리엉치(요천추) 부위에서 팽대되어 있다.

척추신경근과 척추신경

척추신경은 척수에 쌍으로 부착되어 있다: 8쌍의 목신경(경신경, cervical nerve), 12쌍의 가슴신경, 흉신경, thoracic nerve), 5쌍의 허리신경(요신경, lumbar nerve), 5쌍의 엉치신경(천신경, sacral nerve), 그리고 1쌍의 꼬리신경(미신경, coccygeal nerve)이다(그림 1-7). 각각의 신경은 감각 또는 구심성섬유로 구성된 **뒤뿌리(후근, dorsal root)**와 운동 또는 원심성 섬유로 구성된 **앞뿌리(전근, ventral root)**로 이루어져 있다. 뒤뿌리를 이루는 감각섬유들은 **뒤뿌리신경절(dorsal root ganglia)**에 있는 감각신경세포의 돌기(process)이다. 앞뿌리를 이루는 운동섬유들은 척수에 존재하는 신경세포의 축삭이다(그림 3-1). 척수는 척추관 가장 아래까지 뻗어있지 않고, 제1허리뼈의 아래쪽 경계부분에서 끝난다. 척수의 맨 끝을 척수 **원추(conus medullaris)**라고 한다. 연질막은 꼬리쪽에서 결합조직끈 즉, **종사(filum terminale)**가 되어 뻗어있고, 지주막아래공간을 지나 제 1 엉치뼈에서 끝나는 경질막낭까지 이른다. 종사는 계속 이어져서 결국 꼬리뼈에 부착된다(그림 1-7). 척수는 척주보다 약 25cm가 짧기 때문에 척수의 아래 분절들은 해당되는 척추에 비해 상대적으로 위쪽에 존재한다. 그래서 허리뼈와 엉치신경은 척추사이구멍(추간공, intervertebral foramia)을 통해 척추관으로부터 나올 때까지 긴 거리를 이동한다. 척추관에서 앞뿌리와 뒤뿌리가 합쳐져서 **척수신경**을 이루게 된다. 척수원추에서부터 내려오는 신경다발은 말꼬리와 비슷하게 생겨 **마미(cauda**

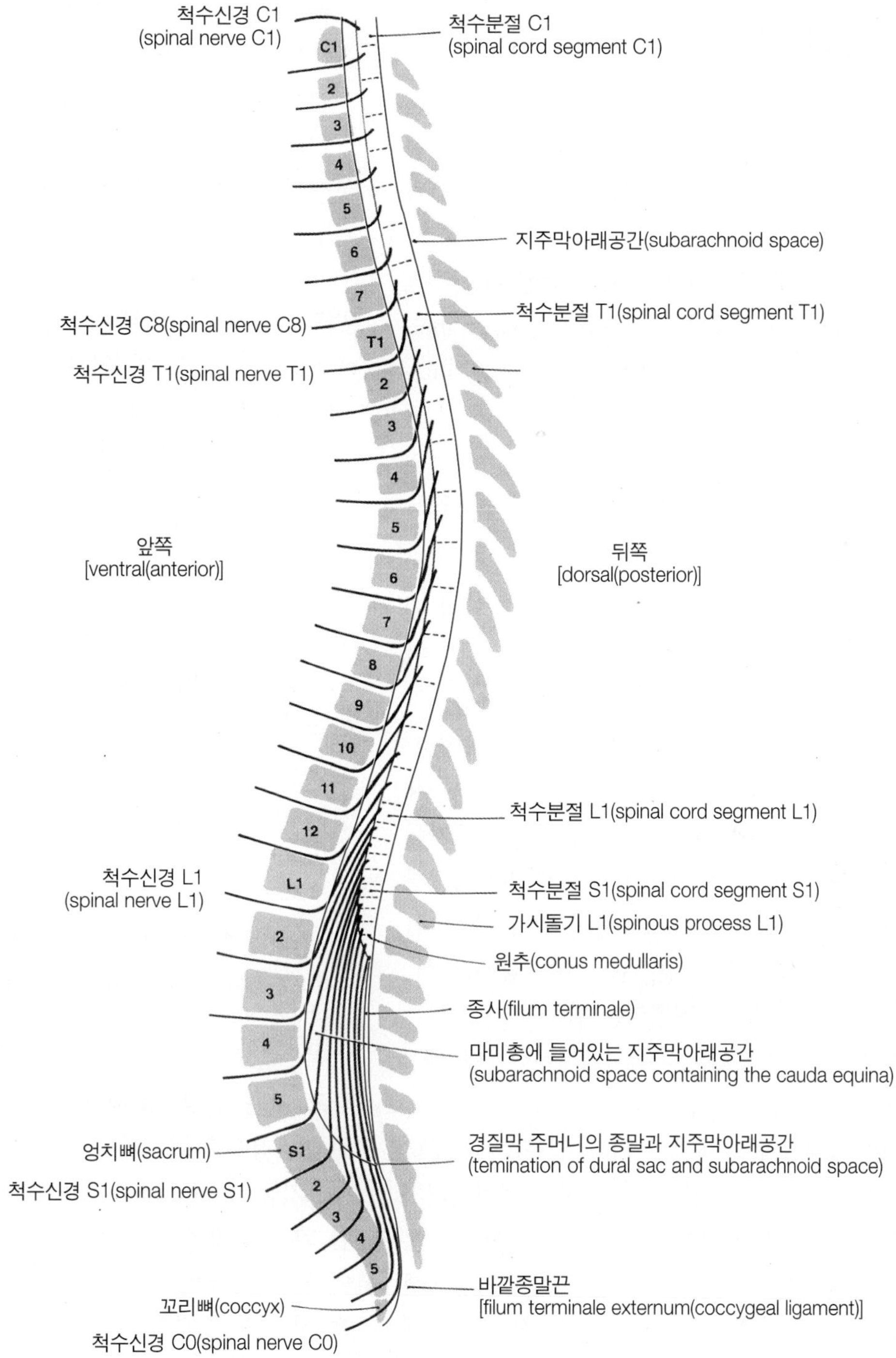

■ 그림 1-7. 척수분절, 척수신경근들, 척수경질막 및 척추와의 관계를 보여주는 모식도. 척수의 앞면에 척추체의 순서가 *번호*로 표시되어 있다. 척추의 가시돌기는 척수 뒤쪽에 있다. 경질막강, 척수 종말끈, 가쪽 종말끈(미추골인대)은 *색깔*로 표시되어있다.

equina)라고 한다.

척수의 해부학
(Internal Anatomy of the Spinal Cord)

척수를 설명할 때 **뒤쪽(후측, posterior)**과 **등쪽(배측, dorsal)**이라는 용어와 **앞쪽(전측, anterior)**과 **배쪽(복측, ventral)**이라는 용어는 같은 의미로 쓰일 수 있다. 척수를 종축에 수직되는 방향(가로절단; transverse section)으로 자르면 백색질(white matter)에 의해 둘러싸인 나비모양의 회색질(gray matter)을 볼 수 있다(그림 1-8).

섬유단(funiculi)으로 구분되는 백색질
(The White Matter is Divided into Funiculi)

백색질은 주로 척수의 세로방향으로 배열되어 있는 신경섬유로 구성되어 있기 때문에 가로절단을 하면 잘려지게 된다. 척수의 앞·뒤면 중앙부에는 고랑(sulcus)이 있는데, 뒤쪽에 있는 **뒤정중고랑(dorsal median sulcus)**과 앞쪽에 있는 **앞정중틈새(ventral median fissure)**이다. 바깥쪽에는 **뒤가쪽고랑(배외측구, dorsolateral sulcus)**과 **앞가쪽고랑(복외측구, ventrolateral sulcus)**이 있다. 이런 틈새들은 척수의 백색질을 **앞, 뒤, 가쪽 섬유단(삭, funiculus)**으로 나눈다. **뒤뿌리**는 뒤쪽과 가쪽 섬유단 사이에 있고, 앞뿌리는 **가쪽**과 앞쪽 섬유단 사이에 있다.

척수의 백색질과 회색질의 비는 입구쪽에서부터 꼬리까지 체계적으로 다양하다. 이 비는 허리엉치척수보다 목부위에서 더 크다(그림 1-8). 그 이유는 목척수(경수)에 있는 백색질은 뇌(즉, 목척수를 통과하는 섬유와 아래에서 나오는 섬유뿐만 아니라, 목척수에서 올라오거나 혹은 끝나는 섬유들)와 척수의 완전한 면이 연결되어 있는 섬유들이 포함되어 있기 때문이다. 이와는 반대로 허리엉치척수의 백색질은 척수의 꼬리쪽으로 정보를 보내는 섬유만 포함되어 있다.

뿔(horn)로 구분되는 회색질
(The Gray Matter is Divided into Horns)

척수의 회색질은 **뒤뿔(dorsal horns)**과 **앞뿔(ventral horns)**이라고 알려져 있는 앞쪽부와 뒤쪽부가 있다. 작은 **가쪽 뿔(측각, lateral horns)** 역시 척수의 등척수와 위허리척수 분절에서 발견된다(그림 1-8의 T5 분절 참조). 척수의 회색질에는 뒤뿔, 앞뿔로 알려진 팽대부위가 있다. 작은 가쪽 뿔(lateral horn)은 등척수와 위허리척수 부위에 있다(그림 1-8). 등척수 분절에서보다 목척수와 허리척수부위의 앞뿔이 더 크다. 그 이유는 팔다리의 근육이 몸통(체간)보다 크고, 앞뿔은 대부분 골격근을 지배하는 신경세포의 세포체에 의해 만들어지기 때문이다. 따라서 다리의 근육이 더 크기 때문에 허리엉덩척수 팽대부위의 앞뿔은 목척수 팽대부위보다 더 크다. 또한 목척수부위는 허리엉치척수부위에 비해 백색질이 회색질보다 더 많다. 왜냐하면, 목척수에 있는 백색질은 모든 척수를 뇌와 연결하는 섬유로 이루어져 있는 반면에, 허리엉덩척수의 백색질은 척수의 꼬리쪽 부분으로 가는 신경섬유만을 포함하기 때문이다.

척수의 뿔에 있는 핵, 세포기둥, 그리고 층판
(Nuclei, Cell Columns, and Laminae within the Horn of the Spinal Cord)

척수를 가로로 잘랐을 때, 회색질은 **핵(nuclei)**이라고 하는 신경세포체군으로 세분된다(그림 1-9의 왼쪽). 척수를 길이대로 절단하면 이들 핵들은 세로세포기둥(longitudinal cell column)으로 보이며, 또한 회색질 내에서 뒤에서 앞으로 정렬된 명확한 층이나 층판(lamina)으로 보인다. 렉시드(rexed) 층판은 척수를 10개의 층판으로 나눈다(그림그림 1-9, 오른쪽). 각각의 **층판(lamina)**은 척수의 아래와 위로 뻗어있다. 층판 I은 뒤뿔(posterior horn)의 가장 뒤에 위치하고, 층판 IX는 앞뿔의 가장 앞부분에 있고, 층판 X는 중심관(central canal) 주위에 있다.

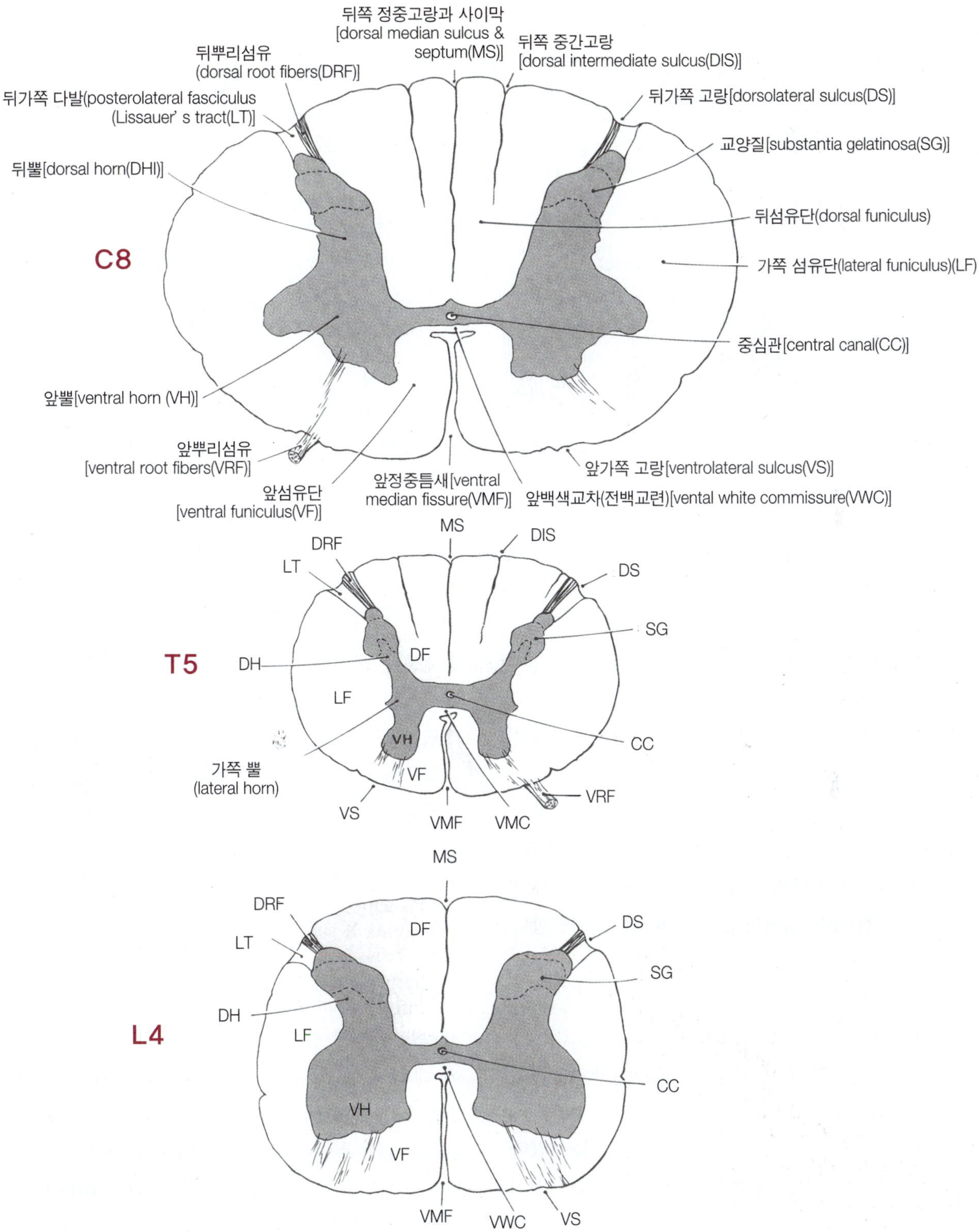

■ **그림 1-8.** 8번 목척수, 5번 등척수, 4번 허리척수의 단면들.

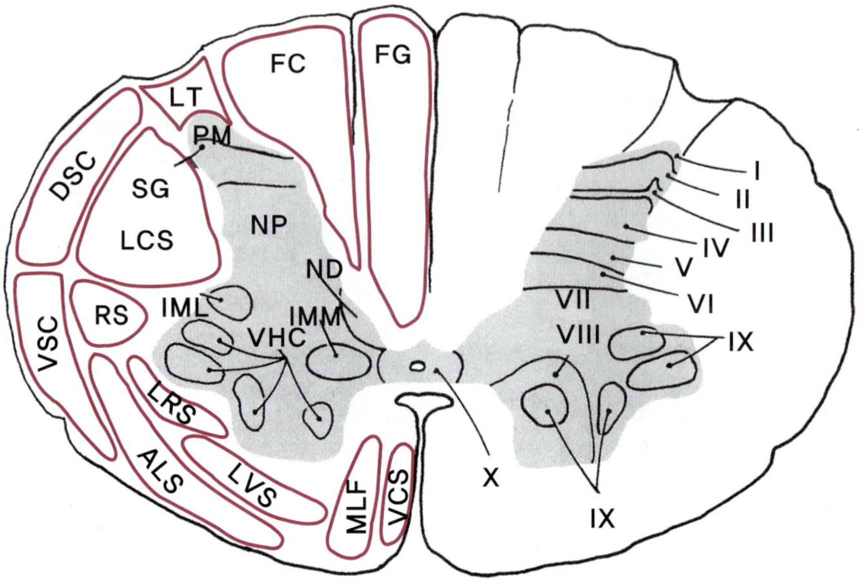

■ **그림 1-9.** 제8목척수-제1등척수 부위의 척수 단면도. 척수의 핵과 신경로들은 *왼쪽*에 표시되어 있다. 회색질의 렉시드 층판은 *오른쪽*에 표시되어 있다. ALS=앞쪽가쪽 시스템; DSC=뒤척수소뇌로; FC=쐐기다발; FG=얇은다발; IML=중간가쪽 세포기둥; IMM=중간안쪽 세포기둥; LCS=가쪽 겉질척수로; LRS=가쪽 그물망척수로; LT=Lissauer로; LVS=가쪽 안뜰척수로; MLF=안쪽 세로섬유다발; ND=뒤핵; NP=고유핵; PM=뒤모서리핵; RS=적색척수로; SG=아교질; VCS=앞겉질척수로; VHC=앞뿔세포기둥; VSC=앞척수소뇌로.

층판 I~VI는 뒤뿔에만 국한되어 있다. 이들 층판에 있는 세포들은 구심성 척수신경 섬유를 통해 들어온 감각과 관련된 정보를 받아서 전달하는 기능을 한다. 뇌와 다른 척수부위에서 오는 신경섬유들은 이런 층판에 있는 세포에 영향을 미친다. 층판 I~VI에는 척수의 세포기둥이 있다. 예를 들면, 층판 II는 통증과 온도를 전달하는 구심성 섬유로부터 정보를 받는 **교양질(substantia gelatinosa)**에 해당한다. 층판 I~VI의 기능과 연결에 대해서는 6장과 7장에 언급되어 있다.

층판 VII은 회색질의 가쪽 부분에 위치해있고, 앞뿔쪽으로 뻗어있는데 **뒤핵(배측핵, nucleus dorsalis)**과 **중간가쪽(intermediolateral)**, **중간안쪽 회색기둥(intermediomedial gray columns)**이 들어있다. 뒤핵의 연결과 기능은 7장에 자세히 설명되어 있고, 다른 두 개의 세포그룹은 5장에 설명되어 있다. 층판 VIII은 앞뿔에 위치해있고, **연합축삭(commissural axons)**을 척수의 반대편으로 보내는 많은 신경세포를 포함하고 있다. 층판 IX는 앞뿔에만 국한되어 있는 몇몇 세포기둥으로 구성되어 있다. 이런 세포기둥들은 척수신경의 앞뿌리로 축삭을 보내고, 골격근에 종지하는 **알파**, **베타**, **감마운동신경원**들이 들어있다.

신경계의 발생
(Development of the Nervous System)

신경관(Neural Tube)

성인 인간의 신경계는 외배엽에서 기원한다. 처음에 태아의 중앙축을 따라 머리-꼬리쪽(rostocaudal) 방향으로 고랑이 나타난다. 이 **신경고랑(neural groove)**의 측면에 **신경주름(neural folds)**이 생기고, 신경주름은 닫혀서 **신경관(neural tube)**을 형성하게 된다(그림 1-10). 이 신경관의 머리쪽 끝은 뇌로 발달하게 되고, 나머지는 척수로 분화된다. 신경관은 위목척수가 될 부분부터 닫힌다. 그 부위로

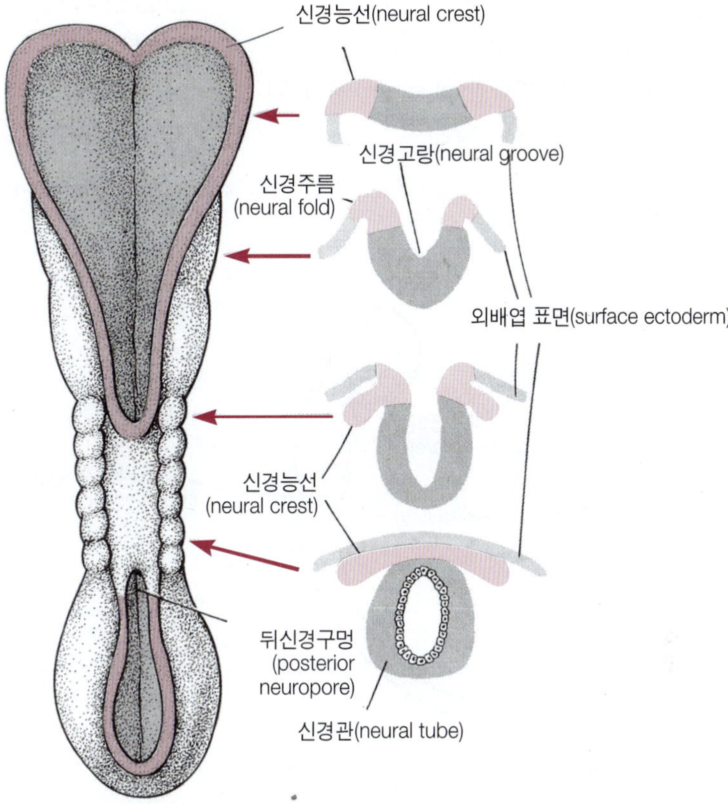

■ **그림 1-10.** *(왼쪽)* 발달 2주 말 인체배의 중추신경의 뒤쪽면, *(오른쪽)* 화살표 수준에서 중추신경을 잘랐을 때 조직학적 단면.

부터 머리쪽, 꼬리쪽 양쪽으로 신경고랑이 신경관으로 변해간다. **앞쪽과 뒤쪽의 신경구멍(anterior and posterior neuropores)**이 닫히는 것은 정상적으로 태생기 4주째에 일어난다. 그래서 발생초기 중추신경계는 머리쪽과 꼬리쪽 양끝이 모두 닫혀 있는 속이 빈 관 상태로부터 시작된다. 뒤쪽 신경구멍의 융합이 부분적 혹은 완전히 실패하면 **이분척추(spina bifida)**가 생기게 된다.

신경관을 구성하는 조직에는 몇몇 다른 종류의 들어있는데, 원시신경세포인 **신경모세포(neuroblast)**와 원시 성상세포와 희소돌기아교세포가 되는 **신경아교모세포(glioblast)**이다. 신경관의 내면을 덮고 있는 한층의 세포들은 성인 뇌의 뇌실을 덮고 있는 **뇌실막(ependyma)**으로 발달된다.

신경능선과 외배엽판
(Neural Crest and Ectodermal Placodes)

신경관의 가쪽에 있는 외배엽조직은 **신경능선(neural crest)**을 형성한다(그림 1-10), 이 신경능선은 말초신경계의 신경세포나 신경아교세포 등 신경조직으로 분화될 뿐만 아니라, 멜라닌세포, 부신수질의 염색질세포(chromaffin cells), 그리고 기질유도체(mesenchymal derivatives) 등으로 다양하게 분화된다. 머리와 몸에 있는 대부분의 자율신경절과 감각신경절(그림 1-11C; 그림 3-1) 뿐만 아니라, 말초신경계에서 수초를 생성하는 슈반세포도 신경능에서 기원한다.

태아에서 신경구 조직이 기원하는 다른 부위는 머리의 **외배엽판(epidermal placodes)**이다. 예를 들면, 코측(nasal), 귀측(otic)판은 각각 후각수용신경세포와 청각, 안뜰(전정)수용신경원의 전구물질이다. 또한 생식샘(성선)자극호르몬 분비세포같이 특화된 신경세포들은 배형성 과정동안 판(placode)에서 뇌로 이동한다.

신경관에서 뇌와 척수의 발생
(Development of the Brain and Spinal Cord from Neural Tube)

세 개의 뇌포와 5개의 뇌포로부터 외적인 발생

뇌의 발생은 신경관의 머리쪽에서 3군데 **뇌포들**

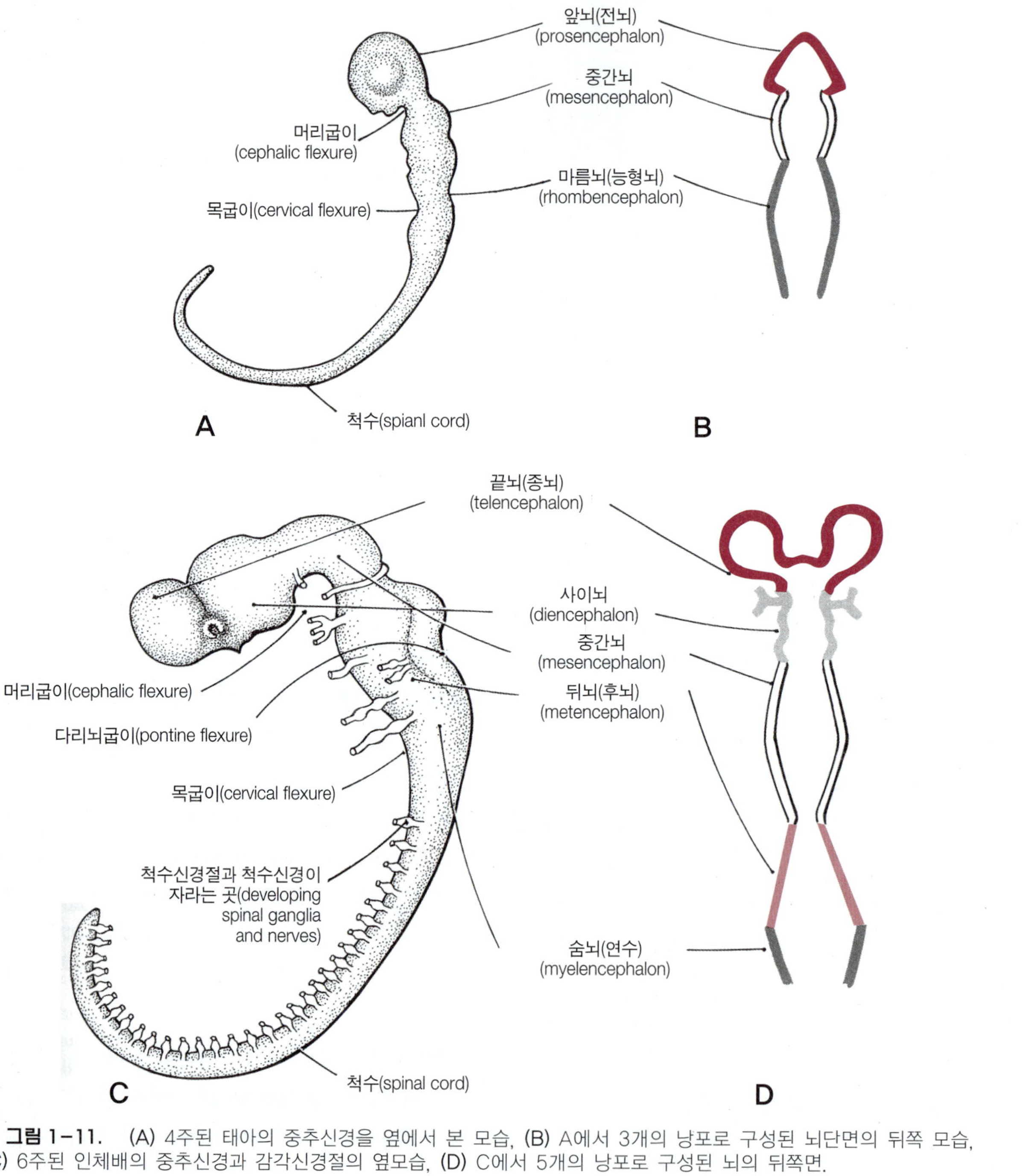

■ **그림 1-11.** (A) 4주된 태아의 중추신경을 옆에서 본 모습, (B) A에서 3개의 낭포로 구성된 뇌단면의 뒤쪽 모습, (C) 6주된 인체배의 중추신경과 감각신경절의 옆모습, (D) C에서 5개의 낭포로 구성된 뇌의 뒤쪽면.

(vesicles)이 확장되면서 시작된다. 이런 뇌포들에는 **앞뇌(전뇌, prosencephalon)**, **중간뇌(중뇌, mesencephalon)**, 그리고 **마름뇌(능형뇌, rhombencephalon)**가 있다(그림 1-11 A, B). 이 단계에서 **끝뇌(종뇌, telencephalon)**, **간뇌(diencephalon)**, **중뇌(mesencephalon)**, **뒤뇌(후뇌, metencephalon)**, **숨뇌(연수, myelencephalon)**로 구성되는 5개의 뇌포 단계로 빠르게 분화된다(그림 1-11 C, D). 끝뇌는 결국 대뇌반구로 사이뇌는 시상과 시상아래로, 중간뇌는 중뇌로 분화된다. 뒤뇌는 소뇌와 다리뇌(교뇌, pons)로 분화되며, 태생기의 숨뇌는 숨뇌로 된다. 5개 뇌포의 기본적인 배열은 태생기 6주에 완성된다. 그 후 성인의 뇌를 형성하는 중요한 변화는 대뇌반구와 소뇌가 다른 뇌에 비해 상대적으로 더 많이 팽창하는 것이다.

기능적으로 구분되는 세포군의 내적인 발생

태생기 신경관의 내적인 발생은 안가쪽면과 앞뒤면으로 세포군이 분화된다. 안쪽 신경세포군의 발생은 중배엽의 유전자 발현에 의해 직접 발생한다: 뒤쪽은 척삭(notochord)에 의해(나중에 척수와 뇌줄기가 되는 부위), 앞쪽은 앞척삭판(prechordal plate)에 의해(나중에 끝뇌와 사이뇌가 되는 부위). 이와 같은 안쪽 세포군은 척수의 앞뿔(전각, ventral horn) 운동세포 기둥인 뒤쪽 신경세포나 **바닥판(기저판, basal plate)**을 형성한다. **날개판(익상판, alar plate)**이 되는 가쪽 신경세포군의 발생은 인접한 비신경원성 외배엽(ectoderm)에서의 유전자 발현에 의해 영향을 받는다. 이들 가쪽 신경세포군은 척수의 뒤뿔(후각, dorsal horn)과 같이 **감각기능(sensory)**이나 **통합기능(integrative)**을 하게 된다.

단순한 기능적인 구조는 성인 척수의 뒤뿔과 앞뿔로 분화될 때까지 유지되지만, 뇌줄기에서는 뇌와 척수를 연결하는 긴 신경로와 특수하게 분화되는 개재신경원들에 의해 태생기 구조가 유지되지 못한다(이 부분은 10장에서 추가적으로 설명되어 있다).

신경계의 조직형성에 관한 메카니즘

배아기 신경계의 발생은 신경세포의 이주, 축삭과 돌기의 성장, 세포연접의 완성과 같은 복잡한 과정을 통해 이루어진다. 이런 과정을 조절하는 요소는 신경계의 여러 부분들이 서로 연결되는 데 매우 중요하다.

비록 **세포이동(cell migrtation)**, **신경성 증식(neuritic outgrowth)** 그리고 **신경연접발생(synaptogenesis)**으로 정의되는 메카니즘은 부분적으로 알려져 있지만, 분명한 것은 **화학적인 유도(chemical guidance)**가 이주에 관여한다는 것이다. 신경원세포와 섬유들은 화학적인 농도차이에 의해 생기는 화학적인 경로를 따라 이동한다. 몇몇 예에서는 **물리적인 요소(physical scaffolding)** 또한 이동에 중요한 역할을 한다는 것이 발견되었다. 예를 들면, 대뇌겉질과 그 밖의 층상으로 된 신경구조는 방사아교세포의 돌기를 따라 적절한 층까지 신경체세포의 이동을 통해 발생된다. 발생중인 양쪽 대뇌를 연결하는 신경교로 이루어진 교량은 뇌들보를 형성하는 신경섬유의 이동에 매우 중요한 역할을 한다.

신경세포간의 연결은 신경계의 정상적인 발달을 위해 필수적이다. 세포간 연결은 연접전, 연접후 세포의 **성장(trophic)**과 성인 뇌로 발달할 때까지 그 세포들이 유지되는 데 필수적이다. 대부분의 경우 이런 신경사이의 연결은 연접전과 연접후 신경원의 괴사를 방지한다. 그러나 어떤 경우에는 활동적인 연접을 통한 세포들의 연결은 세포괴사를 증가시키기도 한다. 그러므로 신경세포연결은 **세포괴사(cell death)**의 조절에 중요한 역할을 하며, 성인 신경계를 형성하기 위한 기본적인 기전이다.

2

신경세포의 생리
Physiology of Nerve Cells

안정막 전위
(Resting Membrane Potential)

신경세포(신경원, neurons)들은 교통하기 위해 전기적, 화학적 신호를 이용한다. 일반적으로 전기적 신호는 신경세포 내에서 사용되고, 화학적 물질은 신경과 신경사이에 신호를 주고받기 위해 사용되어진다. 전해질(ion)의 이동을 통해 신경세포 사이의 신호전달이 이루어지기도 한다.

신경세포는 이중의 지질단백질층으로 된 막으로 둘러싸여 있다. 이런 세포막은 세포의 외부와 내부 표면을 통해 전기적 전하를 유지한다. 안정기에 신경세포들의 외부는 양전하를 띠고, 내부는 음전하를 띤다. 이 전기적 전하를 **안정막 전위(resting membrane potential)**라 한다. 임의로, 세포외부의 막 전위는 0으로 정한다. 이 때 외부에 대하여 세포의 내부가 음전하이기 때문에 안정막 전위는 (-)이다. 미세전극으로 직접 측정하면 신경세포막의 안정막 전위는 -40~-75mV로 나타난다(1mV는 1 Volt의 1,000분의 1이다). 안정막 전위가 증가하면 세포내부는 더욱 음전하를 띠게 되는데, 이것을 **과분극(hyperpolarization)**이라고 한다. 막 전위가 감소하면 세포 내부가 양전하를 띠게 되는데, 이것을 **탈분극(depolarization)**이라고 한다.

이온은 세포 바깥에 포화되어있는 소디움(Na^+)과 염소(Cl^-), 그리고 세포내부에 포화되어 있는 포타슘(K^+)과 유기음이온[organic anion, (A^-)] 등의 막 전위와 관련이 있다. 유기음이온은 음극으로 하전된 아미노산과 단백질들이다. 신경세포는 Na^+, Cl^-, K^+ 등은 쉽게 투과하지만, A^- 이온은 투과가 잘 안된다.

K^+과 같은 이온들은 포화경사도를 따라 아래로 확산되는 경향이 있다. 전하와 같은 전기 반발력은 화학적 확산력에 대해 저항하며, 전기이동은 반대방향이다. 이온의 경사도에 따른 화학적인 힘과 균형을 맞추는 이온의 전기적 반발력에 대한 막 전위를 평형전위(equilibrium potential)이라고 한다. Nernst 방정식은 이 균형상태를 수학적으로 설명한 것이다.

$$E=(RT/ZF)\ \mathrm{In}C_2/C_1$$

즉, E = 세포의 내부와 외부 사이의 전위차(즉, 안정막 전위)

R = 기체상수

T = 절대온도

Z = 이온의 전자가

F = Faraday의 상수(그램당 전기량은 1가 이온(univalent ion) 과 같다)

In = 자연로그(이것은 $2.3\times \mathrm{Log}_{10}$으로 대체된다)

C_2 = 외막의 이온농도

C_1 = 내막의 이온농도

안정막 전위시 신경세포막은 Na^+보다 K^+을 더 잘 투과시킨다. 그 결과 안정막 전위(-40~-75mV)는

Na^+의 평형전위(equilibrium potential)(+50mV)보다 K^+의 평형전위(-80mV)에 더 가깝다.

Nernst의 방정식을 사용해 세포의 내부와 외부에 있는 Na^+, K^+, Cl^- 농도를 이용해 안정막 전위를 계산할 수 있다. 안정막 전위가 일정하게 유지되기 위해서는 세포막 안팎의 전하가 분리된 채로 일정하게 유지되어야 한다. 그래서 유입된 전하량과 유출된 전하량은 정확하게 일치해야 한다. 막의 통로(channels)는 계속 열려있기 때문에 세포막 밖에 있는 Na^+은 농도차이에 따라 세포 내로 들어오고, 같은 양의 K^+은 세포밖으로 나간다. 이런 농도차이에 따른 이동과는 반대로 **Na^+-K 펌프(sodium-potassium pump)**는 농도차이에 역행해서 Na^+을 세포밖으로 내보내고, K^+을 세포안으로 유입시키는데, 이때 ATP가 에너지원으로 이용된다. 그러므로 세포막 안팎의 이온농도 차이를 유지하기 위해 대사 에너지가 필요하다. Na^+과 K^+과는 반대로, Cl^-는 세포내외로 자유롭게 확산된다. 그러므로 Cl^-는 농도차이에 따라 **수동적으로 분포**되어 있는 반면에, Na^+과 K^+은 펌프로 인해 능동적으로 분포되어 있다.

이온통로의 막 전위 조절 (Ion Channels Control Membrane Potential)

이전 단락에서 설명했듯이, 신경세포의 막 전위는 다양한 이온들에 대한 상대적인 막의 투과도에 따라 달라진다. 세포막의 이온 투과도는 **이온 통로**(ion channels)의 개방과 폐쇄 즉, 세포막에 있는 단백질에 대한 선택적인 투과도에 따라 달라진다. 이들 통로는 포괄적으로 2개로 나눌 수 있다. 즉, 신경전달물질의 존재 유무에 따라 열리고 닫히는 **ligand-gated** 통로와 세포막을 통과하는 전위차에 따라 개방과 폐쇄되는 **voltage-gated** 혹은 **voltage-sensitive** 통로이다. 몇몇 통로들은 이온의 선택성(ion selectivity)과 다양한 약리학적인 인자에 반응하는 것과 같은 해당 통로들의 생리학적인 특성에 따라 명명된다. 그리고 이러한 특성은 통로의 단백질을 구성하는 하부단위가 결합하는 정도에 따라 달라진다. Voltage-gated 통로는 엄격한 이온 선택성(ion selectivity)이다. 신경세포 내에 있는 2차 신호전달체계(second messenger system)는 많은 이온통로에 영향을 미친다. 신경세포의 활성도 변화를 일으키는 신경전달물질에 의해 발생하는 일련의 과정은 이온통로의 활성도에 변화를 일으키며, 이것을 **신호전달(signal transduction)**이라고 한다.

신경세포는 전기회로와 같이 만들 수 있다. 앞서 언급했듯이 안정 시 전위에 해당되는 전위는 **전동력의 차이의 총합(electromotive force 즉, 배터리)**이라고 볼 수 있다. 신경세포의 전동력은 세포막의 안과 밖을 따라 분포되어 있는 이온의 농도차이에 의해 발생한다. 이온통로 그 자체는 다양한 **전도능력(conductance)**을 갖고 있는데, 전도능력은 전류가 흐르는 것을 촉진시키는 정도를 말한다. 전도능력은 **저항(resistance)**의 역수인데, 저항은 전류의 흐름을 방해하는 것을 말한다. 신경세포들이 각기 다른 특징적인 전도능력을 갖는 것은 이온통로를 형성하는 단백질의 차이 때문이다. 신경세포는 또한 축전능력(capacitance)을 갖는데, 이것은 두 면에 반대되는 전하를 저장하는 **능력**이다. 축전능력은 두 층의 지방으로 이루어진 신경세포막 때문에 생긴다. 축전능력은 세포막으로 가로지르는 전류의 시간적인 특성에 중요하다.

활동전위(Action Potential)

신경세포는 신경세포내 신호전달을 위해 **활동전위(action potential)**라고 하는 전기적 신호를 이용한다. **Spike** 혹은 **신경충격(nerve impulse)**이라고도 알려져 있는 활동전위는 재생(regenerative), 자동반복(stereotype), 실무율(all-or-none), 막의 탈분극후 재분극이라는 순서로 구성된다. 신경세포가 탈분극될 때 전위-민감성(voltage-sensitive) Na^+ 통로가

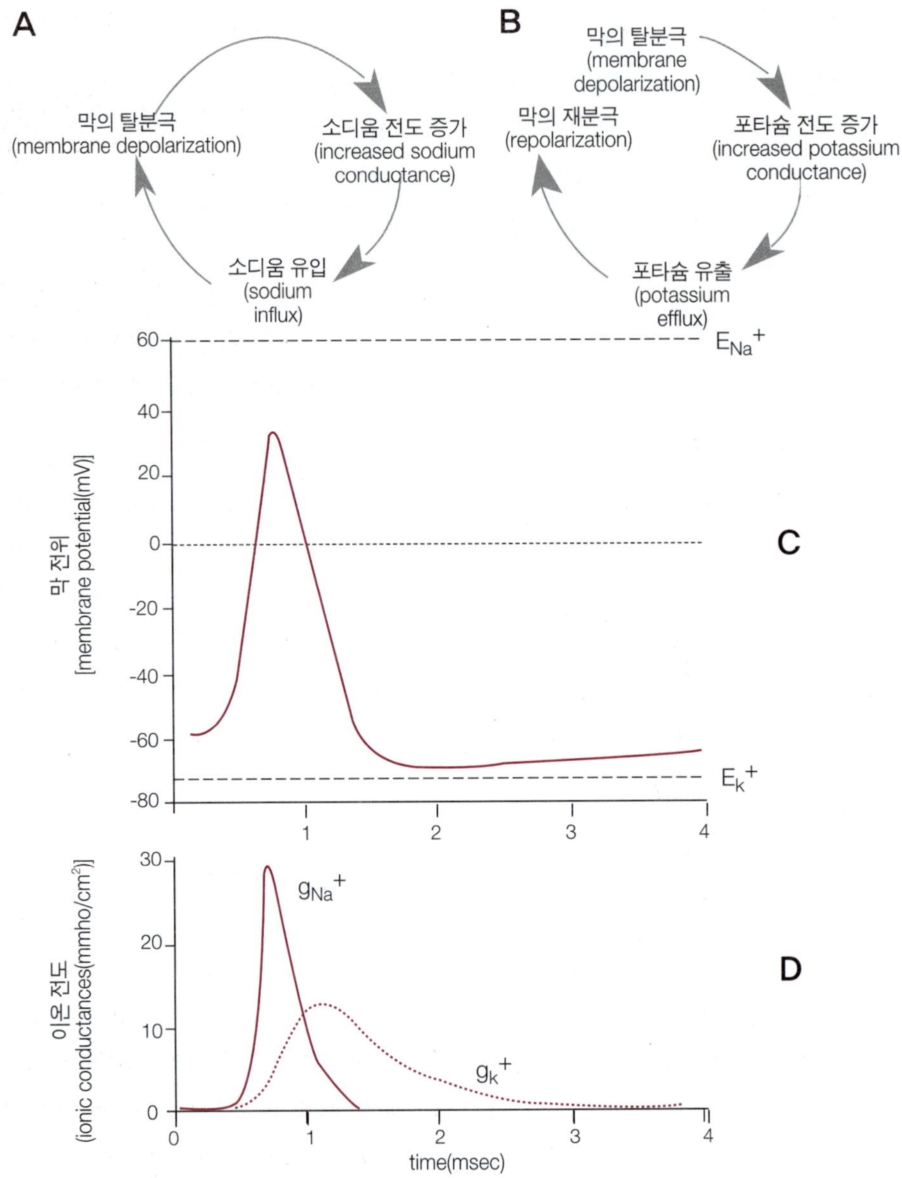

■ **그림 2-1.** 활동전위가 형성되는 동안에 일어나는 일들. (A) 신경전달을 일으키는 탈분극은 막 전위, 소디움 전도, 소디움의 세포안 이동의 양상 되먹임으로 인해 반복적으로 일어난다. (B) 막의 재분극은 포다슘이 세포밖으로 빠져나오므로 세포내부의 전위가 다시 음성으로 되돌아가기 때문이다. (C와 D) 막 전위 변화에 대한 Nernst 방정식의 이론적인 설명(C)과 시간에 따른 소디움과 포타슘 전도의 변화(D).

열리면서 Na^+ 이온의 유입을 허락한다. 탈분극이 클수록 통로가 개방되는 정도도 증가한다; Na^+의 투과도가 증가하고, 세포막을 통과하는 양성전류도 증가한다. 따라서 양성하전(positive charge)이 막내에서 축척되어 추가적인 탈분극이 발생한다(그림 2-1A). 탈분극이 증가하면 더 많은 voltage-gated Na^+ 통로가 열리고, 양성하전된 전하의 유입이 증가하며, 추가적인 탈분극이 증가한다. 따라서 양성 피드백 사이클(positive feedback cycle)은 막 전위가 안정전위인 약 +90mV가 될 때까지 진행된다.

신경세포막의 탈분극은 Na^+ 통로뿐만 아니라, 전위-감지성 K^+ 통로도 열리게 한다(그림 2-1B). 그러나 K^+ 통로가 열리는 것은 Na^+ 통로가 열리는 것 보다 더 늦게 일어난다(그림 2-1D). K^+ 통로가 열리면 K^+의 유출을 증가시킨다. 소디움 통로는 빠르게 닫히고 비활성화된다. 탈분극이 계속되는 동안에 K^+의 유출은 증가하기 때문에 세포안으로부터 양전하가 더 많이 유출된다. 이 과정은 세포가 휴지기 재분극 상태로 돌아갈 때까지 계속된다(그림 2-1B). 앞서 언급했듯이 Na^+ 유입에 이어서 생기는 K^+ 유출 때문에 활동전위가 생긴다(그림 2-1C). 활동전위는 흥분자극의 특성과는 별개로 세포의 특성에 따라 결정된다.

활동전류(Action Current)

활동전위 동안 흐르는 전류를 **활동전류(action current)**라고 하며(그림 1-1E), 이 활동전류는 인접한 막을 탈분극시키며, 막을 따라 활동전위를 발생시킨다. 활동전위는 신경세포체나 축삭을 따라 파형의 변화없이 일정한 속도로 매우 먼 거리로 전파된다. 활동전류는 직경이 작은 축삭보다 직경이 큰 축삭이 전기적 저항이 훨씬 덜하며, 그 결과 직경이 큰 축삭이 있는 신경은 직경이 작은 축삭이 있는 신경보다 전도속도가 빠르다. 전도속도 역시 **무수신경축삭(unmyelinate axons)**보다 **유수신경축삭(myelinate axons)**이 더 빠르다. 유수신경섬유는 활동전위가 전파될 때 활동전류는 말이집(수초, myelin sheath)을 교차해서 흐르지 않고, 단지 랑비에르 결절(node of Ranvier)에 있는 세포막을 가로질러 흐르게 된다(그림 1-1E). 결절(node)에 있는 무수신경섬유막에는 수많은 voltage-dependent Na^+과 K^+ 통로가 많은 반면에 유수신경섬유막에는 적다. 따라서 활동전류는 막을 통한 유출(leakage)없이 랑비에르 결절을 효과적으로 탈분극시킬 수 있으며, 활동전위는 효율적으로 마디와 마디 사이를 점프하는 **도약전도(saltatory conduction)** 형태로 전파된다. 이 방법은 활동전위를 전달하는 유용한 방법인데, 그 이유는 최소한의 활성막(active membrane)과 대사활동(metabolic activity)으로 최대의 전도속도를 낼 수 있기 때문이다. 무수신경섬유의 신경충격은 섬유의 길이를 따라 활동전위가 지속적인 전달을 통해 전파된다.

활동전위 후 후전위와 불응기 (Afterpotentials and Refractory Periods Follow the Action Potential)

대부분의 신경세포에서 활동전위가 끝나면 짧은 기간동안 지속되는 **과분극(hyperpolarization)**이 생기는데, 이것을 활동전위 후 과분극(hyperpolarizing afterpotential)이라고 부른다. 이것은 활동전위의 후기동안 열리는 전위-감지성(voltage-sensitive) K^+ 통로가 활동전위가 끝나는 것과 동시에 닫히지 않기 때문에 생긴다. 모든 전위-감지성 K^+ 통로가 닫히는데도 몇 msec(1,000분의 1초)가 걸린다. 또한 활동전위는 짧은 **불응기(refractoriness)** 단계로 이어지는데, 절대적 불응기와 상대적 **불응기(absolute and relative refractory periods)**가 있다. 절대적 불응기는 활동전위가 끝나자마자 생기고, 이 기간동안 아무리 많은 자극전류가 가해져도 신경세포는 흥분하지 않는다. 절대적 불응기 다음으로 상대적 불응기가 따라오는데, 이 때는 평상 시 활동전위를 유발시키는 데 필요한 자극보다 더 강한 자극이 가해지면 활동전위가 유발된다. 이 두 가지 불응기는 K^+ 통로가 열린 상태로 남아있고, Na^+ 통로는 이미 불활성화 상태로 변했기 때문에 생긴다.

이미 앞서 언급했듯이 수초화된 굵은 섬유들로 이루어진 신경에 전기자극을 가한 후에 세포 바깥에서 전기적 변화를 측정하면 **극파전위(spike potential)**, **음성 후전위(negative afterpotential)**, **양성 후전위(positive afterpotential)**가 차례로 생긴다(그림 2-2). 음성 후전위는 신경섬유막에 잔존하는 탈분극 때문이고, 양성 후전위는 막의 과분극을 나타낸다.

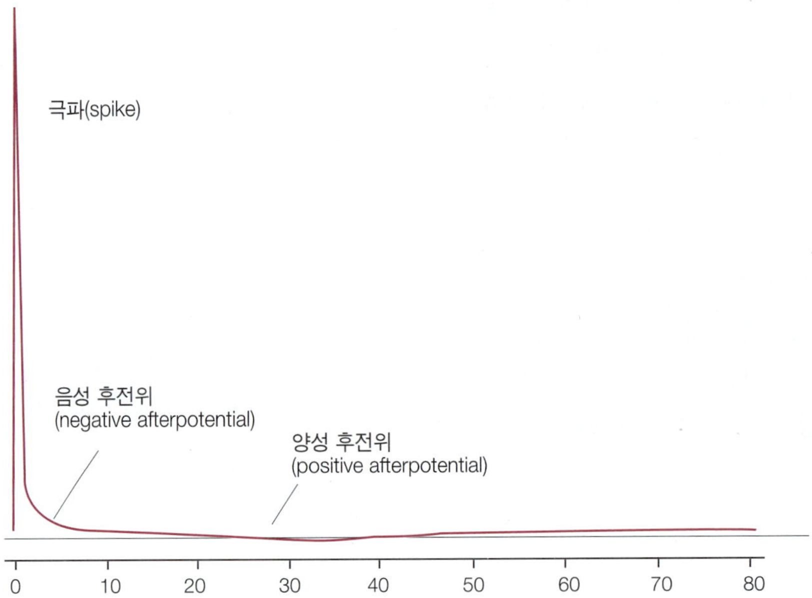

■ **그림 2-2.** 전기자극을 준 후 고양이의 복재신경을 세포 밖에서 전기적 측정을 했을 때의 활동전위와 활동전위 후에 생기는 전위(Adapted from Erlanger. J and Gaser, HS: Electrical Signs and Nervous Activity. University of Pennsylvania Press, Philadelphia, 1938).

연접(Synapses)

신경세포(신경원, neurons) 사이의 정보교환은 **신경연접(synapse)**에서 일어난다. 연접은 신경세포 사이에 서로 접촉하여 교통하는 특수화된 부위이다. 연접에는 두 종류가 있다. 즉, **전기적 연접(electrical synapse)**과 **화학적 연접(chemical synapse)**이다. 전기적 연접은 연전전과 연접후 세포의 세포질을 서로 연결하는 다리를 갖는다. 이런 연접을 다리이음(**bridge junction**) 혹은 틈새이음(**gap junction**)이라고 한다. 전기적 연접에서 전달을 매개하는 요소는 이온의 흐름이다. 그래서 신호전달이 지연되지 않는다. 이런 연접을 통한 전달은 연접전과 연접후 세포 사이의 짧은 거리를 지나는 전기전달에 필요한 시간만큼 지연된다. 전기적 연접은 신경정보를 연접전후 방향으로 모두 전달한다(즉, 연접전 세포에서 연접후 세포로, 혹은 연접후 세포에서 연접전 세포로). 또한 전기적 연접에서 두 신경세포간의 연결통로는 두 세포 사이의 직접적인 물질교환도 가능하게 한다. 인간의 중추신경계에 있는 신경세포는 몇몇 전기적 연접이 있기는 하지만, 간단한 화학적 연접으로 이루어져 있다. 신경아교세포(glial cell)는 전기적인 결합을 위해 주로 틈새이음(gap junction)이 있어서 세포간에 정보전달을 위한 전위차를 허용한다.

화학적 연접(Chemicals synapses)

화학적 연접은 특이한 연접 틈새(cleft)에 의해 완전하게 분리된 연접전 신경세포(신경원, neurons)와 연접후 신경세포로 구성된다(그림 1-1C). 연접전 종말은 보통 연접소포(synaptic vesicles)를 갖고 있고, 거기에 화학적 신경전달물질이 들어있다. 연접후 활동성 막부위에 특수한 수용기가 있는데, 이것은 단백질 보합체로 이루어져 있으며, 신경전달물질의 효과를 전달한다. 아세틸콜린, 노르에피네프린과 같은 신경전달물질들은 연접을 따라 널리 확산되어야만 한다. 따라서 화학적 신경전달이 완료되는 데는 보통 0.3ms에서 1ms 정도의 시간(synaptic delay)이 걸린다. 이 전달은 연접전 세포에서 연접후 세포 방향으로만 일어난다. 중추신경계에 속하는 한 개의 신경세포는 다른 신경세포로부터 수천 개의 연결을 받는다. 따라서 해당 신경의 과분극 혹은 탈분극은 수천 개 이상의 수용기가 가중(summation) 되어 발생하는 것이다.

신경전달물질들(Neurotransmitters)

현재까지 **흥분성 신경전달물질(excitatory neurotransmitters)**로 알려진 수많은 화학물질이 규명되어왔다. 중추신경계 신경전달물질 중 가장 흔한 것은 **글루탐산염(glutamate)**인데, 중추신경계(CNS)의 모든 부분에서 찾을 수 있다. 억제작용을 하는 것으로 밝혀진 화학물질은 훨씬 적다. **GABA(gamma-aminobutyric acid)**와 글리신(glycin)이 가장 대표적인 **억제성 신경전달물질(inhibitory neurotransmitters)**이다. GABA는 대뇌겉질, 기저핵, 소뇌에 분포하고, 억제성 작용을 한다. **글리신**은 주로 척수에서 발견되는 억제성 신경전달물질이다. 글리신은 대뇌겉질 내에서는 적은 양이 발견되는데, 글루타민 연접에 흥분성 역할을 한다. 같은 모노아민(monoamines), 아세틸콜린(acetylcholine), 도파민(dopamine), 노르에피네프린(norepinephrine), 세로토닌(serotonin)과 물질 P(substance-P), 바소프레신(vasopressin), 콜레시트토키닌(cholecystokinin), 엔돌핀(endorphin), 엔케팔린(enkephalins)을 포함한 수많은 단백질들이 이런 기능을 할 것이라고 여겨지는데, 그 중에 일부만이 신경전달물질로 작용하는 것이 확인되었다.

연접전달 활동(Events of Synaptic Transmission)

활동전위가 축삭을 통해 이동해서 연접의 연접전쪽의 축삭종단으로 전달되며, 전위-의존성 Ca^{2+} 연결통로가 열리고, **Ca^{2+}** 이 접합전 축삭종말로부터 유입되어 신경전달물질을 방출시킨다. Ca^{2+} 연결통로들은 신경세포들의 축삭보다 연접전 종판에 더 많이 존재한다. 세포밖 Ca^{2+} 농도가 증가하면 신경전달물질의 분비도 증가한다. 세포밖 Ca^{2+} 농도가 감소하거나, Mg^{2+} 농도가 증가하면 신경전달물질의 분비가 차단된다. 다른 생리적, 학리적 특성에 따라 구분되는 몇 종류의 Ca^{2+} 연결통로가 있는데, 그 중 몇 종류만이 신경전달물질 분비에 관여한다. 신경전달물질은 분비된 다음 연접을 따라 퍼져나가서 연접후 수용기에 결합한다.

한 개의 연접전 흥분성 신경원이 자극되면 연접후 신경원에서 **흥분성 연접후 전위(excitatory postsynaptic potential; EPSP)**가 유발된다. EPSP는 콜린성 혹은 글루타메틱 통로와 같은 흥분성 리간드관문(ligand-gated) 통로가 열릴 때 생긴다. 만약 동시에 많은 연접전 신경원이 활성화되면, 연접후 신경원에서는 EPSP가 모여 활동전위를 생성하는 데 필요한 역치까지 점차적으로 증가한다. 이 때, Na^+ 통로가 열리고, 연접후 신경원은 탈분극되며, 실무율에 따라 활동전위가 형성되고, 형성된 활동전위는 세포의 축삭을 따라 전도된다.

한 개의 연접후 신경원을 억제시키는 한 개의 연접전 신경원을 전기적으로 자극하면 연접후막에 일시적으로 생기는 과분극 때문에 **억제성 연접후전위(inhibitory postsynaptic potential; IPSP)**가 발생한다. IPSP는 Cl^-와 K^+ 통로가 일시적으로 열려서 생긴다. 즉, Cl^-가 세포속으로 들어가면 세포 안쪽에 음전하가 증가하여 세포를 과분극시킨다. K^+ 통로가 열릴 때도 K^+가 세포 밖으로 나와서 세포 내에 있는 양전하의 양이 줄어들기 때문에 과분극을 증가시킨다.

신경전달물질은 연접전 신경종말에 들어있는 **quanta**라고 하는 작은 주머니로부터 분비된다. 한 개의 quantum에서 분비된 신경전달물질은 연접후 신경세포에 일정한 크기의 **작은 전위(miniature end-plate potential)**가 생기게 한다. 이것을 **단위 전위(unit potential)**라고 부른다. 보통 **연접전위(synaptic potential)**는 여러 단위 전위의 합이다. 연접전 신경원안으로 들어간 Ca^{2+}의 양은 분비되는 신경전달물질의 방출량에 영향을 미친다.

연접전달은 약물이나 독소에 의해 영향을 받는다(Synaptic Transmission Is Affected by Drug and Toxins)

신경전달물질의 분비, 수용체의 활성화, 전달물질의 화학적 비활성화와 재흡수 과정은 연접부에 들어있는 화학물질들에 의해 조절된다. 내인성 효소뿐만 아니라, 약물과 독성물질은 연접전 신경에서 생기는 현상 즉, 활동전위 형성, 신경전달물질의 합성과 분비, 연접부에서 일어나는 신경전달물질의 처리과정, 연접후 막에 생기는 변화 등을 방해할 수 있다. 이런 모든 것들은 간접적으로 이온통로 활성화(그리고 그로 인한 신경세포의 활성화)에 영향을 미치나 Ca^{2+} 통로 차단제와 같은 일부 약물은 이온통로에 직접 영향을 미친다.

신경전달물질의 수용기(Neurotransmitters Receptors)

모든 신경전달물질들의 **수용기(receptors)**들은 연접후 신경원이나 연접전 신경종말의 세포막에 있으며, 단백질로 구성된다. 수용기들은 두 가지 기전을 통해 활성화된다. 첫 번째, 수용기는 세포막을 관통하는 통로의 한 부분이다. 인식부위에 전달물질이 결합하면 이온 흐름이 일어나는 통로의 구조에 변화가 생겨 탈분극 혹은 과분극을 일으킨다. 이 기전은 빠르게 일어나기 때문에 빠른 속도가 요구되는 신경전달에 기여한다. 이런 수용기들은 **이온성 수용기(ionotropic receptors)**라고 한다. 두 번째는 신경전달물질과 수용기가 결합하여 2차 전달물질을 만들어 신경전달이 생기게 하는 것이다. 이 경우, 전달물질 수용기들에는 대사성 수용체(metatropic receptors) 또는 **G-단백질**이라고 불리는 단백질이 연결되어 있고, **G-단백질은 수용기**와 세포내에 목표가 되는 구조물을 연결시킨다. 활성화된 G 단백질은 직접적으로 또는 다른 여러 생화학적 경로를 통해 간접적으로 이온통로의 활성도에 영향을 미치기도 한다.

신경근 연접(Neuromuscular Junction)

신경세포(신경원, neurons)로부터 수의근으로의 신호전달은 **운동종말판(motor end plate)** 혹은 **신경근 연접(neuromuscular junction)**에서 일어난다(그림 1-1 D). 신경종말에 들어있는 연접소포에는 아세틸콜린이 들어있고, 아세틸콜린은 연접후막에 있는 수용기 통로를 활성화시킨다. 운동종판에서 일어나는 생리학적, 분자생물학적 과정은 신경세포간의 화학적 연접과 거의 동일하고, 신경연접에서처럼 약물과 독성물질이 신경근 연접기능에 영향을 미친다. 예를 들면, 보튤리늄 독은 아세틸콜린의 분비를 막고, 그로 인해 근육의 활성화를 차단하며, 임상적으로는 근력약화가 나타난다. 만약 부적절하게 처리된 음식에 들어있는 많은 양의 독소를 섭취하면 전신적인 근력약화가 생겨 치명적일 수 있다. 적은 양의 보튤리늄 독소를 근육에 주입하면 근약화가 발생한다. 이것은 지속적인 근수축으로 인해 비정상적인 자세가 지속되는 심각한 긴장이상(dystonia)을 치료할 때 사용된다.

신경세포와 근육간의 정상적인 접촉은 근육을 수축시키는 것 이외에도 근육에 대해 영양적이고 조절적인 작용을 한다. 가로무늬근(횡문근)이 탈신경되면 근섬유에 괴사와 근위축이 생긴다. 이러한 영양적 기능은 중추신경계의 신경세포간의 접촉에서도 밝혀졌다. 만약 손상이나 병으로 신경연접이 없어지면, 대사, 수용기생성, 심지어 연접후 세포의 형태(예, 가지돌기의 구조)까지 빠르게 변하는 현상이 일어난다.

제2부

말초신경계
Peripheral Nervous System

3

척수신경섬유
Fibers of the Spinal Nerves

근육, 관절, 그리고 체벽의 피부를 지배하는 말초신경섬유들은 몸신경(체성신경, somatic)이라 하고; 우리 몸의 체강내 장기와 현관에 정지하는 신경섬유를 **내장신경(visceral)**이라 하며; 감각섬유를 구심성(afferent) 섬유; 그리고 운동섬유를 **원심성(efferent)** 섬유라 한다. 또한 신경섬유는 **일반적으로(general)** 온 몸을 통해 피부, 근육, 뼈, 내장 등을 신경지배하지만, **특수한(special)**이라는 용어는 머리(예, 망막, 속귀)의 독특한 부위에서 발견되는 감각기관과 근육에 사용된다. 따라서 척추신경의 모든 신경섬유는 전체적으로 지배를 하지만, 뇌신경은 일반적인 신경섬유와 특수한 신경섬유가 포함되어 있다.

기능적인 분류
(Functional Classification)

일반 구심성 섬유(General Afferent Fibers)

일반 구심성 섬유(general afferent fibers)는 뒤뿌리신경절(**후근신경절, dorsal root ganglia)**에 그 세포체가 있는 감각섬유들이다. 이런 세포들은 그림 1-1의 신경세포와 그 모양이 다르다. 뒤뿌리신경절 세포는 둥글고 세포체로부터 한 개의 돌기를 낸다. 이 돌기는 말초신경으로 들어가는 말초성 돌기와 뒤뿌리를 통해 척수로 향하는 중추성 돌기로 갈라진다(그림 3-1).

- **일반 몸(체성) 구심성 섬유(general somatic afferent; GSA)**(그림 3-1A)는 **외수용성(exteroceptive)**과 **고유수용성(proprioceptive)** 정보를 운반한다. 이 기관은 통각, 온도각, 촉각, 그리고 **고유수용성(proprioceptive)** 정보를 전달하는 피부에 있는 수용기로부터 **외수용성(exteroceptive)** 정보를 받아들인다. 또한 GSA 섬유들은 위치감각, 근육길이, 근육길이 변화속도, 그리고 근육수축을 중개하는 근육 건, 관절의 감각 종말로부터 들어오는 고유수용

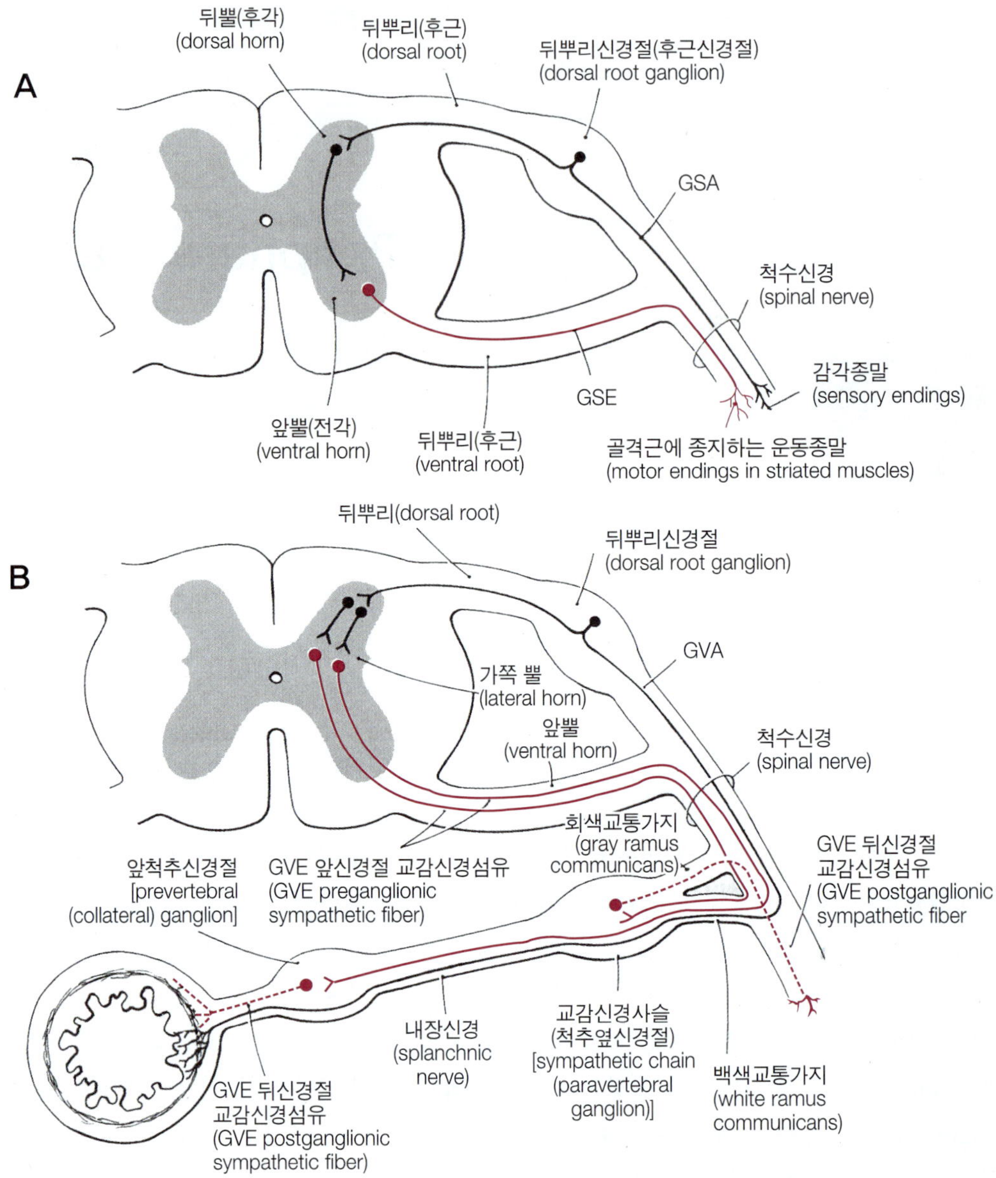

그림 3-1. 척수신경의 기능적인 요소. 구심성 신경과 중간신경원은 *검은색*으로 보인다. 원심성 신경은 *색깔*로 보인다. (A) 여러 연접 몸 반사 궁(polysynaptic somatic reflex arc)의 일반 몸 구심신경(GSA)과 일반 몸 원심신경(GSE)은 척수신경과 척수신경뿌리가 가로절단된 면 위에 표시되어 있다. (B) 척수를 통과하는 내장 반사 궁의 일반 내장 구심성 신경(GVA)과 일반 내장 원심성 신경(GVE). (B)에서 연접전 GVE 섬유는 명확한 컬러로된 선으로 보여진다; 연접후 GVE 섬유는 *점선*으로 된 컬러 선으로 표시되어 있다.

성 감각을 중추로 전달한다.

- **일반 내장 구심성 섬유(general visceral afferent: GVA)**(그림 3-1 B)는 내장들의 수용기로부터 **내수용성(interoceptive)** 정보를 전달한다. 이들 섬유들은 이들 구조물들이 늘어나거나 수축하는 정보를 중개한다.

일반 원심성 섬유
(General Efferent Fibers)

일반 원심성 섬유는 운동섬유로 그 기원이 되는 세포체가 척수(일반 몸 원심성 섬유와 일반 내장 원심성 신경의 절전신경섬유) 또는 자율신경절(일반 내장 원심성 신경의 절후신경섬유)에 있다.

- **일반 몸(체성) 원심성 섬유(general somatic efferent: GSE)**(그림 3-1 A)는 층판 IX에 있는 알파, 베타, 감마운동신경의 세포체에서 기원하는 운동섬유로 구성되어 있다. 이 섬유들은 횡문골격근에 정지한다.
- **일반 내장 원심성 섬유(general visceral efferent: GVE)**(그림 3-1 B)는 민무늬근(평활근), 심근, 분비샘에 종지하는 절전신경절과 절후신경절의 자율신경섬유로 구성된다. **절전교감신경(preganglionic sympathetic)**의 세포체는 층판 **VII**의 중간가쪽 기둥(intermediolateral cell column)에 위치해 가쪽 뿔(측각, lateral horn)을 형성하고, T1부터 L2 혹은 L3 척수분절까지 뻗어있다. **절전부교감신경(preganglionic parasympathetic)**의 세포체는 천수(S2에서 S4)의 층판 VII에 위치한다. 척수에서부터 나온 절전신경섬유는 교감신경절 또는 골반강내에 있는 부교감신경절에서 절후신경 자율신경의 세포체에 연결된다(그림 3-1 B).

생리학적인 분류 (Physiologic Classification)

신경섬유는 직경, 수초의 두께, 신호를 전달하는 속도에 따라 분류할 수 있다. 2장에서 언급했듯이 일반적으로 섬유의 직경이 클수록, 수초가 두꺼울수록 신경전달 속도가 더 빠르다. 두 가지의 신경섬유 분류법이 이용되고 있다(표 3-1).

하나는 **운동, 감각신경섬유의 전달속도**에 기초를 둔 전기생리학적 분류이다. 많은 운동과 감각섬유를 갖고 있는 신경전체를 전기적으로 자극한 후 세포밖에서 측정했을 때 복합근 활동전위(compound muscle action potential)가 전달되는 가장 빠른 속도를 신경섬유의 최고 전달속도로 정한다. 이 활동전위는 신경 안에 있는 각 섬유들의 활동전위의 산술적인 합이다. 이 분류에 따르면 신경섬유들은 **3가지 그룹**으로 나누어진다: **A, B, C**(그림 3-2). A와 B는 말이집이 있고, C 섬유는 말이집이 없다. A 섬유는 섬유의 직경에 따라 알파, 베타, 감마, 델타로 나눈다. A 섬유는 2 종류의 근섬유에 종지하기 때문

■ 표 3-1 신경섬유의 분류

감각섬유와 운동섬유	감각섬유	직경(m)	전도속도(m/s)	종류	특징
Aα		22	120	운동섬유	추외근섬유를 지배하는 층판 IX의 알파운동신경원의 축삭이며,
Aα	I a	22	120	감각섬유	근방추의 일차구심성 섬유
Aα	I b	22	120	감각섬유	골지건기관, 촉각, 압각 수용기에서 올라오는 구심성 섬유
Aβ		13	70	운동섬유	추외근과 추내근을 지배하는 운동축삭
Aβ	II	13	70	감각섬유	근방추, 촉각, 압각수용기와 파치니소체(진동감각)에서 올라오는 감각섬유
Aγ		8	40	운동섬유	추내근섬유(근방추)를 신경지배하는 층판 IX의 감마운동신경원 축삭
Aδ	III	5	15	감각섬유	작고 가벼운 유수신경섬유: 촉각, 압각, 통각, 온각 수용기
B		3	14	운동섬유	작고 가벼운 유수신경 절전 자율신경섬유
C		1	2	운동섬유	절후자율신경섬유(모두 무수신경섬유임)
C	IV	1	2	감각섬유	통각과 온각을 전달하는 무수신경섬유

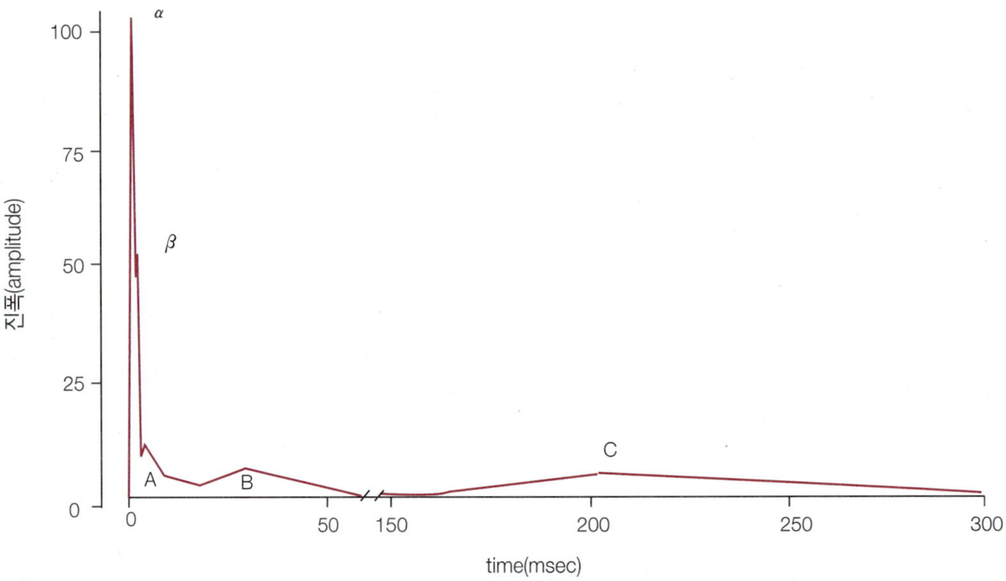

■ **그림 3-2.** 개구리의 궁둥신경에 전기자극을 주었을 때 나타나는 복합활동전위의 모습. X축의 시간변수가 B와 C섬유를 구별하도록 표시되었기 때문에 A 섬유의 여러 가지 Type의 섬유는 구분되지 못했다. 활동전위는 진폭은 A섬유의 것에 대해 상대적으로 표시했다(Adapted from Erlanger, J, and, Gaser, HS; Electrical signs and Nervous Activity. University of Pennsyvania Press, Philadelphia, 1938).

에 두 가지로 나뉜다. **추외근(extrafusal muscle)**은 근방추의 바깥에 있는 가로무늬근(횡문근)이다. 이것은 직경이 가장 큰 Aα 섬유에 의해 지배된다. **추내근(intrafusal muscle)**은 근방추안에 있는 근섬유이다. 이것은 직경이 작은 **Aγ 섬유**에 의해 지배된다. 중간 크기인 **Aβ 섬유**는 두 종류의 근육에 모두 연결된다. C 섬유들은 두 가지로 분류된다. sC 섬유(원심성 절후신경절 교감 C 섬유)와 drC 섬유(구심성 후근 C 섬유).

두 번째 신경섬유의 분류법은 감각섬유에만 해당된다. 주로 섬유의 직경과 섬유의 기원에 의해서 분류하는데 신경섬유를 네 개의 그룹으로 나눈다(I~IV). 이 분류에서 3가지 중요한 요소는 다음과 같다: 근방추에서 기시하는 Ia 구심성 섬유, 골지건기관에서 기시하는 Ib섬유, 근방추로부터 나오는 그룹 II 구심성 섬유이다(표 3-1).

4

척수반사와 근 긴장도
Spinal Reflexes and Muscle Tone

사례연구(Case Study)

23살의 남자 의대생이 6권의 책을 들고 계단을 내려오던 중 발을 잘못 짚어서 뒤로 넘어지면서 엉덩방아를 찧었다. 그 후 그는 심한 요통과 함께 오른쪽 다리 뒤쪽으로 방사통이 느껴지며, 발목까지 전이되는 느낌이다. 일어서는 순간 그는 등이 뻣뻣하고 작열통(sore)이 느껴지며, 오른발을 들어올리는 힘이 떨어져서 걷기조차 힘들다고 한다. 검진결과 오른쪽 발목관절(족관절)의 발등굽힘력(배측굴곡력)과 가쪽 번짐(외번, eversion)이 약간 떨어지며, 엄지발가락의 폄(신전)은 중등도 약화가 있으며, 오른발의 작은 근육들(발가락 굽힘과 안쪽 번짐이 곤란함)의 힘은 약간 떨어진다. 무릎관절(슬관절)의 심부건(깊은힘줄) 반사는 정상(양쪽 동일)이다. 오른쪽 발목관절 반사는 소실되지만, 왼쪽 발목관절 반사는 정상이다. 긁기검사와 가벼운 촉각을 이용한 감각검사결과 오른발의 앞뒤의 가쪽면(lateral dorsal and ventral border), 그리고 오른쪽 다리의 가쪽 모서리를 따라 감소되어 있다.

어느 부위의 손상으로 인해 통증, 근약화, 반사변화, 그리고 감각장애가 나타나고 있는 것인가? 이 남자 대학생을 위해 할 수 있는 치료가 무엇이 있을까?

척수반사(Spinal Reflexes)

모든 반사는 **적절한 자극**이 가해질 때 나타나는 **특징적**이고, **정형화**된 반응이다. 몸척수 반사를 일으키는 적절한 자극에는 근육, 피부, 관절에 있는 말초수용기로부터 중추신경계로 전달되는 구심성 자극이 있다(내장 반사는 5장과 11장에서 다룬다). 자극에 대한 반사작용은 가로무늬골격근섬유(추외근섬유)의 수축으로 나타난다. 가장 간단한 반사반응은 2개의 신경세포(신경원, neurons)인 구심성 신경과 원심성 신경에 의해 중개되는데 이를 **단일연접반사 반응(monosynaptic reflex response)**이라고 한다. 신장반사(stretch reflex) 혹은 깊은힘줄 반사는 단일연접 반사반응이다. 운동반사는 구심성 신경원과 원심성 신경원을 포함해서 몇 개의 중간신경원(interneurone)이 관여한다. 두 개 이상의 신경원에 의해 중개되는 반사를 다중연접(polysynaptic)이라고 한다. 이 장의 마지막에 설명되어 있는 굽힘근 반사와 교차 폄 반사가 여다중연접 반사의 예들이다.

반사는 여러 신경세포들에 의해 중계되는데, (1) 분절 반사는 한 개 혹은 두세 개의 척수분절에서 일어나며, (2) 분절간 반사는 여러 개의 척수분절에서 이루어지며, (3) 위척수 반사(척수상부 반사, supraspinal reflex)는 뇌에 있는 구조물들이 척수에 영향을 미쳐서 생긴다.

근방추(Muscle Spindles)

근방추의 기능, 크기, 그리고 분포 (Function, Size, and Distribution of Muscle Spindles)

근방추는 가로무늬근(횡문근)의 길이와 속도의 변화에 관한 정보를 중추신경계에 제공하는 수용기이다. 그러므로 근방추는 근육신장반사의 구심성 요소이다. 이런 수용기는 근육의 기리를 감지하는 수용기의 민감도를 바꿀 수 있는 운동신경도 갖고 있다. 근방추는 우리 몸의 골격근 대부분에서 발견되며, 피막에 의해 싸여있다. 근방추의 길이는 벌레근(충양근, lumbricals)과 같은 작은 근육에는 1~3mm이고, 근 근육에서는 7~10mm로 다양하다. 근방추는 또한 개수, 밀도가 근육들마다 다양하고, 특히 손과 같이 미세한 동작을 하는 작은 근육에 많다.

근방추의 해부학(Anatomy of Muscle Spindles)

각각의 근방추는 2~12개 가량의 변형된 가로무늬근인 얇은 근섬유로 구성되어 있다. 이런 섬유들은 커다란 **추외근섬유(extrafusal fiber)**와 구별해서 **추내근섬유(intrafusal fibers)**라 부르는데, 섬유들이 방추형의 피막 속에 들어있기 때문이다(그림 4-1). 근방추는 추외근 섬유 사이에 있는 결합조직으로 된 중격막에 붙어있다. 결국 모든 근방추는 추외근섬유와 평행하게 배치되어 있으며, 근육의 힘줄(건)에 연결되어 있고, 이런 구조는 근방추의 기능에 있어서 아주 중요한 역할을 한다. 이렇게 근방추가 근섬유에 평행으로 배열되어 있기 때문에 근육이 수축해서 힘이 증가하는 동안 근방추의 길이가 늘어나는 것이 힘줄이 늘어난 것에 비해 상대적으로 적기 때문에 근방추로부터의 구심성 자극이 줄어들어서 힘줄이 너무 늘어나지 않게 한다.

추내근섬유는 2가지 유형이 있고, 중간 유형도 있다. 추내근섬유 중 가장 길고 큰 유형은 많은 큰 핵을 가운데 주머니에 가지고 있기 때문에 **핵낭섬유(nuclear bag fiber)**라 한다(그림 4-1). 추내근섬유의 다른 유형은 **핵사슬섬유(nuclear chain fiber)**라고 부르는데, 길이가 짧고, 한 줄로 중앙부에 배열된 핵을 갖고 있다(그림 4-1). 추내근섬유의 세 번째 유형은 핵낭섬유와 핵사슬섬유의 중간 형태이며, bag_1이라고 명명된 핵낭섬유와 구별하기 위해 bag_2라고 부른다.

근방추의 신경지배 (Innervation of the Muscle Spindle)

핵낭섬유와 핵사슬섬유 둘 다 **판(plate)**과 **줄(trails)**이라고 부르는 두 가지 형태의 감마운동신경 종말과 연결된다(그림 4-1). 판 종말은 주로 핵낭섬유에 있고, 핵사슬섬유에는 거의 없다. 줄 종말은 주로 핵사슬섬유에 있지만, 핵낭섬유에도 자주 발견된다.

근방추는 추내근섬유의 신장과 더불어 활동전위를 발생하는 감각신경종말을 포함한다. 근방추는 2가지 유형의 감각신경종말을 통해 자극을 전달한다: 일차종말(primary ending)은 그룹 Ia 신경섬유를 통해 자극을 전달하고, 이차종말(secondary ending)은 그룹 II 섬유를 통해 자극을 전달한다. 일차 구심성 신경은 핵낭섬유와 핵사슬섬유의 중심부에서 올라온다. 이들 종말에서 올라오는 Ia 섬유는 동일근육과 협력근(다른 근육)을 신경지배하는 알파 운동신경원과 단일연접을 이룬다 (그림 4-1). 이차 종말은 핵사슬 섬유에서 주로 올라오며, 일차종말의 양쪽에 각각 정지를 한다. 그룹 II 섬유는 같은 알파 운동신경원을 단일연접으로 흥분시킨다. **이차종말(secondary ending)**은 대부분 핵사슬섬유에 있는데, 일차종말은 한쪽 끝에 위치해 있다. 그룹 II 섬유는 같은 쪽 알파운동신경원을 활성화시킨다.

척수에 있는 알파, 베타, 감마운동신경원(Alpha, Beta, and Gamma Motoneurons of the Spinal Cord)

근육의 수축은 자극에 따른 층판 IX에 있는 알파, 베

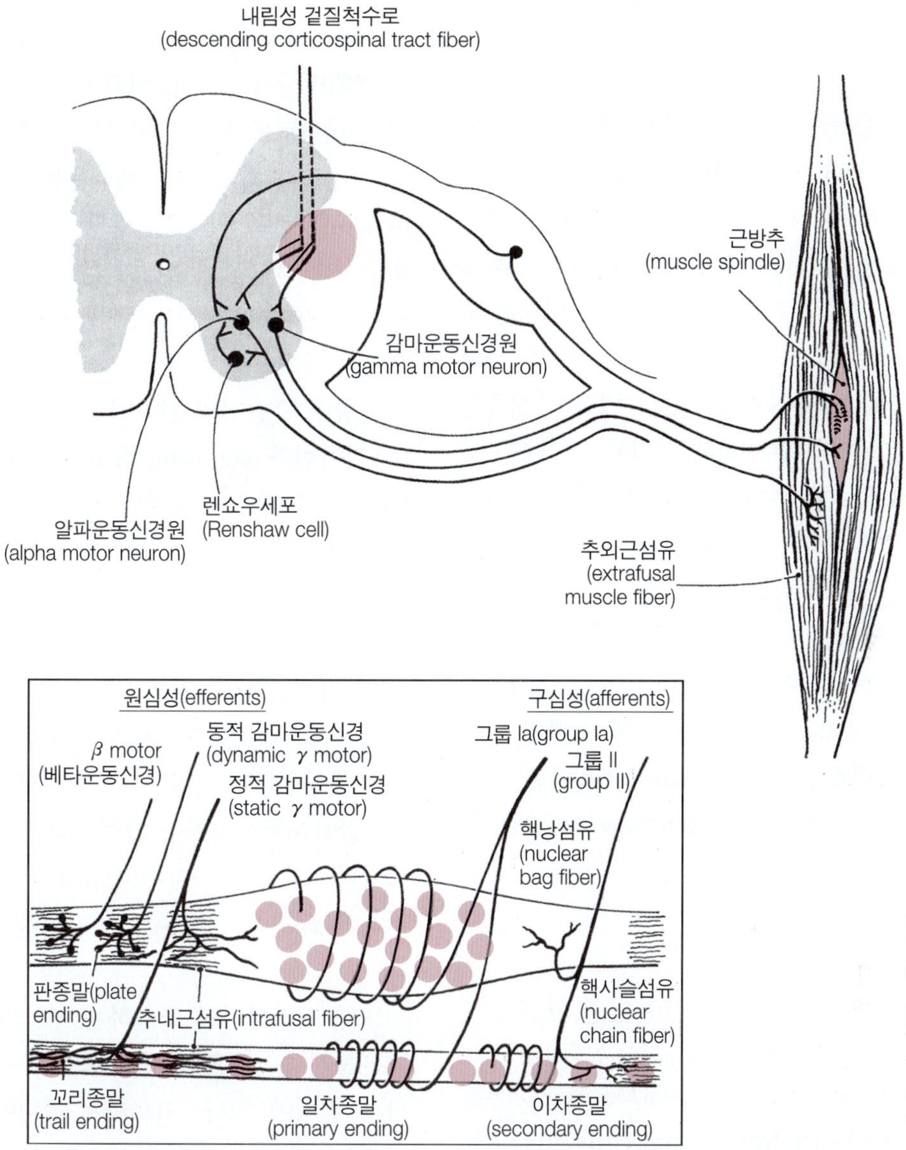

■ **그림 4-1.** 근육의 방추체로부터 시작한 Ⅰa 구심성 신경이 말초신경, 뒤뿌리, 그리고 α 운동신경과 연접을 이루는 모습. α 운동신경의 축삭은 앞뿌리에서 빠져나와 말초신경을 지나 추체외 근섬유에 간다. γ 운동신경은 방추체의 **추내섬유**로 간다. 아래는 추내섬유의 확대된 모습을 보여준다.

타, 감마운동신경원의 활성화에 의해 생긴다. **알파운동신경원(alpha motoneurons)**은 앞뿔세포 중 가장 크다. 이것은 (1) Ia 일차 구심성 섬유와 근방추의 그룹 II 2차 구심성 섬유, (3) 영장류의 겉질척수로(corticospinal tract) 섬유(그림 4-1), (3) 가쪽안뜰척수로(전정척수로, lateral vestibulospinal tract) 섬유, (4) 그물척수로(망상척수로, reticulospinal tract)와 솔기척수로(봉선척수로, raphe spinal tract) 섬유에 의해 단일 연접을 통해 자극받을 수 있다. 하지만 대부분의 경우에는 동일분절내, 분절사이, 위척수로부터의 자극에 의해 활성화된 척수의 회색질안에 있는 개재신경원을 경유한 영향을 받는다. 척수의 모든 내림로는 궁극적으로 알파운동신경원의 활성화에 영향을 준다.

추외근섬유를 지배하는 알파운동신경원 (Alpha Motor Neurons Innervate Extrafusal Muscle Fibers)

각각의 알파운동신경원은 특정한 근육안에 있는 추외근 섬유의 집단을 지배한다. 이 한 개의 신경세포(신경원, neurons)와 그 신경세포의 지배를 받는 근섬유를 운동단위(motor unit)라고 부른다. 자세조절에 사용되는 근위부 근육의 운동단위는 미세한 움직임을 조절하는 데 쓰이는 먼쪽부(원위부) 팔다리 근육의 운동단위보다 훨씬 크다(즉, 많은 근섬유들이 한 개의 운동신경원에 의해 조절된다). 예를 들면, 어깨근육에는 한 운동단위에 수백 개의 근섬유가 속하지만, 손에서는 한 개의 알파운동신경원은 10개 이하의 근육섬유만을 지배한다.

알파운동신경원은 추외근 골격근섬유를 지배할 뿐만 아니라, 그들의 축삭에서부터 나오는 곁가지섬유(측부섬유, collateral fiber)를 통해 앞뿔에 있는 개재신경원인 **렌쇼우세포(Renshaw cells)**도 지배한다(그림 4-1). 렌쇼우세포(Renshaw cells)는 알파운동신경원에 대해 약한 억제성 연접작용을 통해 그 활성도(firing)를 조절한다.

추내근섬유를 지배하는 감마운동신경섬유와 베타운동신경섬유(Gamma and Beta Motor Neurons Innervate Intrafusal Muscle Fibers)

방추운동신경원(fusimotor neurons)이라고도 하는 **감마운동신경원(gamma motoneurons)**은 골격근의 근방추안에 있는 추내근 섬유를 지배한다. 감마운동신경원은 알파운동신경원과 여러 가지 면에서 다르다. 감마운동신경원은 (1) 추외근섬유를 지배하지 않고, (2) 사이분절과 가시끝 경로에 의해 처음으로 정돈되고 부분감각입력에 의해 정돈된다. (3) 렌쇼우세포와 같은 것에 의한 억제성 되먹임 기전을 갖지 않으며, (4) 종종 높은 진동수로 저절로 흥분된다. 감마와 알파운동신경원간의 이런 차이점에도 불구하고, 이 둘은 일반적으로 들어온 자극에 대해 비슷하게 반응한다. 대부분의 내림 척수로는 이 두 가지 유형의 신경세포 활성화에 영향을 준다. 그물계(망상계), 소뇌, 바닥핵(기저핵)은 8장에서 언급될 내림로를 통해 감마운동신경원에 대해 특히 강한 조절력을 행사한다. **베타운동신경원(beta motoneuron)**의 축삭은 알파운동신경원 축삭의 직경과 비슷하다. 베타운동신경원은 추외근과 추내근섬유 모두를 지배하고, 근방추의 신경지배 신경 중 많은 부분을 차지한다.

근방추 수용기의 감각기능은 추외근 섬유의 길이와 **길이변화 속도(length and rate of change in length)**에 대한 신경계의 정보를 전달하는 것이다. 일차 구심성 신경원은 근육의 길이와 근길이의 변화 속도 모두에 대해 반응한다. 반대로 이차종말은 단지 근길이에 대해서만 반응한다. 그 이유는 근방추는 추외근섬유에 평행하게 위치하고 있기 때문에, 근육이 수축하면 근방추의 효과적인 신장력을 감소시키며, 따라서 근방추의 민감도를 감소시키게 된다. 감마운동신경원이 활성화되면 추내근섬유가 수축하며, 그 다음 근방추의 감각영역은 신장에 더 민감하게 되면서 근방추의 민감성을 유지시킬 수 있다.

또한 신장반사를 조절하는 이들의 역할면에서 감마운동신경원이 관여해서 복잡한 움직임을 만들거나 조절하게 된다. 지금까지 감마운동신경원의 두 가지 유형을 서술하였다. 첫 번째 유형은 정적(static) 긴장에 대한 반응보다 위상성(phasic) 긴장에 대한 반응에 더 많이 관계된다. 이런 신경세포의 유형을 **동적 감마운동신경원(dynamic gamma motoneuron)**이라고 한다. 신경세포(신경원, neurons)의 다른 유형은 정적 신장에 대한 근방추의 반응을 증가시킨다. 그래서 이것을 **정적 감마운동신경원(static gamma motoneuron)**이라고 한다. 동적 감마운동신경원은 핵낭섬유에만 종지하고, 정적 감마운동섬유는 핵낭섬유와 핵사슬섬유 모두에 종지한다. 이런 기전을 통해 감마운동신경원은 추내근의 길이를 조절해서 근방추수용기의 감각 영역이 민감하게 반응할 수 있는 상태가 되도록 유지시킨다. 또한 수축하는 동안 근방추수용기가 계속 흥분상태를 유지해 근육의 수축력을 반사적으로 강하게 해준다.

근방추에서 올라오는 많은 정보는 신경계의 상위 수준, 특히 소뇌와 대뇌겉질(대뇌피질)로 전달된다. 근방추는 팔다리의 위치와 움직임을 인지하게 해준다. 또한 상위 수준의 신경계는 알파와 감마운동신경원의 활성을 촉진시키거나 억제시키는 내림로에 영향을 미치게 된다. 위척수, 분절사이, 동일분절로부터 들어오는 신경정보들은 주로 특정 근육에 종지하는 알파와 감마 두 운동신경원을 흥분시킨다. 이런 현상을 **동시활성화(coactivation)**라 한다. 마지막으로 근방추는 팔다리의 위치나 움직임을 의식적으로 감지하는 데 필요한 정보를 전달한다.

신장 반사(Stretch Reflex)

신장 반사(stretch or myotatic reflex)는 근 긴장도를 유지하는 데 필수적인 기전이다. 신장 반사는 이완된 근육을 약간 활성화된 상태로 유지시키는 역할 이외에 수의근이 원활히 움직이게 하기 위해서 필요한 자세유지 근육의 긴장도를 증가시킨다. 신장 반사는 단일연접으로 중계되는 그룹 Ia 흥분성 구심성 섬유와 단일연접과 다중연접 모두에 의해 중계되는 그룹 II 흥분성 구심성 섬유로부터의 자극이 운동신경원으로 입력되어 생긴다.

깊은힘줄 반사(심부건 반사, deep tendon reflex)는 근육의 힘줄을 두드릴 때 나타나는 신장 반사의 한 형태이다. 예를 들면, 무릎힘줄(슬개건)을 치면 넙다리네갈래근(대퇴사두근)의 추외근섬유가 늘어난다. 이 때 근방추는 넙다리네갈래근의 추외근섬유와 평행하게 배열되어 있기 때문에, 추내근섬유도 같이 늘어난다. 이 늘어난 것은 추내근섬유에 있는 감각, 특히 일차 구심성 섬유를 자극한다. Ia 구심성 섬유는 단일연접성으로 넙다리네갈래근을 지배하는 알파운동신경원을 자극하고, 다중연접성으로 길항근군(슬괵근)의 알파운동신경원은 억제시킨다. 결과적으로 넙다리네갈래근은 갑자기 수축되고, 슬괵근은 이완되어 무릎관절(슬관절)에서 폄이 일어나게 된다.

골지힘줄 기관과 반사 (Golgi Tendon Organ and Their Reflexes)

골지힘줄 기관(Golgi tendon organs)은 피막으로 싸여있는 구조물로서 근육의 종지부에 있는 힘줄의 커다란 교원섬유 다발에 붙어있다. 감각신경종말(Ib 구심성 신경)은 피막 안에 잇는 힘줄의 교원섬유다발에 종지한다. 근수축이 일어날 때 근육의 길이가 짧아지면서 힘줄 기관이 위치해 있는 비수축성 부분이 잡아당겨진다. 그 결과로 힘줄 기관을 신경지배하는 구심성 섬유의 흥분이 일어난다. 그래서 이런 수용기들은 주로 근육의 수축에 민감하다. 이들로부터 생긴 구심성 자극은 척수로 들어가서 다중연접을 통해 작용근(주동근)을 지배하는 일파운동신경원을 억제시키고, 대항근(길항근)의 운동신경원은 활성화시킨다. 골지힘줄 기관은 **근력(muscle force)**에 관한 지속적이고, 정확한 정보를 제공하며, 이 때 분절적인 전도로와 위척수부전도로(segmental and supraspinal pathway)를 통해 움직임을 조절한다.

근 긴장도(Muscle Tone)

근 긴장도(muscle tone)라는 용어는 환자의 팔다리를 수동적으로 움직일 때 검사자가 느끼는 저항을 말한다. 이완된 정상인의 팔다리 중 어느 한 관절을 움직이면 진찰자는 어느 정도의 저항을 느끼게 된다. 이 저항은 환자가 그 부분에 대해 어떤 의식적인 노력을 하기 때문에 생기는 것은 아니다. 일반적으로 두 가지의 비정상적인 근 긴장도가 있다. **저긴장(hypotonia)**과 **고긴장(hypertonia)**이다. 팔다리를 수동적으로 움직일 때 저항이 감소한 상태가 저긴장이고, 고긴장은 저항이 증가한 상태이다.

다리로 가는 운동신경섬유를 포함하고 있는 앞뿌리(전근)가 절단되면, 팔다리에서 즉시 저긴장이 나타나게 된다. 이런 현상은 감각신경섬유를 포함하고 있는 뒤뿌리를 절단했을 때도 나타난다. 근 긴장도는 신경계의 반사작용에 의해 유지되고 조절되며, 근 자체만으로 생기는 것은 아니다. 또한 저긴장은 신경계의 어떤 부분 특히, 소뇌의 손상과 같은 질병 때도 나타난다.

고긴장은 두 가지 형태로 나타난다. **강직(spasticity)**과 **경직(rigidity)**이다. 강직은 주로 겉질척수로나 겉질연수로 손상으로 인해 나타나고, 근육신장반사의 증가를 동반하는데, 진찰자가 환자의 팔다리를 움직일 때 "접는 칼(clasp-knife)" 유형의 저항을 보인다. 접칼현상은 수동적으로 팔다리를 움직이기 시작할 때(굽힘과 폄 시) 저항이 현저하게 증가하는 것을 말한다. 진찰자가 계속 잡아당기면 저항은 갑자기 감소되어 사라진다. 저항이 사라지는 것은 힘줄기관의 활성에 의해 생긴다고 생각되어졌으나, 근육으로부터 생기는 구심성 자극을 전달하는 그룹 III과 IV 구심성 신경은 열적, 화학적, 기계적, 독성자극을 포함한 다양한 자극에 대해 반응한다. **경직(rigidity)**은 주로 바닥핵의 손상에 의한 결과이며, 진찰자가 환자의 팔이나 다리를 움직일 때 근육신장반사의 변화없이 플라스틱 혹은 "톱니바퀴(cogwheel)" 유형의 저항이 나타난다.

피부에서 기원하는 반사들

(Reflexes of Cutaneous Origin)

피부와 피하조직에 있는 감각수용기들은 접촉, 압력, 온도, 조직손상에 대해 반응한다. 이런 수용기들은 척수운동신경원이 반사작용을 일으키게 하는 신호를 만들어내며, 중간신경원에 의해 중재된다. **굽힘근 반사(굴곡근 반사, flexor reflex)**와 **교차폄근 반사(crossed extensor reflex)**는 유해한 자극에 대한 반응의 한 종류이다. 이것은 손상을 주는 자극으로부터 팔다리를 피하게 하고, 자세성 보상작용을 나타나게 한다. 팔다리에 가해지는 유해성 자극은 같은 쪽 팔다리의 굽힘과 반대쪽 팔다리의 폄을 일으킨다. 예를 들면, 매우 뜨겁거나 날카로운 것을 만지게 되면 자극된 팔다리의 회피 반사가 나타난다. 이것은 같은 쪽 굽힘근을 지배하는 알파운동신경원을 다중연접을 통해 활성화시키고, 같은 다리의 폄근을 지배하는 운동신경원을 억제시킨다(굽힘 반사). 이 때 신체의 체중을 지지하기 위하여 반대쪽 팔다리는 폄된다. 팔다리의 폄은 폄근을 지배하는 운동신경원이 활성화되고, 굽힘근을 지배하는 운동신경원은 억제된 결과이다(즉, 교차폄근 반사).

사례연구 결과(Case Follow-up)

이 장의 시작부분에서 언급된 환자는 낙상으로 인해 L5와 S1 신경근이 손상된 경우이다. 이 두 신경근은 발목관절과 엄지발가락의 뒤쪽 굽힘근, 외반근, 그리고 발의 내재근을 신경지배한다. 또한 발목관절의 깊은힘줄 반사와 발과 다리의 가쪽모서리 감각을 통합하는 기능을 한다. 이 환자는 낙상으로 인해 허리엉덩부에 있는 추간판이 탈출되어 신경근이 손상된 경우이다. 통증억제제와 1주일간의 침상안정 후 통증이 유의하게 감소하였고, 근약화와 감각상실 또한 사라졌다. 하지만 발목관절 반사는 회복되지 않았다. 이 환자는 등근육의 근력강화를 위한 운동처방을 받았다.

5

자율신경계
Autonomic Nervous System

사례연구(Case Study)

20세 여성이 주위 온도가 10°F 정도 되는 겨울에 15분 정도 야외에서 걷고 난 후, 손가락과 발가락에 찌르는 듯한 통증(aching pain)을 경험했다. 장갑을 벗으니 손가락이 하얗게 된 다음 파랗게 되었다. 따뜻한 방으로 돌아오니까 손가락은 붉은 색으로 회복되었지만, 푹푹 쑤시는 통증(throbbing pain)이 나타났다. 그녀는 이런 증상으로 인해 의사에게 상의하러 왔다. 따뜻한 방에서 검진한 결과는 전체적인 신체검진과 신경학적 검진결과 문제가 발견되지 않았으며, 추운 환경에 노출시키면 증상이 재현되었다.

무슨 문제로 인해 이러한 증상이 나타날까? 치료는 가능할까?

자율신경계(ANS)는 **민무늬근(평활근, smooth muscle), 심근(cardiac muscle), 그리고 분비샘(분비선, glands)**을 지배하는 기능을 갖는 말초신경계의 한 부분이다. 자율신경계는 발생학적으로 운동(일반 내장성 원심성 섬유) 섬유들만 포함하지만, 감각(일반 내장 구심) 섬유들도 구조적이나 기능적으로 자율운동신경계와 함께 작동하므로 자율신경계의 일부분으로 간주한다. 원심성 자율신경계는 여기서 서술하지만, 내장 구심성계는 6장에 설명되어 있다. 일반적인 환경일 때 자율신경계{는 무의식적으로 작용한다. 자율신경계는 민무늬근, 심근, 분비샘의 활동을 반사적으로 조절하고, 몸(체성)운동과 연계시켜 내장계를 조절한다. 자율신경계에 의해 신경지배를 받는 장기들은 자율신경섬유로부터의 조절이 없이도 가장 기본적인 기능을 유지한다(예, 심근수축, 내장의 연동운동). 그러나 갑작스런 변동이나 강력한 반응이 요구되는 상황에서는 자율신경을 통해 조절된다.

내장운동신경원은 내장감각 입력과 몸(체성)-감각 입력뿐만 아니라, 뇌줄기(뇌간)와 시상아래로부터 오는 신경정보의 조절도 함께 받는다. 몸운동계와 다르게 말초자율신경계는 2개의 신경세포(신경원, neurons) 사슬을 통해 지배하는 기관으로 연결된다.

세포체와 이 사슬의 섬유는 다음과 같이 분류된다.

1. **절전신경원(preganglionic neuron)**: 연접전 혹은 일차신경원으로서 뇌줄기(뇌신경핵 III, VII, IX, X, XI)와 척수(층판 VII의 중간가쪽 세포기둥)에서 기원한다.
2. **절후신경원(postganglionic neuron)**: 연접후 혹은 이차신경원으로서 중추신경계 바깥에 있는 절에 위치해 있고, 장기들을 신경지배한다.

자율신경계의 두 분류
(The Autonomic Nervous System Has Two Division)

절전신경섬유의 세포체에는 뇌줄기와 척수의 세 부분에서 기원한다. **등허리부(흉요수부, thoracolumbar)**에서 나오는 자율신경은 1~12등척수(흉수)와 제1, 2허리척수(요수)의 **중간가쪽 세포기둥(intermediolateral cell column)**에서 기원하는 신경섬유로 구성된다. 이것은 **자율신경계(ANS) 중 교감신경계(sympathetic division)**에 해당된다. 뇌신경에서 나오는 자율신경은 뇌신경핵 III, VII, IX, X, XI에서 기원하는 섬유들이다. 이들 섬유는 뇌신경섬유에 섞여서 진행한다. 엉치에서 나오는 자율신경은 제 2~4까지의 엉치 중간세포기둥에 있는 세포체에서 나오는 섬유들로 구성된다. 이들 섬유들은 골반내장신경(pelvic splanchnic nerves: nervi erigentes)을 형성한다. 뇌신경과 엉치에서 나오는 자율신경은 해부학적, 기능적 유사성이 있고, 두 가지가 자율신경 중 부교감신경계(parasympathetic division of the ANS)에 해당된다.

자율신경계의 교감신경계와 부교감신경계는 기원하는 부위뿐만 아니라 절후섬유의 종판에서 방출되는 신경전달물질에 따라 구분된다. 부교감신경의 절후종판은 아세틸콜린을 분비하기 때문에 **콜린계(cholinergic)**로 분류된다. 교감신경의 절후섬유의 종판은 **노르에피네프린(norepinephrine)**과 **에피네프린**을 분비하기 때문에 **아드레닌계(adrenergic)**로 분류된다. 그러나 예외적으로 땀샘을 지배하는 교감신경섬유의 종말에서는 콜린이 분비된다.

많은 내장기관들은 교감신경섬유와 부교감신경섬유 모두로부터 절후신경지배를 받는다. 이 때 두 섬유들은 서로 반대되는 작용을 하는 경우가 많다. 예를 들면, 위장으로 가는 부교감신경섬유는 연동운동을 증가시키고, 조임근(괄약근)을 이완시키는 반면, 교감신경섬유는 연동운동을 감소시키고, 조임근(괄약근)을 수축시킨다. 절후섬유에서 방출되는 신경전달물질로 교감신경과 부교감신경계로 구분하지만, 교감, 부교감 내장 원심성 절전신경원은 모두 아세틸콜린을 분비한다.

교감신경계
(Sympathetic Nervous System)

등허리의 중간가쪽 세포기둥에서 기원하는 교감신경의 수초화된 절전섬유들(B 섬유들; 표 3-1)은 T1~L2 앞뿌리의 운동신경섬유들과 함께 척수로부터 나온다. 그러나 곧 운동섬유와 분리되어 **백색교통지(white rami communicantes)**를 형성한 다음, **교감신경간(sympathetic trunks)**의 **사슬신경절(chain ganglia of the sympathetic trucks)**로 들어간다(그림 3-1 B). 교감신경간은 머리뼈(두개골) 바닥부에서부터 꼬리뼈(미골)까지 척주의 양쪽에 쌍으로 뻗어 이어진 사슬모양의 신경절이다. 백색교통지의 몇몇 섬유들은 **척수옆신경절(paravertebral ganglion)**이라고 부르는 사슬신경절에 있는 절후신경원과 연접한다(그림 3-1 B). 다른 절전섬유들은 들어가는 입구 지점보다 위쪽 또는 아래쪽 척추옆신경절에 연결하기 위해 사슬신경절의 위와 아래방향으로 주행한다(그림 3-1 B). 절전섬유의 세 번째 그룹은 척추방신경절을 거쳐서 **내장신경(splanchnic nerves)**으로 들어가고, 복부와 골반의 **척추곁신경절**에 종지한다(그림 3-1 B).

체벽의 교감신경지배
(Sympathetic Innervation of the Body Wall)

교감사슬 신경절에 있는 신경세포로부터 나온 몇몇 무수절후섬유들(C 섬유들)은 **회색교통지(gray rami communicantes)**를 형성한다(그림 3-1 B). 각각의 척수신경은 혈관, 털세움근(입모근, erector pili muscle), 그리고 **피부분절(dermatome)**을 통해서 피부의 땀샘을 지배하는 절후신경섬유가 들어

있는 회색 교통지를 받는다(그림 6-1과 6-2). 신체의 각 분절마다 사슬신경절이 분리되어 있지 않고, 하나 이상의 회색 교통지가 각 신경절에서부터 올라온다. 예를 들면, 위목뼈(상경추)의 큰 신경절은 1~4번 목신경(경추신경)에 회색 교통지에 있는 절후신경섬유를 보내는 동시에 두부로 뒤뿌리신경절을 공급한다. 따라서 신체의 양쪽에는 31쌍의 회색 교통지와 각각의 척수분절에 해당하는 척수신경이 하나씩 있지만, 백색교통지는 단지 14쌍 뿐이다. 앞서 언급했듯이 백색교통지는 등척수와 위허리척수분절에서 나온 절전신경섬유를 교감신경간으로 연결시킨다. 그러므로 목, 등, 허리, 엉치의 사슬신경절은 등허리에서 나와 위, 아래 방향으로 진행하는 절전신경섬유를 받는다.

머리와 목에 대한 교감신경지배
(Sympathetic Innervation of the Head and Neck)

목(경추, cervical)의 교감신경간은 제1~5 흉부분절로부터 나와서 위로 올라가는 절전신경섬유로 구성된다. 3개의 경추신경절이 있다: **위목뼈(상부경추, superior cervical)**, **중간목뼈(middle cervical)**, 그리고 **목가슴(cervicothoracic)**. 목가슴신경절은 아래목뼈와 첫 번째 허리신경절로 구성된다. 위목신경절에 있는 세포는 목신경얼기(경신경총)에 가지를 내는데, **목동맥신경얼기(경동맥총, carotid plexus)**에서 나오는 절후신경섬유는 목동맥의 가지들을 따라 분지하기 때문에 머리 전체를 지배한다. 어떤 섬유들은 혈관과 머리와 얼굴의 땀샘에 종지하고, 다른 섬유들은 눈물샘과 침샘을 지배한다. 눈에는 동공의 확장근을 지배하는 섬유와 눈꺼풀(안검)을 위로 올리는 민무늬근을 지배하는 교감신경섬유가 연결된다. 목과 팔은 각각 목의 목신경절과 첫 번째 흉추신경으로부터 나온 회색 교통지에 의해 교감신경 지배를 받는다. 목과 흉추신경절은 심장신경얼기로 가는 **심장신경(cardiac nerves)**을 형성하는 절후신경섬유도 낸다.

흉부 내장에 대한 교감신경지배
(Sympathetic Innervation of the Thoracic Viscera)

흉부의 내장은 목신경절에서 나오는 심장신경과 위가슴신경절에서 나오는 절후신경섬유에 의해 지배된다. 이런 섬유들은 심장과 폐의 신경얼기로 들어간다.

복부와 골반 내장에 대한 교감신경지배
(Sympathetic Innervation of the Abdominal and Pelvic Viscera)

복부와 골반강 속의 내장에 대한 교감신경지배 패턴은 흉부와는 다르다. T5~T12번 척수분절에 있는 절전신경원(preganglionic neuron)이 복부 장기를 조절한다. 이들 섬유들은 다른 신경세포와의 연접없이 교감신경간을 통과한 다음 **흉추내장신경(thoracic splanchnic nerves)**으로 들어간다. 크고, 조금작고, 그리고 아주 작은 흉부내장신경은 이들 섬유를 복부에 있는 **척추앞신경절(측부신경절)[prevertebral(collateral) ganglia]**로 연결시킨다(그림 3-1 B). 척추앞전신경절에는 복강신경절(celiac ganglia), 상장간막신경절(superior mesenteric ganglia), 그리고 대동맥부신신경절(aorticorenal ganglia)이 해당된다. 이들 신경절에 있는 신경세포들은 절후신경절 축삭을 낸 다음, 동맥벽을 따라 주행한 후 대부분은 복부내장에 도달한다. 하복부와 골반에 대한 교감신경지배는 위허리척수(upper lumbar spinal cord)의 절전신경원에서 올라온다. 이들 축삭은 교감신경간을 통과한 다음 **허리내장신경(lumbar splanchnic nerves)**으로 들어간 다음 **하장간막 신경절(inferior mesenteric ganlia)**과 **하복신경절(hypogastric ganglia)**에 종지한다. 척추전신경절에서 나온 절후신경절 섬유는 기관(organ)의 내장동맥에 가지를 낸다.

부신에 대한 교감신경 지배(Sympathetic Innervation of the Adrenal Gland)

교감신경계의 자극은 보통 국소적인 반응보다는 전신적인 생리적 반응으로 나타난다. 이것은 교감신경섬유가 넓게 분산되어 분포하기 때문이기도 하지만, 부신에서 방출되는 에피네프린이 혈중으로 분비되기 때문이다. 작은 내장신경(lesser and least splanchnic nerve)에 있는 절전신경섬유들은 부신의 수질에 연결되는데, 신경절과 연접없이 부신수질세포에 직접 연결된다. 부신수질에 있는 크로마핀(chromaffin) 세포는 교감신경절처럼 신경능선으로부터 발생된 것이다. 그러므로 부신수질은 일종의 교감신경절이라 할 수 있다. 통증이나 추위에 노출되는 것, 분노와 두려움과 같은 격렬한 정신상태는 교감신경기능 증진을 통해서 긴급한 활동을 위해 몸의 자원을 가동시키게 한다. 위장관의 기능은 정지되고, 혈액은 내장부위로부터 다른 신체부위로 이동된다. 심박수와 혈압이 증가하고, 관상동맥과 폐의 기관지는 확장된다. 비장은 추가적으로 적혈구를 혈중으로 배출한다. 이런 상태는 **투쟁 또한 탈출 현상(fight or flight phenomenon)**이라 하고, 이것은 주로 교감신경계와 부신수질의 활성화에 의해 이루어진다.

교감신경 기능의 임상적인 특징
(Clinical Aspects of Sympathetic Function)

교감신경계의 목부분이 손상되면 **호너 증후군(Honer's syndrome)**이 나타난다. 손상받은 쪽 눈의 **동공(pupil)**은 동공확장근이 마비되기 때문에 **동공수축(miosis)**이 생기며, 눈꺼풀올림근(안검거근, levator palpebrae) 내의 확장근(dilator)이 마비되기 때문에 부분적인 눈꺼풀처짐증(안검하수)이 생긴다. 그러나 환자는 같은 쪽 제3뇌신경의 일반 몸 원심성 섬유에 의해 조절되는 골격근 섬유의 수축작용을 통해 수의적으로 위로 눈꺼풀을 올릴 수 있다. 안구함몰이 나타날 수도 있다. **발한결핍(absence of sweating anhidrosis)**과 **혈관확장(vasodilatation)** 때문에 얼굴과 목의 피부가 붉게 되고, 정상쪽보다 더 따뜻하고 건조한 느낌이 든다. 호너 증후군은 뇌하수체로부터 뇌줄기를 거쳐 척수까지 같은 쪽으로 내려가는 중추신경계의 교감신경로가 차단될 때 생길 수 있다. 척수에 가해진 손상이 위흉추분절에 있는 기시부위의 절전신경원을 함께 파괴시켰을 때도 생긴다. 호너 증후군은 목 교감사슬신경절이나 위목신경절, 그리고 절후신경섬유 손상때도 생긴다.

부교감신경계
(Parasympathetic Nervous System)

부교감신경계의 절전섬유들은 이들이 공급하는 장기들과 매우 가까운 곳에 위치해있는 **종말신경절(terminal ganglia)**까지 연결되기 때문에 부교감신경계의 절후신경섬유들은 길이가 짧다.

부교감신경계에 속하는 **뇌신경**은 제 III, VII, IX, X, XI번이다. 모양체근과 동공괄약근을 지배하는 부교감신경은 눈돌림신경(동안신경)(III번)과 **모양체 신경절(ciliary ganglion)**을 통과한다. 제VII번 뇌신경중 중간신경으로부터 나오는 분비선 절전신경섬유들은 **날개입천장신경절(익구개신경절, pterygopalatine)**과 **턱밑신경절(하악신경절, submandibular ganglia)**에서 연접한다. 날개입천장신경절로부터 나오는 절후신경섬유들은 비강 점막의 샘, 부비동, 구개와 인두, 그리고 눈물샘을 지배한다. 그러나 턱밑신경절의 섬유들은 턱밑샘(악하선)과 혀밑샘(설하선)을 지배한다.

제IX번 뇌신경의 절전신경섬유를 **귀신경절(otic ganglion)**의 절후신경섬유들은 이하선을 지배한다. 미주신경(제X번 뇌신경)의 신경섬유들은 심장, 폐, 복부의 내장을 지배한다. 내부 장기들은 내장의 벽에 매우 가깝게 있는 신경총으로부터 절후신경지배를 받는다. 제IX번 뇌신경의 머리(두개) 혹은 연수(숨뇌, cranial or medullary) 부분은 심장의 절전부교감신경 지배에도 관여한다.

엉덩부분(sacral division)은 S2, S3, S4 척수분절에 있는 중간회색기둥(층판 VII번)의 부교감 절전신경원으로부터 기시한다. 이런 세포들의 축삭은 **골반내장신경(pelvic splanchnic nerves)**을 형성하고, 요도의 겉을 싸고 있는 근육 속에 있는 신경절과 생식기관, 내림결장, S상결장, 그리고 직장으로 신경섬유를 보낸다. 골반부위에서 부교감신경계는 주로 방광과 직장을 비우는 기전과 관계가 있다. 강렬한 감정상태에서는 부교감신경이 교감신경반응과 함께 흥분하고, 이런 기관들을 불수의적으로 배설시키게 만든다.

비뇨기계에 대한 자율신경지배 (Autonomic Innervation of the Genitourinary System)

성기능의 역할(Role in Sexual Function)

자율신경계의 두 부분인 교감신경계와 부교감신경계는 성적활동에 필요하다. 부교감신경 섬유들은 여자의 질분비를 증가시키고, 음핵의 발기, 소음순의 울혈을 증가시킨다. 부교감신경섬유들은 남자의 음경을 발기시킨다. 교감신경섬유들에 의한 흥분은 사정관과 정액낭을 수축시켜서 사정을 시작하게 한다. 요도관을 통한 마지막 사정은 부교감신경의 활성화 때문이다. 당뇨병성 신경병증처럼 부교감신경섬유들이 손상받는 경우에 발기부전이 생긴다. 교감신경섬유들의 질환, 혹은 아드레날린 차단을 일으키는 약물치료는 사정에 이상이 생기게 한다. 교감신경 과잉활동은 종종 발기 약화와 연관되고, 조루를 초래한다. 성적욕망과 성교능력 모두를 잃는 것은 대뇌의 손상이나 항고혈압제, 항이뇨제, 항우울제, 항정신병제, 안정제와 같은 다양한 약물치료에 의해 야기된다.

방광에 대한 운동신경지배(Motor Innervation of the Urinary Bladder)

소아에서는 주로 순수한 반사에 의해 방광운동이 조절되지만, 정상 성인은 수의적인 조절을 받는 **부교감신경(parasympathetic)**의 영향을 받는다. 방광으로 가는 부교감신경섬유의 절전섬유들은 S2, S3, S4 천추분절의 중간 회색질에 그들의 세포체가 있다. 이들은 골반내장신경으로 들어가고, 방광총을 통과하여 방광의 벽에 위치해 있는 신경절에 종지한다(그림 5-1). 짧은 절후섬유들은 방광의 벽을 형성하는 배뇨근(detrusor muscle)을 지배하고, 방광 부교감신경이 자극되면 배뇨근이 수축되고, 요도로 가는 방광의 경부가 열려서 방광을 비우게 된다.

방광에 공급되는 **교감신경(sympathetic)**은 위요추분절(이것의 축삭은 요추내장신경을 형성하며, 교감신경간을 통과하여 하장간막신경절에 이른다)의 중간안쪽 회색기둥의 세포들에서 기원한다. 절후신경섬유들은 하복신경이나 방광총을 통하여 방광벽까지 진행한다. 교감신경의 기능은 확실하지 않다. 이들은 배뇨근을 이완시키므로서 방광을 가득 채우는 것을 도와주나 방광을 비우는 기전에는 거의 영향을 미치지 않는다. 방광으로 가는 교감신경을 잘라도 방광의 기능에 심각한 영향을 미치지는 않는다.

요도의 외괄약근은 가로무늬근(횡문근)으로 구성되어 있고, 회음부의 다른 근육들과 함께 외음부 신경에 들어있는 **몸운동섬유(체성운동섬유, somatic motor fibers)**의 신경지배를 받는다. 바깥조임근(외괄약근)은 수의적으로 닫힌다. 바깥조임근의 이완은 오줌이 요도로 방출되는 배뇨가 시작되자마자 반사적으로 이루어진다.

방광반사(Vesical Reflex)

방광의 민무늬근(평활근)은 방광벽에 있는 **고유수용기**로부터 S2, S3, S4 천수로 연결되는 신장 반사에 따라 조절된다. 원심성 반사섬유들은 방광이 채

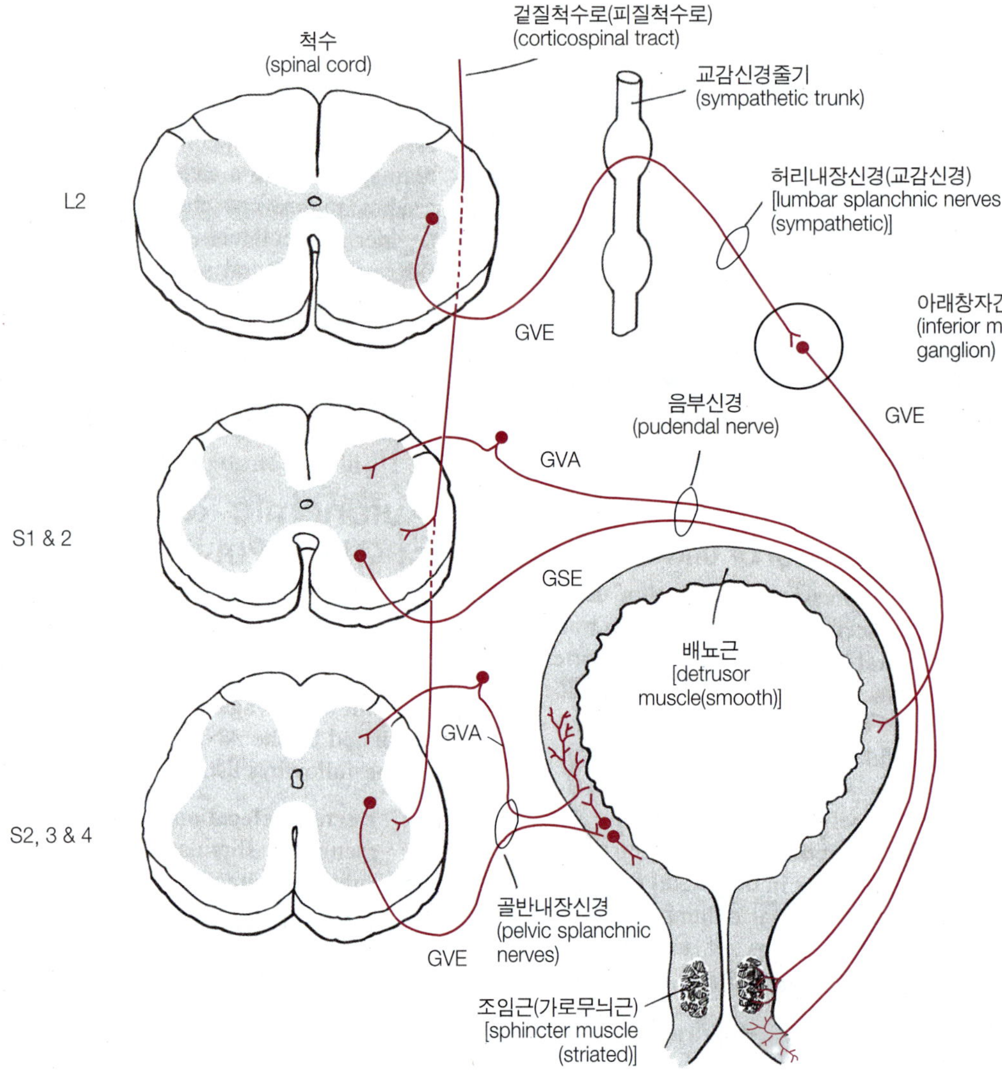

■ **그림 5-1.** 방광으로 가는 자율신경과 괄약근으로 가는 몸신경. GSE=일반 몸 원심성, GVE=일반 내장 원심성, GVA=일반 내장 구심성.

워지는 동안 배뇨근의 긴장을 유지시키기 위해 골반 내장신경을 통해 신호를 보낸다. 방광이 찼을 때 배뇨근이 반사적으로 수축하는 것을 **방광 반사(vesical reflex)**라 한다. 방광 반사는 방광안으로 멸균된 액체를 집어넣으면서 방광 내압을 **측정(cystometry)**하여 임상적으로 평가한다. 유아에서는 정상적인 용적까지 억제받지 않으며, 방광이 채워진 다음 강한 반사반응이 나타나 곧 방광을 자동적으로 비운다.

요로의 수의적인 조절(Voluntary Control of Urination)

배뇨의 수의적인 조절은 대뇌겉질(대뇌피질)의 중심옆엽(paracentral)에서 나와 겉질척수로를 통해 내려가는 섬유에 의해 이루어진다. 이 구조는 8장에 자세히 기술되어 있다. 이런 섬유들은 배뇨근 반사를 억제시킬 수 있다. 방광 긴장이 증가되었다는 감각과 배뇨 욕구는 골반신경의 구심성 섬유와 척수의 가쪽 섬유단에 있는 가쪽 척수시상로(lateral spinothalmic tract)를 통해 전달된다. 그러나 요도의 촉감이나 압박감은 뒤기둥(dorsal columns)을 통해 전달된다(6장과 7장 참조).

방광기능에 영향을 미치는 손상 (Lesions That Affect Urinary Bladder Function)

엉치분절(천수분절, sacral segments) 뒤뿌리에 손상이 가해지면 반사에 관계되는 구심성 섬유들이 차단되어 **이완성 방광(atonic bladder)**이 생긴다. 방광벽은 이완되고, 방광의 용량은 상당히 증가하지만, 방광이 가득차는 것을 느끼지 못한다. 방광이 팽창함에 따라 요실금이 나타나게 된다. 이 때 수의적으로 방광을 비우는 것은 가능하지만, 불완전해서 배뇨 후에도 소변이 방광에 남게 된다. 척수원추(conus medullaris)가 손상을 받으면 방광 반사 중추로의 연결이 차단된다. 마미총(말총, cauda equina)에 손상을 받아 제 2, 3 엉덩신경근에 병변이 생기면 반사의 구심성 경로와 원심성 경로가 차단된다. 위에서 언급한 세 가지 손상은 이완성 방광을 야기시킬 수 있다.

척수원추의 상부에 손상을 받으면 방광 반사에 이상을 일으키는데, 초기에는 대개 조임근이 수축되고 방광은 팽창된다. 척수 횡행 절단 환자의 방광은 처음에는 무긴장성으로 되어 방광이 가득 찼을 때 비우는 작용을 못하게 된다. 요도에 끼워진 도관(catheter)을 통해 연속적 혹은 간헐적으로 배뇨를 시켜줘야 방광근의 과신장을 막을 수 있다. 몇 주일이 지나면 엉치분절에 있는 반사기능이 다시 회복된다. 이 때 방광은 자발적으로 또는 엉치뼈의 피부를 긁는 자극에 의해 비워진다.

기타 골반 장기들에 대한 자율신경계 반사(Autonomic Reflexes of Other Pelvic Viscera)

동공, 눈물분비, 타액분비, 기침, 구토를 포함한 많은 중요한 반사들과 목동맥동 반사들은 자율신경계에 의해 중재된다.

- **직장(배변) 반사(rectal or defecation reflex)**: 직장의 확장이나 직장 점막에 가해진 자극은 직장 근육의 수축을 일으킨다. 이 반사는 엉치분절에 의해 중재된다.
- **항문 내괄약근 반사(internal anal sphincter reflex)**: 항문 안쪽 조임근의 수축은 항문에 장갑낀 손가락을 삽입해서 검사한다. 이 반사는 하복신경총의 절후교감신경섬유들에 의해 중재된다.
- **구해면체 반사(bulbocavernosus reflex)**: 음경귀두의 등 부분을 살짝 꼬집으면 구해면체근과 요도수축근이 수축된다. 이 수축은 음낭 뒤의 회음부에 손가락을 대어 촉지할 수 있다. 이때 동반되는 항문 외괄약근의 수축은 항문에 손가락을 삽입해서 감지할 수 있다. 이 반사는 제3번과 4번 엉치신경(sacral nerves)에 의해 중재된다.

사례연구 결과(Case Follow-up)

이 장의 시작 부분에 언급한 환자는 레이노드 증후군(Raynaud' s phenomenon)이다. 그 이유는 차가운 곳에 노출되면 손가락에 혈액공급 감소와 창백, 그리고 파랗게 되는 증상과 따뜻한 곳에 들어오면 발적되기 때문이다. 레이노드 증후군을 일으키는 정확한 검진은 하지 못했지만, 환자에게 차가운 곳에 노출되기 전에 두꺼운 장갑과 양말을 착용할 것을 권유했다. 그 결과 이 여성 환자의 증상은 성공적으로 예방되었다. 손가락 동맥들의 혈관경련이 레이노드 증상을 일으키며, 이러한 혈관경련은 아마도 차가운 곳에 노출된 후 손가락 동맥들을 신경지배하는 교감신경섬유들의 과흥분때문일 것이다. 허혈단계(ischemic phase)동안 모세혈관과 세정맥들은 확장되고,

이들 혈관들에 대한 산소부족으로 인해 청색증(cyanosis)이 나타난다. 손가락의 감각신경 자극으로 인해 손가락에 통증, 어리한 통증(numbness)과 이상감각이 나타난다. 따뜻한 곳에 들어오면 손가락의 혈관경련은 완화되고, 세동맥과 모세혈관으로의 혈액공급이 증가한다. 레이노드 증상이 있는 환자의 대략 50% 정도는 레이노드병(Raynaud' s disease)으로 진행하며, 나머지 50%는 전신적인 홍반성 낭창(systemic lupus erythematosus), 혹은 동맥경화 등과 같은 다른 질환으로 진행된다.

제3부

오름 신경로와 내림 신경로
Ascending and Descending Pathway

6

통각과 온각
Pain and Temperature

사례연구(Case Study)

60세 여성 환자가 혼몽(numbness)과 저린감(tingling)과 함께 심하고, 예리하고, 타는 듯한 통증이 오른쪽 가슴 앞가쪽면에서부터 오른쪽 등까지 발생했다. 약 4일 후 통증이 있는 부위의 피부가 벌겋게 되었으며, 1~2일 후 피부발진은 깨끗해졌지만 체액(fluid)이 들어있던 수포는 붉게 변했다. 심한 통증이 지속되었으며, 몇일 후 피부껍질(crust)이 수포를 덮었고, 약 2주 후 깨끗하게 청소가 되었지만, 피부는 탈색된 반흔이 남았다.

이 환자는 어느 질병에 걸린 것일까? 통증감소를 위해 할 수 있는 것은 무엇일까? 이 질환을 치료할 수 있는 것은 무엇일까?

몸감각(Somatic Sensation)

감각수용기(sensory receptor)라는 특수한 구조물을 통해 외부 세계와의 접촉이 이루어진다. 감각수용기에는 3가지 형태가 있다: (1) **외수용성 수용기(exteroceptive receptor)**는 시작, 청각, 촉각을 통해 외부 환경으로부터 들어오는 자극에 반응한다. (2) **고유수용성 수용기(proprioceptive receptors)**는 공간속에 위치한 신체의 자세에 대한 정보를 받는다. (3) **내수용성 수용기(interoceptive receptive receptors)**는 혈압의 변화와 같은 신체내부의 변동을 감지한다. 몸감각 체계는 외수용성과 내수용성 수용기로부터 일차적으로 정보를 받는다. **몸감각(체성감각, somatic sensation)**은 크게 네 가지로 분류한다: (1) **통증감각(pain sensation)**은 유해성 자극에 의해서 나타난다. (2) **온도감각(thermal sensation)**은 차고 따뜻한 감각으로 분리되어 있다. (3) **자세감각(position sense)**은 근육과 관절의 물리적인 변화에 의해 나타나는데 정적인 팔다리의 자세나 팔다리의 움직임에 대한 감각이 포함된다. (4) **촉각-압력감각(touch-pressure sensation)**은 신체 표면에 가해진 물리적 자극에 의해 유발된다.

통각, 온각, 촉각 전도로에 대한 고찰(Overview of the Pathways for Pain, Thermal Sense, and Touch)

통각, 온각, 단순한 촉각(가벼운 압력과 관련있는 피부의 가벼운 접촉감각이나 촉각이 가해진 부위를 인지하는 것)은 척수의 앞가쪽 섬유단(전외축삭, anterior and lateral funiculus)에 산재해 있는 신경섬유 다발들로 구성된 **앞가쪽 시스템(anterolateral system)**에 의해 전달된다(그림 1-9). 앞가쪽 시스템의 기원이 되는 세포들은 약간 수초화되거나 수초화되어 있지 않은 작은 신경섬유(Aδ와 C 섬유)에 의해 활성화된다. 앞가쪽 시스템은 **척수시상로(spinothalamic tract)**와 시상과 연결되지 않는 **척수그물로(척수망상로, spinoreticular tract)**로 되어 있다. 앞가쪽 시스템에 들어있는 신경섬유들은 뒤뿔(후각, dorsal horn)의 여러 층에 위치한 세포로부터 기원한다. 대부분의 축삭은 척수의 앞맞교차섬유(전교련섬유)를 통해 교차한 다음 위로 올라가는데 일부는 같은 쪽으로도 올라간다. 이 시스템은 통증과 온도뿐만 아니라, 가려움이나 접촉감각을 전달한다. 촉각은 7장에서 다루었다.

피절로 연결되는 척수뒤뿌리 (Dorsal Roots of the Spinal Nerves Supply Dermatomes)

머리보다 아래쪽에 있는 감각수용체를 통해 들어온 정보들은 뒤뿌리(후근)를 통해 전달된다. 한 개의 뒤뿌리와 연결된 피부 범위를 피절 혹은 **피부분절(dermatome)**이라 한다. 사람의 피절의 대략적인 경계선을 그림 6-1과 6-2의 왼쪽에 표시하였다. 앞뿌리(전근)에서 소수의 감각신경이 발견된다. 앞뿌리에 있는 구심성 섬유의 대부분은 신체표층이나 심부조직으로부터 생긴 통증자극에 반응한다. 뒤뿌리 섬유의 세포체는 척수뒤뿌리절에 들어있다. 각각의 가성 단극 신경절세포(seudounipolar ganglion cell)의 돌기는 척수로 향하는 중앙가지와 수용기(그림 6-3)부터 오는 말초가지로 갈라지기 때문에 T자 형태를 취한다. 뒤뿌리신경절에는 연접이 없다. 뒤가쪽 고랑(배외측구, dorsolateral sulcus) 부위에서 뒤뿌리섬유가 척수로 들어가는 곳을 **뒤뿌리 입구 구역(dorsal root entry zone)**이라 부른다. 가장 크고 많이 수초화된 섬유(Aα와 Aβ)는 일반적으로 이 구역의 가장 안쪽에 위치하며, 작은 유수섬유와 무수섬유(Aδ와 C)는 가장 가쪽에 위치한다.

말초신경을 형성하는 인접한 척수신경(Adjacent Spinal Nerves Form Peripheral Nerves)

앞뿌리(전근)와 뒤뿌리(후근)는 합쳐져서 **척추신경(spinal nerves)**을 형성한다(그림 3-1). 앞뿌리와 뒤뿌리가 척수신경을 형성한 다음 다발(bundle)이나 다발(속, fasiculus)으로 다시 나뉘어진다. 주변의 다른 척수신경과 합쳐져서 **말초신경(peripheral nerves)**을 형성한다. 각각의 말초신경은 한 개 이상의 척수신경으로부터 가지를 받아 형성되며, 다시 가지를 치기 때문에 한 개의 피절에는 여러 개의 척수신경이 연결된다(그림 6-1과 6-2 오른쪽).

통각과 온각 전도로(Pain-Temperature Pathways)

통증수용기(Receptors for Pain)

통증에 대한 말초수용기는 수초화되어있지 않은 작은 신경의 말단으로 생각된다. 대부분의 통각수용기는 유해한 자극이나 염증에 대한 반응으로 분비되는 물질에 의해 흥분되는 특수한 화학수용기이다. 히스타민, 브라디키닌, 세로토닌, 아세틸콜린, P-물질, 고농도의 K^+, 사이클로옥시젠아제(cyclooxygenase)의 대사물질 같은 아라키도닉산(arachidonic acid) 대사물질 등 다양한 물질이 통각수용체를 자

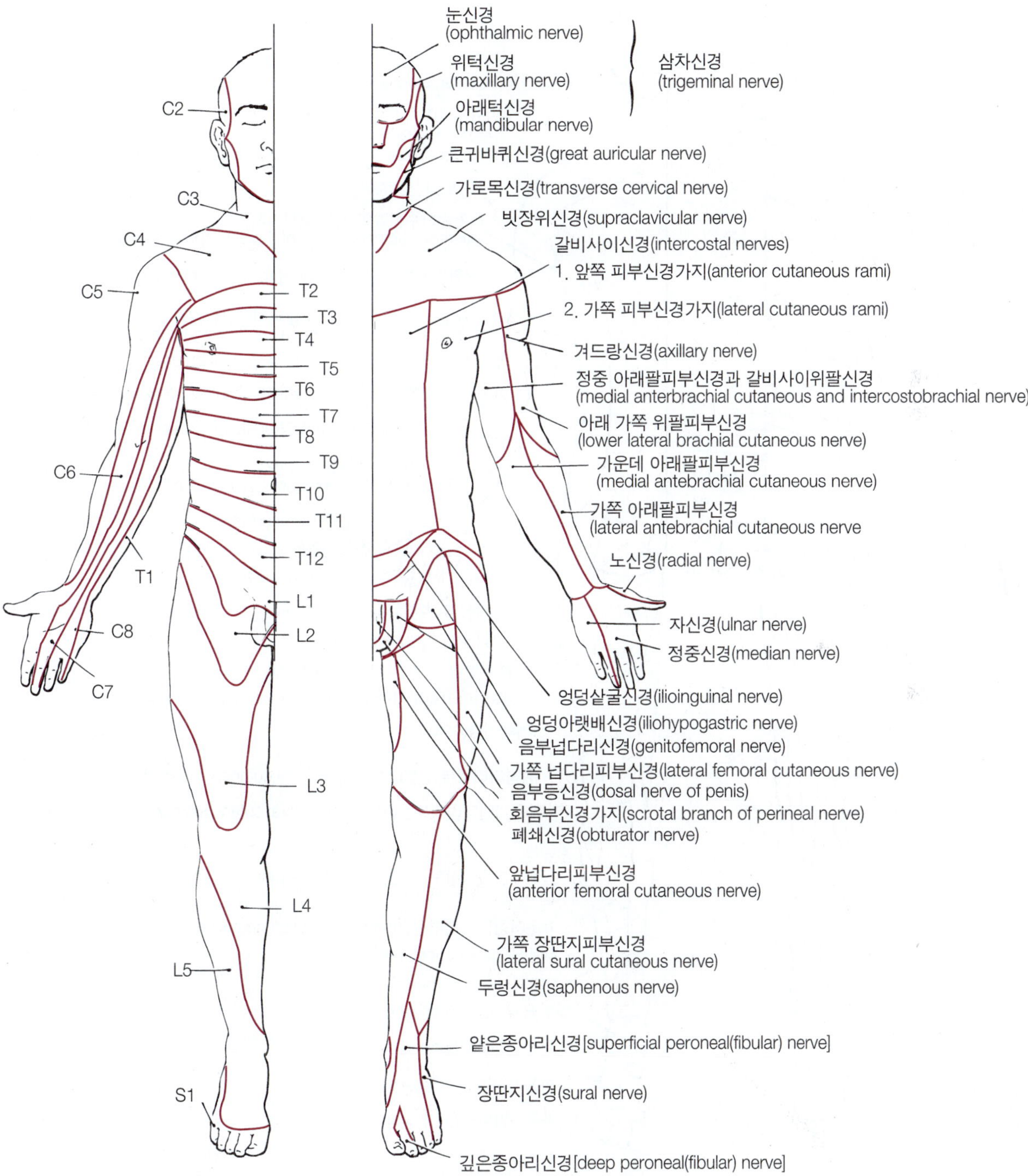

■ **그림 6-1.** 앞쪽 체표면에 연결되는 뒤뿌리(좌)와 말초신경(오른쪽).

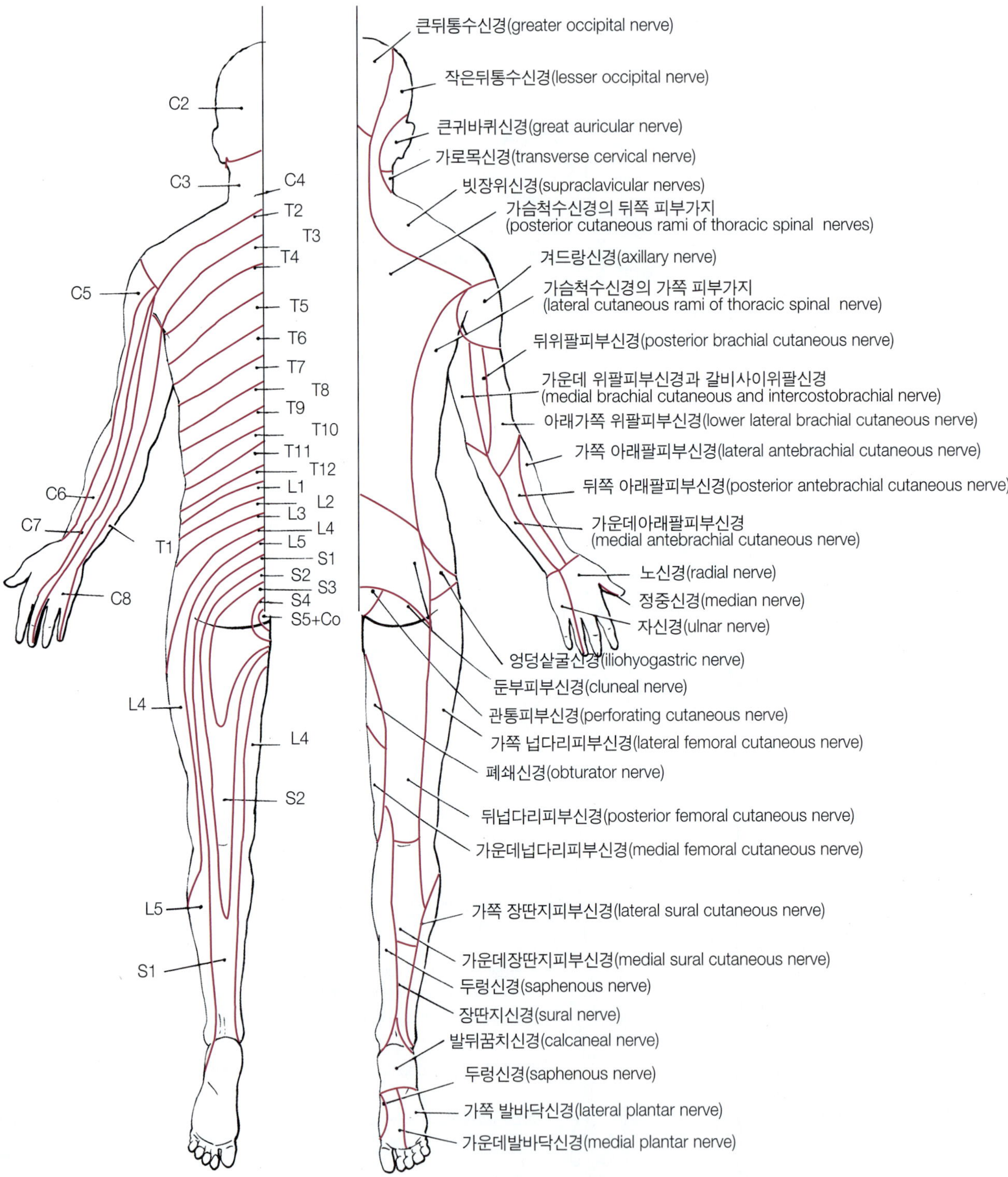

■ **그림 6-2.** 뒤쪽 체표면에 연결되는 뒤뿌리(*왼쪽*)와 말초신경(*오른쪽*).

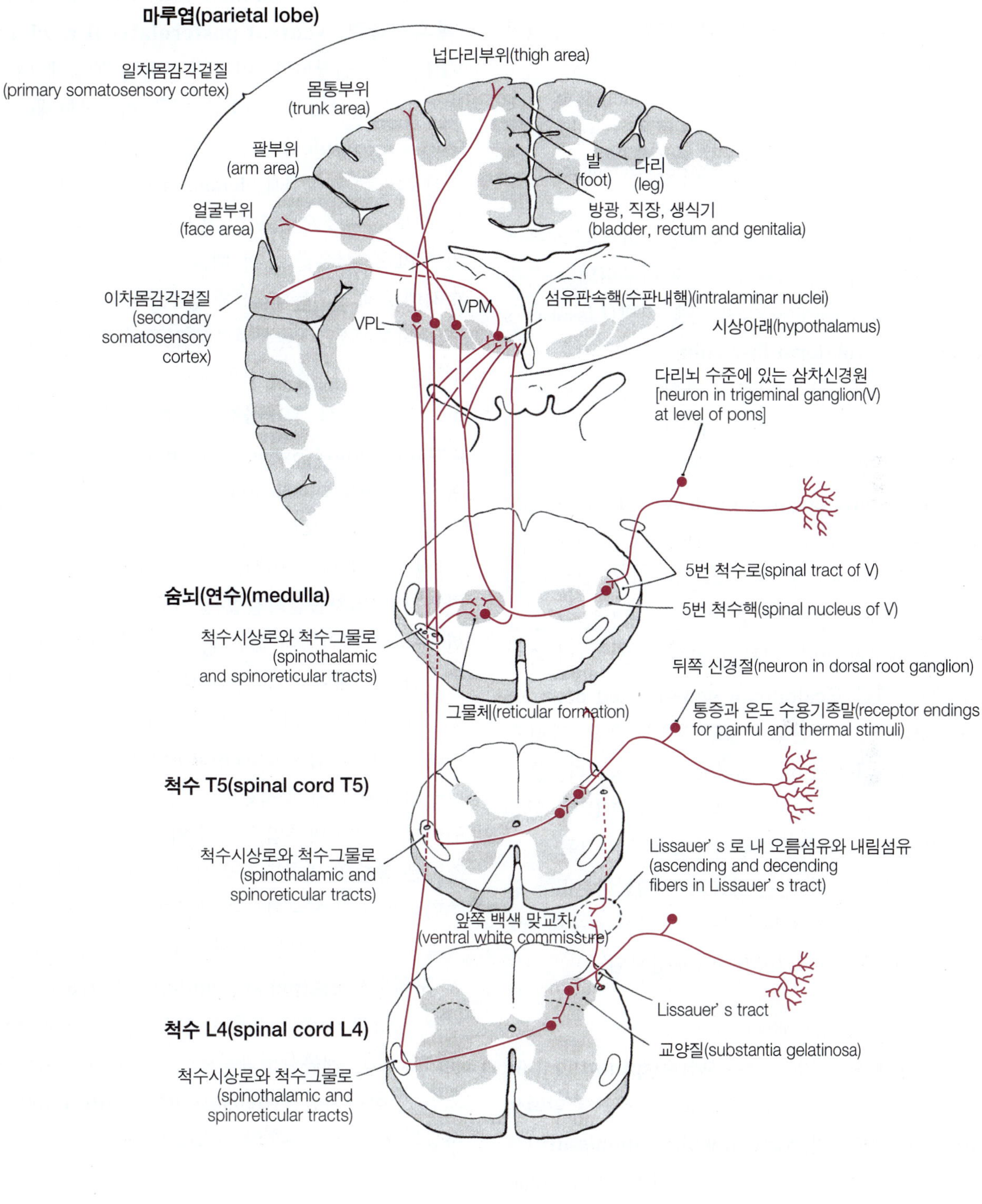

■ **그림 6-3.** 통각과 온각을 전달하는 중추신경로. VPL=앞뒤가쪽 핵; VPM=앞뒤안쪽 핵.

극한다. 이러한 물질의 H^+ 농도는 통증수용기를 활성화시키는 데 중요한 요소이다. 통증을 유발시키는 자극은 일반적으로 강하기 때문에 조직을 손상시키거나 파괴시킬 수도 있다.

통증자극을 뒤뿔로 전달하는 뒤뿌리 (Dorsal Root Afferents Convey Pain Stimuli to the Dorsal Horn)

유해한 자극에 대한 신경반응은 Aδ와 C 섬유에 의해 전달된다. 이 섬유들은 뒤뿌리부위의 가쪽을 통해서 척수로 들어가자마자 **가쪽 다발(Lissauer's tract, posterolateral fasciculus**; 그림 1-9와 6-3) 내에서 아래와 위방향으로 주행하는 짧은 위, 아래 가지로 나뉜다. 이 섬유들은 하나 또는 두 개의 척수 분절을 이동한 다음 Lissauer 척수로를 떠나 뒤뿔의 층판 **I(posteromarginal nucleus)**, **II(substantia gelatinosa)**, III, IV, V에 있는 신경세포(신경원, neurons)와 연접한다. 물질-P는 Aδ와 C 섬유가 이 뒤뿔세포들과 연접할 때 분비하는 신경전달 물질 중 하나로 알려져 있다. 다른 물질들은 칼시코닌 유전자 관련 펩티드(calcitonin gene-related peptide; CGRP), 글루탐산염, 혈관-활성 내장 펩티드(vasoactive intestinal peptide)가 포함된다. 층판 II~IV에 있는 중간 신경원은 층판 V~VIII에 있는 신경세포로 투사되어 척수시상로와 척수그물로 등 앞가쪽계의 기원이 되는 세포와 연접한다. 또한 층판 I의 신경세포에서 나온 축삭은 직접 척수시상로로 들어가기도 한다(그림 6-3에서 안보임).

척수시상로(Spinothalamic Tracts)

층판 I과 V에 있는 **척수시상로(spinothalamic tract)** 세포의 축삭은 중심관(canal) 앞에서 **앞백색질맞교차(전백교련, ventral white commissure)**를 통해 반대편으로 교차한 다음 앞가쪽다발(anterolateral funiculus)을 통해서 상행한다. 척수와 뇌줄기를 통해 올라가는 척수시상로와 척수그물로는 다른 척수분절, **그물체(망상체, reticular formation)**, **위둔덕(상구, superior collicus)**, **시상의 섬유판속핵(수판내핵, intralaminar nuclei)**과 **앞뒤가쪽핵(복후외측핵, ventral posterolateral nucleus; VPL)**으로 연결된다. 이러한 부위는 20장에 더 세부적으로 다루었다. VPL은 **앞쪽 바닥복합체(ventrobasal complex)**의 한 부분으로 여겨지는데 척수시상로와 섬유띠(융대, lemniscal)계를 통해 전달되는 정보가 이곳으로 모인다(7장 참조). 척수시상로가 VPL로 섬유를 보낼 때는 신체부위별로 일정한 순서대로 배열되는데, 신체 상부로부터 오는 신경은 신체 하부에서 오는 신경보다 안쪽에 존재한다(그림 6-3). 이와 같이 신체 부위에 따른 통각과 온각의 분포는 VPL에서 **일차몸감각겉질(일차몸감각피질, primary somatosensory cortex)**인 **뒤중심이랑(중심후회, postcentral gyrus)**에 위치한 3, 1, 2번 Brodman 영역으로 전달될 때까지 계속 유지된다(그림 6-3, 20-1, 20-2). 주위의 일차운동겉질과 마찬가지로 **일차몸감각겉질은** 신체부위에 따라 일정한 순서로 배열되어 있는데, 신체 상부로부터 오는 신경섬유는 대뇌의 가쪽 틈새(외측열) 주위로 투사되고, 신체 하부나 회음부의 정보를 운반하는 신경섬유는 **중심옆소엽(paracental lobule)**이 있는 대뇌 반구의 안쪽면에 종지한다(그림 1-3과 20-2). 중심뒤이랑 부위와 마루엽(두정엽)의 뒷부분에 연결된 신경들은 통증의 위치를 파악하고 다른 감각과 통각을 종합해서 인지하는 기능을 갖는다.

앞가쪽계의 일부는 발생학적으로 원시적 구조물인 **구척수시상로(paleospinothalamic tract)**를 형성해 시상의 안쪽으로 투사한다(내판핵; intralaminal nuclei). 계통발생학적으로 볼 때 더 진화된 구조인 **신척수시상로(neospinothalamic tract)**는 시상의 앞뒤가쪽(복후외측)으로 투사한다.

척수그물로(Spinoreticular Tract)

앞가쪽계(전외측계)에 해당하는 모든 섬유들이 시상에 직접 도달하는 것은 아니다. 앞가쪽계가 우선적으로 천천히 다연접계를 형성한 다음 뇌줄기의 그물체에 대부분의 섬유들이 연접한다. 이것이 **척수그물로(spinoreticular tracts)**이다. 그물체에서 올라온 섬유는 통증감각을 시상의 안쪽 핵과 섬유판속핵(intralaminar nuclei), 시상아래와 둘레계(변연계, limbic system)로 상행한다(그림 6-3)(21장 참조). 비록 앞가쪽계에 해당하는 거의 대부분의 섬유들이 상행하기 전에 정중선(midline)을 교차하기는 하지만, 몇몇, 특히 척수그물로를 통해 내장감각 정보를 전달하는 섬유들은 같은 쪽(ipsilaterally)으로 상행한다(그림 6-3에는 나타내지 않았다).

머리의 통증을 전달하는 삼차시상로와 삼차그물로(Trigeminothalamic and Trigeminoreticular Tracts Transmit Pain Sensations from the Head)

얼굴, 눈의 각감, 부비동, 입술의 점막, 볼과 혀의 자극을 받아들이는 통각섬유들은 **삼차신경(trigeminal nerve)**을 통해 **반월(semilunar)**, **삼차신경절** 혹은 **갓세르신경절(gasserian ganglion)**로 알려진 감각신경절로 연결된다. 다리뇌(뇌교) 부위에서 뇌줄기(뇌간)에 들어가자마자 삼차신경절의 신경섬유는 **척수 삼차신경로(spinal tract of V)**를 형성하여 하행한 다음 위목척수까지 내려온다. 이 신경섬유들은 주행경로 중에 근처에 있는 핵과 연접하는데 이 핵을 척수 **삼차신경핵(spinal nucleus V)**이라고 한다. 척수핵에서 기시한 축삭은 반대편을 교차한 다음 시상의 **앞뒤안쪽 핵(복후내측핵, ventral posteromedial nucleus; VPM)**으로 올라간다(그림 6-3과 12-1).

이 경로는 척수의 앞가쪽계로부터 신경섬유를 받는 그물계, 안쪽 및 섬유판속 시상핵으로 투사된다. VPM의 겉질투사섬유는 가쪽 틈새(외측열, lateral fissure) 근처의 몸감각(체성감각)겉질에서 넓은 부분을 차지하고 있다. 섬유판속 시상핵과 VPL-VPM 복합부위의 신경세포(신경원, neurons)에서 나온 시상겉질 신경섬유는 대뇌겉질의 **이차몸감각부위(secondary somatic sensory area)**로 통증정보를 전달한다(그림 6-3).

통증감지(Perception of Pain)

통증치료는 임상가가 항상 직면하는 문제이지만, 통증수용기의 구조 및 기능과 통각을 전달하는 중추전달로(central pathway)에 대한 정확한 이해가 이루어지지 않고 있다. 통증은 특수한 감각, 그 감각에 대한 개인적인 반응(감정의 고조 등), 몸신경계와 자율신경계의 활동, 그리고 피하기 위한 의식적인 노력으로 구성된다. 3가지 형태의 통각이 알려져 있다. 첫 번째는 **빠르게 생기는 통증(fast pain)**으로 날카롭고, 따끔한 느낌이며, 정확하게 자극이 가해진 부분이 인지되는데, 주로 유수신경섬유인 Aδ 섬유를 통해 전달된다. 두 번째는 **더 느리게 생기는 통증(slow pain)**으로 타는 듯한 느낌이고, 천천히 생겨 오래 지속되며, 자극이 가해진 신체부위가 정확히 인지되지 않는다. 느린 통증은 무수신경섬유인 C 섬유가 활성화될 때 생긴다. 세 번째 형태는 **깊은 통증(deep pain)** 또는 **내장통증(visceral pain)**인데, 주로 쑤시고, 때로는 타는 듯한 감각으로 나타난다. 내장통증은 내장기나 관절과 근육과 같은 심부 몸감각수용기가 자극받을 때 발생한다. 이런 수용기는 대개 무수신경섬유인 C 섬유나 Aδ 크기의 유수구심섬유로 구성된 교감신경 혹은 몸신경과 연결되어 있다(그림 3-1 B). 빠른 통증이나 느린 통증을 전달하는 신경로가 중추신경계 안에서 확실히 분리되어 있는지는 증명되어있지 않다. 신척수시상로가 시상의 VPL로 투사되고, 여기서 일차몸감각겉질로 연결되는 것이 통증자극의 공간적, 시간적 구별을 하는 데 중요하다는 몇 가지 근거가 있다. 구척수시상로와 척수그물로는 이차몸감각겉질, 시상아래, 둘레계(변연계)와 연결되는데, 통증에 대한 자율적으로 반사적인 반응과 감정적이고 정서적인 반응에 관계된다.

양자 방사 단층촬영 장치(positron emission tomography; PET)를 이용해 넙다리가 활성화되는 양상을 조사해보면, 띠이랑겉질(대상회피질, cingulate cortex)이 통증에 의해 활성화되는 둘레계의 한 부분이라는 것을 알 수 있다.

통증이 가해진 반대편 뇌겉질의 몸감각부위가 완전히 손상된 환자에서도 시상과 그 하부 감각계통이 정상이라면 통증을 인지할 수 있다. 시상의 뒤핵(후측핵, posterior nucleus)과 섬유판속핵을 파괴해 난치성 통증을 감소시킬 수 있다. 하지만 잠시 통증이 경감된 다음 다시 생기기도 한다. 시상의 뒤안쪽과 앞핵에 병변이 생기거나 이 핵과 이마엽(전두엽), **앞띠이랑겉질(anterior cingulate cortex)**을 연결하는 섬유를 절단하면(예, **이마앞엽 절개술; prefrontal leukotomy**) 통증자극에 대한 심리적인 반응을 변화시켜서 통증 때문에 생기는 고통에 대한 공포감을 감소시킬 수 있다. 최근 양쪽 **띠이랑절개술(대상회절개술, cingulotomy)**을 시행하면 이마앞엽 절개술처럼 심한 성격변화는 일으키지 않으면서 통증에 대한 환자의 반응만을 효과적으로 감소시키는 것이 증명되었다.

온각(Temperature Sense)

냉각과 온각에 대한 피부수용기 종말은 무수신경섬유(naked nerve ending)로 되어 있다. 이러한 말초신경섬유는 가늘게 수초화된 Aδ와 일부의 C 섬유로 구성된다. 다른 형태의 C 섬유는 뜨거운 것과 차가운 자극에 동반되는 통증만을 전달한다. 온각을 전달하는 중추신경계의 신경로는 통증을 전달하는 신경로와 같다. 두 경로는 중추신경계 안에서 너무나 가깝게 있어 그것들은 해부학적으로 구별하기는 어려우며, 보통 하나가 손상되면 비슷한 정도로 나머지도 손상을 받는다.

내장통 전도로와 연관통(Visceral Pain Pathways and Referred Pain)

뇌와 내장기관의 실질에는 통증수용기가 없다. 통증수용기는 동맥벽 혹은 복막 표면, 가슴우리(늑곽)와 뇌를 덮는 경질막에 있기 때문에 이 구조물이 심한 통증의 원천이 되는데, 특히 그것들이 물리적으로 잡아당겨지거나 감염이 되었을 때 쉽게 자극을 받는다. 속이 빈 내장(hollow viscera)의 벽에서 비정상적인 수축이나 이완이 생기면 통증이 유발된다. 내장으로부터 들어오는 통증섬유는 교감신경을 따라 척수로 전달된다. 반면에 골반의 미주신경과 부교감신경에 있는 구심성 내장섬유들은 통각 이외의 내장감각을 전달한다. 부교감신경계의 구심성 유입에 대해서는 11장에 설명되어 있다.

내장에 있는 통증수용기에서 올라오는 일반내장구심신경(GVA)은 내장에서 교감신경가지로 올라가는 말초 교감신경(예, 내장신경)을 따라 진행한다. 이들 신경들은 몸통에서 등과 허리 척추신경의 백색가지(white rami)를 지나 척수에 도달한다(그림 3-1B). 이들 세포체는 T1에서 L2의 뒤뿌리신경절에 있으며, 이들 축삭은 뒤뿔과 VII번 층판의 중간안쪽핵을 포함한 중간회색실에 연접함으로서 끝난다(그림 1-9). 그 다음 이들 핵은 뇌줄기, 그물체, 층판내시상핵, 시상밑부의 앞가쪽계를 통해 양쪽으로 척수로 투사된다. 또한 몇몇 내장기 통증은 깊은 중심 척수의 회색질에 있는 세포체의 신경원에 의해 중재되며, 해당 축삭은 뒤기둥의 뒤안쪽으로 오름한다. 이들 섬유들은 앞뒤 시상으로 투사되는 뒤기둥 핵에 있는 신경원에서 끝난다.

내장성 통증이 생긴 부위는 잘 인식되지 않는다. **연관통(referred pain)**으로 알려진 이 현상은 실체 통증자극이 가해진 부분으로부터 멀리 떨어진 신체 표면에서 통증이 느껴지는 것을 말한다. 예를 들면, 관상동맥질환이 있을 경우 왼쪽 팔의 안쪽, 왼쪽 겨드랑이와 가슴에서 느껴진다. 또한 가로막(횡격막)

을 싸고 있는 복막에 감염이 생기면 어깨에서 통증이 느껴질 수 있다. 각각의 경우에 있어서 내장기관과 방사통이 느껴지는 피부로부터의 감각은 동일한 척수분절로 전달된다. 척수분절 T1과 T2는 왼쪽 팔의 피부 부위와 심장으로부터 구심성 신경섬유를 받는다. 또한 분절 C3, C4와 C5는 가로막과 어깨의 피부에서 신경섬유를 받는다. 연관통에 대한 이론상의 설명 중 하나는 내장감각섬유가 흥분되면 피부로부터 동일한 척수의 신경세포(same pool of neuron)들을 흥분시키기 때문에 자극이 과도(overflow)한 경우 통증이 기원한 부위를 잘못 인식하게 된다.

연관통은 심부에 있는 몸기관(체성기관, somatic structure) 뿐만 아니라 내장기관에 유해자극이 가해질 때도 발생할 수 있다. 예를 들면, 척주 주위의 인대나 근육손상으로 인해 통증자극의 발생 위치에 따른 분절적인 배치도(segmental distribution different)에 영향을 미쳐 연관통을 일으키기도 한다.

척수시상로의 절단효과(Effect of Cutting the Spinothalamic Tract)

가쪽 척수시상로는 때때로 처치하기 어려운 통증을 경감시키기 위해 절단한다. 이런 외과적인 절단술을 신경로 **절단술(tractotomy)**이라고 한다. 절단은 가쪽 섬유단(lateral funiculus)의 앞부분에서 행해진다. 일반적으로 앞척수소뇌로와 추체외로 운동섬유도 손상받지만, 절단부위의 반대편에 있는 하나 혹은 두 개 아래 분절에서 시작하는 통증감각 손실 외에는 영구적인 증상은 나타나지 않는다(그림 7-4 B). 어떤 환자들은 일시적인 통증감소만 생기는데 이는 전달되지 않은 다른 신경로를 통해 통증이 전달되거나 일부 통각이 같은 쪽으로 올라가기 때문이다. 내장에서 기원하는 통증을 줄이기 위해서는 양쪽의 신경로를 모두 절단해야 하는데, 이는 내장에서 기원하는 통증은 척수뒤뿔로부터 같은 쪽과 반대쪽 신경로를 통해 올라가기 때문이다. 이 내장감각로는 척수시상로와 근접해 있지만, 더 깊은 곳에 있다(즉, 척수의 회색질에 가깝게 위치한다). 그러므로 내장통증을 감소시키기 위한 외과적 치료를 할 때는 앞뿔(전각, ventral horn)에 들어있는 운동신경원과 가까이 있는 섬유들을 절단해야 한다.

뒤신경뿌리 자극에 따른 감각 신경원의 효과(Sensory Effects of Dorsal Root Irritation)

기계적인 압력이나 국소감염이 뒤신경근(후신경근)에 생겼을 때 통증섬유가 자극되고, 손상받은 신경이 분포하는 신체부위로 뻗치는 통증이 발생된다. 한 피절이나 그 피절과 이웃한 피절에 생기는 통증을 **척수신경통(radicular pain)**이라고 한다. 통증 이외의 감각변화는 뒤뿌리(후근)가 자극되기 때문이다. 얼얼함, 따끔거림, 저린증상 등의 **감각이상(paresthesias)**이 있는 부위가 생긴다. 촉각자극에 대체로 과민하게 반응하는 **감각과민(hyperesthesia)**이 나타날 수 있다. 만약 병이 진행되어 점차적으로 신경섬유들이 파괴되면 뒤뿌리는 결국 감각을 전달하는 기능을 상실하게 될 것이다. 그렇게 되면 **지각감퇴증(hypesthesia)**이 생기고, 결국에는 **무감각증(anesthesia)**이 나타난다. 피부의 모든 부위에 생긴 자극은 하나 이상의 신경로를 통해 전달되기 때문에 한 개의 뒤뿌리가 손상되더라도 감각소실은 생기지 않는다.

내인성 무통각(Endogenous Analgesia)

쥐를 이용한 통증연구에서 말초신경이나 뇌의 특정부위를 전기적으로 자극하면 무통각(analgesia)이 생긴다. 특히 뇌줄기에 있는 **중심솔기핵(중심봉선핵, midline raphe nuclei)**을 포함하여 안쪽 뇌실주변부(periventricular axis)나 중뇌수도 주변부(periaqueductal axis)를 자극하면 무통각이 생긴다. 솔기핵은 뇌줄기 전체에서 발견된다. 이 핵에는 신경전달물질인 **세로토닌(serotonin)**을 생산하는 신경세포(신경원, neurons)가 밀집되어 있다. 솔기핵의 꼬리 부분에서 나온 축삭은 뒤가쪽 신경로를 통해 척수로 내려간다(8장 참조). 이 축삭은 뒤뿔에서 끝나는데, 그것들은 척수시상로의 기원이 되는 신경세포와 다른 뒤뿔에 들어있는 세포들의 유해자극을 전달하는 척수신경에 대한 반응을 감소시킨다.

전기자극에 의해 무통각이 생기는 것은 주로 **아편성 펩티드(opioid peptides)**가 분비되기 때문이지만, 비아편성 신경전달물질인 세로토닌, 도파민, 노르에피네프린도 무통각에 관여한다. 엔케팔린, 베타-엔돌핀, 그리고 다이놀핀은 아편성 펩티드의 대표적인 3가지 물질인데, 이것들은 아편제제가 결합하는 수용체와 같은 중추신경계 수용체에 결합한다. 아편성 펩티드는 뇌에서 특별한 신경계통에 존재하는 신경전달물질이다(23장 참조). 이 신경전달물질과 아편제제 수용기는 통증전달을 조절하는 뇌 조직에서 주로 발견된다. 이 신경전달계 중 하나는 척수에 있는 층판 I~III의 뒤뿔에 밀집되어 있다. 아편제가 분비되어 수용체에 결합하면 주변신경세포의 활성이 떨어진다. 그러므로 통증은 척수후각에서 구심성 감각 신경섬유가 일차연접을 하는 자리에서 조절될 수 있다. 이런 구조 때문에 내적 혹은 내인성 중추신경계 기전에 의해 통증이 억제된다.

중추성 통증(시상 증후군)(Central Pain(Thalamic Syndrome)

중추신경계가 손상을 받으면 일반적으로 척수시상로 혹은 삼차시상로가 영향을 받게 되어 손상받은 전도로와 관련있는 신체부위에 심하고, 자발적인(spontaneous) 통증이 나타난다. 이러한 현상을 **중추성 통증(central pain)**이라고 한다. 비록 특정한 유발자극이 없어도 통증이 나타날 수도 있지만, 주로 손상받은 신체에 피부자극을 가하면 중추성 통증이 악화된다. 일반적으로 침범된 신체부위는 통각과 온각을 인식하는 역치가 상승한다. 중추신경계의 다양한 병변으로 인해 대뇌겉질, 시상, 뇌줄기, 그리고 척수와 같은 부위에 중추성 통증이 발생할 수 있다.

가장 쉽게 접할 수 있는 중추성 통증은 시상(thalamus) 손상이후에 발생하는데, 주로 뇌출혈에 의한 혈관손상으로 인해 발생한다. 이 경우 주로 VPL와 VPM 영역이 침범당하며, 환자는 신체의 반대쪽에 가해지는 모든 자극이 명확히 감소하게 된다. 그리고 시상과 인접해 있는 속섬유막(내낭)에 위치하고 있는 겉질척수로가 손상되기 때문에 침범쪽 팔다리는 마비된다. 손상 후 몇 주가 지나면 환자는 손상받은 몸쪽에 타는 듯한 통증을 느끼게 되고, 통증부위에 가해지는 어떤 종류의 감각자극에 의해서도 통증이 악화된다. 자발성 통증이 동반되는 편측무감각(hemianesthesia)과 편마비(hemiparesis)가 동시에 나타나는 것을 **시상 증후군(thalamic syndrome)**이라고 한다. 다행스러운 것은 의학적 치료를 하면 어느 정도는 통증이 감소된다는 점이다. 시상증후군은 하나 혹은 그 이상의 심각한 통증을 일으키며, 중추신경계 손상을 발생시킨다.

사례연구 결과(Case Follow-up)

이 장의 시작 부분에 언급한 환자는 뒤뿌리신경절의 염증성 질환으로 인해 심한 통증과 피부발진을 동반하는 바이러스성 질환인 대상포진(herpes zoster)이다. 이 질환은 수두증(chickenpox)을 일으키는 수두(varicella) 바이러스에 의해 발생한다. 대상포진은 유년기(earlier in life) 때 수두증을 앓았던 사람에게 침범되며, 잠복성 바이러스에 의해 재발하기도 하며, 경우에 따라서는 면역성 질환이 있는 사람에게 발생하기도 한다. 뒤뿌리신경절의 염증으로 인한 통증이 통증감각을 전달한다. 현재는 염증억제제를 통해 대상포진으로 인한 심한 통증과 염증을 감소시킬 수 있다.

7

고유수용성감각, 촉각 혹은 촉감각 식별
Proprioception, Touch, and Tactile Discrimination

사례연구(Case Study)

> 7세된 아이가 불규칙적이고, 다리를 질질끄는 보행이 시작되었다. 증상은 진행성이고, 이로 인해 자주 넘어지며, 말은 얼버무리며(slurring), 이해력이 떨어진다. 팔과 손의 협응동작은 10세경에 침범되었고, 그로부터 약 5년 뒤 다리 약화가 진행되었으며, 25세경 그는 휠체어에 의지하게 되었다. 그 당시 눈운동의 비정상, 언어 장애, 명확한 다리근력 약화가 동반되었다. 팔과 다리의 협응동작은 느리고, 어눌했으며, 팔과 다리에 떨림(진전, tremor)증상이 나타났다. 팔다리의 피부감각이 명확하게 손상당했으며, 특히 팔보다는 다리가 더 심해졌으며, 위치감각과 진동감각뿐만 아니라, 통증과 촉감 분별력에도 장애가 발생했다. 깊은힘줄 반사(심부건 반사, DTR)는 팔과 다리 모두 소실되었다.
>
> 이 질환은 어느 전도로와 구조물이 침범당한 것인가? 어떤 장애를 갖고 있는가? 이 환자를 위해 할 수 있는 치료는 또 무엇인가?

촉감각은 가벼운 피부 접촉과 압력 감각이 섞인 것이기 때문에 본질적으로 복잡하다. 피부에 가해지는 기계적인 자극은 공간이나 시간적인 개념에서 볼 때 정적일 수도 있고, 동적일 수도 있다. 정상인은 아주 가벼운 접촉이라도 역치에 도달된 것이면 정확하게 자극이 가해진 위치를 알 수 있다. 임상적으로 촉감각은 **가벼운 촉각(light touch)**과 **촉감식별(tactile discrimination)**로 나눠진다. 가벼운 촉각은 피부접촉을 느끼는 것을 의미한다. 촉감식별은 사물의 크기와 형태를 인지하는 것을 의미한다. 촉감식별은 사물의 크기와 형태를 인지하는 것을 의미한다. 간지럼과 가려운 감각은 촉감각이 아니라 통증감각과 관련이 있다.

가벼운 촉각은 피부에 면봉을 접촉시켜서 검사한다. Von Frey 모발은 실험할 때 사용된다. 이것은 가느다란 털을 피부에 가하는 정도에 따라 나누어 놓은 것이다. 촉감식별은 환자에게 눈을 감게 하고, 환자의 손에 물체를 놓아 어떤 물건인지 **맞추게 하고(stereognosis)**, 피부에 가해진 자극이 한 개인지, 혹은 **두 개의 자극인지를 판단하게 하고(two-point discrimination)**, 뭉툭한 물체를 사용해 피부 표면에 숫자나 글씨를 써서 알아맞추도록 하는**(complex tactile discrimination)** 방법들로 검사한다.

조동(flutter)과 **진동(vibration)** 역시 촉감에 의해 느껴진다. 조동각은 반복되는 운동을 느끼는 것이고, 진동은 그보다 세밀한 움직임으로 넓고, 깊게 느껴지는 '울림' 이며, 음차(tuning fork)를 뼈의 돌출부에 대었을 때 느껴지는 감각이다.

고유수용성 감각은 **정지상태에서 팔다리의 자세**

(**static limb position**)와 **움직이는 감각(kinesthesia)**이 해당된다. 고유수용성 감각은 환자의 눈을 감게하고, 팔다리를 검사자가 임의로 움직였을 때 그 위치를 인지할 수 있는지를 보고 파악한다.

중추신경계 신경로(Central Nervous System Pathway)

근육의 움직임, 관절의 자세, 환자가 접촉하고 있는 물체를 인지하는 것에 대한 정보는 두 가지 중요한 감각경로를 통해 뇌로 전달된다. 이 경로 중 소뇌로 연결되는 것이 있는데, 이것은 조화된 운동을 하기 위한 것이지, 감각을 인지하기 위한 것은 아니다. 이런 소뇌로 연결되는 경로에는 뒤쪽(배측), 앞쪽(복측) 척수소뇌로(dorsal and ventral spinocerebellar tract), 쐐기소뇌로(설상소뇌로, cuneocerebellar tract), 부리쪽(문측) 척수소뇌로(rostral spinocerebellar tract)가 있다. 두 번째 경로는 시상을 경유해서 대뇌겉질(대뇌피질)로 향하는 3개의 신경로가 있는데, 이 신경로로 전달되는 정보는 의식적으로 인지되는 감각이다. 이 경로에는 척수섬유띠(척수융대, spinal lemniscus), 척수시상로, 가쪽 목척수계(lateral cervical system)가 있다. 두 개의 감각로는 모두 기계적 수용기로부터 시작한다.

기계적 수용기들(Mechanoreceptors)

근육, 관절, 피부의 기계적 수용기는 다양한 고유수용성 촉각, 촉감구별을 따로 또는 종합하여 받아들인다. 기계적 수용기에는 근육, 힘줄, 인대, 관절낭과 피부 등에 있는 **근방추(muscle spindle)**, 골지힘줄 기관(golgi tendon organ), 파치니소체(pacinian corpuscles), 메이스너소체(Meissner' s corpuscles), 자율신경종말(free nerve ending) 등이 있다. 정지상태인 팔다리의 자세에 대한 정보는 주로 구심성 근방추로부터 온다. 운동(관절의 움직임) 감각에는 구심성 **관절수용기(joint receptor)**가 일부 관여하지만, 대부분은 피부, 근육, 관절의 수용기가 모두 관여한다. 피부, 그리고 뼈와 관절을 둘러싼 결합조직에 있는 **파치니소체(Pacinian corpuscles)**는 지능을 탐지한다. **메이스너소체(Meissner's corpuscles)**는 피부의 촉각을 담당한다. 모낭에 있는 **자율신경종말(free nerve endings)**도 움직임을 탐지하여 촉각을 전달한다. 자율신경종말은 제외한 대부분의 기계적 수용기는 직경이 큰 유수섬유에 연결되어 있다. 이 말초신경섬유의 세포체는 뒤뿌리(후근)신경절에 있고, 이것들의 중앙돌기는 뒤뿌리 영역의 안쪽 부분으로 들어간다.

기계적 수용기로부터 들어온 구심성 섬유는 척수로 들어간 후에 세 곳에 분포한다. (1) 척수의 앞뿔(전각, ventral horn)에 있는 개재신경원과 운동신경원; (2) 오름신경로의 기원이 되는 척수의 뒤쪽(배측, dordal)과 중간회색질에 있는 신경세포(신경원, neurons); (3) 뒤기둥핵(배측기둥핵, dordal column nuclei)과 연접하는 부위의 숨뇌.

기계적 수용기 반사(Mechanoreceptor Reflexes)

근방추와 연결된 구심성 신경은 그것이 기원하는 근육을 신경지배하는 알파운동신경원에 흥분성 단일연접을 한다. 이런 구조를 통해 깊은힘줄 반사가 이루어진다(그림 4-1). 또한 근방추와 연결된 구심성 신경은 그것이 기원한 근육에 대해 길항작용을 하는 근육을 신경지배하는 운동신경원에 대해 억제성 연접을 한다.

골지힘줄 기관으로부터 오는 구심성 섬유는 그것이 기원한 근육을 지배하는 운동신경원을 억제하는 개재신경원과 연접한다. 그것들은 또한 길항근을 지배하는 운동신경원과 흥분성 다연접을 한다.

다리에서 소뇌로 연결되는 신경로(Pathways to the Cerebellum from the Lower Limb)

고유수용감각과 그 외 다른 몸감각정보를 다리에서 소뇌로 전달하는 신경로는 앞쪽(복측)과 뒤쪽(배측) 척수소뇌로 두 가지가 있다. 몇몇 고유수용성 신경섬유의 분지(특히, 골지힘줄 기관과 압력 및 통증과 같은 감각을 전달하는 섬유)들은 척수의 회색질의 중간부위와 뒤뿔의 바닥부(기저부)에 있는 신경세포(신경원, neurons)와 연접한다(그림 7-1). 이 신경세포들에서 나온 신경섬유는 허리척수(요수)와 엉치척수(천수) 부위에서 교차한 다음 가쪽 섬유다발의 앞쪽 바깥쪽에 위치한 **앞쪽 척수소뇌로(배측 척수소**

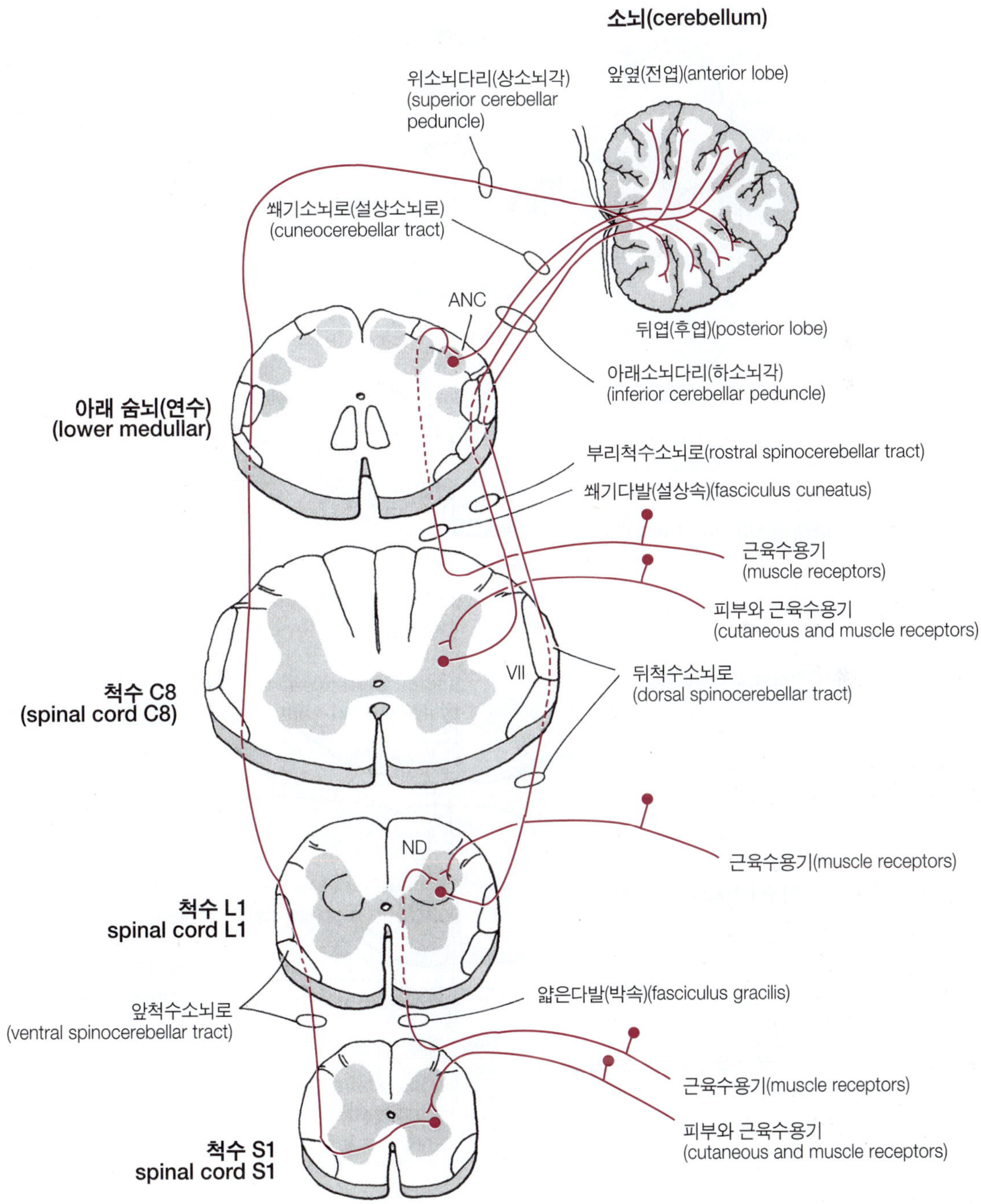

■ **그림 7-1.** 근육, 관절, 그리고 피부에 있는 기계적 수용기에서 소뇌로 정보를 전달하는 중추신경계 전도로. ACN=덧쐐기핵; ND=뒤핵; VII=VII 층판.

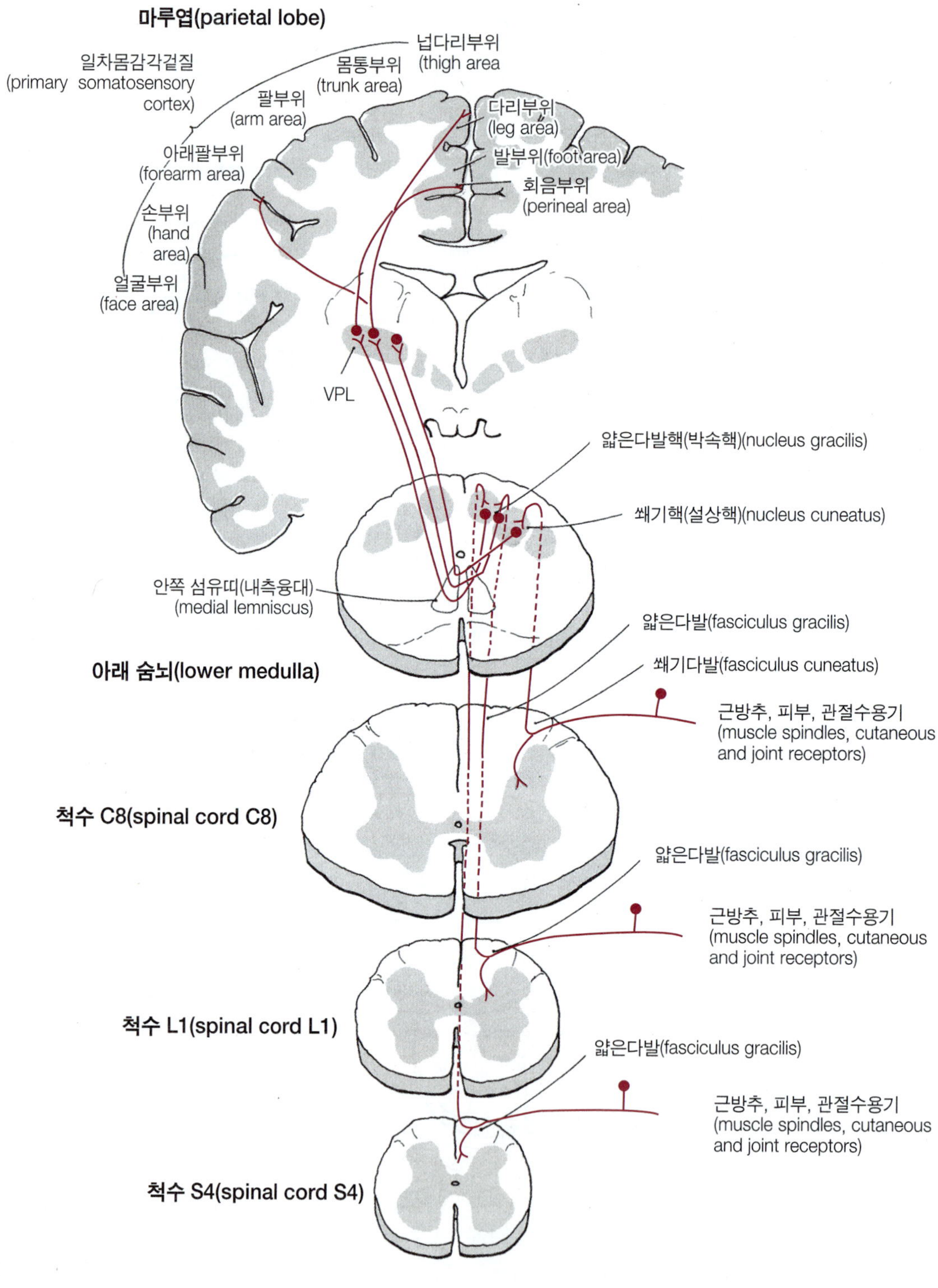

■ **그림 7-2.** 고유감각, 진동각, 촉각을 담당하는 척수의 섬유띠를 이루는 얇은다발(박속)과 쐐기다발(설상속). VPL=앞뒤가쪽 핵.

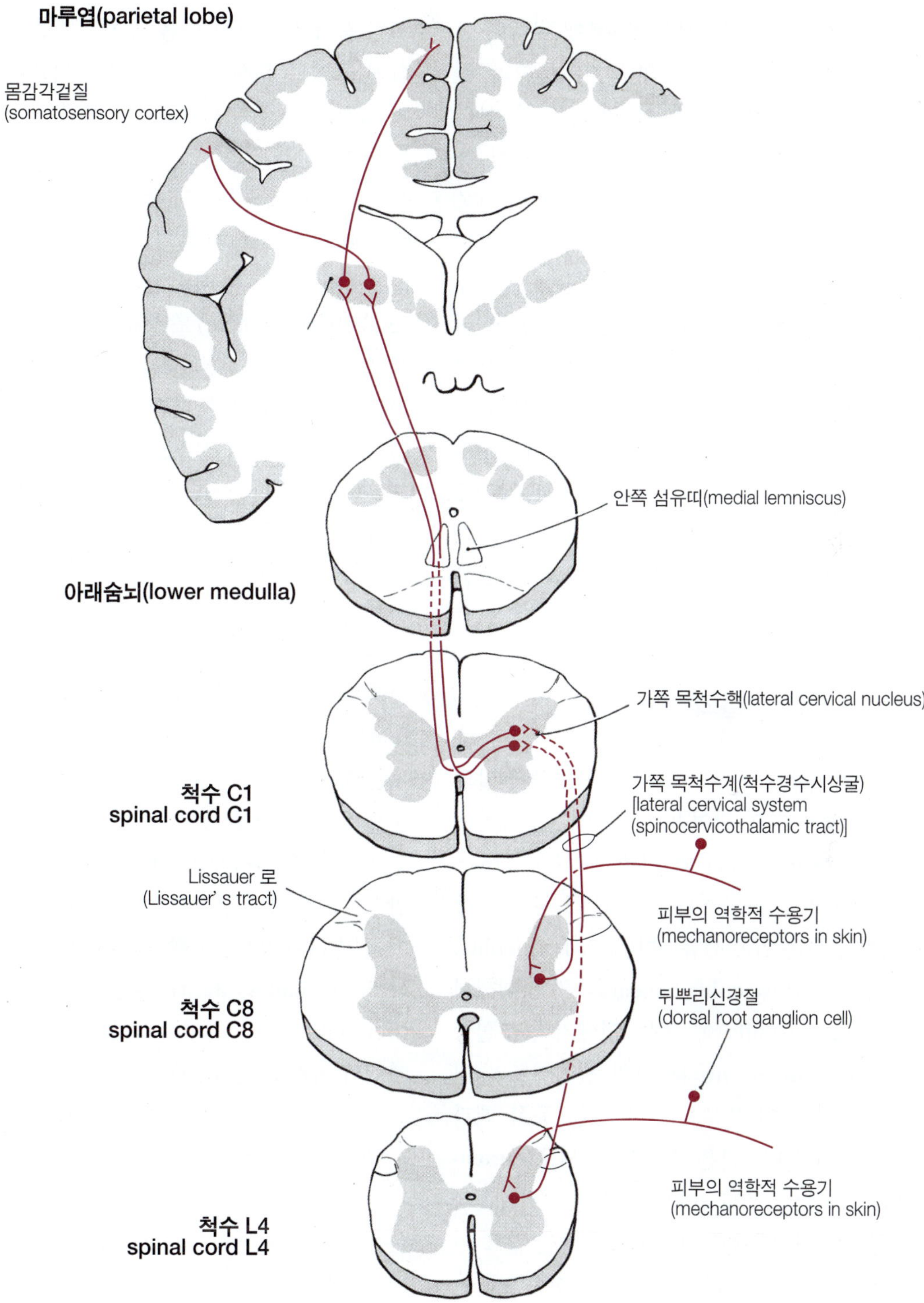

■ **그림 7-3.** 목척수가쪽계(목척수시상로 VPL=앞뒤가쪽 핵, 목척수시상로)는 촉각을 담당한다.

뇌로, ventral spinocerebellar tract)를 형성한다.

뒤쪽 핵(배측 핵, nucleus dorsalis) 혹은 Clarke 핵은 T1~L2 척수분절의 뒤뿔의 바닥부에 위치해 있다. 이 세포기둥은 근방추, 피부의 촉각수용기와 관절수용기로부터 구심성으로 받아들인다. 이들 신경세포의 축삭은 가쪽 섬유단(lateral funiculus)에 들어있는 앞척수소뇌로 뒤쪽에 있는 뒤쪽 척수소뇌로의 한쪽면을 따라 부리쪽(rostral)으로 오름한다(그림 7-1). T1~L2 뒤쪽 신경뿌리에서 올라오는 고유수용성 구심성 신경은 척수로 들어가는 같은 수준의 뒤쪽 신경핵에 연접되는 반면에, L3~S5의 뒤쪽 신경뿌리에서 올라오는 구심성 신경은 뒤쪽 신경핵에 이르는 뒤쪽 섬유단의 얇은다발(박속, fasciculus gracilis)에서 오름한다. 이들 구심성 신경들은 L1과 L2 신경세포의 아래쪽에서 연접한다. 그러므로 앞쪽과 뒤쪽 척수소뇌로는 다리의 정보를 소뇌로 전달한다.

팔에서 소뇌로 연결되는 신경로
(Pathways to the Cerebellum from the Upper Limbs)

팔의 기계적 수용기로부터 소뇌로 정보가 전달되는 두 개의 신경로가 더 관여하고 있는데, 즉 쐐기소뇌로(cuneocerebellar tract)와 부리척수소뇌로(rostral spinocerebellar tract)이다. C2와 T5 사이로 들어온 구심성 신경은 뒤쪽 섬유다발(dorsal funiculus)에 있는 쐐기다발(fasciculus cuneatus)을 상행해서 아래숨뇌(lower medulla)에 있는 **덧쐐기핵(부설상핵, accessory cuneate nucleus)**의 신경세포와 연접한다(그림 7-1). 이 핵은 다리에 있는 등쪽 핵과 대응하는 위구조이며, 같은 쪽 **쐐기소뇌로(cuneocerebellar tract;** dorsal arcuate fibers, 뒤활꼴섬유)를 구성하는 신경섬유를 낸다. 이 경로는 주로 피부의 수용기, 관절의 구심성 신경, 근방추로부터 들어오는 정보를 전달한다.

부리척수소뇌로(rostral spinocerebellar tract)는 앞쪽의 척수소뇌로에 상응하는 팔과 연관된 신경로이다. 이 신경로는 목척수 팽대부 척수 회색질 중간부위에 있는 세포에서 기원한다(그림 7-1). 이 세포의 축삭은 교차한 다음 앞쪽 척수소뇌로의 섬유와 함께 소뇌로 투사된다. 이 신경로는 골지힘줄 기관과 압각 및 통각수용기로부터 올라온 정보를 중계하는 역할을 한다.

뒤쪽 척수소뇌로(배측척수소뇌로dorsal spinocerebellar tract)와 쐐기소뇌로(설상소뇌로)의 올림성 신경섬유는 아래소뇌다리(하소뇌각, inferior cerebellar peduncle)를 통해 소뇌로 들어가고, 앞쪽과 부리척수소뇌로는 다리뇌(교뇌)를 지나 위소뇌다리를 통해 소뇌로 들어간다. 척수로부터 소뇌로 들어가는 이 네 개의 신경로는 앞엽(전엽)의 중앙부(벌레부와 중간대; vermis abd intermediate zone)에서 끝나고, 서있는 것과 걷는 것을 조절한다.

대뇌겉질로 연결되는 신경로
(Pathway to the Cerebral Cortex)

척수섬유띠계(척수융대계, spinal lemniscal system)는 자세감각과 운동감각에 대한 수용기로부터 오는 고유감각과 촉감식별에 필요한 정보를 대뇌겉질로 전달한다. 또한 두 개의 다른 경로를 통해 촉각이 전달된다. 앞가쪽계의 **척수시상로**는 통각과 온각뿐만 아니라, 가벼운 촉각도 담당한다. 이 경로는 6장에 설명되어 있다. **가쪽 목척수계(외측 경수계, lateral cervical system)** 혹은 척수경수시상로(spinocervicothalamic pathway)는 진동과 고유감각뿐만 아니라 촉각도 전달한다.

척수 섬유띠계

근방추(Ia), 골지힘줄 기관(Ib), 관절과 피부에 있는 기계적 수용기로부터 자극을 전달하는 구심성 신경은 척수 섬유띠계를 통해 시상과 대뇌겉질로 투사되고, 자세와 운동감각의 인지를 담당한다. 이 시스템의 다른 섬유들은 촉각, 압력, 조종, 진동에 관한 정보를 전달한다. 이런 섬유의 대부분은 척수에서 연접없이 뒤섬유단(후삭, posterior funiculus)을 통해 상행하는 구심성 섬유로 숨뇌(연수)의 아래에 있는 핵에 연결된다(그림 7-2). 이 계통에 속하는 다른 섬유는 물리적 수용기로부터 구심성 연접을 받는 뒤뿔세포의 축삭이다(이들 세포는 그림 7-2에는 안보인다).

뒤섬유단(posterior funuculus)은 **다발(fasciculi)**이라고 하는 두 개의 큰 섬유다발로 구성된다. 다리(leg)로부터 들어온 신경섬유는 뒤가운데 중격(dorsal median septum) 근처로 올라가고, **얇은다발(박속, fasciculus gracilis)**을 형성한다. 발에서 올라오는 섬유들은 척수의 아래분절에 있는 이 시스템 안으로 들어간다. 그 다음 다리, 넙다리, 몸통, 손, 팔, 목에서 올라오는 순서대로 오름한다. 따라서 뒤섬유기둥에 있는 섬유들은 서로에 대해 몸 순서 배열(somatotopic or body map)을 유지한다. 얇은다발과 쐐기다발은 아래쪽 숨뇌를 따라 오름한 다음 **얇은다발핵**과 **쐐기다발핵**에서 각각 끝난다. 종종 임상의들은 이 경로를 후 혹은 뒤쪽 기둥경로(dorsal column pathway)라 부른다. 척수섬유띠의 신경섬유 중 일부는 척수바깥섬유단의 뒤부분을 통해 상행한다(그림 7-3). 그러므로 **뒤가쪽 경로(배외측, dorsolateral pathway)**는 척수에 있는 섬유띠 경로 전체를 기술하는 용어로 사용된다.

뒤기둥핵의 세포들로부터 나오는 신경섬유들은 **속활꼴섬유들(internal arcuate fibers)**을 형성한다(그림 10-8). 이 섬유들은 곧 바로 **안쪽 섬유띠 교차(dicussation of the medial lemniscus)**를 통해 반대방향으로 교차한 다음 안쪽 섬유띠를 형성해 상행하여 시상의 **앞뒤가쪽 핵(VPL)**에서 끝난다. 안쪽 섬유띠와 VPL 둘 다 감각이 기시한 신체부위별로 일정한 순서에 따라 배열되어 있다. 숨뇌(연수)의 안쪽 섬유띠에서 다리로부터 정보를 전달하는 얇은다발핵신경섬유들은 쐐기다발핵섬유보다 앞쪽에 있다. 다리뇌(교뇌, pons)와 중뇌에서는 얇은다발섬유가 쐐기다발섬유보다 가쪽에 있다. 6장에서 논의한 앞가쪽계와는 대조적으로 이 안쪽 섬유띠계에 속하는 섬유들은 그물체와는 거의 연접하지 않는다.

시상겉질섬유는 VPL로부터 마루엽(두정엽)의 중심뒤이랑(중심후회, postcentral gyrus)으로 이어진다. 이 신경섬유가 도달하는 대뇌겉질은 **일차몸감각겉질(primary somatosensory cortex)**인데(그림 7-2), 이것은 중심고랑(중심구, central sulcus)의 앞쪽에 평행하게 놓여져 있는 운동겉질띠(motor strip)와 신체별 배열이 비슷하다. 일차몸감각(체성감각) 영역은 Brodman의 3, 1, 2 영역에 포함된다(그림 20-1과 20-2).

이 섬유띠계(융대계)는 수동적인 움직임이나 능동적인 근수축에 의해 초래된 관절의 각도나 움직임을 포함하여 팔다리의 위치와 운동을 인지하는 감각, 근육의 긴장도 등을 감지하는 데 관여한다. 신체의 자세를 인지하는 데는 대뇌겉질이 관여한다. 특히 섬유띠 경로는 피부에 가해진 물리적 자극의 위치, 강도, 시간적, 공간적 형태에 관한 정보를 제공하는 데 중요하다. 그러므로 대뇌겉질로 연결되는 이 경로는 촉각을 구별하는 데 필수적이다. 또한 조동(fletter)-진동을 인지하는 데도 중요하다.

가쪽 목척수계

대부분의 가쪽 목척수계(경수계)에 속하는 모든 신경세포는 같은 쪽 신체의 피부에 가해진 가벼운 물리적 자극에 민감하게 반응하지만, 일부는 유해한 자극에 의해서도 활성화된다. 이 계통으로 들어가는 말초신경섬유는 모든 척수 부위에서 뒤뿔에 있는 제 IV층판에 연접을 한다. 두 번째 신경세포로부터 나오는 두껍게 수초화된 축삭은 이 판에서 나와 가쪽 섬유다발의 가장 뒤쪽을 통해 같은 쪽으로 올라가서 **가쪽 목척수핵(lateral cervical nucleus)**에 종지한다. 이 핵은 제 1~4번 목척수 분절 뒤뿔의 가쪽에 위치해 있다(그림 7-3). 이 축삭들은 척수의 앞쪽 백색교차(전백교련, ventral white commisure)의 반대편으로 교차한 다음 안쪽 섬유띠를 형성해 시상에 종지한다. 시상으로부터의 섬유는 대뇌겉질의 몸감각부위로 연결된다. 가쪽 목척수계의 섬유는 아주 빠른 전달속도를 갖는다.

촉각 분별력에 대한 생리학적인 측면(Physiologic Aspects of Tactile Discrimination)

촉각 분별력을 전달하는 다양한 신경경로와 연결되는 핵의 각 신경세포(신경원, neurons)는 여러 개의 구심성 섬유와 연접을 하고, 한 개의 구심성 세포는 여러 개의 전달세포에 연결된다. 그러므로 연결세포(relay cell)는 **수렴(convergence)**과 **발산(divergence)**을 거친 감각정보를 받는다. 연결핵(relay nuclei)으로 들어오는 구심성 섬유는 연결세포뿐만 아니라, 흥분성과 억제성 중간 신경세포도 자극한다. 결과적으로 감각정보는 신경로만 따라서 단순하게 전달되는 것이 아니라 다른 형태로 전환되기도 한다.

몸감각계(체성감각계, somatic sensory system)에는 말초수용기에 대한 억제성 연접은 없다. 억제성 연접은 구심성 섬유의 첫 번째 연접부위인 뒤뿔이나 뒤기둥핵과 그 후로 이어지는 경로를 따라 전달되는 과정에서 생기는 연접에서만 생긴다. 억제성 연접의 두 가지 형태는 다음과 같다: (1) **국소 되먹임 억제(lacal feedback inhibition)**, (2) **먼쪽 되먹임 억제(distal feedback inhibition)**, 국소 되먹임 억제는 구심성 자극을 받는 연결세포가 곁가지를 내서 주변에 있는 뒤뿔(후각) 또는 뒤기둥(후주)의 연결세포를 억제하는 것이다. 원위 되먹임 억제는 뒤뿔과 뒤쪽 기둥핵의 신경세포에 연결되는 축삭을 통해 **연접전 억제(presynaptic inhibition)**를 하는 것이다. 이 억제성 축삭은 대뇌겉질의 몸감각 부위와 운동부위, 뇌줄기(뇌간)에 있는 신경세포로부터 온다. 이러한 억제성 자극의 첫 번째 작용은 흥분하려는 신경세포들이 속한 부위가 확산되는 것을 제한하는 것인데, 기능적으로는 흥분하는 부위의 확산(divergence)을 감소시키고, 신호를 국소화시킨다. 두 번째 작용은 얼마나 많은 정보를 위로 전달할 것인가를 결정하도록 해준다.

섬유띠가 진행하는 경로상에 위치한 뒤기둥핵, VPL, 대뇌겉질의 몸감각부위 등의 신경핵에 속한 신경세포들은 특정한 **수용대(receptive fields)**를 갖는다. 각 신경세포의 수용대는 자극(접촉)이 가해졌을 때 그 신경세포를 흥분시키거나 억제시킬 수 있는 신체표면 부위를 말한다. 각각의 신경세포의 수용대는 굉장히 다양하다. 손가락과 혀끝은 촉각에 가장 민감한 신체부위이다. 이처럼 구심성 섬유의 밀도가 높은 부위는 팔이나 등처럼 덜 민감한 부위보다 수용대(receptive field)가 더 작은 부위에서 더 많은 중계세포(relay cell)를 전달한다. 따라서 더 민감한 부위는 중심뒤이랑(중심후회, poscentral gyrus)에서 가장 넓은 부위를 차지한다. 이 부위로부터 자극을 받아 들이는 부위는 중심뒤이랑(postcentral gyrus)에서 가장 넓게 나타난다. 혀와 손끝을 담당하는 중심뒤이랑부위에 있는 한 개의 신경세포는 가장 작은 수용대를 담당한다.

한 신경세포가 자극을 받아들이는 부위의 피부를 자극하면 그 신경세포는 흥분하게 된다. 그러나 자극이 가해진 주변부위를 자극하면 그 신경세포는 억제되는 경우가 흔하다. 이런 현상을 **주위억제(inhibitory surround)**라고 한다; 그 결과 자극-반응에 대해 가장 많은 발산(firing)을 하는 신경세포는 수용대에서 제한적이다. 만약 자극이 수용대와 **억제성 부위(inhibitory surround)**에 동일하게 영향을 미친다면 해당 신경세포는 아무런 반응을 일으키지 않을 것이다; 하지만, 더 큰 신경세포의 수용대에 있는 신경세포가 자극되면 활성화될 것이다. 이러한 감각시스템의 억제성 과정은 자극받은 부위에 대해 반대의 정보를 강화하게 된다. 주위 억제는 근처에 가해진 약한 자극을 차단해서 피부의 특정부위로부터 들어오는 정보를 명확하게 해준다.

몸감각(체성감각)겉질은 대뇌표면으로부터 백색질까지 이어지는 신경세포로 구성된 수직 **겉질기둥(cortical columns)**의 형태를 취한다. 동일한 기둥내에 있는 신경세포들은 동일한 종류의 감각자극에 반응한다. 그러므로 어떤 기둥은 촉각, 어떤 것은 관절 자세, 그리고 어떤 것은 피부에 있는 털의 움직임에 흥분하게 된다. 또한 각 기둥내의 신경세포는 거의 동일한 수용대를 갖는다. 또한 몸감각겉질에는 특수한 피부감각, 방향감지(공간구분), 위치이동 감지(시간구분)에 예민하게 반응하는 신경세포가 있다. 이러한 겉질신경원은 하부로부터 들어오는 여러 종류의 감각신호를 통합한다. 각각의 겉질기둥이 각기 다른 감각에 반응하는 것으로 보아 각각의 감각이 서로 다른 신경로를 통해서 겉질로 전달된다는 것을 의미한다(20장 참조).

촉감각에 대한 척수병변의 영향 (Effect of Spinal Cord Lesions on Touch Sensation)

척수에 병변이 생겼을 때 모든 피부감각 형태 중에서 **단순한 촉각(simple touch)**은 거의 손상받지 않는다. 뒤기둥(배측 기둥)에 병변이 생기면 피부자극이 움직이는 방향을 탐지하는 능력 즉, 촉각 감별은 일반적으로 소멸되지만, 손상받은 자리와 같은 쪽의 가벼운 촉각은 약간만 감소되거나 정상이다. 척수시

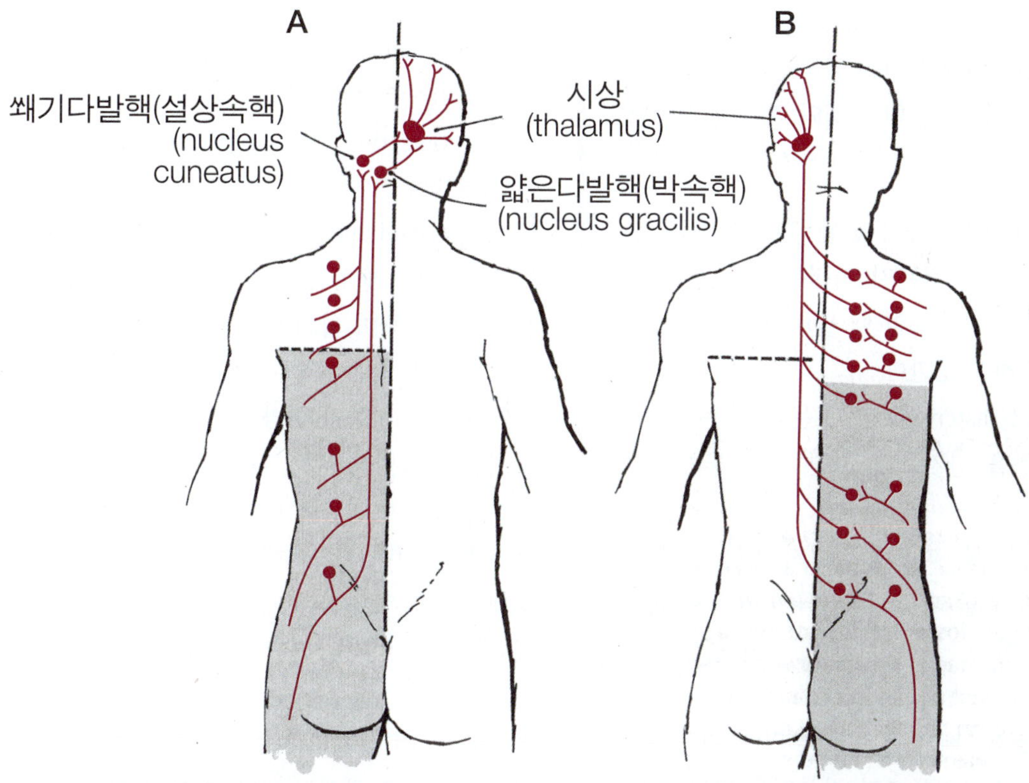

■ **그림 7-4.** 척수의 왼쪽에 발생한 단일 병변의 효과. *점선*은 병변부위를 의미한다. (A)와 (B) 각각 뒤가쪽경로와 척수시상로에 발생한 단일병변의 효과에 관한 것이다. (A) 고유수용각 장애는 몸의 한쪽에만 영향을 미친다. 그 이유는 오름섬유는 안쪽섬유띠를 형성하는 얇은다발과 쐐기다발핵이 안쪽 섬유띠를 만드는 숨뇌의 병변부위 위를 가로지르기 때문이다. (B) 통각과 온각소실은 병변부위보다 하나 혹은 두개 분절 아래의 몸 반대쪽에 영향을 미친다. 그 이유는 척수시상로로 유입되는 섬유들은 척수의 반대편으로 가로지를 때 하나 혹은 두 개 분절을 오름하기 때문이다.

상로가 파괴되면 반대쪽 신체에서 통증을 느끼지 못하게 되지만, 일반적으로 가벼운 촉각은 뒤가쪽 경로(배외측경로, dorsolateral pathway)로 전달되기 때문에 감소하지 않는다(그림 7-4).

양쪽 뒤가쪽 척수로가 절단되면 **고유수용성감각(proprioceptive sensation)**이 완전히 상실된다. 이런 병변은 자세감각, 진동감각, 촉감식별을 손상시킨다. 한쪽 앞가쪽 섬유다발이 손상받으면 병변이 발생한 같은 쪽 신체에 우선적으로 나타난다. 또한 얇은다발핵(박속핵)과 쐐기다발핵(설상속핵), 안쪽섬유띠, 시상과 중심뒤이랑에 병변이 생겨도 정도의 차이는 있으나 유사한 증상이 나타난다. 섬유띠로에 병변이 생기면 통증과 온도감각은 보존된다. 가쪽기둥의 손상없이 뒤기둥이 차단되면, 피부에 가해지는 자극이 움직이는 방향을 인지하지 못하게 되지만, 관절의 움직임과 촉각은 정상이다.

섬유띠로 손상에 의해 생기는 임상적 징후는 신경학적 검사를 통해 발견되는데 아래와 같은 진찰방법들이 있다.

1. 팔다리의 위치 인지능력 상실. 환자가 보지 않고는 관절이 굽어졌는지 펴졌는지 알지 못한다. 또한 환자는 움직일 때 팔다리가 이동하는 방향을 감지하지 못한다.
2. 입체인지소실(asterognosis). 눈을 감은 채 열쇠, 동전 등을 만져보게 하면 어떤 물체인지 모른다.
3. 2점 식별능 소실. 피부에 떨어져 있는 두 개의 자극을 동시에 줄 때 그 두 자극이 떨어져 있는지 알지 못한다. 검사는 끝이 무딘 콤파스를 사용한다.
4. 진동감각 소실. 뼈가 돌출된 부위에 진동하는 음차(tuning fork)를 대면 정상인은 약간 얼얼한 감각을 느낀다. 이 감각능력이 소실되면 환자는 진동하는 경우와 진동하지 않는 경우를 구별할 수 없게 된다.
5. Romberg sign 양성반응. 환자에게 두 눈을 감은 채 양쪽 다리를 붙이고 서게 한다. 환자가 눈을 떴을 때와 감았을 때 신체가 얼마나 흔들리는지를 비교한다. 눈을 감았을 때 균형감각의 소실이나 흔들거림이 훨씬 심하면 Romberg sign 양성반응이라고 한다. 시작은 근육이나 관절의 위치를 인지하는데 어느 정도 도움을 준다. 그러므로 섬유띠계가 손상된 환자는 눈을 떴을 때는 균형유지가 가능하지만, 눈을 감으면 균형을 유지할 수 없다.

사례연구 결과(Case Follow-up)

이 장의 시작 부분에 언급한 환자는 Friedreich 운동실조증(ataxia)이며, 9번 염색체의 GAA에 영향을 미치는 돌연변이로 인한 열성 유전성 신경학적 질환이다. 이 경우 뒤뿌리신경절의 점진적인 퇴행성 변화와 앞뒤척수소뇌로(배복측척수소뇌로, dorsal and ventral spinocerebellar tract)의 2차적인 퇴행성 변화로 인해 협조능력과 보행장애가 발생하며 쉽게 낙상을 일으킨다. 또한 척수섬유띠계, 척수시상로, 가쪽 목척수계에도 2차적인 퇴행성 변화가 나타나기 때문에 감각, 특히 자세인지력과 진동감, 그리고 장애가 더 심할 경우 보행에까지 영향을 미친다. 그리고 겉질척수로 또한 점진적으로 퇴행성 변화를 일으키기 때문에 팔다리 약화가 초래된다(겉질척수로는 8장에 설명되어 있다). 근방추 수용기에서 기시하는 구심성 섬유들의 소실로 인해 깊은힘줄 반사는 소실된다. 이 질환의 진행을 수정할 수 있는 그 어떤 치료법도 현재는 없다. 하지만 이 질환에 대한 기초과학적인 연구는 빠르게 진행되고 있다.

8

운동신경 전도로
Motor Pathways

사례연구(Case Study)

55세 여성이 갑자기 왼쪽 팔과 다리에 힘이 없고, 30분정도 지나면 힘이 극도로 약해지는 증상이 발생했다. 거울을 통해 자신을 보면 그녀의 얼굴 중 왼쪽 아랫부분 반이 움푹 꺼져있으며, 오른쪽 하부보다는 왼쪽 하부 얼굴의 움직임이 감소되어 있는 것을 발견할 수 있다. 이 여성 환자는 고혈압, 당뇨병, 고지혈증(혈중지질이 증가된 상태)을 갖고 있다. 이 여성 환자가 1시간 전에 응급실에 들어왔을 때 그녀의 왼쪽 얼굴 하부와 왼쪽 팔과 다리가 거의 완전히 마비가 되어 있었으며, 얼굴과 팔, 그리고 다리는 거의 같은 정도로 약화가 진행되어 있었다.

이 여성환자에게 무슨 일이 발생한 것일까? 이 환자의 증상과 관련된 병인은 무엇인가? 치료로 사용할 수 있는 것은 무엇일까?

대뇌겉질의 운동영역 (Motor Areas of the Cerebral Cortex)

일차운동 영역(Primary Motor Cortex)

Brodmann은 세포의 구조적 형태 차이에 따라 대뇌겉질(대뇌피질)을 52개의 해부학적 영역으로 나누었다. **일차운동 영역(primary motor area, Brodmann 영역 4)**은 이마엽(전두엽)의 중심앞이랑(중심전회, precentral gyrus)에 위치해 있다. 이것은 가쪽 틈새(외측열, lateral fissure)에서 반구의 뒤위쪽으로 뻗어있고, 이마엽의 안쪽면에서는 중심옆소엽(부중심소, paracentral lobule)의 앞쪽으로 뻗어있다(그림 1-2, 1-3, 20-1, 20-2). 왼쪽의 운동영역은 신체의 오른쪽을 조절하고, 오른쪽 운동 영역은 왼쪽 신체를 조절한다. 인두와 혀는 이 영역의 가쪽 가장 아래부분에 있는 신경세포(신경원, neurons)의 지배를 받고, 인두와 혀를 지배하는 부위 위쪽으로 얼굴, 엄지손가락, 손, 아래팔(전완), 팔, 가슴, 허벅지, 다리, 발, 그리고 회음부의 근육을 지배하는 부위가 차례대로 배열되어 있다. 다리, 발, 그리고 회음부의 근육을 지배하는 신경세포는 중심옆소엽에 있다. 신체에서 손, 혀, 인두를 지배하는 영역은 불균형적으로 넓은데, 이것은 이들 근육군이 정교한 운동조절을 필요로 하기 때문이다. 운동겉질의 기능적 지도는 위, 아래가 뒤집어지고, 좌우가 바뀐 찌그러진 신체의 모양과 같다. 이 기능적인 지도를 의학용어로 **난쟁이(homunculus)**라고 한다(그림 20-7).

겉질에서 운동과 관련이 있는 부위 (Motor Association Areas of the Cortex)

일차운동 영역 바로 앞에 **운동앞겉질(전운동피질, premotor cortex)**이 있는데, 대뇌반구 측면의 **Brodmann 영역 6**에 해당된다(그림 20-1). 운동앞 영역은 영역 4와 비슷한 모양을 갖고 있는 뇌를 정중시상면으로 자르면 중심옆소엽의 바로 앞에서 영역 6의 가장 안쪽면을 관찰할 수 있다(그림 20-2). Brodmann 영역 6은 신체운동을 조절하는 **부가운동 영역(supplementary motor area)**에 해당된다.

운동에 영향을 미치는 영역들은 **중심뒤이랑(중심후회, postcentral gyrus)**에 있는 Brodmann 영역 3, 1, 2와 중심앞이랑, 중심뒤이랑, 가쪽 틈새의 가장 앞쪽에 위치한 **이차운동 영역(secondary motor area)**이다. 이차운동 영역은 **이차몸감각겉질(secondary somatosensory cortex)**과 겹친다. 가운데이마이랑(중앙전두회, middle frontal gyrus)에 있는 Brodmann 영역 8도 운동조절과 관련이 있다. **이마엽시각 영역(전두시각영역, frontal eye fields)**이라고 부르는 이 영역은 눈의 운동에 영향을 미치는 신경세포(신경원, neurons)가 들어있다.

방향성 움직임에 대한 운동겉질 영역과 아래운동 영역의 통합과정(Integration of the Motor Cortices and Lower Motor Sites in Directing Movement)

운동은 신경계의 여러 부위에 있는 신경세포들의 연결이 활성화되어 생긴다. 보행이나 다른 규칙적인 운동의 박자를 만들어내는 곳은 척수를 포함한 하부중추신경계에 있다. 신경계의 내림경로들은 발생단계적 관점에서 더 하위수준의 신경세포들에 대한 상호작용과 조절작용을 한다. 대뇌겉질에 있는 각각의 신경세포들은 각기 다른 근육이 수축하는 것을 조절하며, 근육의 수축력을 결정한다. 그러나 각 경우마다 **방향(direction)**과 **힘(force)**을 정하기 위해서 겉질신경원은 **집단적(populations)**으로 작용한다. 일차운동겉질에 있는 신경세포뿐만 아니라, 운동앞 영역과 중심뒤이랑 영역의 신경세포들도 이런 기능들을 갖고 있다. 운동앞 영역과 부가운동 영역은 움직임의 계획을 세우는 데 중요한 역할을 한다. 부가운동 영역은 신체 양쪽에서 동시에 수행하는 운동을 통합하는 데 중요한 역할을 하는 것으로 여겨진다.

대뇌겉질과 뇌줄기에서 나와 운동에 영향을 주는 내림섬유들 (Descending Fibers from the Cerebral Cortex and Brain Stem Influence Motor Activity)

근육을 신경지배하는 아래운동신경원 (Lower Motorneurons Innervate Muscle)

골격근의 활성은 상부신경계가 척수의 운동신경원과 뇌의 운동신경핵에 영향을 미쳐 생긴다. 이들 척수와 뇌줄기의 신경세포들은 신경근 연접(운동종말판)을 통해 근육과 최종적으로 연결된다. 이들 신경세포들을 **아래운동신경원(lower motoneurons; LMNs)**이라고 한다. 이들의 세포체들은 중추신경계내에 있고, 축삭은 몸과 새악궁(branchiomeric)에서 기원하는 추외근과 추내근에 연결된다. **몸근섬유(somatic muscle fobers)**들은 발달과정 중에 있는 태아의 체절(true somites)에서 기원한다. **새절근(branchiomeric muscle)**들은 머리와 목의 분절에서부터 유도되는데, 어류에서는 아가미로 발달된다. 이들 새악궁은 진짜 체절은 아니지만, 이것에서 기원한 근육은 몸근육과 비슷하고, 가로무늬근(횡문근)이며, 수의적인 조절을 받는다. 여기에는 저작근, 표정근, 인두근, 후두근이 포함된다.

아래운동신경원에서 움직임을 조절하는 위운동신경원(Upper Motorneurons Regulate Activity in Lower Motorneurons)

수많은 아래운동경로들은 아래운동신경원의 활동을 조절한다. 이들 내림신경로들은 대뇌겉질, 소뇌, 바닥핵(기저핵)에 의해 직접 혹은 간접적으로 조절된다. 이런 신경로에 있는 신경세포(신경원, neurons)들을 **위운동신경원(upper motoneurons; UMNs)**이라고 부른다. 위운동신경원은 직접 연접이나 중간신경을 통해 척수와 뇌신경핵에 있는 알

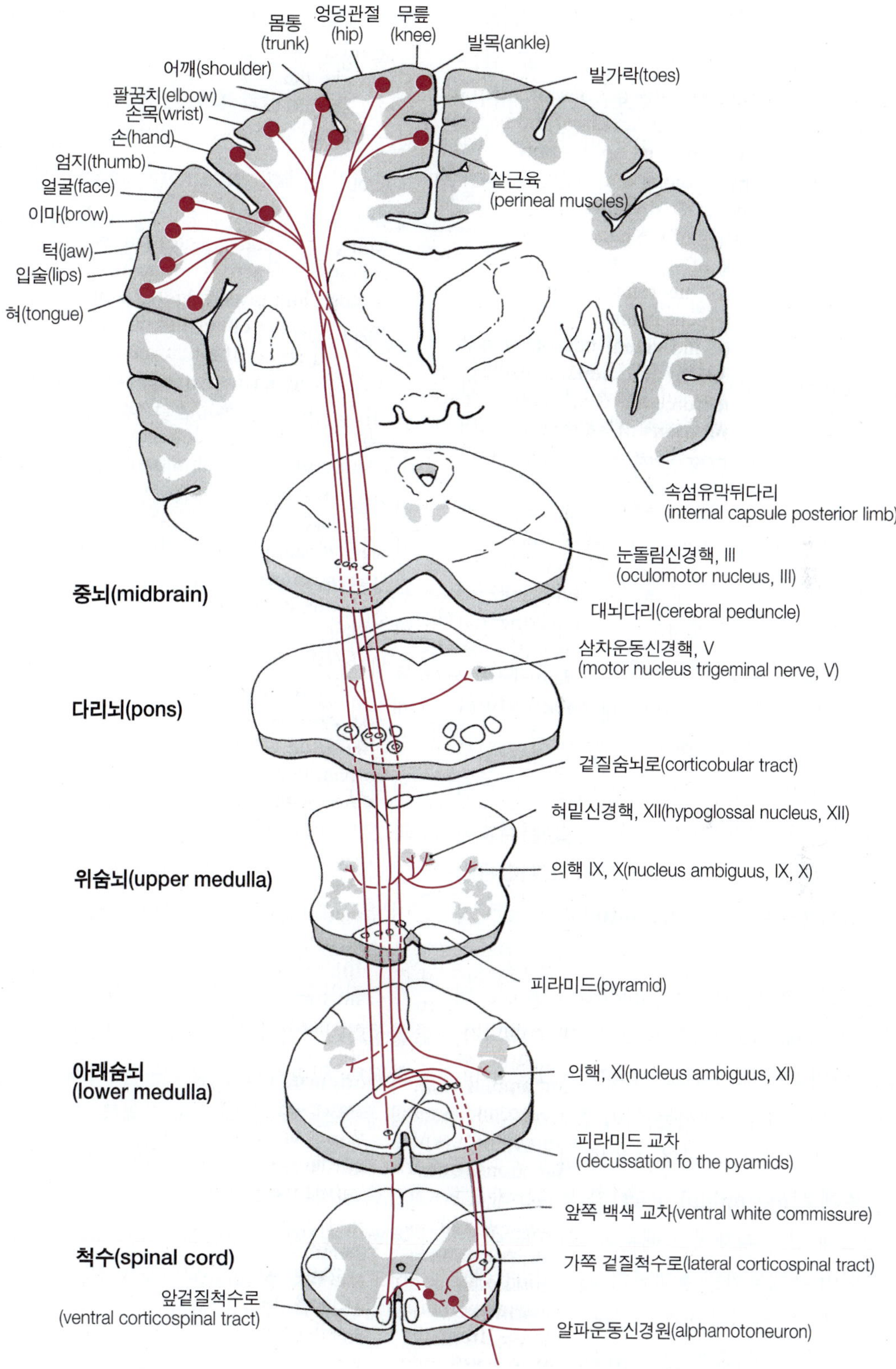

■ **그림 8-1.** 겉질척수로와 겉질숨뇌로에 있는 섬유들.

파, 베타, 감마운동신경원에 간접적으로 연접한다. 이들은 중추신경계내에 속해 있다. 임상적으로 위운동신경원이라는 용어는 겉질척수로(corticospinal tract)를 지칭하는 데 쓰이며, 경우에 따라서는 겉질숨뇌로(corticobulbar tract)를 언급할 때도 사용한다(그림 8-1).

겉질척수로(Corticospinal Tract)

추체로(pyramidal tract)라고도 불리는 **겉질척수로(corticospinal tract)**는 한 때 모든 수의적 근활동을 시작하고 조절하는 신경로로 생각되었다. 그러나 주로 팔다리 먼쪽부 근육의 섬세한 움직임과 특히, 먼쪽 굽힘근(굴곡근)을 신경지배하는 알파, 베타, 감마운동신경원의 활성과 관련있다는 것이 밝혀졌다. 겉질척수로에 있는 축삭 중 3분의 1은 영역 4와 6에 있는 일차운동겉질에서부터 나오고, 이들 섬유 중 3% 정도는 주로 대뇌겉질의 5번째 층에 위치해 있는 커다란 추체세포인 **Bets 세포**에서 기원한다. 겉질척수로 섬유 중 3분의 1은 운동앞 영역과 부가운동 영역에서 나오고, 나머지 3분의 1은 마루엽(두정엽)에 있는 중심뒤이랑 영역 3, 1, 2에서 기시한다. 또한 겉질척수로와 겉질숨뇌로와 관련있는 겉질부위를 **감각운동겉질(sensorimotor cortex)**이라고 한다.

겉질척수로는 속섬유막(내낭, internal capsule)의 뒷다리(후지, posterior limb)와 대뇌다리(대뇌각, crus cerebri)의 가운데 부위로 지나간다(그림 8-1). 다리뇌의 바닥부(기저부)에서는 여러 갈래로 갈라지고, 이들은 다시 모여서 숨뇌의 추체를 형성한다. 이 신경로를 **추체로(pyramidal tract)**라 부르는데, 그 이유는 겉질에 있는 추체세포 때문이 아니라, 이 신경로가 숨뇌의 추체부위를 통과하기 때문이다. 대부분의 겉질척수로는 숨뇌의 아래 부분에서 반대편으로 교차한다. 이 곳을 **추체로 교차(pyramidal tract decussation)**라고 한다. 90%의 추체로 신경섬유들은 이 부분에서 교차하여 (**가쪽 겉질척수로**) 척수를 통해 내려가고, 이것은 척수의 가쪽 섬유다발(외측삭)을 통과해 층판 IV~VIII에서 개재신경원과 연접한다. 이들 층판들에 있는 많은 세포들은 층판 IX에 있는 알파운동신경원과 감마운동신경원과 연접하는 개재신경원이다. 영장류에서 추체로 섬유들 중 Betz 세포에서 기원하는 섬유는 층판 IX에 있는 알파, 베타, 감마운동신경원과 직접 연접한다. 이 운동신경원들은 팔다리의 먼쪽부(즉, 손과 발)에 있는 근육에 닿는다(종지한다).

겉질척수로 섬유 중 10%는 숨뇌에서 교차하지 않고, 같은 쪽 경수와 상위 흉수의 앞섬유단(전삭, anterior funiculus)을 통해 내려간다(**앞겉질척수로**). 이 신경로에 들어있는 대부분의 섬유들은 앞백색맞교차(전백교련, anterior white commissure)를 통해 교차하여 반대쪽의 개재신경원이나 운동신경원과 연접한다(그림 8-1). 가쪽 겉질척수로와 앞겉질척수로에 있는 섬유들은 하부 척수 분절로 내려갈수록 개수가 점점 줄어든다.

겉질척수로는 척수의 층판 IV~VI에 있는 개재신경원과 연접한다. 이들 개재신경원들은 국소 반사궁과 오름감각 경로가 기원하는 신경세포에 영향을 미칠 수 있다. 그러므로 대뇌겉질은 이 시스템을 통하여 운동출력과 뇌로 전달되는 감각정보를 적절하게 조절할 수 있다.

겉질척수로는 척수의 개재신경원과 운동신경원을 **활성화**시키기거나, **억제**시킨다. 겉질척수로가 활성화되면 일반적으로 굽힘근을 지배하는 개재신경원과 운동신경원에 연접후 전위를 활성화시키고, 폄근을 지배하는 신경세포(신경원, neurons)들에서는 연접후 전위를 억제시킨다. 겉질척수로는 아미노산 신경전달물질인 글루탐산을 통해 흥분성 자극을 전달하고, 글리신(glycine)을 갖고 있는 개재신경원을 이용해 억제성 자극을 전달한다.

겉질숨뇌로(Corticobulbar Tract)

겉질숨뇌로의 섬유들은 대뇌반구의 옆면 영역 4의

앞부분에 있는 신경세포와 영역 8에 있는 신경세포로부터 나온다. 축삭은 겉질척수로와 함께 진행하다가 중뇌에서 갈라져 나온다. 이 신경로의 섬유들은 뇌줄기에서 종지한다. 이것은 III(눈돌림신경, 동안신경), IV(도르래신경, 활차신경), V(삼차신경), VI(갓돌림신경, 외전신경), VII(얼굴신경, 안면신경), IX(혀인두신경, 설인신경), X(미주신경), XI(더부신경), XII(혀밑신경, 설하신경)의 운동신경핵에 영향을 미친다. 중심이마이랑(중심전두회, middle frontal gyrus)의 **이마시각 영역(frontal eye fields)**인 영역 8에서 기시하는 섬유들은 중뇌의 위둔덕(상구, superior colliculus), 앞시개핵(pretectal nuclei), 그리고 더부신경핵에 있는 세포들과의 연접을 통해 간접적으로 눈의 운동에 영향을 미친다. 이들 영역은 직접 혹은 뇌교(다리뇌)의 망상체에 있는 다른 중간 경로를 거쳐 III, IV, VI 뇌신경핵으로 연결된다(19장 참조). 영역 4와 6의 안면 영역에서 기시한 겉질연수 섬유들은 몸 혹은 새악궁에서 기원한 나머지 횡문골격근을 지배하는 운동신경원 근처에 있는 개재신경원에 종지한다(그림 8-1). 뇌의 운동신경핵은 양쪽 대뇌의 지배를 받기 때문에 대부분의 경우 한쪽 근육들만 수의적으로 수축할 수 없다. 눈 아래의 안면근육을 신경지배하는 아래 얼굴신경핵과 혀밑신경핵은 편측보다 반대쪽 대뇌겉질로부터 더 강한 신경지배를 받는다. 그러므로 이들 근육들은 한쪽을 좀 더 따로따로 움직일 수 있고, 한쪽 대뇌반구의 손상은 주로 반대쪽의 근력약화를 가져온다.

겉질척수로와 같이 **겉질숨뇌로(corticobulbar tract)**에도 감각을 중개하는 신경세포(relay neurons)에 종지하는 섬유들이 들어있다. 뇌줄기(뇌간)에는 얇은다발핵(박속핵), 쐐기다발핵(설상속핵), 감각삼차신경핵(sensory trigeminal nuclei), 그리고 고립로핵(nucleus of solitary tract)과 같은 중계핵이 있다.

겉질시개로와 시개척수로

(Corticotectal and Tectospinal Tracts)

뒤동수엽과 아래마루엽에 있는 대뇌겉질에서 기원해 눈운동에 영향을 주는 뇌줄기의 상부로 투사하는 신경로를 겉질중뇌로(corticomesencephalic tract)라고 하는데, 이 책에서는 **겉질시개로(corticotectal tract)**라고 기술한다. 이들 섬유들 중 많은 숫자는 위둔덕(superior colliculus), Cajal 간질핵, 혹은 Darkschewitsch 핵에서 연접한다. 이들 핵은 다리뇌그물체와 **안쪽 세로다발(내측종속, medial longitudinal fasciculus, MLF)**을 거쳐 눈돌림신경, 도르래신경, 그리고 갓돌림신경핵에 연결된다. 다른 겉질섬유들은 바깥눈근핵(외안근핵, eye muscle nuclei)들에 직접적인 영향을 주는 그물체의 여러 부분과 연접한다(그림 19-1).

겉질시개섬유들은 위둔덕의 심층부에서 **시개척수로(tectospinal tract)**의 기원이 되는 신경세포와 연접한다. 이들 세포들의 축삭은 **뒤쪽 덮개교차(배측피개교차, dorsal tegmental decussation)**를 통해 반대편으로 교차하고(그림 10-13), MLF의 앞쪽 뇌줄기를 통해 아래쪽으로 내려간다(그림 10-8~10-11). 시개척수로는 척수에서 MLF의 일부로서 앞섬유단(전삭, entral funiculus)을 통해 내려간다. 이것은 목척수까지만 내려가는데, 목척수에서 척수더부신경핵 등 목의 근육을 지배하는 신경세포에 연결된다(뇌신경 XI).

겉질시개로-시개척수로는 머리와 눈을 돌리는 운동과 팔을 뻗는 동작(reaching movement)과 연관되는 것으로 생각된다. 겉질시개섬유들은 수위적인 눈운동보다는 반사적 눈운동에 더 큰 영향을 미친다.

겉질적핵로와 적핵척수로

(Corticorubral and Rubrospinal Tracts)

겉질적핵로와 적핵척수로는 대뇌겉질에서 척수까지 연결되는 신경로이다. **겉질적핵로(corticorubral**

tract)는 겉질척수로를 내는 대뇌겉질에서 같이 기원한다. 이 신경로는 같은 쪽 중뇌의 덮개(피개)에 있는 적핵(red nucleus)으로 연결된다. 적핵은 **적핵척수로(rubrospinal tract)**를 내는데, **앞덮개교차(ventral tegmental decussation)**에서 반대편으로 교차한다. 그런 다음 다리뇌(교뇌)의 가쪽 덮개, 중뇌, 숨뇌(연수)를 통해 아래로 내려간다(그림 9-2). 척수에서는 가쪽 섬유단(외측삭)에 있는 가쪽 겉질척수로 바로 앞에 위치한다. 이 신경로의 섬유들은 전체 척수의 층판 V, VI, VII의 가쪽면에서 겉질척수로가 종지하는 부위와 겹쳐서 연접한다. 적핵척수로는 일반적으로 팔의 먼쪽부 굽힘근을 지배하는 신경세포를 활성화시키기 때문에 폄근을 억제시키는 겉질척수로와 유사한 기능을 한다. 또한 적핵은 소뇌와 시상의 앞가쪽 핵과의 연접을 중개한다.

겉질망상로와 그물척수로
(Corticoreticular and Reticulospinal Tracts)

뇌줄기 깊숙이 있는 핵들의 모임인 그물체(망상체_는 많은 신경세포로부터 감각정보를 받아들이며, 특히 소뇌와 둘레계(변연계, limbic system)와 강하게 연결되어 있다. 이 부분은 10장에 추가적으로 설명되어 있다. 그물체는 겉질척수로, 겉질숨뇌로섬유들과 동반하는 **겉질그물섬유들(corticoreticular fibers)**로부터 많은 정보를 받는다. 겉질숨뇌로 섬유들과 마찬가지로 한쪽 대뇌반구에서부터 나온 겉질그물섬유들 중 대부분은 양쪽 뇌줄기에 종지한다. 앞서 언급한 겉질척수로와 겉질숨뇌로와는 달리 겉질그물계(corticoreticular system)는 감각운동겉질(sensorimotor cortex)의 세포안뿐만 아니라 바깥에서도 기원한다. 중요한 겉질그물로는 안쪽 앞이마겉질(내측전두전겉질, medial prefrontal cortex)(감각운동겉질의 앞쪽에 있는 이마엽)과 둘레엽(limbic lobe), 편도(amygdala)에서 기원한다. 따라서 겉질영역에서 배뇨(micturition)와 성기능과 같이 몸 및 내장기관의 복잡한 반사를 통합하는 작용을 한다. 또한 수많은 신경로 중의 일부로서 겉질그물로-그물척수로는 복잡한 감정이나 사회적인 행동과 관련된 반사를 통합하는 작용을 한다.

그물체의 두 부분에서 척수로 보내지는 대부분의 신경섬유가 기원한다. 다리뇌의 그물체는 같은 쪽으로 진행하는 **다리뇌그물척수로(교뇌망상척수로, pontine reticulospinal tract)**를 낸다. 이 신경로는 뇌줄기에서 MLF의 바로 앞을 지나간다. 척수에서는 앞섬유단(anterior funiculus)을 통해 진행한다. 경수와 위등척수에서 MLF와 합쳐진다. 섬유들은 층판 VII과 VIII에 연접한다. 다리뇌신경로는 몸통과 팔다리의 가까운쪽에 있는 폄근을 지배하는 알파운동신경원을 흥분시키는 작용을 한다(그림 9-2). 이것은 감마운동신경원에도 중요한 정보를 제공한다.

숨뇌그물척수로(medullary reticulospinal tract)는 숨뇌그물체의 안쪽면에서 기원한다. 대부분은 교차하지 않으나 일부는 교차한다. 이 신경로는 적핵척수로 앞에 있는 가쪽 섬유단(lateral funiculus)을 통해 전체 척수에 걸쳐 진행한다(그림 1-9). 이것은 층판 VII과 IX에서 연접한다. 이 신경로는 신경계 위로부터 교감 및 부교감신경원으로 **자율신경계의 정보**를 전달해서 호흡, 순환, 발한, 오한, 동공확대뿐만 아니라, 내장과 요도의 조임근(괄약근)의 기능을 조절한다. 특히 심혈관 기능과 같은 자율신경계 기능은 뇌실곁핵(뇌실방핵, paraventricular nucleus)과 그 외 시상아래핵(시상하부핵, hypothalamic nuclei)에서 기원해 척수로 투사되는 시상아래 투사에 의해 직접적인 영향을 받는다.

솔기척수로와 청반척수로 투사
(Raphe-Spinal and Ceruleus-Spinal Projections)

솔기핵(봉선핵, raphe nuclei)은 그물체를 구성하는 핵들 중 하나이다. 솔기핵에서 기원하는 신경섬유는 세로토닌이 들어있다. 솔기핵, 특히 큰솔기핵(nucleus raphe magnus)의 꼬리쪽에 있는 신경세포(신경원, neurons)에서 나온 신경섬유들은 척수로 진행한다(그림 23-4 참조). 이들 섬유들은 척수의 뒤가쪽 섬유단(외측삭)을 통과하여 층판 I과 II에서 말초신경으로부터 전달되는 통각에 중요한 역할을 한다. 솔기척수로는 층판 VII의 절전교감신경원에 종지한다.

청반핵(nucleus locus ceruleus)과 청반하핵(nucleus subceruleus)에서 나오는 신경로는 앞가쪽다발을 통하여 층판 I, II, V, VII, IX, X에 종지한다. 이 신경로에는 노르아드레날린이 들어있다.

솔기척수로와 청반척수로가 운동기능에 어떻게 관여하는지 아직 명확하게 규명되지는 않았지만, 이들 두 신경로들은 운동신경원의 활성을 증가시키고, 이로 말미암아 운동신경원의 반응정도를 결정하는 gain-setting 시스템의 기능을 한다. 이 신경로들은 수면-각성 주기와 정서 상태의 변화에 따른 운동계의 반응을 조절하는 것으로 추정된다.

안뜰척수로(Vestibulospinal Tracts)

안뜰척수로는 15장에도 언급되어 있다. 안뜰척수(전정척수로)로는 앞섬유단(전삭, anterior funiculus)을 통해서 층판 VII과 VIII에 있는 세포와 연접한다. **가쪽 안뜰척수로(외측전정척수로, lateral vestibulospinal tract)**는 전체 척수에 걸쳐 뻗어있다. **안쪽 안뜰척수로(내측전정척수로, medial vestibulospinal tract)**는 MLF를 통해 위등척수(상부흉수)까지만 진행한다. 가쪽 안뜰척수로에 가해진 자극은 목, 등, 아래팔(전완)의 폄근을 지배하는 운동신경원에 **흥분성 연접후 전위(excitatory postsynaptic potentials; EPSPs)**가 생기게 한다. 이들 EPSPs는 목, 등, 다리의 일부를 지배하는 운동신경원에 단일 연접성으로 생긴다. 가쪽 안뜰척수로의 자극은 이중 혹은 다중연접을 통해 굽힘 운동신경원에 대해 교차성 억제(reciprocal inhibition)를 유발한다. 안쪽 안뜰척수로에 가해진 자극은 목과 등의 운동신경원에서 단일 연접성 억제와 흥분을 유발시키나, 팔다리의 운동신경원에는 영향을 미치지 않는다. 안뜰척수로는 머리의 움직임과 몸통의 긴장도 유지와 같은 몸의 자세조절과 관련이 있다.

안쪽 세로다발(Medial Longitudinal Fasciculus)

안쪽 세로다발(내측종속, MLF)은 단일신경로가 아니라 뇌줄기(뇌간)에 있는 몇몇 신경로의 단이고, 이것의 일부는 척수의 앞섬유단으로 투사된다. MLF의 내림경로에는 **다리뇌그물척수로(pontine reticulospinal tract)**와 **안쪽 안뜰척수로(내측전정척수로, medial vestibulospinal tract)**가 들어있다. Cajal의 간질핵에서 기원하는 **간질척수로(interstitiospinal tract)** 또한 MLF의 일부이다. 간질척수로는 위목척수(상부경수)까지만 진행하며, 층판 VII과 VIII에서 연접한다. 척수의 MLF에는 **시개척수로(tectospinal tract)**도 들어있다. MLF는 시각과 평형자극에 대한 머리와 몸의 반사적 임직임과 관련이 있다.

뇌줄기(뇌간)의 올림성 MLF 역시 다양한 부위에서 기시하는 혼합성 섬유단이 들어있다. 예로, 안뜰핵과 눈바깥핵 (III, IV, VI) 등이다. 이 경로는 눈운동을 조절하며, 눈운동과 함께 머리의 운동을 통합한다. 이 다발이 손상되면 신경핵사이 눈근육 마비(internuclear ophthalmoplegia)가 된다(13장 참조).

가쪽과 안쪽 그리고 고유척수로에 대한 척수의 역할(Role of the Lateral, Medial, and Propriospinal Pathways in Spinal Cord Function)

운동과 내장기능을 조절하는 척수로 가는 신경섬유들의 배열은 그림 8-2에 설명되어 있다. 대뇌겉질과 뇌줄기에서 척수까지 연결되는 이 운동계 신경로들은 이 그림의 왼쪽에 나와있다. 이번 장의 앞에서도 언급했듯이 **앞가쪽 겉질척수로(전외측피질척수로, lateral and ventral corticospinal tract)**는 손가락의 움직임과 같은 미세한 운동을 조절한다. 운동을

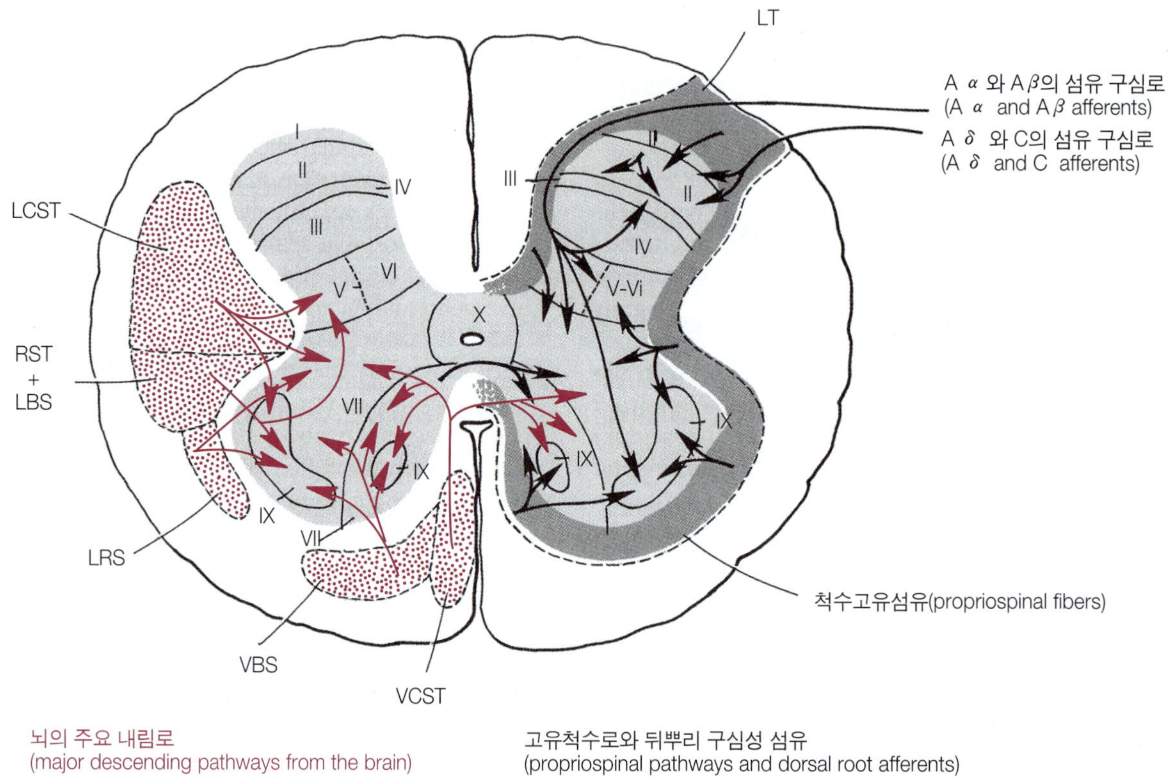

■ **그림 8-2.** 척수의 회색질의 층판 I 에서 X번으로 들어오는 구심성 신경섬유. *(왼쪽)*뇌로부터 들어오는 주요 내림경로. LBS=가쪽 뇌줄기계(교피개로부터); LCST=가쪽 겉질척수로; LRS=가쪽 그물척수로; RST=적핵척수로; VBS=앞안쪽 뇌줄기계(간질척수, 덮개척수, 안쪽 그물척수, 그리고 안뜰척수로); VCST=앞쪽 겉질척수로. *(오른쪽)*뒤가쪽 다발 혹은 Lissauer's tract(LT)와 함께 회색질 주변에 있는 고유척수로. 뒤뿌리에 있는 구심성 섬유들: 직경이 큰 구심성 섬유(Aα와 Aβ); 직경이 작은 구심성 섬유(Aδ와 C).

조절하는 나머지 신경로들은 뇌줄기에서 나오는 앞안쪽과 가쪽 두 가지 신경로가 있다.

가쪽 뇌줄기계(lateral brain stem system)는 반대쪽 대세포적핵(magnocellular red nucleus)에서 기원하여 적핵척수로를 통해 척수로 내려간다. 그리고 반대쪽 다리뇌덮개의 앞가쪽 부분에서 기원하는 섬유들은 척수의 가쪽 섬유단을 통해 아래로 내려간다. 이 외측 신경로는 층판 V, VI, VII, IX가 위치한 척수앞뿔과 뒤뿔의 뒤가쪽면에 종지한다. 가쪽 뇌줄기계는 겉질척수로처럼 섬세한 운동, 팔다리의 독립적인 운동, 특히 손과 발의 운동과 관계가 있다. 이 신경로는 일반적으로 굽힘근(굴곡근)을 지배하는 운동신경원의 활성을 촉진시키고, 폄근(신전근)을 지배하는 운동신경원의 활성을 억제시킨다.

앞안쪽 뇌줄기계(ventromedial brain stem system)는 Cajal 바닥핵, 위둔덕, 중뇌, 다리뇌와 숨뇌에 있는 그물체의 일부, 그리고 안뜰핵에서부터 기원하는 신경섬유들로 구성된다. 이 신경섬유들은 몸통 근육을 신경지배하는 운동신경원이 있는 층판 VII, VIII, IX 척수 앞뿔의 앞안쪽면에 종지한다. 앞안쪽 신경로들은 특히, 직립자세의 유지, 몸통과 팔다리의 조화된 운동과 관련이 있다. 이들 신경로들은 일반적으로 폄근을 지배하는 운동신경원을 활성화시키고, 굽힘근을 지배하는 운동신경원의 활성은 억제시킨다. 그림 8-2에 나와 있는 마지막 내림경로는 층판 VII의 중간안쪽 기둥에 있는 자율운동신경원의 조절과 주로 관련이 있는 **가쪽 그물척수계(lateral reticulospinal system)**이다.

뇌에서 기원하는 이들 주요 내림경로 이외에 **고유척수로(propriospinal pathway)**도 척수 기능에 중요한 역할을 한다. 이들 분절 사이를 연결시키는 섬유는 앞뿔과 뒤뿔에 들어있는 신경세포에서 기원한다. 이들의 축삭은 회색질을 싸고 있는 백색질을 따라 진행하며, 멀리 떨어져 있는 척수분절을 서로 연결시켜주므로써 조화된 몸의 움직임과 내장기능을 촉진시키는 역할을 한다(그림 8-2 오른쪽). 층판 II에 해당하는 교양질과 층판 VIII에 들어있는 신경세포의 축삭은 위와 같은 분포를 보이지 않으며, 회색질내로 주행한다.

사례연구 결과(Case Follow-up)

이번 장의 시작부분에서 언급한 여성 환자는 거의 동등한 정도로 왼쪽 얼굴 하부, 왼팔, 왼다리에 약화가 있었다. 이 질환과 가장 연관성이 높은 부위는 오른쪽 속섬유막(내낭, internal capsule)이다. 그 이유는 겉질숨뇌로(corticobullar fiber)와 겉질척수로(corticospinal fiber)는 반대쪽 얼굴, 팔과 다리를 신경지배하며, 이 두 섬유는 속섬유막 가까이 있다. 또한 이 두 섬유들은 위뇌줄기에 인접해있지만, 환자는 뇌줄기병변과 관련 있는 임상적인 증상은 보이지 않는다. 이 환자의 증상은 대뇌겉질의 문제로 발생했을 가능성은 낮다. 그 이유는 얼굴, 팔과 다리에 나타나는 증상이 매우 넓은 영역에 산재해 있기 때문이다. 임상적인 평가를 통해 진단내릴 수 있는 것은 허혈성 경색(뇌졸중)일 가능성이 높다. 그 이유는 뇌혈관 질환은 당뇨병이나 고혈압에 의해 발생하기 때문이다. MRI 촬영을 통해 병변부위와 진단명을 확인했다. 이 여성환자는 뇌졸중이 발생하기 3시간 전에 내원을 하였기 때문에 속섬유막으로 들어가는 혈관에 발생한 덩어리(clot)를 해소시키기 위해 혈장활성제(plasminogen activator)를 투여했다. 치료는 성공적이었으며, 환자의 근력은 7시간이 지난 이후 점차적으로 회복되었다. 이 여성 환자에게 고혈압을 조절할 수 있는 약과 혈장 콜레스테롤을 낮추는 약을 처방했으며, 당뇨병을 조절할 것을 권고했다. 그 이후 추가적인 장애는 발생하지 않았다.

9

말초신경, 척추신경근, 그리고 척수에 발생하는 병변
Lesions of the Peripheral Nerves, Spinal Nerve Roots, and Spinal Cord

사례연구(Case Study)

무장강도를 체포하는 과정에서 25세 경찰관이 총탄에 맞았다. 그 즉시 해당 경찰관은 병원으로 후송되었으며, 정신상태는 정상이었다. 이학적 검진결과 상처부위에 중등도의 혈액손실이 있었지만, 혈압과 맥박은 정상이었다. 신경학적 검진결과 오른쪽 다리 근력 약화와 깊은힘줄 반사(심부건 반사)가 있었고, 오른발바닥 자극에 대한 반응이 소실되었다. 또한 오른쪽 다리 전체에 위치감각과 진동감각이 소실된 상태이며, 왼쪽 다리와 왼쪽 아래복부에 통각과 온각이 소실되었다. 복부에 대한 X-ray 판독결과 총알이 아래흉추에 박혀 있었다. 이 환자는 수술을 받았으며, 복부에 생긴 상처와 출혈은 멈추었다. 더 이상의 중요한 기관 손상(organ injury)은 없었으며, 총탄 제거술은 하지 않았다. 몇 개월이 흐른 후 오른쪽 다리의 근력은 거의 회복이 되었지만, 움직일 때 약간 뻣뻣하다고 하였다. 수술 후 6개월째 검진결과 오른쪽 다리의 깊은힘줄 반사, 발바닥폄근(족저신전근) 반응은 증가하였고, 오른쪽 다리의 위치감각과 진동감각은 감소되었고, 왼다리와 하복부에 찌르는 감각은 감소되어 있었다.

이 환자는 척수의 어느 부위가 손상을 당해서 검진결과를 통해 알 수 있는 것과 같은 신경학적 비정상이 출현하는 것인가? 이 환자의 재활을 위해 할 수 있는 치료는 무엇인가?

손상후 신경세포와 신경섬유의 변성과 재생(Degeneration and Regeneration of Nerve Cells and Fibers after Injury)

말초신경섬유가 절단되거나 영구적인 손상을 입으면 신경세포체로부터 분리된 부분은 완전하게 변성되고, 이 과정에서 수초가 소실된다 이 과정을 **왈러 변성(wallerian degeneration)**이라고 한다.

또한 축삭이 끊어지면 절단된 부위보다 먼쪽부에는 영구적인 손상이 생길 뿐만 아니라, 신경세포체에도 나쁜 영향을 미친다. 손상 후 몇 주 동안 세포의 니슬소체(Nissle bodies, 색소친화성 물질)는 **염색질 용해(chromatolysis)**의 과정을 거친다. 이 과정에서 리보솜(RNA)은 염색질의 특징을 잃고 주위 세포질에 용해된다. 손상당한 세포 중 일부는 분해되나 나머지 세포들은 니슬소체가 복구됨에 따라 원상 회복된다. 이 회복된 세포들은 재생과정을 거친다.

완전히 잘린 말초신경도 그 자체에 의해 복구하는

능력이 있다. 손상받기 전에 수초를 형성했던 절단 몸쪽부 슈반세포(Schwann cell)들이 증식하여 절단 몸쪽부(근위부)와 먼쪽부(원위부) 사이의 간격을 덮는다. 잘린 신경의 근위부 끝에 있는 축삭들은 종방향으로 자라서 신경절단면으로부터 자라나온다. 새로 나오는 많은 축삭들은 여러 방향으로 자라나지만, 이들 중 일부는 절단된 간격을 지나 신경초관으로 들어가서 절단되었던 먼쪽부 축삭과 연결된다. 이들이 하루에 1~2mm 속도로 자란다. 재생된 운동섬유가 운동 혹은 감각섬유로 연결되는 것은 무작위로 일어난다. 감각과 운동신경 축삭이 적절하게 다시 연결되면 기능이 회복된다.

뇌와 척수에 있는 신경섬유들은 완전하게 절단되면 효과적으로 재생되지 않는다. 몇몇 섬유들은 비가역적인 섬유변성이 없이도 신경자극을 전도하지 못한다. 종양, 디스크, 혈종, 종창, 부종 등은 압박에 의한 척수증상을 일으키는데, 그런 증상은 압박을 제거하면 사라진다. 이 때 회복될 가능성은 척수에 가해진 압박의 정도와 압박받은 기간에 따라 달라진다.

말초신경손상의 임상적 결과 (Clinical Consequences of Peripheral Nerve Lesions)

말초신경이 손상을 받으면(그림 9-1, lesion 1) 그 신경에 의해 지배받던 근육에 국한된 근육의 마비와 감각소실이 생긴다. 마비된 근육들은 이완성(flaccid) 즉, 심한 저긴장 상태가 되고, 점점 위축된다. 고유감각과 모든 형태의 감각이 소실된다. 말초신경손상을 이해하기 위해서는 이 같은 신경들의 주행경로와 분포에 관한 지식이 필요하다(그림 6-1과 6-2 오른쪽, 감각신경지배에 관한 부분).

다발성 신경병증(polyneuropathy)은 여러 개의 말초신경들이 손상되었을 때 나타나는 임상증상을 묘사하는 용어이다. 병변은 주로 양쪽으로 발생하고, 증상은 보통 팔다리의 몸쪽부보다 먼쪽부에서 더 심하다. 팔다리의 먼쪽부에(종종 "glove-and stocking" 분포라고 함) 감각소실과 그에 동반되는 근력약화와 근위축이 특징적으로 나타난다. 종종 병변부의 팔다리의 근 신장반사가 감소되거나 소실된다. 흔한 다발성 신경병증의 원인에는 당뇨병, 알콜중독, 비타민 B12 결핍증, 암, 길랑-바레 증후군(Guillain-Barré syndrome)이 있다.

아래운동신경원 손상: 근육의 저긴장성 마비(Lower Motoneuron Lesions: Hypotonic Paralysis of Muscle)

아래운동신경원(lower motoneuron)이라는 용어는 첫째로 척수의 앞뿔세포를 말하는데 신체의 골격근을 지배한다. 둘째로는 뇌줄기(뇌간)의 운동신경원을 말하는데 이는 뇌신경에 의해 근육에 연결된다. 이들 신경세포(그림 9-1 lesion 4), 앞쪽 신경근에 있는 축삭(그림 9-1 lesion 3), 혹은 말초신경의 운동섬유들(그림 9-1 lesion 1)이 손상을 받으면, 근육의 수의적인 반응과 반사반응이 소실된다. 또한 **마비(paralysis)**와 함께 손상받은 신경이 지배하는 근육들은 진찰자가 팔다리를 움직일 때 **긴장이 감소(hypotonia)**하는 것이 나타나고, 근육의 신장반사가 사라지게 된다.

손상 후 몇 주 이내에 근육섬유들은 위축을 보인다. 운동신경원이 파괴되어 생기는 근섬유들의 **위축(atrophy)**은 근육을 사용하지 않을 때 생기는 위축보다 더 심하다. 이것은 앞뿔세포가 손상받으면 근섬유를 정상상태로 유지하도록 영향력을 행사하는 기능이 없어지기 때문이다. 위축의 초기위축 상태에 있는 근육은 섬유성 **연축(fibrillation)**과 속상 **수축(fasciculation)**을 보인다. 섬유성 연축은 일반적으로 눈으로는 볼 수 없지만, 근전도 검사에서는 발견되는 한 개의 근섬유의 세동(fine twitching)이다. 속상 수축은 **운동 단위(motor unit)**의 수축이고, 눈으로 볼 수 있다.

뒤뿌리손상(Lesions of Dorsal Roots)

뒤뿌리(후근)는 국소 종양, 감염 혹은 외상에 의해 손상받을 수 있다(그림 9-1 lesion 2). 뒤뿌리의 손상은 종종 추간판 탈출증에 의해 생기는데, 척추사이원반(추간판)은 인접한 두 개의 척추뼈 사이로부터 돌출되어 하나 혹은 그 이상의 뒤뿌리를 누르게 된다. 그 결과로 손상받은 뒤뿌리가 분포하는 신체부위에 특징적인 **통증(pain)**과 **감각이상(paresthesias)**(저리거나 찌릿한 느낌)이 나타난다. 진찰을 하면 대부분에서 해당되는 체절에 감각소실(그림 6-1과 6-2 왼쪽편)과 신장반사의 소실이 나타난다.

뒤뿌리나 척수신경절의 세포체에 있는 감각섬유들이 손상받으면 신장반사 경로에 장애가 생기고(그림 4-1), 그 결과 **저긴장(hypotonia)**과 **근육의 신장반사가 소실**된다. 이 때 아래운동신경원은 아직 남아있고, 수의적인 운동능력은 소실되지 않는다. 앞뿔세포의 영양성 변화는 보존되기 때문에 근위축과 속상 수축은 나타나지 않는다. 신경계의 감각 되먹임이 소실되어 조화된 운동이 어렵게 된다.

위운동신경원 손상: 근육의 경직성 마비(Upper Motoneuron Lesions: Spastic Paralysis of Muscles)

위운동신경원(upper motoneuron)이라는 용어는 중추신경계의 상위수준에 위치하며, 그 축삭을 뇌줄기나 척수에 보내고, 직접 혹은 간접적으로 뇌의 운동신경핵이나 척수외 앞뿔세포들과 신경세포체를 말한다. 예를 들면, 위운동신경로에는 겉질척수로, 겉질숨뇌로, 그물척수로, 안뜰척수로, 그리고 적핵척수로가 있다.

속섬유막의 뒤가지(내낭후지, posterior limb of the internal capsule)가 손상받으면(그림 9-2

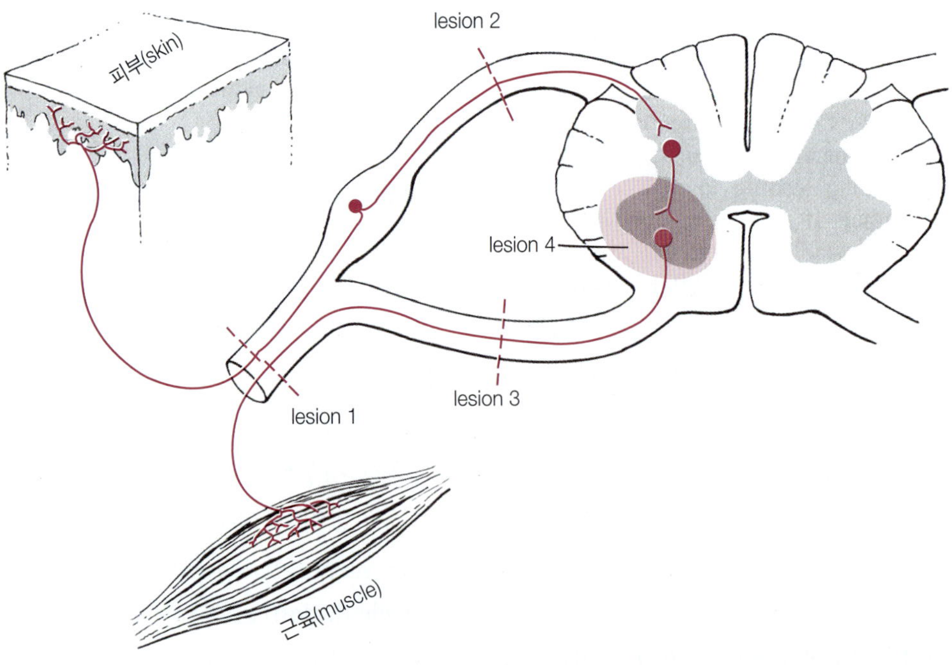

■ **그림 9-1.** 척수, 앞뿌리, 뒤뿌리, 말초신경의 단면. Lesion 1은 말초신경에 손상을 미치고, Lesion 2는 뒤뿌리, Lesion 3은 앞뿌리, Lesion 4는 앞뿔세포를 손상시킨다.

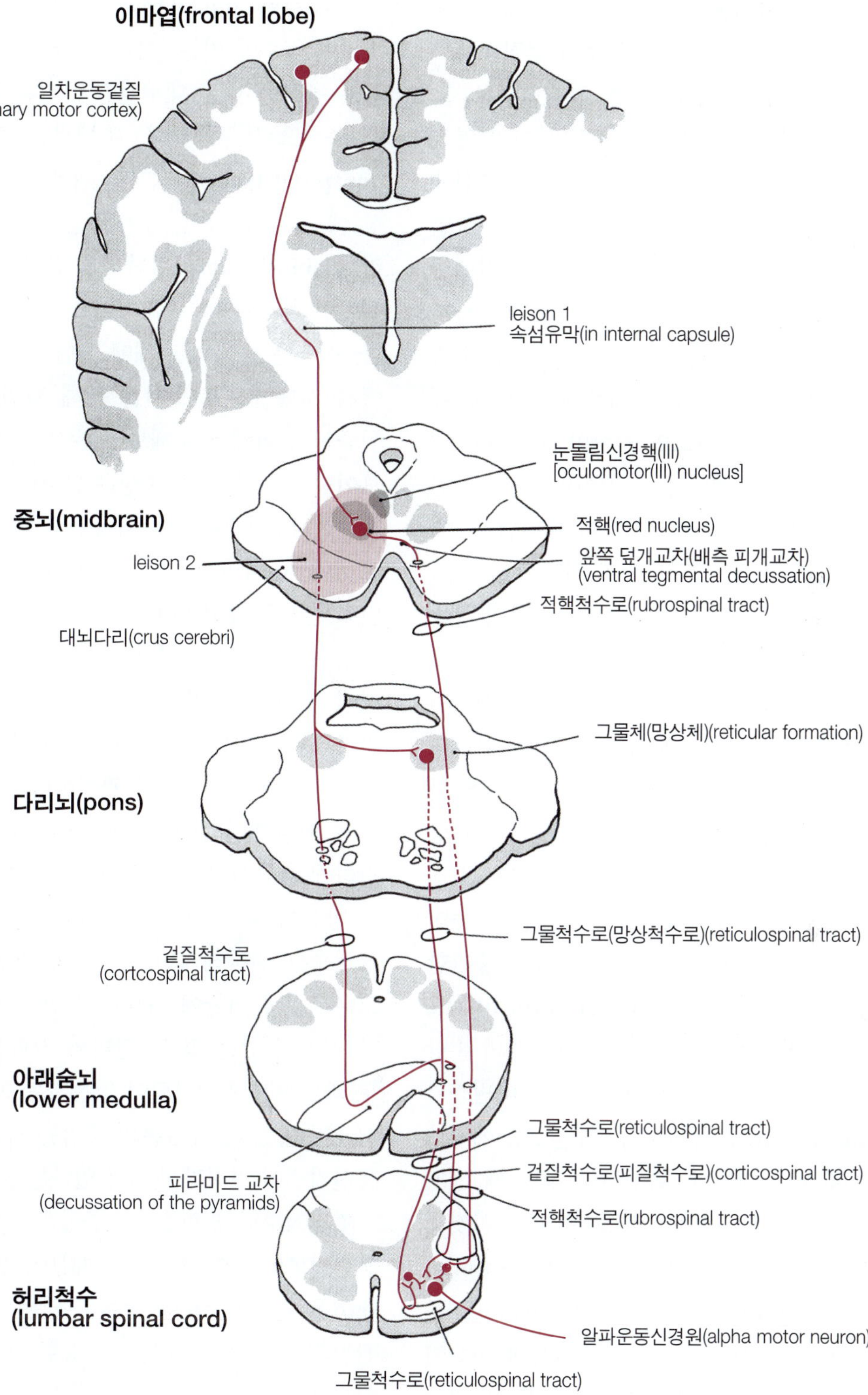

■ **그림 9-2.** 중추신경계의 중요한 운동신경 경로. Lesion 1은 속섬유막에 손상을 일으키며, 반대쪽 얼굴의 아랫부분과 팔다리에 마비를 일으킨다. 얼굴신경핵과 목척수(경수)로 연결되는 신경로는 표시하지 않았다. Lesion 2는 같은 쪽 뇌신경(눈돌림신경 기능상실)에 장애를 일으키고, 반대쪽 얼굴 아래 부분과 팔, 다리에 마비가 생기게 한다. 반대쪽 얼굴과 팔다리에 영향을 끼친다(그림 13-4 참고).

lesion 1), 반대쪽 아래운동신경원에 대한 대뇌겉질의 영향이 차단된다. 이때 겉질척수로와 겉질숨뇌로만 차단되는 것이 아니다. 이 손상은 적핵척수로, 그물척수로가 기원하는 부위와 대뇌겉질 사이의 연결도 차단한다. 이런 손상을 당하자마자 환자는 신체 반대편에 근긴장 감소와 근신장반사 감소와 함께 얼굴, 팔, 다리에 마비가 생긴다(편마비). 몇 일에서 몇 주 정도 경과하면 이들 근육에 다시 신장반사가 나타나고, 점점 정상보다 더 항진된다. 근 긴장이 과도하게 생겨 팔다리는 고정된 자세를 취하며, 이 때 진찰자가 팔다리를 움직여보면 저항이 증가되어 있다. 검사자가 환자의 팔다리를 움직이면, 팔의 굽힘근과 다리의 폄근에서 최대의 저항이 나타난다. 이 저항은 환자의 팔다리를 잡아당기기 시작할 때 강하게 나타나다가 계속 잡아당기면 갑자기 저항이 감소하는데, 이것을 "접는 칼(clap-knife)" 현상이라고 한다. 근긴장 증가는 속도의존적이다. 즉, 특징적인 접칼 현상은 팔다리를 빠르게 잡아당길 때 나타나고, 느리게 잡아당길 때는 나타나지 않기도 한다. 근신장 반사들도 항진되는데, 종종 검사자가 진찰 망치로 건을 두드려서 폄(신전)시킬 때 나타난다. 간대성 경련(clonus) 즉, 규칙적으로 반복되는 운동이 계속해서 나타난다. 접칼 현상과 **과도하게 증가한 반사가 생긴 근육들을 경직(hypertonia of the spastic type)**을 보인다고 한다. 또한 속섬유막 손상 때문에 생기는 경직성 약화는 반사항진과 **바빈스키 증상(Babinski sign)**을 동반한다. 다른 조건에서도 고긴장성 근육이 생기지만, 속섬유막 병변 때 생기는 경직과는 다른 특징적인 양상을 보인다. 이것들 중에는 대뇌제거강직(제뇌강직, decerebrate rigidity), 이 긴장증(dystonia), 파킨슨 강직(parkinsonian rogidity), 그리고 근 긴장성 경련(myotonia)이 있다. 강직은 진찰자가 환자의 팔다리를 잡아당기는 속도에 따라 변하지 않는다. 즉, 팔다리를 느린 속도로 잡아당기더라도 저항이 증가되어 있는 것이 느껴진다.

추체로(pyramidal tract)는 숨뇌에 있는 추체를 통과하여 척수에 있는 앞뿔세포나 중간 신경원에 종지하는 축삭을 내는 대뇌겉질에 있는 위운동신경원과 그 축삭으로 구성된다. 추체로는 **겉질척수로(corticospinal tract)**라 한다. 위운동신경원 질환의 증상(예, 경직성 마비, 증가된 근신장 반사, 간대성 경련, Babinski sign, 팔다리를 잡아당길 때 나타나는 접칼현상, 무용성 근위축)은 추체로 손상으로 생긴다. 이것은 숨뇌의 추체에 국한된 병변을 갖는 환자에서 시행한 부검소견을 통해 확인되었다. 그러나 원숭이 실험에서 추체로에 손상을 만들어도 경직을 보이지 않는다: 그런 손상은 팔다리에 긴장도 감소를 초래한다. 경직이 있는 대부분의 환자들은 겉질척수로 뿐만 아니라, 다른 위운동신경원의 신경로에 다발적 손상을 갖고있다.

경직과 아래운동신경원의 연관성에 관해 많은 논쟁이 있어왔다. 몇몇 전문가들은 감마(혹은 베타와 감마) 운동신경원이 관여한다고 하고, 다른 전문가들은 알파운동신경원이 관여한다고 주장한다. 과도하게 민감해진 감마와 베타신경섬유들은 근방추를 강하게 흥분시켜 근 신장에 대해 비정상적으로 증가된 반응이 나타나게 한다. 알파운동신경원들이 비정상적으로 민감해지면, 근 신장 수용기로부터 오는 고유수용성 저항에 과도하게 반응할 수 있다. 그러나 경직이 있는 경우, 감마와 알파운동신경원이 모두 과도하게 활성화되어 있는지는 아직 명확하게 밝혀지지 않았고, 대부분의 증거는 과활성화된 알파운동신경원이 경직과 관계가 있다는 것을 시사한다.

겉질척수로 병변에 따른 증상은 다른 하행하는 위운동신경로도 같이 손상받기 때문에 생긴다. **Babinski sign**은 겉질척수로에 병변이 있는 경우 특징적으로 관찰되는 중요한 신경학적 징후이다. 추체교차보다 상부에서 겉질척수로가 손상받으면 반대편 신체에 경직, 근약화, Babinski sign이 생긴다. 추체교차보다 하부 즉, 척수에서 이 신경로에 병변이 생기면 병변과 **같은 쪽(ipsilateral)** 신체에 증상이 나타나게 된다.

아래운동신경원 병변은 이들 신경이 지배하는 근육들에 국한되어 나타난다. 그러나 작은 병변이더라도 겉질척수로를 침범하면 손상부위보다 아래의 신경섬유가 지배하는 몸의 모든 부분에서 수의적 운동 조절을 할 수 없게 된다. 그러므로 속섬유막의 뒤가지가 손상(그림 9-2 lesion 1)되면, 반대쪽 얼굴, 팔, 다리에 마비를 일으킨다. 얼굴마비는 아래쪽 부위에만 한정된다. 왜냐하면 위얼굴에 있는 근육들은 아래얼굴의 근육을 지배하는 신경부위보다 위운동신경원으로부터 적은 양의 지배를 받고 양쪽 대뇌반구로부터 신호를 받기 때문이다(12장 참조). 한쪽 뇌줄기가 손상되면 보통 병변부위와 **같은 쪽(ipsilateral)** 뇌신경 중 하나에 기능장애가 생기고(그림 9-1 lesion 2), **반대쪽(contralateral)**에는 편마비(hemiplegia)가 생긴다.

한쪽의 팔과 다리에 생긴 마비를 **편마비(hemiplegia)**라고 한다. **양다리마비(paraplegia)**는 양쪽 다리에 생긴 마비인데, 예를 들면, 척수가 횡단되어 양쪽 위운동신경로가 단절될 때 나타난다. 한 개의 팔 또는 다리의 마비를 **단일마비(monoplegia)**라 하고, 팔다리가 모두 마비되면 **팔다리마비(quadriplegia)**라 한다. 기능에는 장애를 일으키지만, 완전한 마비가 아닌 경우를 **부전마비(paresis)**라 한다.

운동신경로 손상과 관련있는 비정상 반사들(Abnormal Reflexes Associated with Lesions of the Motor Pathway)

겉질척수로에 손상을 받으면 정상인에서는 나타나지 않는 몇몇 반사들이 나타난다. **Babinski sign**은 열쇠같이 끝이 뭉툭한 물건으로 발바닥을 긁을 때 나타나는 비정상적인 반사이다. 정상반응은 엄지발가락이 발바닥굽힘되는 것이다. Babinski sign이 나타나는 경우에는 엄지발가락이 뒤쪽 굽힘(배측굴곡)되고, 동시에 다른 발가락들은 벌어진다. Babinski sign은 겉질척수로의 장애를 나타내는 중요한 표시가 된다. Babinski sign과 유사한 여러 병적 반사가 알려져 있다. **Hoffmann's sign**은 환자의 가운데 손가락의 손톱을 튕길 때 유발된다. 이 징후가 나타나면 엄지손가락의 빠른 모음(내전)과 두 번째 손가락의 굽힘이 나타난다. Hoffmann sign은 흔히 겉질척수로 손상과 관련이 있지만 정상인에서도 나타날 수 있다.

피부의 어떤 부위를 긁을 때 나타나는 정상 반사인 **표피반사(superficial reflexes)**는 겉질척수로가 손상을 받으면 사라진다. 복벽의 피부를 부드럽게 긁으면, 복부 근육들은 국소적으로 수축하고 배꼽은 자극이 가해진 방향으로 순간적으로 움직인다. 정상 남자에서 위넙다리의 안쪽면을 긁으면 자극된 쪽 고환올림근(고환거근)의 반사적인 수축에 의해 고환이 상승한다. **복부반사(abdominal reflexes)**는 **고환올림근(cremasteric)** 반사가 소실되면 겉질척수로에 손상이 생긴 것을 의심할 수 있으나 정상인에서도 이들 반사가 양쪽에서 나타나지 않을 수 있기 때문에 큰 의미는 없다.

척수의 가로절단 (Transection of the Spinal Cord)

척수가 완전히 가로절단되면 손상부위 이하의 모든 감각과 수의적 움직임이 소실된다. 신체의 어떤 부위 이하에 감각과 운동기능을 잃어버린 환자가 있다면 척수에 손상을 받은 것을 의시해야 한다. 이 때 배뇨와 배변 조절도 되지 않는다. 만약 제 1~3 목척수 사이에 손상이 일어나면 호흡이 정지된다. 급성으로 척수가 절단되면 **척수쇼크(spinal shock)**가 나타난다(즉, 흔들거리는 마비가 생기고, 깊은힘줄 반사가 소실되고, 발바닥자극(족저자극)에 아무런 반응을 보이지 않는다). 위운동신경원 장애때 볼 수 있는 징후는 몇 주일이 지난 후에 나타난다. 마비된 팔,

다리에 과도한 깊은힘줄 반사와 간대성 경련, 강직이 점진적으로 나타나면서 바빈스키징후(Babinski sign)가 나타난다. 다리에는 굽힘경련이 간헐적으로 나타나는데, 종종 국소적 피부자극에 의해 심하게 나타난다. 배뇨와 배변은 방광이나 장이 채워지면 저절로 비워지게 된다.

척수가 부분적으로 손상되면 몇몇 오름신경로와 내림신경로에 병변이 생긴다. 부분적 척수손상의 증상과 징후는 손상이 가해진 위치에 따라 다양하다.

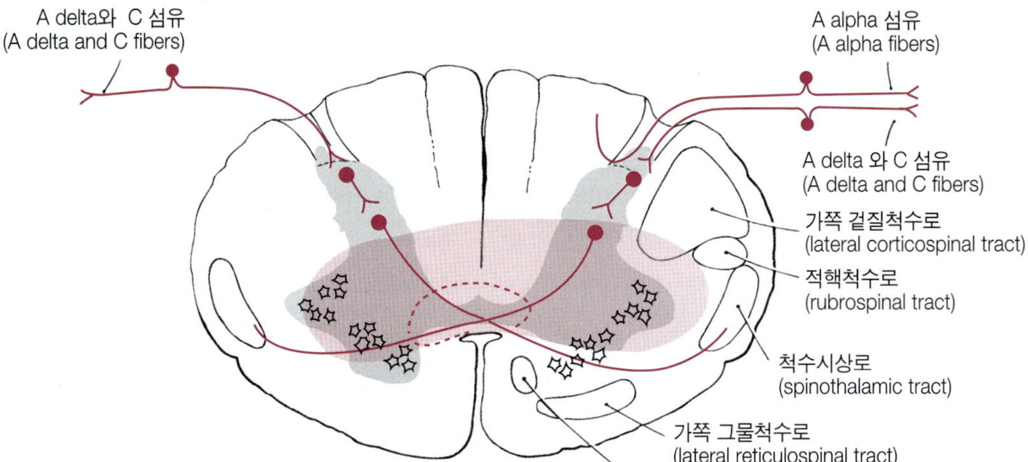

A. 척수물구멍증 (Syringomyelia)

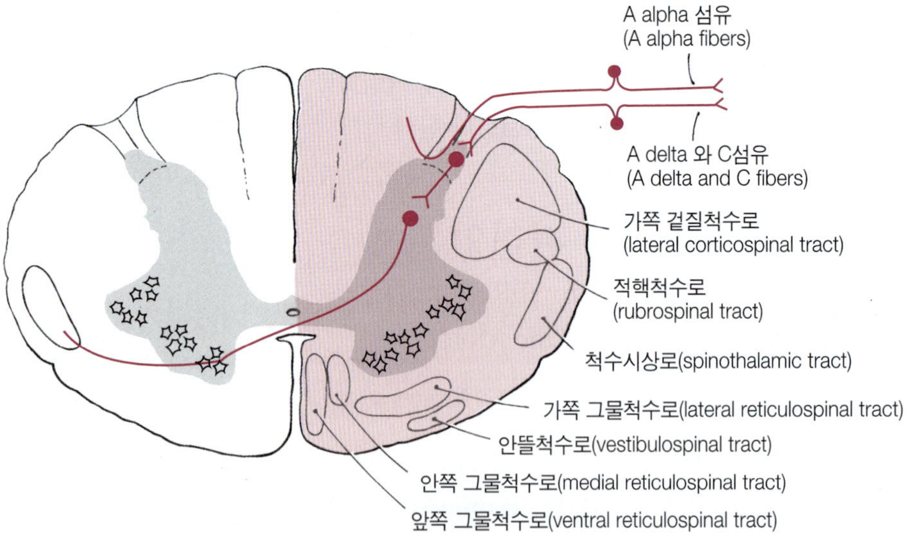

B. Brown-Séquard lesion

■ **그림 9-3.** (A) 척수에 조그만 척수물구멍증(척수공동)*(점선)*이 있을 때와 큰 척수물구멍증(어두운 부분)이 있을 때 단절되는 척수신경로를 보여주는 단면. (B) 척수를 반으로 횡단했을 때 손상받는 신경로를 보여주는 단면(Brown-Séquard syndrome).

척수의 절반 절단(브라운 세까르 증후군)(Hemisection of the Spinal Cord (Brown-Séquard Syndrome)

척수의 절반이 횡단되면(예, 총상이나 창상) **브라운 세까르 증후군(Brown-Séquard syndrome)**이 생긴다(그림 9-3B). 만성 척수손상 환자에서 보이는 현상을 설명하기 위해서는 손상된 신경근이나 경로를 이해해야 한다.

1. 가쪽 기둥(lateral column)이 손상되면 병변 부위 이하의 같은 쪽 신체에 경직, 과도한 반사, 간대성 경련, 표피반사 소실, Babinski sign을 동반한 근육의 마비를 일으킨다.
2. 뒤기둥(dorsal column)과 뒤기둥이 함께 손상되면 병변부위 이하 같은 쪽 신체에 위치감각, 진동감각, 촉감구별이 소실된다. 마비 때문에 감각성 실조증은 쉽게 찾아낼 수 없다.
3. 앞가쪽계(anterolateral system)가 손상되면 병변 한 개나 두 개의 피부분절 아래 반대쪽 신체 부위부터 통각과 온도감각이 소실된다(그림 7-4).

뒤기둥(배측 기둥, dorsal columns)과 반대쪽 신체의 감각을 전달하는 앞가쪽계가 보존되어 있기 때문에 단순한 촉각은 유지될 수 있다.

또한 척수의 긴 오름로와 내림로의 차단에 의해 생기는 증상들 이외에 손상이 가해진 부위의 뒤쪽, 앞쪽 신경근들이 손상에 따른 증상이 생긴다. 이들 증상들은 손상이 가해진 쪽 신체부위에 나타나고, 이 증상은 손상받은 신경분절을 찾아내는 데 큰 도움이 된다.

1. 뒤쪽 신경근에 있는 섬유들에 가해진 자극은 해당 피부분절에 이상감각이나 방사통을 일으킨다.
2. 뒤뿌리(후근, dorsal roots)들이 파괴되면 손상된 신경근들로 연결되는 피부분절에 띠모양의 감각소실을 일으킨다.
3. 앞뿌리(전근, ventral roots)들이 파괴되면 손상된 섬유들에 의해 신경지배를 받는 근육들에 이완성 마비가 생긴다.

어떤 척수 손상도 척수의 한쪽 반에만 정확히 국한되지 않는다. 대부분의 척수손상은 부분적 혹은 불완전한 브라운 세까르 증후군을 발생시킨다. 각각의 경우에 나타나는 증상과 징후들은 손상의 위치와 크기에 의해 결정된다. 브라운 세까르 증후군은 외부로부터 척수에 가해진 압력 때문에 생기는 경우가 척수 내에 발생한 압력 때문에 생기는 경우보다 더 많다.

척수의 감각신경로는 층을 이루며 배열되어 있다. 그래서 엉치뼈와 연관된 신경섬유는 가장 바깥에 있고, 순차적으로 위쪽 신체로부터 들어온 신경섬유들이 안쪽에 있다. 척수의 중심부위에 종양이나 외상 같은 손상이 생기면 엉치뼈로부터 들어온 감각섬유는 보존된다. 이것을 **천수보존(sacral sparing)**이라 한다. 병변부위 이하 신체의 감각은 천추의 피부분절만을 제외하고 소실된다.

척수에 외상을 받은 환자들에서 손상 후 곧바로 코티코스테로이드 치료를 하면 효과적으로 기능을 회복시킬 수 있는 가능성이 제시되었다. 그러므로 척수 질환을 빠르게 진단하는 것은 외상에 의한 손상이 진행되고 있는 환자에게 매우 중요하다.

척수의 중심부 회색질 병변 (Lesions of the Central Gray Matter of the Spinal Cord)

척수물구멍증(척수공동증, syringomyelia)은 목척수(경수) 팽대부에 척수의 중심관 주위에 계속 커지는 공간 때문에 생긴다. 이런 병변은 앞쪽 백색교차(전백교련, ventral white commissure)섬유를 통해

한 쪽에서 반대쪽으로 교차하는 가쪽 척수시상로 섬유들을 차단한다(그림 9-3 A. 점선으로 처리되어 있는 병변부위). 이들 섬유들은 신체 양쪽 피부의 통증과 온도감각을 전달하기 때문에 결과적으로 양쪽 팔의 온도 및 통각이 소실된다. 허리엉치척수분절(요천수분절)에서 들어온 척수시상신경로들은 보존되기 때문에 다리에는 감각장애가 나타나지 않는다. 팔의 피부분절에서 들어오는 위치, 진동, 그리고 간단한 촉각은 보존된다. 위치감각, 진동각, 촉각은 보존되면서 통증과 온도 감각이 소실되는 것을 **감각해리(sensory dissociation)**라 한다. 질환의 후기 병변 부위가 커지면 앞회색뿔(전회색각, anterior gray horn)까지 퇴행성 변화가 일어난다(그림 9-2 A. 완전히 어두운 부분). 그래서 침범된 분절로부터 신경지배를 받는 근육에는 위축과 함께 마비가 생긴다. 낭(cyst)에 의해 가쪽 겉질척수로가 눌리기 때문에 다리에서는 위운동신경원 질환의 징후가 나타난다.

앞뿔과 겉질척수로에 생긴 병변 (Lesions Involving the Ventral Horns and the Corticospinal Tracts)

근위축성 측색 경화증(amyotrophic lateral sclerosis; ALS)은 점진적으로 진행하며, 원인이 알려지지 않은 치명적인 질환이다. 뇌신경의 운동핵에 있는 신경세포와 척수앞뿔의 신경세포에 퇴행성 변화가 생기며, 양쪽 추체로에도 퇴행성 변화가 생긴다. 감각기능은 정상이다. 몇몇 근육에 경직, 과반사와 함께 근력약화와 근위축이 관찰된다. 발병 초기에는 대개 비대칭적으로 팔다리가 침범된다. 이 질병은 전형적으로 근력약화, 근위축, 손과 팔 근육의 속상수축으로 시작되고, 후에 팔다리에 강직성 마비가 오게 된다. 아래쪽 뇌신경핵의 손상으로 인해 발성과 연하장애가 생긴다.

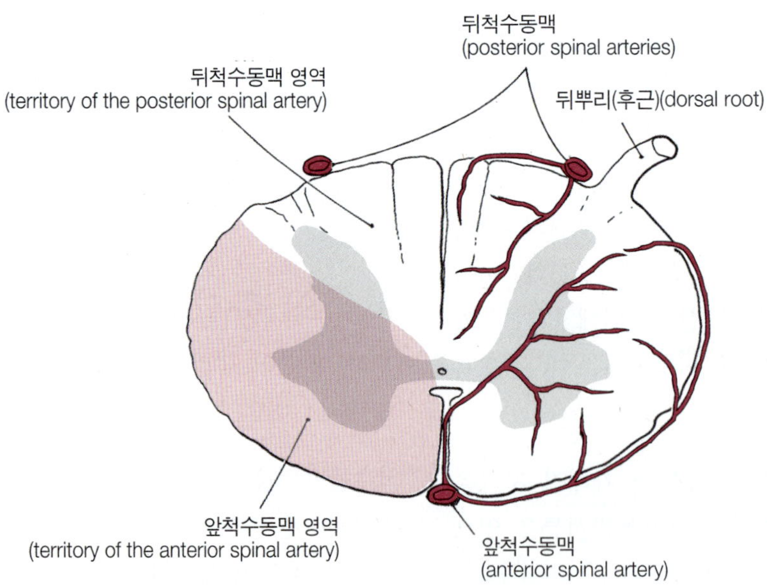

■ **그림 9-4.** 앞쪽과 뒤쪽 척수동맥들과 그것들이 가지(왼쪽)의 위치와 이 동맥들에 의해 공급되는 영역을 나타내는 척수의 단면.

뒤가쪽 다발에 발생한 병변(Lesions Involving Dorsal and Lateral Funiculi)

척수의 아급성 퇴행(subacute degeneration of the spinal cord, combined system disease)은 **악성빈혈(pernicious anemia)**에서 가장 흔하게 볼 수 있다. 그러나 때때로 다른 유형의 빈혈이나 영양부족 때도 생긴다. 척수의 뒤가쪽 기둥(배외측 기둥, dorsolateral column)에 퇴행성 변화가 생기지만, 회색질은 일반적으로 보존된다. 뒤가쪽 기둥의 병변 때문에 보행장애가 생기고, 발에 따끔거리는 이상감각이 생긴다. 진찰을 해보면 다리에서 위치각과 진동각이 떨어져 있고, Romberg sign이 양성으로 나타난다. 가쪽 기둥에 있는 위운동신경원에 생긴 퇴행성 변화때문에 다리의 근력약화와 경직, 근신장반사의 항진, 그리고 양쪽에 Babinski sign이 나타난다. 병이 진행하면서 말초신경병이 생기기 때문에 근신장반사는 소실된다.

앞척수동맥의 혈전 (Thrombosis of the Anterior Spinal Artery)

앞척수동맥은 앞가운데고랑(전중앙구, anterior median sulcus) 안에 들어 있으며, 종말가지를 앞가쪽 섬유단과 대부분의 척수 회색질에 보내다. 이 동맥은 앞뿔, 가쪽 척수시상로, 추체로 등에 이 혈액을 공급한다. 그러나 뒤쪽 섬유단과 뒤뿔(후각)의 뒤쪽 부분은 한 쌍의 후 척수동맥으로부터 혈액을 공급받는다(그림 9-4). 목척수 부분의 앞척수동맥에 혈전이 생기면 앞뿔세포를 파괴시켜 양쪽 해당 부위의 위축, 섬유성 연축, 이완성 마비가 생긴다. 양쪽 곁질척수로의 손상으로 인해 강직성 다리마비가 동반되고, 흔히 양쪽 척수시상로의 손상으로 인해 손상 부위 이하 통각과 온각이 소실된다. 증상은 갑자기 시작되고 종종 심한 통증을 동반한다.

척수의 종양(Tumors of the Spinal Cord)

척추관(vertebral canal) 안쪽이지만, 척수의 바깥에서 생기는 종양은 점차적으로 커지면서 척수를 누른다. 종종 신경근을 압박해서 이들 신경근에 연결된 피절에 통증을 일으킨다. 이 같은 신경근 압박은 점점 더 악화되서 결국에는 브라운 세까르 증후군이 생긴다. 이 때 증상이 나타나는 순서를 조사하면 종양의 위치를 알 수 있는 단서를 잡을 수 있다. 예를 들면, 왼쪽에 어떤 수준 이하의 모든 신체에 통증과 온도감각이 소실되고, 오른쪽에 강직성 마비가 생겼다면 종양이 오른쪽 척수의 앞가쪽 부분에서 생긴 것을 추정할 수 있다. 오른쪽에 고유감각이 소실되고, 이어서 왼쪽에도 고유감각 소실 영역이 생기고, 오른쪽에 경직성 마비가 발견되면 이것은 종양이 오른쪽 척수의 뒤안쪽(배내측, dorsomedial region)을 누르는 것이다.

사례연구 결과(Case Follow-up)

이 장의 시작 부분에서 언급한 경찰관은 오른쪽 하위 흉수의 가쪽면에 손상을 당했으며, 부분적으로 오른쪽 가쪽 기둥(lateral column)과 뒤기둥(dorsal column)도 손상을 당한 상태였다. 가쪽 기둥에 손상이 생기는 오른쪽 가쪽 곁질척수로가 손상되면, **오른쪽 다리**의 근력약화가 시작되고, 깊은힘줄 반사(심부건 반사)는 소실되고, 시간이 지나면 경직(spasticity)과 과잉반사(hyperreflexia)가 있었던 부위에 근력이 부분적으로 회복된다. 오른쪽 가쪽 기둥 손상을 당하면 가쪽 척수시상로도 손상되기 때문에 왼쪽 다리와 **왼쪽 하복부**에 통각과 온각이 초기에 소실되었다가 나중에는 감소한다. 또한 오른쪽 뒤기둥의 연속성이 차단되기 때문에 **오른쪽 다리**의 위치감각과 진동감각 역시 처음에는 사라졌다가 나중에는 감소하게 된다. 따라서 이 경찰관은 아래 흉수의 오른쪽에 영향을 미치게 되는 브라운 세까르 증후군이다. 경직을 감소시키기 위한 약물을 이용한 집중적인 재활을 통해 신경학적 상태는 상당히 호전되었으며, 손상 후 1년 뒤에는 신체적으로 부담이 덜드는 자리에 다시 배치되기는 했지만, 직장으로 복귀할 수 있었다.

제4부

뇌줄기와 소뇌
Brain Stem and Cerebellum

10

뇌줄기와 뇌신경의 구성
Organization of the Brain Stem and Cranial Nerves

사례연구(Case Study)

62세된 여성이 아침식사를 위해 자리에 앉던 중 가벼운 두통이 발생했다. 그 후 약 1분 정도가 지난 후 시야가 심하게 왼쪽으로 계속 움직이는 증상과 함께 어지럼증이 발생했다. 그리고 이 환자는 속이 심하게 매스꺼웠고, 곧 구토를 했다. 걸으려고 할 때 다리가 흐느적거렸고, 왼쪽으로 넘어질 뻔 했다. 그녀는 고혈압이 있어서 약을 복용하고 있는 중이었다. 그 즉시 병원으로 이송되었으며, 이학적 검진결과 고혈압(170/110mmHg)과 안정 시 심박수가 빨랐다(분당 100회 이상). 나머지 이학적 검진결과는 정상이었다. 신경학적 검사결과 안정 시 안구진탕증(nystagmus)이 있었고, 왼쪽 얼굴에 찌르는 감각과 온도가 떨어져 있었다. 그녀는 왼팔과 왼다리의 협응동작이 불가능했고, 다리폭을 넓게 해서 걷는 경향을 보였으며, 왼쪽 다리를 질질 끄는 보행을 했다.

어느 신경계의 손상이 발생한 것인가? 어떤 병리학적인 과정이 문제인가? 치료에 사용할 수 있는 것은 무엇인가?

뇌줄기의 표면 해부학
(Surface Anatomy of the Brain Stem)

숨뇌(Medulla)

숨뇌[연수, medulla(medulla oblongata or bulb)]는 뇌줄기(뇌간)의 가장 아랫부분에 위치하고 있다. 숨뇌는 큰구멍(foramen magnum) 부위에서 척수로 이어지며, 약 2.5cm 위쪽에서 다리뇌(교뇌)의 아래부분과 연결된다. 척수의 중심관은 숨뇌의 아래쪽 절반까지 이어지고, 빗장(obex)이라고 하는 곳에서 제4뇌실로 연결된다. 숨뇌의 상부는 제4뇌실

바닥을 이룬다. 뇌실의 덮개(roof of the ventricle)는 **맥락조직(tela choroidea)**과 **맥락얼기(맥락총, choroid plexus)**, 소뇌로 이루어진다. 그림 10-1, 10-2, 10-3에는 대뇌겉질과 소뇌, 제4뇌실의 덮개 등이 제거된 바닥핵(기저핵), 사이뇌(간뇌), 뇌줄기(뇌간) 등이 묘사되어 있다.

앞면

겉질척수로(corticospinal)와 **겉질숨뇌로(corticobulbar)**가 들어있는 **추체(pyramids)**는 앞가운데틈새(복측정중열, ventral median fissure)의 양쪽 아래위 방향으로 돌출된 두 개의 융기를 형성한다(그림 10-1). 숨뇌의 맨 아래쪽 끝에서는 추체가 교차하는 부위에는 양쪽 추체 사이의 갈라진 틈이 없어진 것을 볼 수 있다.

가쪽면

숨뇌의 옆면에는 세로방향으로 갈라진 두 개의 틈새가 있는데, 앞가쪽 고랑(복외측구, ventrolateral sulcus)과 뒤가쪽 고랑(배외측구, dorsolateral sulcus)이다(그림 10-2). 앞가쪽 고랑은 추체의 가쪽면을 따라 있으며, 이 곳에서 **혀밑신경(설하신경, hypoglossal nerve, XII)**의 가느다란 뿌리들이 나온다. **숨뇌의 더부신경(XI), 미주신경(X), 혀인두신경(설인신경, IX)** 등은 뒤가쪽 고랑을 따라 나온다. 척수더부신경(accessory nerve)은 C2에서 C5의 회색질에서 기원한다. 이 신경의 잔뿌리들은 척수 가쪽 다발을 빠져나온 다음, 합쳐져서 숨뇌의 가쪽면을 따라 위쪽으로 올라간다. 앞가쪽 고랑과 위가쪽 고랑 사이에 난형으로 융기된 숨뇌의 측면부분을 **올리브(olive)**라고 한다(그림 10-1과 10-2). 숨뇌 안에는 아래올리브핵복합체(inferior olivary

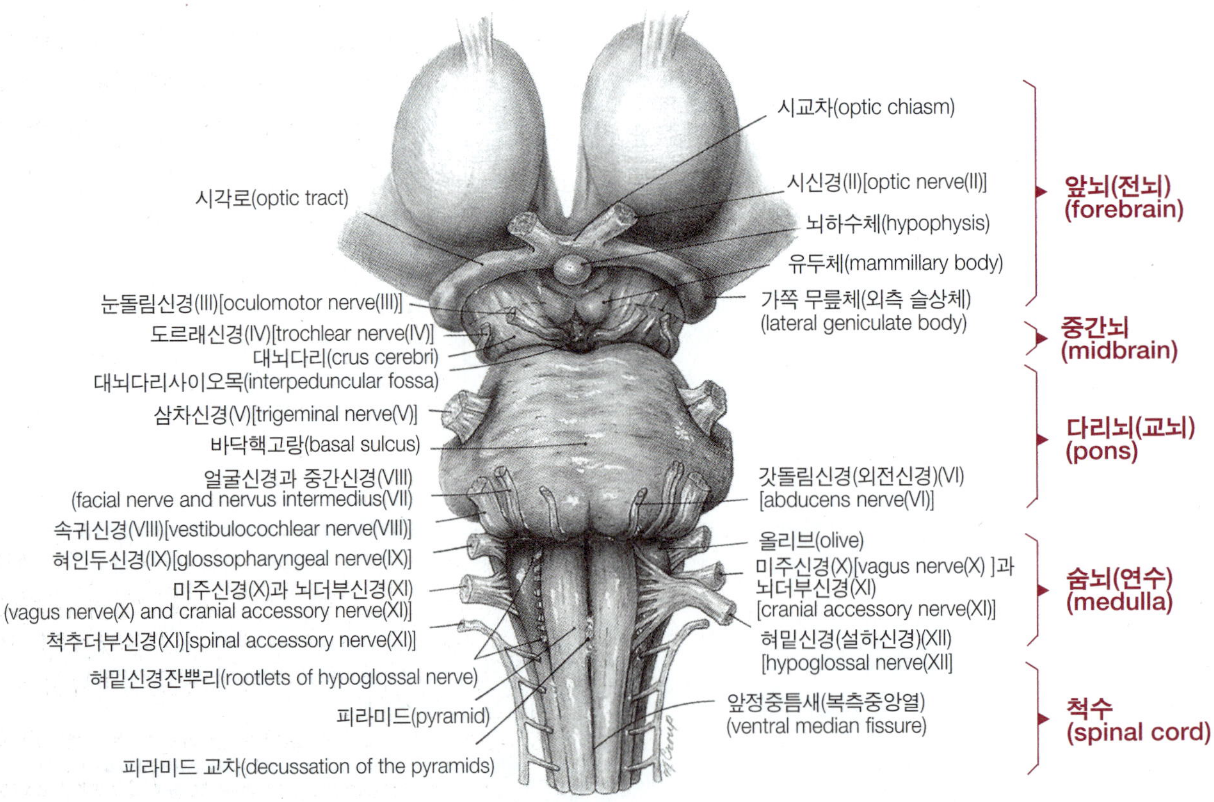

■ **그림 10-1.** 인체의 뇌줄기와 위목척수를 앞에서 바라본 모양.

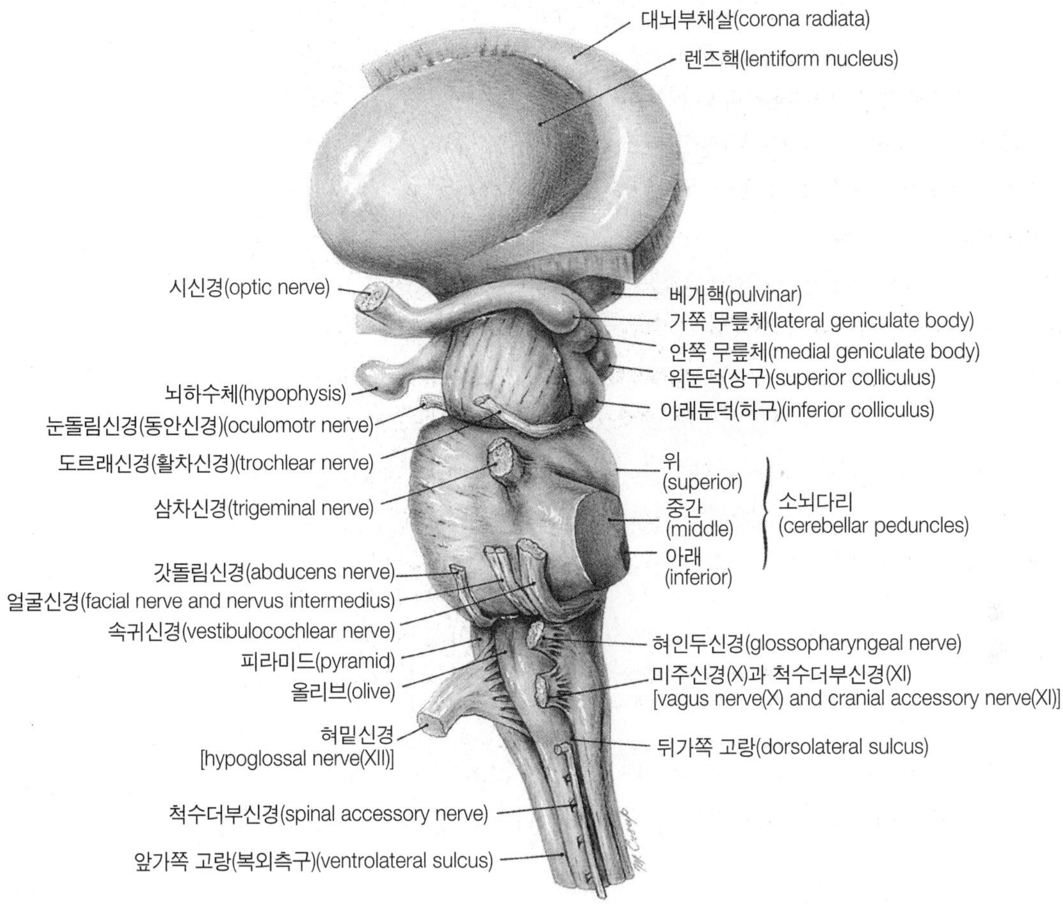

■ **그림 10-2.** 인체의 위목척수, 뇌줄기, 수정체핵, 부채살관(방성관)의 측면.

nuclear complex)가 있다(그림 10-9).

뒷면

그림 10-3에서 보면 얇은다발(박속)과 쐐기다발(설상속)은 척수에 있는 낮은 융기처럼 보인다. 얇은다발은 뒤쪽 정중고랑(복측정중구, dorsal median sulcus)과 뒤쪽 중간고랑(배측중앙구, dorsal intermediate sulcus) 사이에 융기를 형성한다. 쐐기다발은 뒤쪽 정중고랑과 뒤쪽 중간고랑 사이에 있다. 이 오름신경로는 얇은다발핵(박속핵)과 쐐기다발핵(설상속핵)에 닿(종지)는데, 이들이 닿는 부위는 작은 융기로 나타나며, 이곳을 각각 숨뇌 **얇은다발 팽대부(clava)**와 **쐐기다발결절(cuneate tubercle)**이라고 부른다. 얇은다발핵과 쐐기다발핵에서 나오는 신세포의 축삭은 숨뇌위 덮개(피개, tegmentum)를 통해 앞쪽으로 진행한다(그림 10-4).

뇌실 바닥에는 두 쌍의 작은 돌출부위가 있다. 바깥쪽에 있는 융기는 **미주삼각(vagal trigone)**이고, 안쪽 융기는 **혀밑삼각(hypoglossal trigone)**이다. 이들은 각각 **미주신경 뒤운동핵(배측운동핵, dorsal motor nucleus of the vagus)**과 **혀밑신경핵**이 돌출된 것이다. 이러한 볼록한 모양의 삼각(trigones)이 있다는 것은 미주신경의 뒤운동신경핵과 혀밑신경핵이 있다는 것을 의미한다. **제4뇌실의 숨뇌줄무늬체(연수선조체, striae medullares)**는 소뇌쪽으로 진행하는 신경섬유때문에 생긴 융기이다. 이 섬유들은 바깥쪽에서는 **가쪽 오목부(외측함요부, lateral recesses)**가 있는데, 뇌척수액이 제4뇌실에서 지주막

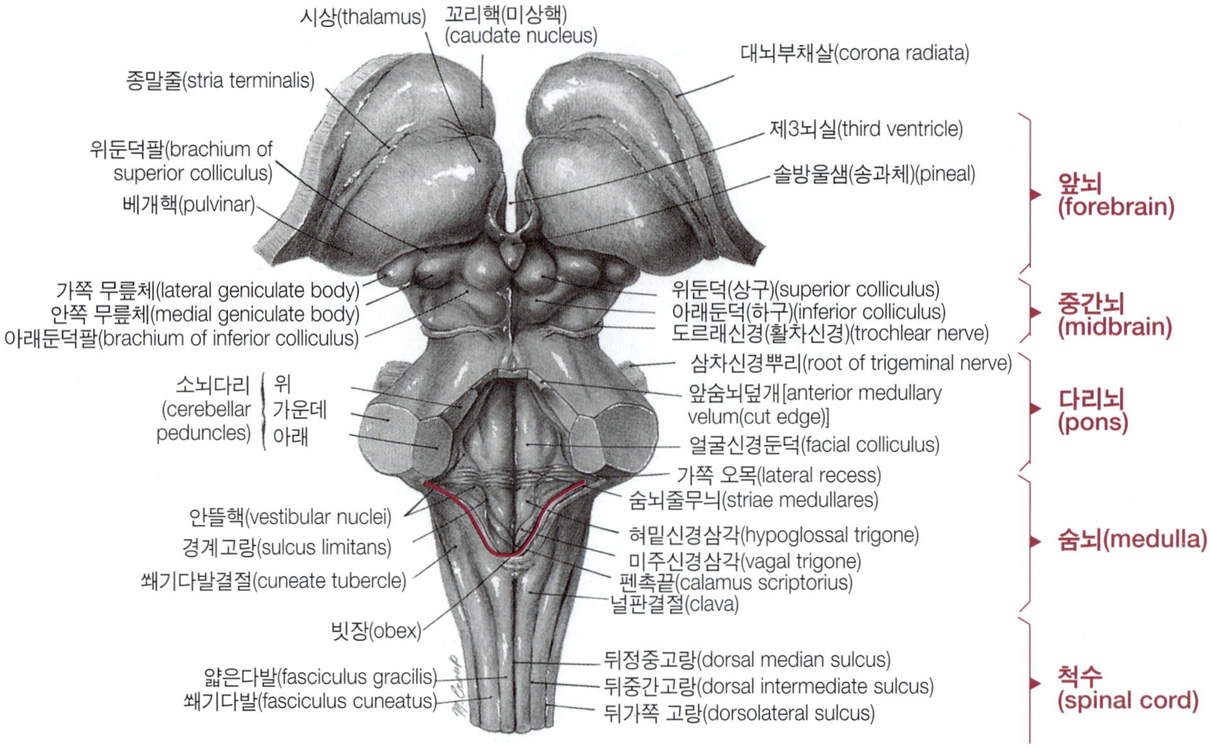

■ **그림 10-3.** 인체의 척수, 뇌줄기, 시상, 꼬리핵, 부채살관의 뒤쪽면. 소뇌는 제거되었다. 색깔이 있는 선은 제4뇌실의 지붕을 형성하는 융모조직이 붙는 위치를 가리킨다.

아래공간으로 흐르는 **개구부인 루스카(Luschka)** 구멍으로 이행된다. 또한 뇌척수액은 빗장(obex)부위에 있는 **Magendie 구멍(foramen)**을 통해 뇌실로부터 빠져나간다(그림 25-1).

다리뇌(Pons)

다리뇌는 숨뇌의 위쪽에 있는 큰 덩어리이다. 뇌줄기의 앞에 위치하는 대뇌다리는 위쪽에서 다리뇌로 들어오고 다리뇌의 아래쪽 경계부에서부터 추체(pyramid)가 나타난다.

앞면

다리뇌(교뇌)를 앞에서 보면 가로로 진행하는 매우 두꺼운 섬유다발만 보인다(그림 10-1). 중앙선을 따라 파인 **얕은고랑(basal sulcus)**에는 바닥동맥(기저동맥, basilar artery)이 들어있다. **갓돌림신경(외전신경, abducens nerve, VI)**은 다리뇌의 아래부분이 추체와 만나는 부위에 있는 아래다리뇌고랑(하뇌교구, inferior pontine sulcus)으로 빠져나온다.

옆면

다리뇌의 가로로 진행하던 섬유들은 다리뇌의 옆면에서는 조밀한 다발로 뭉쳐서 다리뇌와 소뇌를 연결시키는 **중간뇌다리(중소뇌각, middle cerebellar peduncles, brachia pontis)**가 된다(그림 10-2와 10-3). 중간뇌다리의 아래쪽 경계부위에 인접해 있는 소뇌, 위숨뇌가 이루는 삼각형의 공간을 **소뇌다리 각(소뇌교 각, cerebellopontine angle)**이라고 한다. 이 부위에 **얼굴신경(VII)**과 **속귀신경(전정와우신경, VIII)**이 있다(그림 10-2). 가장 큰 뇌신경중 하나인 **삼차신경(V)**은 다리뇌의 옆면 중앙부에 있는 다리뇌팔(교완, brachium pontis)을 통해 뇌줄기로 들어간다.

뒷면

다리뇌의 뒷면은 제4뇌실의 위쪽을 구성한다. 제4뇌실은 삼각형 모양인데, 다리뇌와 숨뇌가 연결되는 부위가 가장 넓다. 이 곳은 뇌실의 가쪽 오목이 위치해 있는 곳이다. 이 부위에 불분명하게 보이지만 가로로 된 선이 있는데, 숨뇌줄무늬(연수선조, striae

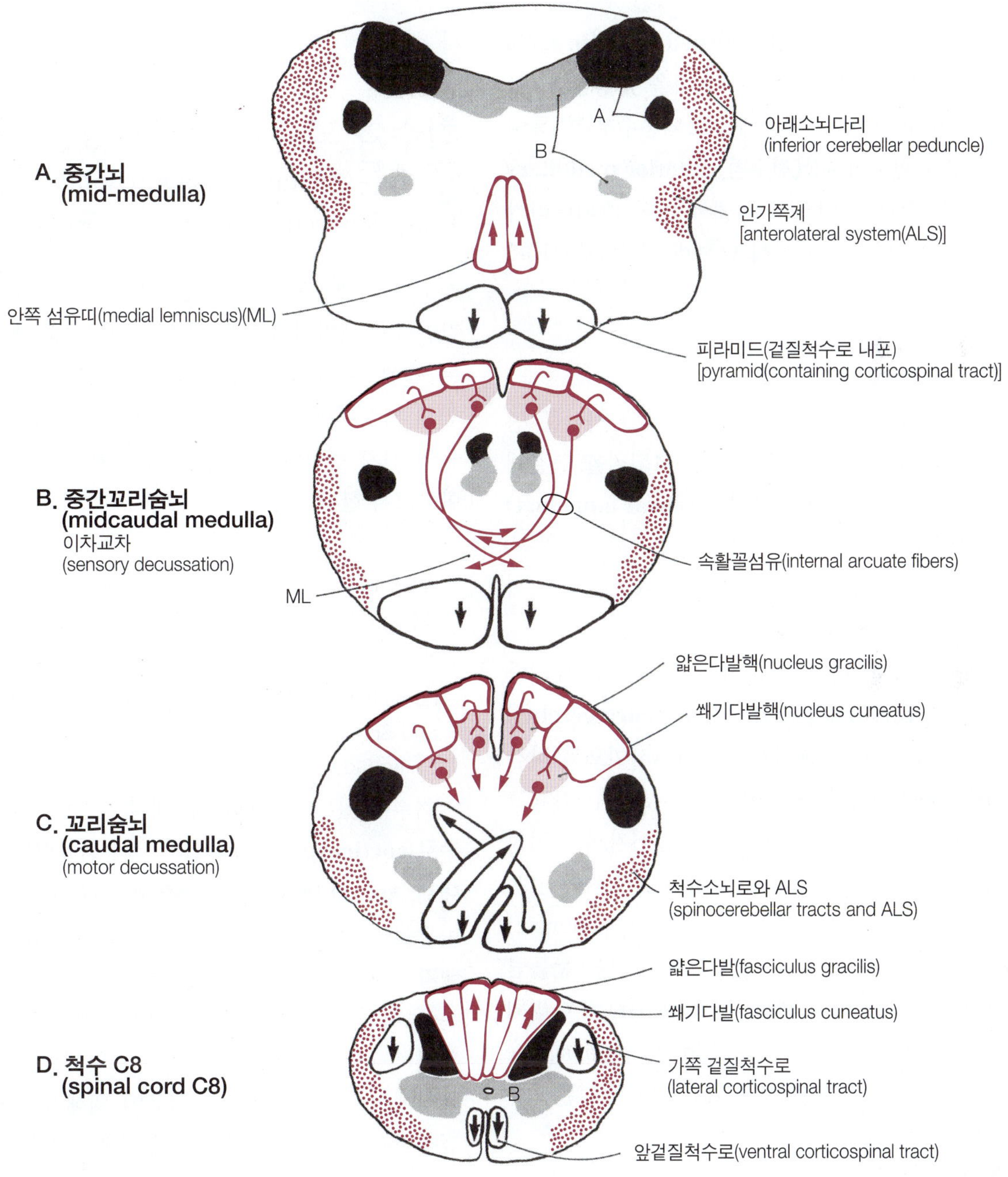

■ **그림 10-4.** 겉질척수로 교차부위와 척수섬유띠계가 발생하는 목척수와 숨뇌에 대한 가로절단면의 해부학적 차이. 척수소뇌로와 척수시상로는 척수와 숨뇌의 가쪽면에 위치한다.

medullares)라고 한다. 이 줄무늬들은 활꼴모양소뇌(궁상소뇌) 신경섬유들 때문에 형성된다. 위쪽의 뇌실 바닥에는 **얼굴신경둔덕(안면신경구, facial colliculus)**이 있다. 이 신경둔덕은 갓돌림신경(VI)과 갓돌림신경 위쪽에서 교차하는 얼굴신경섬유때문에 형성된다. 이 부위에서 신경섬유다발인 **위소뇌다리(상소뇌각, superior cerebellar peduncles[brachia conjuctiva)]**는 제4뇌실의 가쪽 벽을 형성한다. 아래쪽 다리뇌에서는 소뇌벌레부(소뇌충수부)를 통해 위쪽으로는 **앞숨뇌천장(전수범, anterior medullary velum)**을 통해 중앙선 근처에서 양쪽 소뇌다리가 연결되어 제4뇌실이 완전히 덮히게 된다(그림 10-3과 10-11).

중간뇌(Midbrain)

중간뇌(midbrain)는 다리뇌와 사이뇌 사이를 연결하는 짧은 부분이다 제3뇌실과 제4뇌실을 연결해 주는 가느다란 관인 **뇌수도관(cerebral aqueduct)**이 중간뇌를 관통한다.

앞면

중간뇌의 앞쪽 하면은 두 개의 줄 모양인 **대뇌다리(대뇌각, cerebral peduncles or crura cerebri)**와 그 두 대뇌다리를 분리시키는 **다리사이오목(각간와, interpeduncular fossa)**으로 이루어져 있다(그림 10-1). 대뇌다리가 대뇌반구로 들어가서 보이지 않게 되기 직전에 시신경로에 의해 둘러싸여진다. 중간뇌의 가장 아랫부분에서는 다리(각, peduncle)가 다리뇌의 바닥 안으로 곧바로 들어간다. **눈돌림신경(동안신경, oculomotor nerves, III)**은 다리뇌와 중간뇌 사이에 있는 가로고랑(횡구, transverse groove) 근처의 다리사이오목(각간와)에서 나온다.

뒷면

중간뇌의 뒷면**(tectum)**에는 **4개의 원형으로 융기(corpora quadrigemina)**된 부분이 있다. 위쪽에 한쌍으로 융기된 부위를 **위둔덕(상구, superior colliculi)**이라 하며, 아래쪽에 있는 약간 작은 한 쌍의 융기를 **아래둔덕(하구, inferior colliculi)**이라 한다(그림 10-3). 뇌신경 중 가장 작은 **도르래신경(활차신경, trochlear nerves, IV)**은 앞숨뇌천장에서 교차한 다음 아래둔덕 뒤쪽의 중간뇌 뒷면으로 나온다.

척수와 뇌줄기에 걸쳐있는 내부 구조들(Internal Structures at the Transition from Spinal Cord to Brain Stem)

척수의 백색질을 싸고 있는 회색질의 내부 구조는 간단하게 배열되어 있는 반면에 뇌줄기의 내부 구조는 훨씬 복잡하다. 뇌줄기의 내부구조를 이해하기 위해 척수에서 숨뇌까지 연결되는 신경로와 세포기둥의 위치 변화와 연속성을 위해 뇌줄기에 대해 알아보고자 한다.

정중선을 통과하는 겉질척수로와 척수섬유띠계; 같은 쪽으로 올라가는 앞가쪽계와 척수소뇌로계(Corticospinal and Spinal Lemniscal Systems Cross the Midline; Anterolateral and Spinocerebellar Systems Continue up the Same Side)

척수에 있는 대표적인 두 개의 시스템, 즉 **겉질척수로(corticospinal tract)**와 **척수섬유띠계(척수융대계, spinal lemniscal system)**(뒤기둥)는 척수와 비교했을 때 숨뇌에 있는 회색질과 백색질의 정렬상태가 변하게 된다. 겉질척수로는 뇌줄기의 앞쪽 부분을 따라 하행한다. 중뇌에서 대뇌다리의 표면에 위치하지만, 다리뇌에서는 다리뇌 옆에 있는 중소뇌다리에서 올라오는 다리뇌섬유에 의해 둘러싸인다. 겉질척수로가 다리뇌의 아래에서 빠져나온 다음, 숨뇌의 앞쪽에서 추체를 형성한다. 척수에 유입되기 바로 전에 이들 섬유의 대부분은 뒤쪽으로 돌아간

다음 반대편으로 교차한 후(가쪽 겉질척수로) 척수의 백색질의 가쪽면으로 들어간다. 이 교차를 **추체교차(motor, or pyramidal decussation)**라 한다(그림 10-4 C).

뒤기둥(배측 기둥, dorsal columns)이라고 알려져 있는 척수에서 올라온 주요 섬유다발은 숨뇌에서 종지한 다음 쐐기핵(설상핵)과 솔기핵(봉선핵)과 연접한다(그림 10-4 B와 C). 이들 핵에서 올라온 축삭은 숨뇌의 중심회색질 주위를 따라 앞쪽으로 이동한 다음 중간선을 가로질러 안쪽 섬유띠를 형성하기 위해 함께 모인 다음 시상을 향해 상행한다. 중심회색질을 따라 진행하는 이 경로는 **안쪽 활꼴모양섬유(internal arcuate fibers)**라 한다(그림 10-4 B).

겉질척수로와 척수섬유띠계와는 반대로 앞가쪽계인 척수시상로는 시상으로 상행할 때 뇌줄기의 가쪽면 가까이 위치한다. 앞가쪽계는 뒤쪽면에 위치하고 있는 반면에 척수소뇌로 섬유들은 숨뇌를 따라 상행한 다음(그림 10-4 C), 아래소뇌다리를 들어간다(그림 10-4 A).

숨뇌로 들어가는 척수의 감각신경 세포기둥과 운동신경 세포기둥(Sensory and Motor Cell Columns of the Spinal Cord Continue into Medulla)

척수의 감각세포기둥과 운동세포기둥은 감각유입을 받아들이며, 말초신경의 운동축삭으로 연결된 다음 숨뇌까지 진행해서 상대적인 위치를 유지한다(그림 10-4). 뒤기둥과 숨뇌의 꼬리핵(미상핵)을 제거해서 제4뇌실로 연결되는 척수의 중심관을 개방시켜 보면 뒤뿔과 앞뿔에 있는 회색질이 뇌실바닥에서 노출된다. 태생기 날개판(익상판, alar plate)에서 발생된 감각 세포기둥은 바닥판(기저판, basal plate)에서 발생된 운동신경원의 세포군에 비해 뒤가쪽에 있다(1장 참조). 뇌실 가까이 있는 이러한 세포기둥들은 뇌신경핵의 감각신경과 운동신경세포군이 된다. 하지만 뇌줄기가 발생하는 동안 몇몇 세포군은 뇌실에서 사라진 다음 뇌신경핵으로 대체된다(그림 10-4A). 또한 몇몇 날개판 세포군은 통합 핵(integrative nuclei), 예를 들면, 뒤기둥핵(dorsal column nuclei)이 되기 위해 이동한다.

척수와 마찬가지로 뇌줄기에 있는 감각기둥은 삼각신경원 섬유와 연접하며, 운동신경원 기둥은 뇌신경의 운동섬유가 된다. 인간의 신경계 중에서 뇌신경에 해당하는 12쌍의 신경세포(신경원, neurons) 중 10개(III~XII번 뇌신경)는 뇌줄기가 된다. 여기에 해당하는 뇌신경이 XI번 뇌신경이다(뇌신경 XI, 척수더부신경의 경계부분은 척수의 아래 목분절에 있는 세포로부터 발생한다).

뇌신경핵과 섬유들의 기능에 따른 분류(Classification of Cranial Nerve Nuclei and Fibers according to Their Function)

일반적(general)이라고 하는 형용사는 척수신경의 기능과 유사한 뇌신경 세포와 섬유들이 해당된다. 여기에는 체벽(body wall)에서 올라오는 감각섬유, 내장과 골격근을 지배하는 운동신경섬유들이 해당된다. **특수한(special)** 분류는 망막, 내이(inner ear) 등과 같이 목표조직에 특수한 기능을 하는 뇌신경에 적용되는 용어이다. 예외적으로 일반적이고, 특수한 목록에는 감각신경원과 운동신경원이 포함된다. 예외적인 것은 특수한 몸운동신경원(special somatic motoneurons)이 없다는 점이다. 새악궁 근육(branchiomeric muscle)을 신경지배하는 것은 특수한 내장운동신경으로 분류했다.

구심성 뇌신경 (Afferent fibers of Cranial Nerves)

일반 구심성 신경의 신경세포체는 뇌신경의 신경절이나 척수뒤뿌리의 신경절에 들어있다.

- **일반 몸 구심성 신경섬유(general somatic**

afferent; GSA)들은 촉각, 온각, 통각과 같은 외수용성 감각과 관절, 힘줄(건) 등으로부터 들어오는 고유수용성감각을 전달한다.

- **일반 내장 구심성 신경섬유(general visceral afferent; GVA)**들은 흉부, 복부, 골반강 내에 들어있는 내장들로부터 신호를 전달한다.

특수 구심성 신경섬유(special afferent)들은 특정한 뇌신경절에서만 발견된다.

- **특수 몸 구심성 신경섬유(special somatic afferent; SSA)**들은 시각, 청각, 평형감각 등을 느끼는 눈과 귀의 특수한 감각기관으로부터 신호를 전달한다.
- **특수 내장 구심성 신경섬유(special visceral afferent; SVA)**들은 뒤뿔(후각)과 미각수용체로부터 신호를 전달한다. 이들 신경섬유들은 기능적으로 소화기관과 연관된 감각을 담당하기 때문에 내장성이라고 한다.

원심성 뇌신경
(Efferent Fibers of Cranial Nerves)

일반 원심성 섬유(general efferent fibers)는 척수, 뇌줄기(뇌간), 자율신경절 등에 있는 운동신경원으로부터 시작된다. 이것들은 새악궁 근육을 제외한 모든 신체 근육에 종지한다.

- **일반 몸 원심성 신경섬유(general somatic efferent; GSE)**들은 몸골격근으로 운동명령을 전달한다. 척수신경 앞뿌리(전근)에 들어있는 신경섬유들이 해당된다. 머리부분에서의 몸 근육에는 혀의 근육과 바깥눈근육(외안근)이 포함된다.
- **일반 내장 원심성 신경섬유(general visceral efferent; GVE)**들은 평활근(민무늬근)과 심장근, 그리고 분비샘의 조절에 관여하는 자율신경섬유들이다. 자율신경섬유는 절전신경절과 절후신경절 모두 해당되며, 교감신경과 부교감신경으로 구분된다. 척수신경 안에서 두 종류의 신경섬유가 발견되지만, 척수의 부교감신경섬유는 엉치뼈(천골)의 신경에만 있다. 그리고 4개의 뇌신경들에 부교감신경이 들어있다.

새악궁에서 기원하는 근육에 종지하는 **특수 원심성(special efferent)** 섬유들은 뇌줄기 안에 있는 특정한 뇌신경의 핵에서 기시한다.

- **특수 내장 원심성 신경섬유(special visceral efferent; SVE)**들은 새악궁에서 기원하는 저작근, 얼굴표정근, 인두, 뒤통수근 등의 가로무늬(횡문) 골격근을 지배하는 신경들이다. SVE는 자율신경계에 해당되지 않는다.

기능적으로 명확한 뇌신경 세포기둥(Functionally Distinct Cranial Nerve Cell Columns)

뇌줄기의 안가쪽에 형성되어 있는 기능적으로 명확한 세포기둥들(Functionally Distinct Cell Columns Are Organized Mediolaterally in the Brain Stem)

뇌신경에 있는 7개의 기능적인 섬유들은 뇌줄기(뇌간)의 덮개(tegmentum)에 있는 세포기둥과 정확하게 일치하며, 개개의 세포기둥은 단절되어 있다. 개개별 세포기둥을 형성하는 핵세포군(nuclear ell group)은 구체적인 명칭이 있다. 앞서 언급했듯이 감각세포기둥은 뇌줄기를 통과하는 운동신경원 그룹에 대해 약간 가쪽에 위치하고 있다.

예를 들면, 중뇌, 다리뇌, 숨뇌(연수)는 GSE 기둥을 포함하고 있다. 중앙에 근접해 있으면서 뇌실의 바로 아래에 있는 세포기둥은 근절(myotome)에서 발생한 근육을 신경지배하는 운동신경원으로 구성되어 있다. 이 신경세포(신경원, neurons)들은 연속

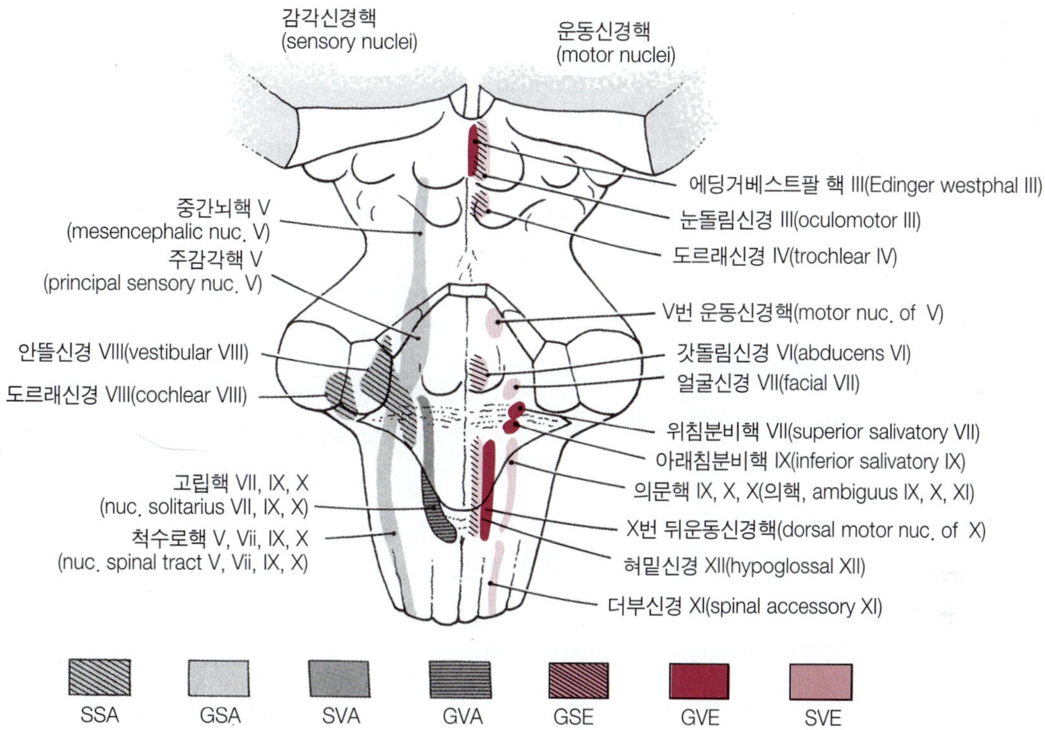

■ 그림 10-5. 뇌신경 III~XII번에 대한 핵기둥의 상대적인 위치를 보여주는 뇌줄기의 뒷모습. 단순히 해서 운동중추핵은 오른쪽에 감각중추핵을 왼쪽에 그렸는데, 그림 10-6과 비교.

적인 세포기둥을 형성하기보다 4개의 명확한 핵으로 분포되어 있다. 이들 핵 중에서 3개는 눈확근(안와근)을 신경지배한다. 이들 세 개의 신경세포는 III번 뇌신경인 동안신경핵과 중뇌에서 올라온 IV번 뇌신경에 해당하는 도르래신경세포, 그리고 다리뇌에서 기원한 VI번 뇌신경인 갓돌림신경이 해당된다. 네 번째 GSE 세포군은 숨뇌에 있는 큰 핵이며, XII번 뇌신경을 통해 혀근육들을 신경지배한다(그림 10-5).

안쪽에서 가쪽으로 세포기둥들은 GSE, GVE, SVE, GVA, SVA, GSA, 그리고 SSA로 구성된다. 그림 10-5는 뇌줄기에 있는 뇌신경의 운동신경원과 감각신경원의 위치와 해당되는 세포기둥을 보여주고 있다. 그림 10-6은 숨뇌의 하부를 가로 절단한 것으로서 숨뇌에 있는 개개별 뇌신경핵의 내부적인 위치와 해당 세포기둥을 보여준다.

원심성 섬유가 되는 운동신경핵
(Motor Nuclei Give Rise to Efferent Fibers)

앞서 언급했듯이, III, IV, VI, XII 뇌신경의 GSE 섬유들은 정중선에 인접한 세포기둥과 떨어져 정렬되어 있다(그림 10-5). 척수의 앞뿌리와 같은 선상에 위치해 있고, 앞뿌리(전근)의 세포와 유사한 이들 핵들은 근절(myotome)에서 발생하는 근육들을 신경지배한다.

GVE 핵에는 VII과 IX번 뇌신경이 지배하는 위아래 침분비핵(타액핵, salivatory nuclei)과 X번 뒤운동핵이 해당된다. 이들 세 개의 핵은 몸 원심성 기둥의 가쪽을 형성한다. Edinger-Westpal 핵인 III번 뇌신경의 GVE 핵은 안쪽에 잘못 놓여져 있다. 이들 네 개의 핵은 부교감신경성 뇌신경핵이 된다.

가장 가쪽에 있는 운동세포기둥은 V번(V번 뇌신경의 운동핵), VII(얼굴신경핵), IX, X, 그리고 XI

번(의문핵)의 **SVE** 핵으로 구성되어 있다. 이들 세 개의 핵은 심장을 신경지배하는 절전 부교감신경인 의문핵(nucleus ambiguus)을 제외한 새절근(branchiomeric musculature)을 신경지배한다.

감각신경절에서 기원하는 구심성 섬유가 유입되는 감각신경핵(Sensory Nuclei Receive Input from Afferent Fibers Originating in the Sensory Ganglia)

V, VII, VIII, IX, X번 뇌신경의 감각섬유는 해당 뇌신경의 감각신경절에 있는 세포체에서 발생한다. 척수의 뒤뿌리신경절에 있는 세포와 마찬가지로 이들 신경섬유들은 중추신경계로 들어간 다음 감각신경핵에 닿는다. 뇌신경의 모든 **내장 구심성 섬유들(visceral afferent fibers)**은 내장 원심성 세포기둥에 인접한 핵들인 **고립로핵(tractus solitarius)**에 종지한다. 고립로핵은 고립로핵 아래쪽으로부터는 **GVA 신경섬유**를 받으며, 위로부터는 **미각(SVA)신경섬유**를 받는다.

GSA 기둥핵으로 전달되는 신경섬유는 삼차신경(V)으로부터 나온다. 이 핵기둥은 중뇌로부터 숨뇌의 아래와 목척수(경수)까지 걸쳐있다. 척수로핵은 V번 뇌신경을 통해 얼굴에서 들어오는 모든 정보와 VII번, IX번, X번 뇌신경을 통해 귀의 피부에 있는 몇몇 섬유들의 정보를 받아들인다. 이 핵은 척수에 있는 교양질과 연결되며, 교양질과 마찬가지로 주로 통증과 온도감각을 전달한다. 그림 10-6은 귀에서 올라온 VIII번 뇌신경의 **SSA 섬유**가 뇌줄기의 뒤가쪽 영역에 대부분 정지한다는 것을 보여준다.

하나 이상의 기능적인 요소가 들어있는 뇌신경은 하나 이상의 세포기둥에 연접한다(Cranial Nerves Containing More than One Functional Component Are Connected to More than One Cell Column)

몇몇 뇌신경은 하나 이상의 기능을 갖는 섬유를 포함하고 있다; 따라서 이들 뇌신경들은 뇌줄기에 있는 하나 이상의 기능적인 세포기둥에서 기시한다. 예를 들면, 미주신경(vagus nerve)은 7개의 기능적인 세포기둥 중에서 5개의 세포기둥에서 기시하거나 혹은 종지한다. 여기에는 GVE 핵, X번 뇌신경의 뒤운동핵, 그리고 SVE 핵에서 기시하는 운동섬유들이 포함된다. 또한 고립핵에서 분리된 세포그룹과 연접하는 GVA와 SVA 섬유뿐만 아니라, V번 척수신경핵에서 끝나는 GSA 섬유들도 있다(그림 10-6).

뇌신경섬유들의 일반적인 구조이론(principle of the organization)과 마찬가지로 감각신경섬유들의 개개별 기능적인 그룹(GVA, SVA, GSA, 혹은 SSA)은 주행하는 신경섬유와는 상관없이 하나에서 몇 개의 핵으로 구성되는 해당 세포기둥으로 모여든다. 이마면(관상면)상에서 보면 개개의 세포기둥에서 유래된 운동신경원들(GSE, GVE, 혹은 SVE)은 여러 뇌신경으로 모인 다음 개개의 운동신경원들이 목표로 하는 조직으로 분산된다.

그물체(Reticular Formation)

그물체(망상체)는 뇌줄기의 중심부 회색질을 형성하는 세포핵들의 집합체이다. 비록 20개 이상의 핵들이 세포구조(cytoarchitecture)에서 분화하고, 결합하고, 기능화되지만, 기본적으로는 2개 즉, 세로축(longitudinal zone)과 안쪽과 가쪽 대로 구분된다.

수용기이며, 통합기구인 그물체의 가쪽 대(The Lateral Zone of the Reticular Formation Is Receptive and Integrative)

그물체의 가쪽 대는 짧은 축삭으로 이루어져 있는 많은 수의 개재신경원들이 들어있다. 이들 개재신경원들은 감각뇌신경핵과 운동뇌신경핵간의 반사를 통합하는 기능을 하며, 척수와 앞뇌(전뇌, forebrain)에서 나오는 긴 신경로에서 들어오는 자극을 받아들인다. 이러한 특성으로 인해 그물체의 가쪽대는 척수의 개재신경원 풀의 몸쪽부(근위부)가 확장된 것처

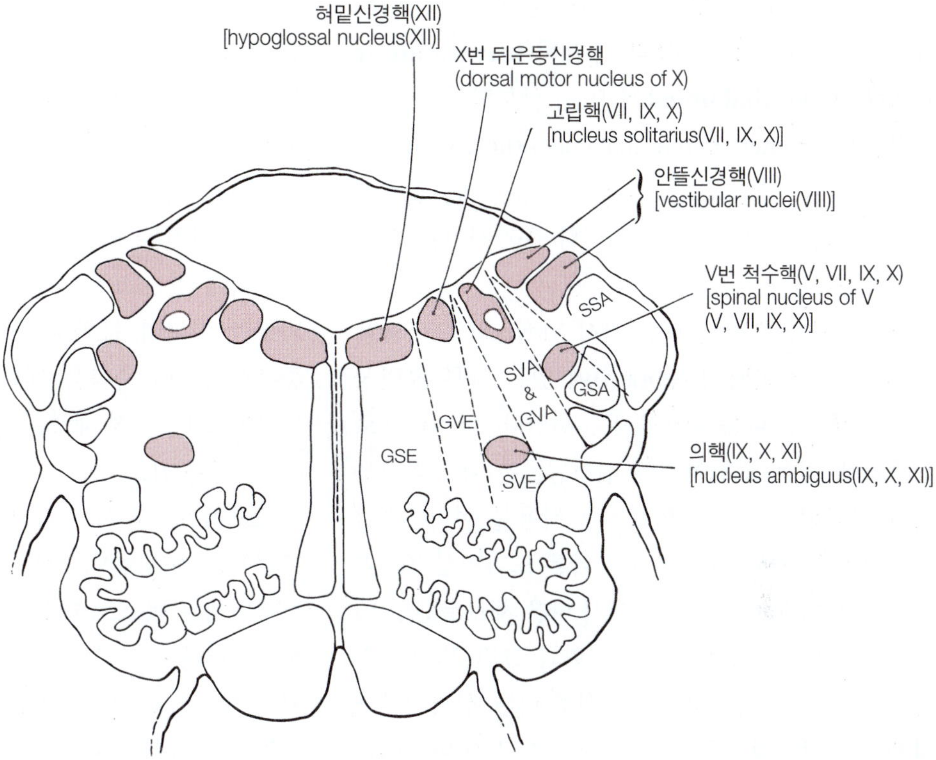

그림 10-6. 뇌신경으로부터 감각신호를 받거나 운동신경을주는 기능적인 세포기둥*(색깔로 그려진)*의 해부학적 구조를 보여주는 숨뇌상부의 단면. GSA=일반 몸 구심성; GSE=일반 몸 원심성; GVA=일반 내장 구심성; GVE=일반 내장 원심성; SSA=특수 몸 구심성; SVA=특수 내장 구심성; SVE=특수 내장 원심성. 여기에 표시되지 않은 구조는 그림 10-9를 참고하라.

럼 보인다.

오름성 전도로와 내림성 전도로가 시작되는 그물체의 안쪽 대(The Medial Zone of the Reticular Formation Give Rise to Ascending and Descending Tract)

안쪽 대는 크고 많은 신경세포(신경원, neurons)들이 들어 있다. 집단적으로 이들 세포들은 가쪽 대에 있는 개재신경원으로부터 나오는 정보를 받아들이며, 척수, 소뇌, 시상아래, 대뇌겉질, 특히 줄무늬체로 자극을 투사한다. 구심성 축삭과 원심성 축삭으로 나뉘는 몇몇의 매우 큰 신경세포들은 시상아래와 척수에 도달한다. 그리고 구심성과 원심성 둘 중 하나만 투사하는 축삭은 그물체 내에서는 서로서로 연결되어 있기는 하지만, 해당 신경축(neuraxis)을 따라 분포되어 있다.

그물체 신경원은 통증(6장 참조), 내장기능(5장과 21장 참조), 자세와 근 긴장도(8장 참조), 그리고 안구운동(19장 참조)에 관여한다. 또한 그물체의 신경원은 자세인지, 수면과 각성을 조절하는 데도 관여한다.

오름성 그물체 활성 시스템과 각성(Ascending Reticular Activating System and Arousal)

그물체는 큰 시스템에 해당하는 **오름성 그물체 활성 시스템(ascending reticular activating system)**의 **각성(arousal)** 과정에도 관여한다. 해부학적으로 명확한 그물체의 특수한 핵들은 신경전달물질로 상행성 그물체 활성 시스템에 들어있는 아세틸콜린을 사용한다. 그 다음 **시상의 층판핵(intralaminar nuclei of the thalamus)**에 있는 글루탐산성 시상겉질신경원(glutamatergic thalamocortical neurons)으로 투사된 다음 이들 그물체 신경원은 대뇌겉질을 활성화시키고, 각성을 일으키거나 증가시키는 작용을 한다.

그물체의 콜린성 신경원 역시 Meynert의 바닥핵과 같은 앞뇌(전뇌, forebrain)에 있는 다른 콜린성 핵들로 투사된 다음 겉질을 흥분시킨다. 마지막으로 뇌줄기에 있는 모노아민성 신경원들은 대뇌겉질을 직접 자극해서 각성을 일으키는 작용을 한다. 여기에는 앞쪽 덮개(복측피개)에서 나온 도파민성 핵, 솔기핵(봉선핵, raphe nuclei)에서 나온 세로토닌성 핵들이 해당된다(이 장의 다음 단락과 그림 23-2, 23-3, 23-4 참조). 따라서 5개의 서로 다른 신경전달물질계(글루탐산성, 콜린성, 도파민성, 노어아드레날린성, 그리고 세로토닌성)는 대뇌겉질을 흥분시켜서 개인의 각성에 관여한다.

세로토닌성 세포군과 노르아드레날린성 세포군(Serotonergic and Noradrenergic Cell Groups)

그물체의 한 부분이기도 한 뇌줄기의 중심부 기능에는 신경화학적으로 구분되는 2개의 그룹이 있다. 그것은 뇌줄기(뇌간)의 **솔기핵(봉선핵, raphe)**의 정중선을 따라 위치하고 있는 **세로토닌성 핵(serotonergic nuclei)**과 **청반(locus ceruleus)**과 다리뇌(교뇌)와 숨뇌(연수)의 안쪽 그물대(reticular zone)에 있는 세포군이 해당되는 **노르아드레날린성 세포군**이다. 이들 두 개의 모노아민계는 뇌줄기에서 기시하며, 중추신경계의 다른 부분에서는 기시하지 않는다.

그 외 다른 안쪽 그물체 신경원과 유사하게 세로토닌성 신경원과 노르아드레날린성 신경원 두 가지는 매우 긴 축삭에서 기원한다. 또한 이들 두 가지 신경세포 그룹은 척수의 꼬리쪽에서 대뇌겉질까지 연결되는 모든 신경축에 분포하고 있다. 예를 들면, 세로토닌성 핵내에는 대부분의 근위부(rostral) 세포군이 소뇌로 축삭을 내고, 대부분의 꼬리쪽(caudal) 세포군은 척수로 축삭을 내며, 뇌신경핵과 소뇌에 영향을 미치는 핵들을 중계한다(그림 23-4 참조). 청반핵에 있는 노르아드레날린성 핵은 뇌줄기와 소뇌뿐만 아니라 몸쪽부(근위부)와 먼쪽부(원위부)의 중추신경계로 축삭을 낸다. 다리뇌와 숨뇌에 있는 노르아드레날린성 세포는 매우 제한적인 투사를 한다(그림 23-3 참조).

모노아민성 투사는 감각전달, 각성 상태나 분위를 조절하는 것과 같이 매우 다른 기능을 제공한다. 모노아민계는 목표로 하는 조직에서 그들이 신경지배하는 신경원 풀의 반응을 강화시키거나 혹은 감소시키는 방식으로 조절작용(modulatory role)을 한다. 이들 세포들에 대한 더 많은 정보들은 8장)봉선-척수와 청반-척수투사)과 23장을 참고하기 바란다.

수면과 기상(Sleep and Waking)

수면은 단지 각성이 없는 상태가 아니다. 수면은 삶을 영위하는 데 필수적인 행동적 상황(behavioral state)에서 능동적으로 발생한다. 또한 수면은 생리학적인 상태의 특별한 패턴이라고 하는 두 가지 서로 다른 단계의 주기에서 발생한다. 인간에게 이들 두 가지 수면단계는 **느린 수면(slow-wave sleep)**과 **빠른 눈운동(rapid-eye-movement)** 혹은 **REM** 수면이며, 뇌전도, 골격근의 긴장도, 부교감신경의 긴장도, 그리고 가변성(reversibility) 즉, 깨기 쉬운 상태에 대한 특징적인 수준이 상당히 다르다. 또한 수면의 이 두 단계는 각성 상태에서 발생하는 것과는 생리학적 패턴이 다르다.

수많은 신경해부학적 영역이 수면과 각성을 조절한다. 이들 영역은 시상아래, 중간뇌, 다리뇌의 그물체, 그리고 뇌줄기에 있는 아민성 세포군에서 주로 관여한다.

중간뇌의 그물체에 있는 콜린성 신경원과 비콜린성 신경원의 활성화에 의해 **기상상태(waking state)**가 유지된다. 이 신경세포(신경원, neurons)들은 시상으로 투사된 다음 시상과 겉질에서 활성화되는 느린 수면상태(slow-wave-sleep bursting pattern)를 방해한다. 느린 수면상태는 감각정보가 대뇌겉질로 전달되는 것을 차단한다. 시상아래(시상하부) 뒤쪽에 있는 히스타민성 신경원군 역시 깨어 있을 때 활성화된다.

다리뇌에서 중간뇌하부까지 연결되는 다리뇌그물체 몸쪽부(교뇌망상체 근위부, reticularis pontis oralis)핵은 **기상**과 **REM 수면** 상태에 특히 중요한 역할을 하는 것 같다. 이 핵에 들어있는 몇 가지 기능적인 신경세포 그룹은 시상아래의 뒤쪽, 세로토닌성 솔기신경세포, 그리고 청반핵에 있는 노어아드레날린성 세포군의 히스타민성 신경원과 상호작용을 한다. 이들 세포군의 상호작용은 기상에 영향을 미치며, 또한 시각계(visual system), 빠른 눈운동, 그리고 근 긴장도 저하를 일으켜서 REM 수면을 일으키는 조절작용을 한다. 시상아래 앞쪽에 있는 감마아미노 뷰티릭산성 신경원(gamma-aminobutyric acidergic neurons)은 시상아래의 뒤쪽에 있는 히스타민성 신경원의 작용과 다리뇌그물체 몸쪽부(reticularis pontis oralis) 핵을 억제시켜서 **느린 수면(slow-wave sleep)**을 유도한다.

뇌줄기의 지도: 가로절단(Atlas of the Brain Stem: Transverse Sections)

그림 10-7에서 10-13까지는 뇌줄기의 조직학적 단면을 그린 것이다. 이 얇은 조직절편들은 뇌줄기의

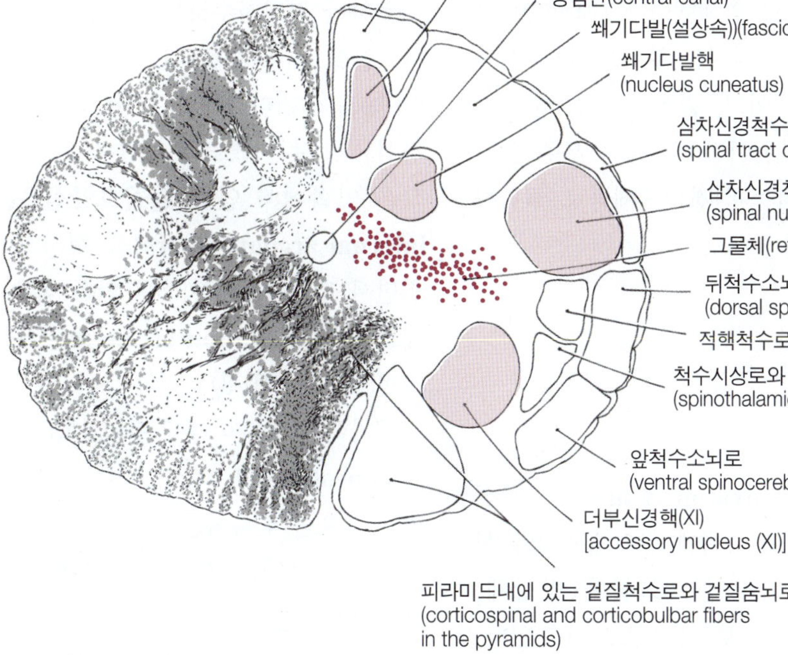

■ **그림 10-7.** 피라미드의 교차지점을 자른 숨뇌 아래 수준의 단면. *왼쪽은* 수초가 염색된 조직의 일반적 모습을 보여주고, *오른쪽은* 주요핵들과*(색)* 경로*(흰색)*들이 윤곽으로 표현되어 있다.

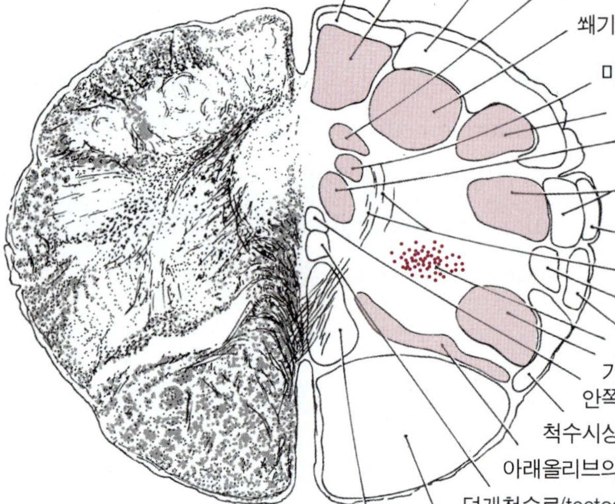

■ **그림 10-8.** 안쪽 활꼴섬유 교차가 안쪽 섬유띠를 형성하는 부위에서 절단한 아래 숨뇌의 단면.

세로축에 대해 수직방향으로 자르고 수초를 잘 보이게 하는 Weigert 방법으로 염색했다. 그래서 이 가로절단면의 왼쪽에 검게 나타나는 부위는 수초로 싸인 신경섬유가 있는 부위이고, 밝은 부위는 수초가 없는 섬유가 존재하는 부위이다. 이 밝은 부위는 뇌줄기의 여러 핵을 형성하는 신경세포체들로 채워진다.

숨뇌의 내부구조
(Internal Structures of the Medulla)

숨뇌의 하위 절반

중심부 회색질 부위(central gray area)는 중심관을 둘러싸고 있으며, 그 주위에 신경세포체와 신경섬유들이 그물처럼 얽혀있는 **그물체(망상체, reticular formation)**라고 부르는 구조물이 있다. 겉질척수로는 대부분 추체에서 숨뇌의 앞쪽을 통해 하행한다. 숨뇌의 아래 끝지점에서 이들 섬유들의 대부분은 **추체에서 교차**한다(그림 10-7).

교차한 겉질척수로는 척수의 측부를 통해 하행한다. 겉질척수로가 교차하는 곳 뒤쪽에는 얇은다발(박속)과 쐐기다발(설상속)이 있고, 그것들의 오름신경섬유가 닿는 핵도 존재한다. 이 핵들에서 나온 축삭은 앞쪽에서 **안쪽 활꼴모양섬유(내측궁상섬유, internal arcuate fibers)**를 형성하여 활 모양으로 휘면서 교차하는데 이것을 **안쪽 섬유띠 교차(내측융대교차, decussation of the medial lemniscus)**라고 한다(그림 10-8).

쐐기핵의 뒤쪽 아래에 **덧쐐기핵(부설상핵, accessory cuneate nucleus)**이 있다(그림 10-8). 이 핵에 있는 세포들의 축삭은 안쪽 섬유띠로 연결되지 않는다. 그 축삭들은 가쪽으로 상행하여 아래소뇌다리(하소뇌각)를 통해 소뇌로 연결되는 쐐기소뇌로(cuneocerebellar tract)를 형성한다(그림 7-1).

뒤가쪽 부위에 가는 신경섬유다발로 씌워진 핵이

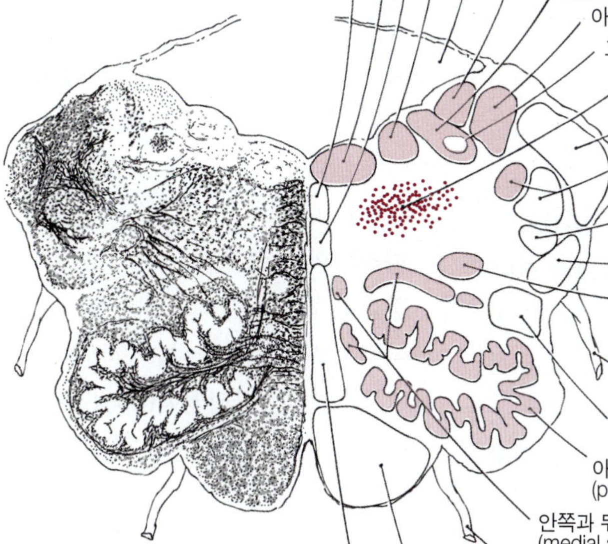

■ **그림 10-9.** 위숨뇌의 단면.

있는데, **삼차신경척수로(spinal tract of the trigeminal nerve)**와 **삼차신경**의 척수핵이다. 이들 두 구조물은 다리뇌부위에서 시작하여 숨뇌를 통과하여 제2 경추신경절까지 이어져 있다. 척수로에는 삼차신경절 세포가 포함되어 있으며, 통증, 온도, 그리고 단순한 촉각정보를 인접한 척수핵 신경원(spinal nucleus neurons)으로 전달한다.

숨뇌의 위 절반

숨뇌의 앞가쪽 표면에서 뚜렷하게 보이는 구조는 **아래올리브핵복합체(inferior olivary nuclear complex)**인데, 이것은 중앙선을 향해 입구가 열려 있는 주름잡힌 주머니 모양의 회색질이다(그림 10-9). 아래올리브핵의 원심성 섬유는 중심부에서 교차하고 숨뇌의 뒤가쪽으로 향하다가 뒤척수소뇌로 섬유, 쐐기소뇌로 섬유와 합쳐져서 두꺼운 **아래소뇌다리(inferior cerebellar peduncle)(restiform body)**를 이룬다.

숨뇌의 뒤쪽인 제4뇌실의 바닥 근처에는 주변과 구분되는 몇 개의 세포 덩어리가 쌍으로 있다. 이 부위는 위숨뇌에 세로방향으로 뻗어있기 때문에 기둥 모양을 이룬다(그림 10-5). **혀밑신경핵(XII)**은 중앙선 가까이 있다. 여기서 나오는 신경섬유들은 앞쪽으로 진행해 추체와 올리브 사이를 통해서 나와 혀밑신경이 되며, 혀의 가로무늬근(횡문근)에 닿는다(그림 10-9). **미주신경의 뒤운동핵(X)**은 혀밑신경핵 쪽에 위치하는데, 자율신경계 중 부교감신경의 기능을 하는 신경세포도 들어있다. 한정고랑(sulcus limitans)에 의해 운동핵들로부터 분리되어 있는 숨뇌의 가장 바깥쪽에 위치하는 핵들 중에 **안뜰신경핵**

(전정신경핵, vestibular nuclei)이 있다. 이 안뜰신경핵들은 안뜰달팽이신경(VIII)의 안뜰신경분지로부터 구심성 섬유를 받는다. 이 신경은 공간속 머리의 운동과 위치를 식별하는 정보를 뇌에 전달한다.

의문핵(의핵, nucleus ambiguus)은 Weigert 염색으로 처리된 표본에서 그렇게 뚜렷하게 보이지는 않지만 그물체의 앞가쪽에 위치한다. 의문핵의 신경섬유들은 처음에는 뒤안쪽으로 진행하지만, 곧 뒤쪽으로 활모양으로 휘면서 **혀인두신경(IX)**, 미주신경(X), 더부신경(XI) 등의 신경섬유가 되어 아래소뇌다리의 앞쪽에서 숨뇌로부터 빠져나온다(그림 10-9와 11-1). 이들 신경섬유는 인두와 후두의 근육을 지배하며, 연하작용과 발성을 조절한다. 그물체 뒤쪽에는 작은 핵을 포함하면서 세로방향으로 진행하는 신경섬유다발이 있다. 이 세로주행다발을 **고립로(solitary tract)**라 하며, 얼굴신경, 혀인두신경, 미주신경으로 들어가는 구심성 신경섬유로 이루어져 있다. 고립로핵의 세포들은 고립로 주위에 위치하며, 미각과 내장감각에 대한 정보를 전달받는다. 삼차신경척수로와 핵은 뇌실을 둘러싸고 있는 다른 핵들의 뒤쪽에 위치한다.

척수시상로가 들어있는 앞가쪽 척수신경섬유계의 앞가쪽면에는 의문핵이 있다. 중앙선 양쪽에는 두 개의 큰 신경섬유띠가 수직으로 놓여 있다. 각 띠의 가장 뒤쪽에는 **안쪽 세로다발(내측종속, medial longitudinal fasciculus)**이 있는데, 이것은 위척수에서 시작해 중간뇌까지 연결된다. 숨뇌에 있는 안쪽 세로다발(MLF)에는 **안쪽 안뜰척수로(medial vestibulospinal tract)**, **간질척수로(interstitiospinal tract)**, **다리뇌그물척수로(pontine reticulospinal tract)** 등의 내림신경섬유로가 들어있다. 뇌줄기에서 안쪽 세로다발로 앞쪽으로 하행하던 **덮개척수로(tectospinal pathway)**는 숨뇌의 아래에서 안쪽 세로다발과 합쳐져서 척수로 내려온다. **안쪽 섬유띠(medial lemniscus)**는 안쪽 세로다발의 나머지 대부분을 차지하며, 안쪽 세로다발 중 가장 큰 부분을 차지한다.

다리뇌의 내부구조
(Internal Structures of the Pons)

다리뇌의 조직학적 단면에서 다리뇌를 두 부분으로 나눌 수 있는데, 앞쪽을 **바닥부(basilar portion)**라고 하고, 뒤쪽을 **덮개(피개, tegmentum)**라 한다. 이 부위의 뇌줄기는 뒤쪽으로 팽창하면서 분화되어 소뇌가 된다.

다리뇌의 아랫부분

겉질척수로는 다리뇌 바닥부의 중앙에 위치한다. 겉질척수로를 둘러싼 회색질에는 다리뇌핵의 세포들이 들어있다. **다리뇌핵(pontine nuclei)**에서 나온 신경섬유들은 겉질척수로 섬유의 앞쪽과 뒤쪽을 둘러싸면서 반대편으로 교차한다(그림 10-10). 이들 신경섬유는 **중간소뇌다리(중소뇌각, middle cerebellar peduncle)**를 통해 소뇌겉질에 도달한다. 다리뇌핵은 대뇌로부터 정보를 받고, 다리뇌핵의 신경섬유는 소뇌를 연결되어 대뇌겉질과 소뇌겉질을 연결해주는 역할을 한다.

이 부위에서 **안쪽 섬유띠(medial lemniscus)**는 타원형의 신경다발로 나타난다. 숨뇌에서 이 타원의 세로축은 앞뒤방향이다. 다리뇌의 덮개부위에서는 타원의 세로축은 다리뇌 바닥부의 경계부와 평행을 이루는 방향으로 바뀐다.

안쪽 세로다발(MLF)은 제4뇌실 바닥의 중앙부 가까이에 위치한다. 이 부위의 다리뇌에 있는 안쪽 세로다발의 신경섬유들은 대부분 상행한다. 그 신경섬유들은 안뜰핵(전정핵, vestibular nuclei)으로부터 나와서 바깥눈근육(외안근, extraocular)을 지배하는 핵에 투사된다. 하행하는 **사이질척수로(interstitiospinal tract)**와 **다리뇌그물척수로(pontine reticulospinal tract)**의 일부는 안쪽 세로다발에 섞여 있다.

청각을 중계하는 **마름섬유체(능형체, trapezoid**

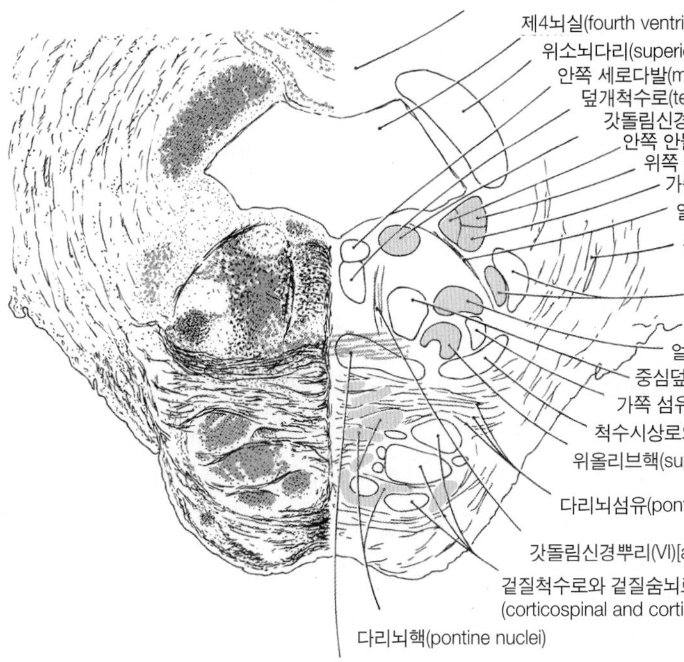

■ **그림 10-10.** VI~VII번 뇌신경핵 부위에서 절단한 다리뇌의 단면.

body)는 대부분 덮개의 앞쪽 부분에서 교차한다. 마름섬유체 섬유들은 아래위방향으로 진행하는 안쪽 섬유띠 섬유들과 직각방향으로 얽혀있다(그림 10-10). **위올리브(superior olive)**는 작은 핵으로서 마름섬유체의 옆쪽, 뒤쪽에 있다. 위올리브핵도 청각과 관련된 구조이다.

중심덮개로(중심피개로, central tegmental tract)는 독립된 신경다발인데, 아래신경로(주로 **적핵감람로**)와 시상과 시상아래로 연결되는 오름신경로로 구성되며, **그물체의 앞쪽**에 위치한다. 이 부위의 중앙덮개로에는 고립핵에서 시상의 앞뒤안쪽핵(VPM)까지 상행하는 미각신경섬유도 들어있다. 삼차신경 척수핵과 신경로는 그것들의 위치가 변하지 않지만, 중간소뇌다리의 신경섬유에 의해 옆면이 덮혀있다.

얼굴신경의 운동핵(VII)은 위올리브핵의 바로 뒤쪽에 있으며, 삼차신경(V) 척수로핵의 안쪽에 위치한다. 얼굴신경의 섬유는 뇌줄기로부터 나오기 전에 고리모양의 **얼굴신경속무릎(안면신경내측슬, internal genu of the facial nerve)**을 형성한다. 이 고리의 처음 부분은 제4뇌실 바닥을 향해 뒤안쪽 방향으로 주행하다가 **갓돌림신경핵(외전신경핵, nucleus of the abducens nerve)**의 아래쪽 안쪽으로 꺽인다. 그 이후 얼굴신경은 갓돌림신경핵의 위가쪽으로 나간다. 얼굴신경섬유들이 머리핀의 꼬리모양을 이루며 방향을 돌린 다음 앞가쪽 그리고 약간 아래쪽 경로로 진행해서 다리뇌숨뇌 접합부위(pontomedullary junction)를 통해 뇌밖으로 빠져나간다(그림 10-10 얼굴신경근). 말초에서 얼굴신경은 얼굴피부 밑에 있는 얇은 근육을 지배한다. 얼굴신경근은 얼굴의 표정을 조절하는 근육이다.

갓돌림신경(abducens nerve) 섬유들은 똑바로 진행해서 다리뇌의 덮개를 통해 뇌줄기 앞쪽에 있는 추체로의 가쪽 경계면을 통해 빠져나간다(그림 10-

10). 갓돌림신경은 눈운동에 관여하는 바깥곧은근(외직근)을 지배한다.

안뜰신경핵(전정신경핵, vesibular nuclei)은 제4뇌실 바닥의 가쪽 부분을 차지한다. 이 부위의 안뜰핵은 바깥핵, 위핵, 안핵 등으로 나뉜다(그림 10-10). 아래안뜰핵은 숨뇌에 있다.

쌍으로 이루어진 심부소뇌핵은 보통 아래쪽 다리뇌 높이에서 소뇌를 잘랐을 때 볼 수 있다. 이들 핵들은 그림 10-10에서는 볼 수 없지만, 그림 16-3과 16-4에 표시되어 있다. 심부에 위치한 소뇌핵들(deep cerebellar nuclei)은 소뇌로부터 나오는 중요한 신경정보가 시작되는 곳이다. 심부에 위치한 심부소뇌핵들은 다음과 같다.

1. 꼭지핵(실정핵, fastigial nucleus): 제4뇌실 꼭지의 정중선 근처에 있는 소뇌핵의 가장 안쪽의 것.
2. 창백핵(담착구, globose nucleus): 작은 세포 집단들이 모여서 형성되며, 꼭지핵의 바로 가쪽에 위치한다.
3. 마개핵(전상핵, emboliform nucleus): 약간 길쭉한 핵으로 창백핵과 치아핵 사이에 존재한다.
4. 치아핵(치상핵, dentate nucleus): 소뇌핵 중 가장 크며, 가쪽에 위치하는 핵으로서 주머니 모양을 하는 아래올리브 복합체와 비슷한 형태인데, 앞안쪽으로 입구가 열려있음.

다리뇌의 중심부

다리뇌의 중심부 다리뇌 바닥부는 두껍고 넓어져 있다. 겉질척수로는 여러 개의 다발로 분리되어 흩어져 있다. 겉질척수로는 다른 여러 개의 세로방향으로 진행하는 신경섬유와 섞이게 되는데, 이것들은 이마엽, 뒤통수엽, 관자엽, 마루엽의 겉질에서 시작하여 다리뇌핵(교핵)의 신경세포체에 연접되는 **겉질다리뇌신경로(corticopontine fibers)**이다(그림 10-11).

두 개의 달걀모양의 핵이 덮개의 뒤가쪽에 나란히 배열되어 있다. 좀 더 가쪽에 있는 핵은 삼차신경의

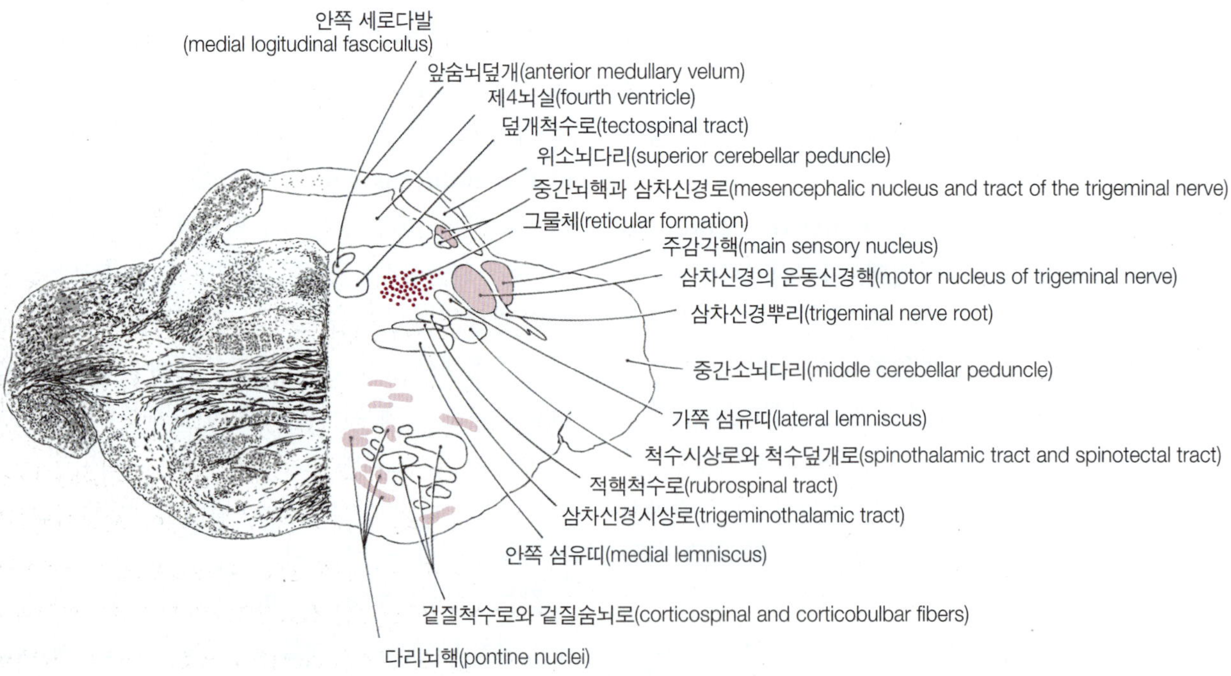

■ **그림 10-11.** V번 운동 및 감각 뇌신경핵 부위에서 절단한 다리뇌의 단면.

주감각핵(main sensory nucleus of the trigeminal nerve)이고, 안쪽에 있는 **삼차신경의 운동핵(motor nucleus of the trigeminal nerve)**이다. 작은 신경다발들은 삼차신경의 중뇌로(mesencephalic tract)를 형성하며, 위가쪽으로 진행한다. 이 신경섬유들은 중뇌핵의 세포로부터 뻗어나온 돌기들이다. 척수, 주감각, 중뇌, 삼차신경은 감각기능을 갖는데, 통각, 촉각, 온도각, 근신장 수용기 등에서 오는 정보를 전달한다. 삼차신경의 적은 부분을 차지하는 운동신경은 운동핵에서 기시하며, 저작근을 지배한다. 삼차신경섬유들은 중간소뇌다리를 통과하여 다리뇌의 표면을 통해 나온다(그림 10-1과 10-2).

위소뇌다리[상소뇌각, superior cerebellar peduncles(bachia conjunctiva)]은 제4뇌실의 벽쪽에 있는 크고 조밀한 띠모양으로 보인다(그림 10-10과 10-11). 앞숨뇌천장(anterior medullary velum)은 뇌실덮개를 형성한다.

중간뇌의 내부구조(Internal Structures of the Midbrain)

중간뇌를 가로로 자르면 세 부분으로 구분된다. (1) 바닥부(기저부, basilar portion)나 대뇌다리(crus cerebri). (2) 다리뇌의 **덮개(tegmentum)**와 유사한 중간뇌덮개(대뇌다리와 덮개가 합쳐져서 대뇌다리가 된다). (3) 시개(tectum)는 뇌수도관 위쪽에 위치하며, 사구판(quadrigeminal plate)을 형성한다.

중간뇌의 하부 절반(하구 부위)

대뇌다리는 중간뇌를 가로로 잘랐을 때 초승달 모양으로 나타난다. 가운데 부위는 겉질척수로와 겉질숨뇌로가 차지하고, 겉질다리뇌로(corticopontine)

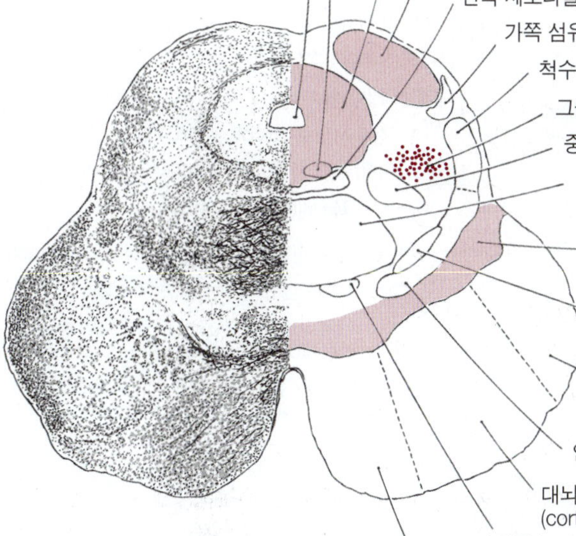

■ **그림 10-12.** 아래둔덕(inferior colliculus)과 위소뇌다리 교차 수준에서 절단한 아래 중간뇌.

의 신경섬유는 겉질척수로와 겉질숨뇌로와 섞여 있거나, 두 신경로의 안쪽과 바깥쪽에 따로 있다(그림 10-12). **흑색질(흑질, substantia nigra)**은 대뇌다리와 덮개 사이에 있다. 뇌를 잘랐을 때 이 부위는 갈색으로 나타나는데, 그 이유는 흑색질에 있는 세포에 멜라닌 색소가 포함되어 있기 때문이다.

덮개의 가운데 부위를 위소뇌다리의 교차(**decussation of the superior cerebellar peduncle**)라 하는데, 많은 신경섬유가 얽혀있다. **안쪽 섬유띠(내측융대, medial lemniscus)**는 약간 옆으로 밀리고, 안쪽 섬유띠의 바깥쪽 경계에는 척수시상로의 신경섬유가 근접해 있다. 척수시상로 뒤쪽 덮개의 바깥쪽에 청각의 오름신경로가 포함된 가쪽 섬유띠가 뚜렷하게 보인다. **가쪽 섬유띠(외측융대, lateral lemniscus)** 안에 있는 많은 신경섬유들은 뒤쪽에 있는 **아래둔덕핵(nucleus of the inferior colliculus)**에 닿는다. 작고 동그란 **도르래신경핵(nucleus of the trochlear nerve)**은 중심회색질(central gray substance; periaqueductal gray matter)의 앞쪽에 있는 **안쪽 세로다발(내측종속, MLF)** 가까이 놓여 있다.

중뇌의 상부 절반(위둔덕 부위)

이 부위에서도 대뇌다리와 흑색질은 계속해서 중뇌의 바닥부에 위치해 있다. **적핵(red nuclei)**은 피개의 앞쪽에 있는 공모양의 신경세포체 덩어리이다(그림 10-13). 교차된 위소뇌다리(상소뇌각) 신경섬유들은 적핵으로 들어가거나 그 가장자리를 통과한다. 대부분의 신경섬유들은 적핵에 종지하고, 나머지 일부 신경섬유들은 연접하지 않고 그냥 시상으로 향한다. 이 구조들은 소뇌로부터 나오는 정보들의 중요한 통로이다. 덮개척수로와 적핵척수로는 위중뇌에서 기시한다. 이 두 신경섬유로는 핵에서 나오자마자 교차하는데, 덮개척수로는 **뒤덮개교차(배측피개교차, dorsal tegmental decussation)**에서, 그리고 적핵척수로는 **앞덮개교차(복측피개교차, ventral**

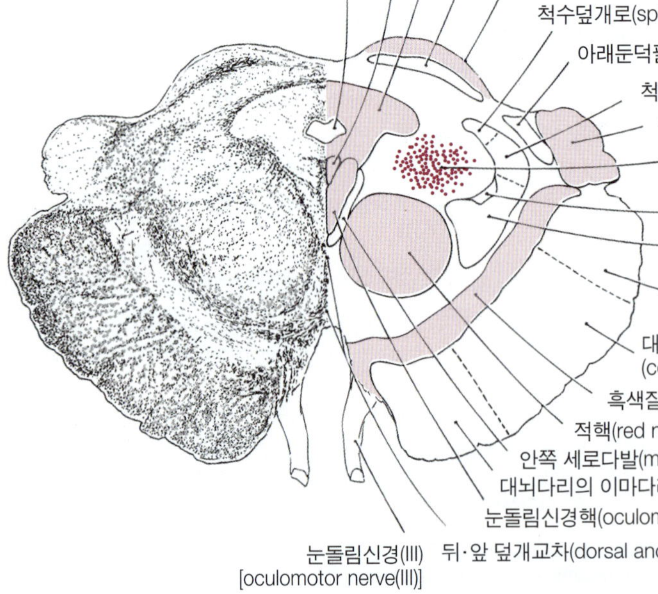

■ **그림 10-13.** 위둔덕과 적핵 부위에서 절단한 위중간뇌의 단면.

tegmental decussation)에서 반대편으로 진행한다.

눈돌림신경핵 복합체는 옆에 있는 **안쪽 세로다발(MLF)**과 함께 앞쪽 중심회색질 내에 위치한다. 눈돌림신경섬유들은 적핵을 관통하거나 적핵 주변을 돌아서 다리사이오목(각간와, interpeduncular fossa)으로 나온다(그림 13-4). 눈돌림신경섬유는 눈운동에 관여하는 6개의 바깥눈근육(외안근) 중 4개의 바깥눈근육에 종지한다. 그리고 눈꺼풀을 올리는 근육인 눈꺼풀올림근(상안검거근)에도 종지한다. 또한 눈돌림신경에는 부교감 절전신경섬유가 들어 있어서 동공의 수축과 수정체의 두께를 조절한다.

안쪽 무릎핵[내측슬상핵, medial geniculate nuclei(or bodies]은 중간뇌의 옆면에 돌출되어 있다. 이것은 중간뇌보다는 시상과 더 연관된 부분이며, 청각 전달을 담당한다.

뇌줄기와 소뇌의 혈액공급(Blood Supply to the Brain Stem and Cerebellum)

뇌줄기(뇌간)는 주로 **척추동맥(vertebral arteries)**으로부터 혈액공급을 받는다. 추골동맥에서 나온 가지는 앞가쪽 숨뇌에 공급하고, 숨뇌의 앞안쪽부위는 **앞척추동맥(anterior spinal artery)**으로부터 혈액을 공급받는다. 다리뇌와 숨뇌가 연결되는 부위에서 양쪽 척추동맥이 합쳐져서 **바닥동맥(기저동맥, basilar artery)**을 형성한다. 이 바닥동맥은 분지를 내어 다리뇌와 중간뇌에 혈액을 공급한다(그림 10-14). 또한 척추동맥과 바닥동맥의 가지들은 뇌줄기를 뒤쪽으로 돌면서 감싸는데, 뒤쪽 뇌줄기와 소뇌 전체에 혈액을 공급한다. 이 중에 **뒤아래 소뇌동맥(posterior inferior cerebellar arteries)**은 숨뇌와

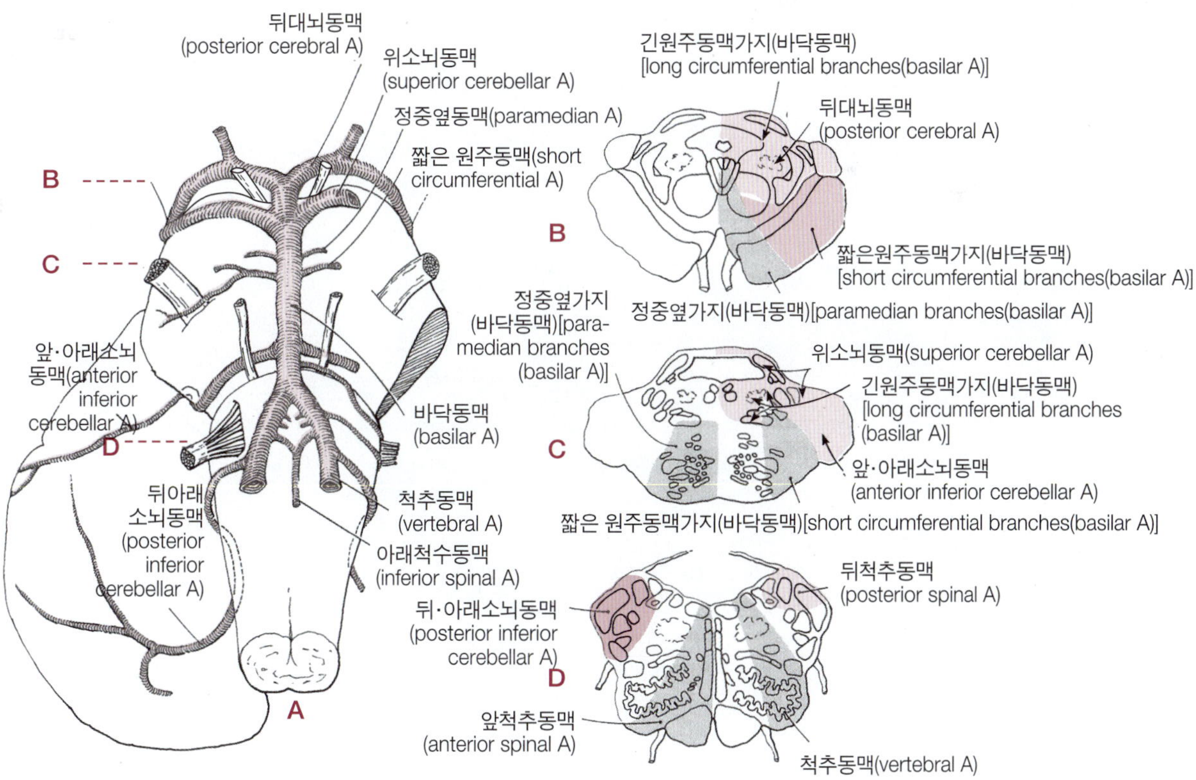

■ **그림 10-14.** 뇌줄기의 혈액공급. (A)뇌줄기의 앞쪽(A)과 세 개의 뇌줄기 가로면(B, C, D)에 대한 혈액공급을 담당하는 각각의 혈관들이 분포하는 범위를 표시하였다. 몇몇의 경우에는 혈관분포 영역이 중복된다. 그림 10-13, 10-11, 10-9와 일치한다.

소뇌에 혈액을 공급하고, **앞아래 소뇌동맥(anterior inferior cerebellar arteries)**은 다리뇌와 소뇌에 혈액을 공급한다. 그리고 **위소뇌동맥(superior cerebellar arteries)**은 중간뇌에 소뇌에 분포한다. 바닥동맥은 제일 위에서 왼·오른쪽 **뒤대뇌동맥(posterior cerebral arteries)**으로 나뉘면서 끝난다. 뒤대뇌동맥은 소뇌척수막의 위를 지나며, 대뇌반구의 뒤쪽과 앞쪽에 혈액을 공급한다.

사례연구 결과(Case Follow-up)

이 장의 시작부분에서 언급한 여성 환자는 뒤가쪽 구조물(그림 10-14)에 영향을 미치는 위숨뇌(upper medulla) 장애로 인한 신경학적 비정상 상태이다. 침범부위는 왼쪽의 안쪽 아래 안뜰핵, 왼쪽 척수로와 삼차신경핵, 그리고 왼쪽 아래소뇌다리이다. 안뜰핵의 침범으로 인해 안구진탕증과 혼몽, 오심, 그리고 구토를 하는 것이며, 척수로와 삼차신경핵의 손상으로 인해 왼쪽 얼굴에 찌르는 감각과 냉각이 감소한 것이다. 왼쪽의 아래소뇌각 손상으로 인해 비정상 보행뿐만 아니라, 왼팔과 다리에 실조증(ataxia)이 나타나는 것이다. 고혈압 병력으로 인해 허혈성 혈관질환이 발생한 것 같다. MRI를 통해 확진할 수 있었다. 이 환자는 증상이 시작된 지 3시간 이내에 사정이 가능했기 때문에 뇌줄기로 연결되는 혈관에 발생한 혈전(clot)을 용해시키기 위해 혈전용해제를 투여했다. 입원한 지 이틀이 지난 후 그녀의 증상은 거의 완전히 해소되었으며, 퇴원했다. 그녀는 고혈압을 조절할 수 있는 새로운 약을 처방받았으며, 추가적인 허혈성 뇌혈관 질환이 발생하지 않도록 매일 아스피린을 81mg씩 복용할 것을 처방받았다.

11

숨뇌의 뇌신경
Cranial Nerves of the Medulla

사례연구(Case Study)

50세 남성이 정기검사를 받기 위해 치과의사를 방문하였다. 검사결과 치과의사는 환자의 오른쪽 혀가 왼쪽 부분보다 더 작다는 것을 발견하고 신경외과의에게 이 환자를 의뢰한다. 신경외과의는 환자의 오른쪽 혀가 위축되어 있고, 혀 내밀기 검사에서 혀가 오른쪽으로 강하게 휘어져 있는 것을 발견하였다. 환자의 언어(speech)는 정상이었다.

혀의 한쪽 부분이 위축되는 것을 어떻게 설명할 수 있는가? 왜 혀가 오른쪽으로 내밀어지는가? 이 문제의 원인을 어떻게 조사할 수 있는가?

혀밑신경(XII)
[Hypoglossal Nerve (XII)]

혀밑신경(설하신경, hypoglossal nerve)은 혀의 운동을 지배하는 신경이다. 혀밑신경의 일반 원심성(general somatic efferent, GSE) 섬유는 **혀밑신경핵(hypoglossal nucleus)**의 아래운동신경 세포체로부터 나온다. 혀밑신경핵은 숨뇌(연수) 전체 길이에 펼쳐진 세포기둥으로 이루어져 있고, 중앙선에 가까운 제4뇌실 바로 아래에 위치하고 있다. 이 신경세포들의 축삭들은 혀밑신경의 가는 뿌리로 나오기 위해 추체와 올리브 사이로 지나가 뇌줄기 밖으로 나온다. 혀밑신경은 혓바닥 근육들과 혀의 내재근육들을 지배한다. 지배되는 근육들 중에는 혀뿌리(root of the tongue)를 앞으로 당기고, 혀끝을 내밀게 하는 턱끝혀근(이설근, genioglossus)이 있다. 각각의 턱끝혀근은 혀를 내밀 때 반대쪽으로 휘게 한다. 한쪽의 혀밑신경핵 또는 신경이 손상되면 같은 쪽의 근육들이 마비되고, 위축을 동반하는 아래운동신경 장애를 일으킨다. 수의적으로 혀 내밀기할 때 혀는 마비된 쪽으로 휘게 된다.

더부신경(XI)
[Accessory Nerve (XI)]

더부신경(accessory nerve)은 두 개의 다른 부분으로 되어 있다. 더부신경의 **척수 부분(spinal portion)**은 C2에서 C5까지 경수의 앞뿔세포 뒤쪽 부위(척수더부신경핵, **spinal accessory nucleus**)에서 나오는 신경뿌리로 가쪽 섬유단(외측삭, lateral funiculus)을 통해 나와 큰뒤통수구멍(대후두공)을 따라 올라가면서 숨뇌의 가쪽 면을 따라 진행한다(그림 10-1, 2). 이 곳에서 척수더부신경은 숨뇌(연수)로부터 발생한 같은 신경인 더부신경의 **뇌 부분(cranial portion)**과 합류한다. 이 뇌 부분의 신경근 섬유들은 **의문핵(의핵, nucleus ambiguus)**의 신경원에서 유래한 내장 원심성 섬유들로 이루어져 있다. 짧은 거리를 진행한 후두신경근은 다시 분리된다. 뇌부분의 신경섬유는 미주신경과 합류한 다음 미주신경의 종말가지와 함께 진행하고 후두(larynx)와 심장의 새절근(아가미분절근, branchiomeric muscle)을 지배한다(그림 11-1).

더부신경의 척수 부분은 목정맥구멍(경정맥공, jugular foramen)을 통과하여 목을 따라 내려가서 목빗근(흉쇄유돌근)과 등세모근(승모근)에 정지한다. 더부신경 손상은 목빗근 마비를 일으켜 반대쪽으로 머리돌림 시 약증을 일으킨다. 위등세모근의 마비는 어깨뼈(견갑골) 위의 아래쪽과 바깥쪽 돌림, 어깨처짐 그리고 어깨를 으쓱거릴 때 약증을 일으킨다.

미주신경계: 중간신경(VII), 혀인두신경(IX), 미주신경(X), 그리고 뇌더부신경(XI)[Vagal System: Nervus Intermedius(VII), Glossopharyngeal(IX), Vagus(X), and Cranial Accessory(XI) Nerves]

아주 기능적으로 밀접하게 관련되어 있지만, 숨뇌와 다리뇌에 있는 4개 뇌신경은 일반적인 신경세포 기둥들과 이어져 있다. 이들 4개의 뇌신경은 다음과 같다: (1) 얼굴신경의 감각신경섬유와 부교감신경 섬유를 포함한 **중간신경(nervus intermedius, VII)**; (2) **혀인두신경(설인신경, IX)**, (3) **미주신경(X)**; 그리고 (4) **더부신경의 뇌 부분(XI)**이다. 이 뇌신경들은 통합적으로 미주신경계라고 한다.

미주신경계는 특수 내장운동(special visceral motor), 신경절전 부교감신경(preganglionic parasymphathetic), 그리고 감각(sensory)신경섬유들을 포함하고 있지만, 이 섬유다발들은 척수신경처럼 앞뿌리와 뒤뿌리(후근)로 분리되어 있지는 않다. 모든 신경섬유들은 올리브(olive) 뒤쪽의 세로방향 틈새로 배열된 가는 잔뿌리(rootlet)의 형태로 숨뇌를 빠져나오거나 들어간다(그림 11-1).

다음에 나오는 4개의 핵기둥은 미주신경계의 4개의 신경으로부터 신경섬유를 받거나 보내기도 한다:

1. **숨뇌의 특수내장 운동핵기둥(special visceral motor column)**인 의문핵(의핵, nucleus anbiguus)은 새절근계(branchial musculature)를 지배한다.
2. **일반내장 운동핵기둥(general visceral motor column)** 또는 신경절전 부교감신경핵 기둥은 위와 아래의 침분비핵(타액핵, salivatory nuclei), 미주신경의 뒤운동신경핵(배측운동신경핵, dorsal motor nucleus) 그리고 의문핵(의핵)의 바깥쪽 핵(외측핵, external subnucleus)으로 구성되어 있다.
3. **내장감각 신경핵기둥(visceral sensory column)**은 고립로핵(nucleus of the tractus solitarius, solitary nucleus), 그리고 머리(두부), 목, 가슴, 복부로부터 올라오는 일반적 내장감각과 맛과 특수 내장감각 모두 처리하는 감각신경핵기둥으로 이루어져 있다.
4. 삼차신경 척수핵(spinal nucleus)의 부분인 **일반 몸 구심성 감각기둥(general somatic afferent column)**은 귀바퀴(외이, auricle) 피부의 작은 부분으로부터 통증과 촉감 정보를 받아들인다.

새절근계의 신경지배 (Innervation of Branchial Musculature)

의문핵(의핵, necleus ambiguus)의 신경세포들은 특수 내장 원심성 아래운동신경원들로 구성된다. 이들 축삭들은 물렁입천장(연구개), 후두 그리고 인두의 실모양 새절근계를 운동지배하기 위하여 혀인두신경과 미주신경 그리고 더부신경의 뇌부분으로 들어간다. 경돌인두근(stylopharyngeus)을 지배하는 혀인두신경분지를 제외한 모든 신경들은 미주신경의 말초분지를 따라간다.

한쪽 미주신경이 손상되면 재채기(coughing), 헛기침(clearing the throat) 그리고 연하장애(swallowing disorder)가 발생한다. 거품성 점액들은 인두에서 모아지고 후두로 넘친다. 구개궁(palatal arch)이 손상된 쪽으로 축 쳐진다. 발성 시 물렁입천장(연구개)은 정상부위에서만 올라가고 목젖(uvula)은 정상부위쪽으로 휘어진다. 미주신경의 양쪽 손상은 연하곤란(dysphagia)과 함께 음식물 연하 시 코로 역류하게 된다. 특정 발음은 어려워지고(발성장애, dysphonia) 목소리는 비음(nasal quality)이 된다. 수면 시 코골기 그리고 비강에서 인두로의 점액 배출 곤란과 함께 구강 호흡(mouth breathing) 성향이 나타난다. 후두를 지배하는 되돌이 후두신경(recurrent laryngeal nerves)의 하나는 갑상샘 수술 중 부주의로 손상을 받아 일시적인 또는 영구적인 쉰 목소리(hoarseness)를 일으킬 수 있다. 양쪽 되돌이 후두신경마비는 천명(호흡 잡음, stridor) 그리고 호흡장애(dyspnea)를 일으켜 기관지 절개술이 필요한 경우도 있다.

내장의 부교감신경 지배
(Parasympathetic Innervation of the Viscera)

미주신경의 뒤운동신경핵(dorsal motor nucleus of the vagus nerve)들은 신경절전 부교감신경세포체들로 이루어져 있다. 이 신경절전 부교감신경세포체의 축삭은 숨뇌에서 나와서 일반 내장 원심성 신경섬유를 머리, 목, 흉부, 복부에 있는 **부교감 종말신경절(parasympathetic terminal ganglia)**로 보

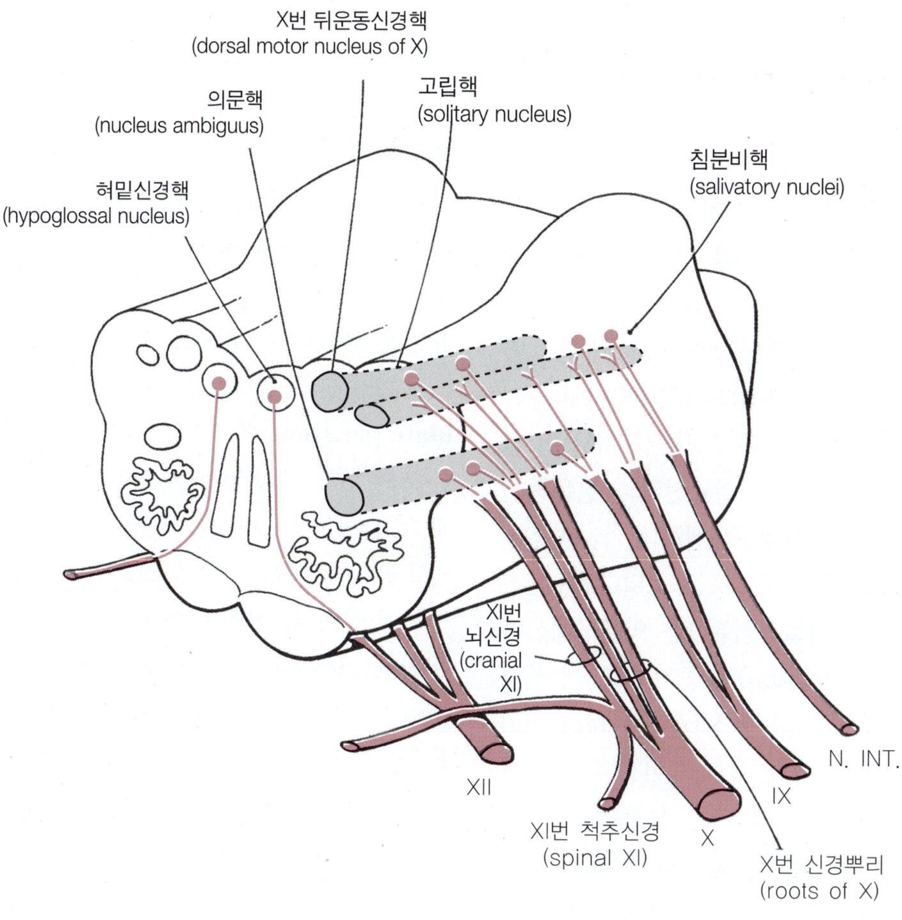

■ **그림 11-1.** 미주신경계의 3개 핵세포기둥과 미주신경계의 4개 신경의 연결. 혀밑신경핵과 신경근 또한 표시되어 있다. N.INT.= 중간신경.

낸다. 신경절은 지배하는 내장 안이나 혹은 인접한 곳에 있기 때문에 짧은 절후섬유를 직접적으로 민무늬근(평활근), 심근, 장기의 샘세포(gland cell)로 보낸다. 미주 부교감신경섬유의 자극은 심장박동수를 느리게 하고 기관지의 민무늬근을 수축시키고, 기관지 점액선을 자극하고, 위장관계의 연동운동을 촉진시키고, 유문(pyloric) 조임근(괄약근)과 회결장(ileocolic) 조임근을 이완시키고, 위액과 췌장액의 분비를 자극한다. **의문핵 가쪽핵(external subnucleus of the nucleus ambiguus)**에서의 분리된 신경섬유들은 심장을 지배하는 신경절전 부교감신경원들로 구성된다. 이 신경원들부터의 신경절전섬유들은 숨뇌의 더부신경(XI)에서 나와서 심장에 도달하는 미주신경분지와 만난다. 이 신경분지들은 목동맥동 반사(carotic sinus reflex)와 관련된 심박동감소(cardiac slowing)를 일으킨다.

침분비핵(타액핵, salivatory nuclei)은 일반 내장 원심성 신경핵 기둥의 위쪽 끝부분에 위치한다. 이들 신경핵의 신경 활동은 침분비샘(타액샘, salivary gland)들에 의한 침분비를 자극한다. 위침분비핵의 세포들은 신경절전섬유들을 **중간신경(nervus intermedius)**으로 보내고, 아래침분비핵의 세포들은 신경절전섬유들을 혀인두신경으로 보낸다(그림 11-1). 얼굴신경(안면신경, VII)의 가는 뿌리인 중간신경은 뇌신경에 속한 신경절전 부교감신경섬유와 감각신경섬유로 이루어져 있고, 얼굴신경의 긴운동신경근(motor root)은 얼굴표정근육에서의 가자미운동섬유(branchiomotor fiber)만으로 구성된다. 중간신경으로 들어간 몇몇 신경절전섬유들은 **익돌구개신경절(pterygopalatine ganglion)**에 종지하고, 이 신경절은 신경절후섬유들을 눈물샘(누선, lacrimal gland)과 입천장(구개), 후두 그리고 비강 후부의 점액선으로 보낸다. 중간신경의 다른 신경절전섬유들은 턱밑침분비샘(하악타액선, submandibular salivary gland)과 혀밑침분비샘(sublingual salivary gland)을 지배하는 아래턱밑 신경절(submandibular ganlion)에 종지한다. 혀인두신경의 신경절전섬유들은 아래턱밑을 지배하는 부교감신경절인 **귀신경절(otic ganglion)**에 종지한다.

미주신경계의 감각 기능
(Sensory Functions of the Vagal System)

미각계

미주신경과 혀인두신경의 내장감각섬유들은 미주신경과 혀인두신경의 아래감각신경절에서 세포체를 형성한다. 이들 신경절들은 머리뼈(두개골)의 바닥부 가까이에 있다. 얼굴신경의 비깥무릎(외슬, extenal genu)에 위치한 무릎신경절(geniculate ganglion)은 중간신경의 감각신경섬유 세포체들로 이루어져 있다. 숨뇌의 뒤가쪽 고랑(배외측구, dorsolateral sulcus)으로 들어간 후 미주신경계의 감각신경섬유들은 바로 **고립로(solitary tract)**가 된다. 이 고립로로부터 인접한 **고립핵(고속핵, solitary nucleus)**으로 분지를 낸다.

혀의 미뢰에 있는 수용기 세포들에 화학적 자극이 가해지면 **미각(taste)**을 전달하는 자극들을 개시한다. 중간신경과 혀인두신경의 특수 내장 구심성 섬유들은 고립핵의 뒤쪽 미각 부분(gustatory portion)으로 정보를 보낸다. 얼굴신경의 **무릎신경절(geniculate ganglion)**에 미각을 보조하는 신경절세포들은 고삭신경(chorda tympani nerve)의 말초돌기들과 중간신경의 중심돌기들을 갖는다. 이 세포들의 말초돌기들은 혀의 앞쪽 2/3에 있는 미뢰들로부터 정보를 받는다. 혀의 뒤쪽 1/3에 있는 미뢰들은 **혀인두신경(glossopharyngeal nerve)**의 **아래신경절(inferior ganglion)(추체신경절, petrosal)**의 말초돌기들로부터 신경지배를 받는다. 후두덮개(epiglottis)의 소수 미뢰들은 **미주신경**의 **아래신경절(inferior ganglion)(결절신경절, nodose)**에 있는 신경세포들로부터 신경지배를 받는다. 미각계의 작은 미주성분은 그림 11-1에서 고립핵의 미각 부분이 들어가는 모습이 보이지 않는다.

고립핵(미각핵)의 뒤쪽 부분 세포들로부터의 이차 섬유(오름미각로)는 뇌줄기의 중심덮개로(central tegmental tract)를 통해 시상의 **앞뒤안쪽 핵(복후내측핵, ventral posteomedial nucleus, VPMpc)**의 안쪽 부분으로 상행한다. 영장류를 제외한 대부분의 포유류에서 오름미각섬유들은 팔곁핵(부완핵, parabrachial nucleus 혹은 다리뇌의 미각 영역)에서 연접하고 VPMpc로 투사한다. 시상의 VPMpc로부터 시상겉질로 신경섬유들은 Brodmann의 영역 43인 대뇌겉질로 투사한다. Brodmann의 영역 43은 중심앞이랑(중심전회)과 중심뒤이랑(중심후회)과 만나는 중심고랑(중심구)의 앞쪽 끝에 있는 판개겉질(opercula cortex)의 미각 인식 영역이다. 이 영역은 앞뇌섬엽(insula)까지 이어져 있다. 따로 분리되어 있지만 혀의 일차 몸감각겉질 영역에 인접해 있다(그림 20-1 참조).

미주 신경계의 일반 내장 감각 부분

혀인두신경과 미주신경은 물렁입천장(연구개)의 뒤쪽 부위에 일렬로 배열되어 있는 점막, 중이강, 인두, 후두 그리고 기관지의 촉각과 통증감각을 **일반 내장 원심성(general visceral afferent)** 섬유에 공급한다. 이 신경섬유들은 혀인두신경과 미주신경의 아래신경절에 있는 신경세포체에서 나온다. 이들 섬유들은 미각의 특수감각섬유를 따라 고립로(solitary tract)로 들어가지만 고립로의 핵 꼬리 부분에 종지한다.

혀인두신경과 미주신경은 목, 가슴 그리고 복부의 내장으로부터 일반 내장 감각자극을 중재하는 활동전위들을 전달한다. 혀인두신경은 목동맥체의 경동맥동 압력수용기와 화학수용기를 선택적으로 지배하지만, 긴미주신경은 신장(stretch)과 압력에 반응하는 심장, 기관지, 식도, 위, 소장 그리고 오름결장의 수용기에 뻗어있다(6장에서 언급했듯이, 교감신경과 함께 내장 원심성 섬유로부터 입력을 받는 척수의 앞가쪽계는 내장으로부터 통증 감각을 전달한다). 미주신경 자극은 오심(nausea)을 일으킬 수 있지만, 내장으로부터의 원심성 자극은 미주신경에 의해 전달될 때 의식적으로 인식하지 못한다.

미주신경계에서 미맹(nontaste) 원심성 섬유의 주된 기능은 내장 반사작용을 한다. 그물체(망상체, reticular formation)의 중간신경원은 모든 반사들을 연접후에서 중재한다.

고립핵의 내장 감각 정보는 복잡한 감정이나 사회적 행동에서 내장성 그리고 몸운동반응을 통합하는 구조들의 신경망으로 투사한다. 고립핵에서부터의 오름경로는 구별된 내장감각 정보 종류를 다리뇌의 팔곁 영역(부완 영역, parabrachial area)으로 보내고, 팔곁 영역에서부터 시상의 VPM 안쪽 부분, 중간뇌의 수도관주위 회색질 영역(periaqueductal gray area), 시상아래 그리고 편도(amygdala)로 보낸다. 이 내장감각경로의 시상겉질 투사는 뇌섬엽(insular cortex)에 종지한다. 이 모든 구조물들은 그물체, 팔곁핵, 수도관주의 회색질 영역, 시상아래, 뇌편도 그리고 둘레피질(변연겉질, limbic cortex)을 포함한 상호연결된 핵들의 네트워크를 형성한다. 이 네트워크는 내장 기능들을 감정적 그리고 사회적 행동들로 통합하고, 21장에서 더욱 논의된다.

귀바퀴와 바깥귀길의 몸감각신경 지배

혀인두신경의 위신경절(superior ganglion IX), **미주신경의 위신경절(superior ganglion X)** 그리고 얼굴신경의 **무릎신경절(geniculate ganglion)**에 있는 세포체의 섬유들은 귀바퀴와 바깥귀길의 뒤쪽 피부에서 발생하는 통증, 촉각 그리고 온도와 같은 **일반 몸감각들(general somatic sensations)**을 뇌줄기에 전달한다. 뇌줄기로 들어갈 때 이들 세포의 중심돌기들은 도르래신경(V)의 척수로로 들어가 척수로의 인접한 핵세포들에 닿는다. 미주신경계의 일반 몸 구심성 성분은 그림 11-1에 예시되지는 않았다.

미주신경계의 신경분포와 외부 경로
(External Course and Distribution of Nerves of the Vagal System)

중간 신경 (VII)

얼굴신경근의 2개 분지 중 작은 분지인 **중간신경(nervus intermedius)**은 숨뇌와 다리뇌의 교차점에서 나온다. 이 중간신경은 내이도(internal acoustic meatus)로 들어가서 중이강(middle ear cavity)의 안쪽벽을 향해 안면관 가쪽으로 나아간다. 안면관에서 급한 각도로 구부러진 안면신경의 바깥무릎(external genu)에 위치한 **무릎신경절(슬신경절, geniculate ganglion)**은 중간신경의 미각신경섬유의 세포체들이 들어있다. 신경절전 부교감신경섬유들은 말초 자율신경절에 연접하기 위하여 이 감각신경절을 따라 나간다. 바깥무릎에서부터 몇몇 말초신경섬유들은 **대천추체신경(greater superficial petrosal nerve)**으로 **익돌구개신경절(pterygopalatine ganglion)**로 이어진다. 미각섬유와 부교감섬유의 나머지들은 안면관에서 아래로 하행하고, **고삭신경(chorda tympani nerve)**은 고실강을 가로질러 나온다. **추체고실열(petrotympanic fissure)**의 안쪽 끝에 있는 중이에서 나와서, 고삭신경은 삼차신경의 턱밑분지(하악분지) 중 혀신경가지(설신경가지, lingual branch)와 결합하기 위하여 날개근(익돌근)들 사이로 하행한다. 고삭신경의 몇몇 섬유들은 턱밑신경절로 투사하고 나머지들은 혀 앞쪽 1/3에서 미각수용기들에 도달한다.

혀인두신경(IX)

혀인두신경(설인신경, glossopharyngeal nerve)은 **목정맥구멍(jugular foramen)**을 통해 머리뼈(두개골)에서 나오고 위와 아래의 2개의 감각신경절을 갖는다. 이 신경은 경돌인두근(stylopharyngeus), 구개편도의 점막 조직, 인후(fauces) 그리고 혀의 뒤쪽 1/3에 도달하기 위하여 아래앞쪽으로 진행한다.

혀인두신경은 5가지 분지로 이루어져 있다.

1. **고실가지(tympanic branch)**는 고실신경총으로 들어가서 고실강의 고막을 지배하고, 고실신경총에서부터 **소천추체신경(lesser superficial petrosal nerve)**으로 이어지고 이신경절(otic ganglion)에 종지한다.
2. **목동맥가지(carotid branch)**는 안쪽 목동맥(internal carotid artery)을 따라 목동맥동과 목동맥체로 하행한다.
3. **인두가지(pharyngeal branch)**는 미주신경과 함께 인두신경총으로 들어가고, 인두의 점막에 감각신경분지를 낸다.
4. **경돌인두가지(stylopharyngeal branch)**는 경돌인두근으로 연결되는 운동신경섬유로 이루어져 있다.
5. **혀가지(lingual branch)**는 혀 뒤쪽 1/3에 미각신경섬유와 일반감각신경섬유를 보낸다.

미주신경 (X)

미주신경의 2개 **감각신경절(sensory ganglia)**인 **위(경부, jugular)**와 **아래(결절, nodose)** 신경절은 신경이 지나가는 목정맥공 가까이에 위치해 있다. 미주신경은 흉부로 들어가기 위하여 목동맥 초(carotid sheath)내에서 목으로 내려간다; 오른쪽 빗장뼈(쇄골)아래동맥과 왼쪽 대동맥궁 앞쪽으로 지나간다. 이 두 신경분지들은 폐근(root of the lung) 아래로 지나간다. 위신경총에 도달하기 위하여 왼쪽 신경분지는 식도의 앞쪽으로, 오른쪽 신경분지는 식도의 뒤쪽으로 이어진다. 신경섬유들은 위신경총으로부터 십이지장, 간, 담도(biliary duct), 비장, 신장, 소장과 대장의 비장 굴곡부(splenic flexure)까지 나누어진다. 미주신경은 여러 분지를 갖는다.:

1. **이개분지(auricular branch)**는 바깥귀길(외이도)과 이개 일부분의 피부까지 분포한다. 삼차신경의 척수로핵은 이 신경분지의 중심 연결을 제공한다.

2. **인두분지(pharyngeal branch)**는 혀인두신경을 따라 인두신경총까지 뻗어있다. 이 신경분지는 인두와 물렁입천장의 운동신경지배를 제공한다.
3. **위후두 안쪽 분지(superior laryngeal internal branch)**는 후두와 후두개의 윗부분 점막으로부터의 감각을 중재한다. 이 신경분지의 가쪽 가지는 아래인두수축근(inferior pharyngeal constrictor)과 환갑상근(cricothyroid muscle)을 지배한다.
4. **왼쪽의 회귀후두분지(recurrent laryngeal branch)**는 대동맥궁 주위를 앞에서 뒤로 둥글게 감고, 오른쪽은 쇄골밑 동맥 주위를 비슷하게 감는다. 이 두 신경은 후두기관지구(laryngotracheal groove)에서 상행하고, 후두의 내재근에 대한 운동신경섬유와 성대아래의 점막에 대한 감각신경섬유를 제공한다.
5. **심장분지(cardiac; superior and inferior cervical cadiac rami and thoracic)**는 교감신경간(sympathetic trunk)에서의 심장신경과 함께 심장신경총으로 들어가고 동방결절과 방실결절 가까이 있는 신경총의 신경절에 종지한다
6. **심낭(pericadial), 기관지(bronchial), 식도(esophageal)** 그리고 다른 분지들은 폐신경총, 복강신경총, 상장간막 신경총 그리고 다른 신경총들이 흉강내장과 복강내장으로 들어가지 위하여 갈라진다.

뇌의 더부신경 (XI)

뇌의 더부신경은 미주신경과 결합하고 더부신경의 후두분지. 특히 회귀 후두신경분지가 된다. 의문핵과 분리된(가쪽) 섬유들은 심장을 지배하는 미주분지를 뒤따른다.

미주신경계의 반사
(Reflexes of the Vagal System)

참-미각 반사

참-미각 반사는 미주신경계의 분비기능을 설명한다. 혀에 레몬 주스를 떨어뜨릴 때처럼 미각 자극은 침분비샘에서 침(타액)의 방출을 증가시키도록 한다. 얼굴신경과 혀인두신경의 미각신경섬유는 구심성 자극을 고립로핵으로 전달한다. 이들 핵들을 연결하는 신경섬유들은 인접한 그물체의 중간신경원(interneuron)을 통해 위침분비핵(상부타액핵)과 아래침분비핵(히부타액핵)의 부교감신경으로 연결한다. 위침분비핵의 신경절전 부교감신경세포들은 얼굴신경에서 나와 턱밑신경절로 들어가 연접하고, 신경절후섬유는 턱밑침분비샘과 혀밑침분비샘과 연결된다. 아래침분비핵의 신경절전 부교감신경섬유들은 혀인두신경을 통해 귀신경절(otic ganglion)로 들어가 연접하고 신경절후섬유들은 이하타액선(귀밑샘, parotic salivary gland)과 연결된다.

목동맥동 반사

증가된 혈압은 **목동맥동(carotid sinus)** 벽의 특수 **압력수용기(baroreceptors)**를 자극하고 자극을 혀인두신경의 구심성 섬유를 통해 고립로핵으로 보내진다. 고립로 핵의 이차신경원들은 그물체 중간신경원을 통해 미주신경의 뒤운동핵과 의문핵의 가쪽핵으로 연결된다. 이들 핵의 부교감신경섬유들은 미주신경을 따라 동방결절, 방실결절 그리고 심방근육으로 투사한다. 이 목동맥동 반사의 활동은 심박동수를 감소시킨다. 동시에 위앞가쪽 숨뇌(rostral ventrolateral medulla)의 신경원 자극은 척수의 교감신경원으로 하행하는 경로들을 활성화시키고 말초혈관을 확장시킨다. 그러므로 혈압은 더욱 감소한다. 과민한 목동맥동 반사를 가지고 있는 환자들은 목동맥동 위의 경미한 압력으로도 실신을 일으킨다.

목동맥체 반사

목동맥체(carotid body)는 순환하는 혈액에 이산화탄소와 산소 성분의 변화에 반응하는 특수한 화학수용기들이 들어있다. 이들 화학수용기의 활동은 자극을 혀인두신경(설인신경)을 통해 고립로핵들로 보내진다. 고립핵들로부터 발생하는 신경섬유들은 **숨뇌의 호흡중추(respiratory center of the medulla)**로 들어가 호흡수에 영향을 준다. 호흡 중추는 가로막(횡격막) 신경과 갈비사이(늑간)신경의 아래운동신경원으로 하행하는 그물척수신경섬유와 함께 앞가쪽 그물체에 배열된 세포들로 구성된다.

호흡 중추에서 **그물척수신경섬유(reticulospinal fibers)**를 통해 발생한 신경 임펄스는 흡기(inspiration)를 일으킨다. 폐가 부풀려지면 세 기관지 벽의 신장수용기(stretch receptor)는 미주신경에서 숨뇌로 상행하는 임펄스를 방출한다. 이 임펄스가 연결신경원을 통해 호흡 중추에 도달하면 일시적으로 호흡의 흡기를 막는다. 호흡 중추는 호흡 리듬 유지를 위해 다리뇌로 하행하는 임펄스에 의해 작동한다. 호흡 중추의 신경원 활동은 노래 부르기와 말하기와 같은 수의적 활동들을 조절할 수 있다.

재채기 반사

재채기(caughing)는 후두, 기관 그리고 기관지의 흥분 반응으로 일어난다. 그러나 때때로 바깥귀길 또는 고막의 미주신경섬유 자극에 의해 발생할 수 있다. 구심성 임펄스는 미주신경을 통해 고립로핵과 고립로에 도달한다. 호흡 중추까지 연결되면 강제호기(forced expiration)를 일으킨다. 동시에 의문핵으로 간 신경섬유들은 재채기를 하기 위하여 인두와 후두의 근육들에 원심성 임펄스를 일으킨다.

구역 반사

인두(pharynx)의 후벽을 건드리면 물렁입천장와 인두의 근수축을 일으킨다. 혀인두신경의 감각신경 섬유들은 구역 반사의 구심성 연결을 한다. 고립로에 들어간 후 신경섬유들은 의문핵의 중간신경원과 연결하고 원심성 섬유를 미주신경을 통해 인두의 가로무늬근에 보낸다.

구토 반사

위의 강제비움(forceful emptying)은 위-식도 조임근(괄약근)의 이완과 앞배벽의 근육수축에 의해 위내 성분들을 배출하게 한다. 동시에 후두개의 폐쇄로 흡기를 막는다. 미주신경에 의해 지배되는 내장에서 발생하는 자극은 임펄스를 미주신경의 감각신경 섬유에 의해 고립로핵들로 보내진다. 임펄스는 성문(glottis) 가까이에 있는 의문핵신경원과 숨뇌그물체로 투사한다. 이 그물체에서 발생한 임펄스는 그물척수 경로를 따라 척수로 들어가서 가로막과 복부근을 수축시키기 위해 아래운동신경원을 활성화시킨다.

두개내 압력(intracranial pressure)이 상승하면 구토를 일으킬 수 있다. 이 구토는 제4뇌실 바닥의 압력 증가로 인해 발생한다. 구토는 국소 종양 또는 출혈과 같은 병리적 과정으로 인해 숨뇌에 가해지는 국소적 압력에 의해서도 일어난다.

구토의 시작은 제4뇌실 바닥에 있는 **정중극 부위(area postrema)**에서 일어나는 것으로 추정된다. 이 정중극 부위는 빗장(obex)의 바로 앞부분에 있고 고립핵과 연결된 화학수용기를 가지고 있다. 이 부위는 약물 또는 구토제에 반응하여 구토를 일으킬 수 있다.

사례연구 결과(Case Follow-up)

이 장의 서두에서 언급한 남성은 오른쪽 혀밑신경의 마비로 인해 오른쪽 혀의 근섬유 위축이 있다. 왼쪽의 이설근(genioglossus)에 길항하지 않기 때문에, 혀를 내밀 때 혀는 오른쪽으로 구부러진다. MRI(magnetic resonance imaging) 검사를 통해 오른쪽 혀밑신경분지를 막는 사대(두개골 바닥부위, clivus) 종양이 발견되었다. 척색종(chordoma)으로 판별된 종양제거 수술을 한 후, 오른쪽으로 응시할 때 복시(double vision; 수술로 인하여 갓돌림신경 손상 유발)가 생겼고 오른쪽 안면 감각이 감소하였다(수술로 인한 삼차신경 손상). 방사선 치료가 시행되었고 20년의 추적 검사에서 종양의 성장은 더 이상 일어나지 않았다.

12

다리뇌와 중뇌의 뇌신경
Cranial Nerves of the Pons and Midbrain

사례연구(Case Study)

30세된 남성이 아침에 일어났을 때 오른쪽 얼굴 부위가 뻣뻣한 느낌을 받았다. 거울을 보았을 때 입술, 코 그리고 이마의 주름살이 다리미로 다린 것처럼 얼굴 전체가 편평하다는 느낌이 들었다. 앞니들을 보기 위하여 얼굴을 찡그릴 때 왼쪽의 아래 얼굴 근육들이 강하게 수축하고, 오른쪽의 근육들은 좀처럼 수축하지 않아 입술을 왼쪽으로 강하게 당겨야만 했다. 아침 식사를 할 때 음료수는 오른쪽 입술로 흘러내리고 음식물은 오른쪽 입속에 모여진다. 오전에 병원을 방문하여 신경외과의를 만났다. 검사결과 이마, 눈, 입술 그리고 턱의 오른쪽 얼굴 근육에 약증을 발견되었다. 오른쪽 눈은 강하게 감으려 해도 단지 일부분만 감기고 침은 오른쪽 입으로 흘러내리고 오른쪽 눈은 건조해 보인다. 오른쪽 각막에 솜을 이용한 가벼운 접촉 반응에서 왼쪽 눈은 적절하게 감겼지만 오른쪽 눈은 거의 감기지 않았다. 청력은 오른쪽 귀는 정상이었지만, 환자는 소리가 크게 들린다고 하였다.

이 환자의 증상에 원인이 되는 병변은 어디에서 일어났는가? 무엇으로 이 병변을 설명할 수 있는가? 치료는 가능한가? 예후는 어떤가?

이 장의 첫 부분에서, 바깥근육(외안근)을 조절하는 3개의 뇌신경들은 해부학적으로 다리뇌(교뇌)와 중뇌에서 분리되지만 같이 서술한다. 19장은 이들 신경들에 의해 조절을 받는 눈의 통합된 움직임과 반사들을 서술한다.

갓돌림신경(VI)[Abducens Nerve (VI)]

신경 경로(Course of the Nerve)

다리뇌의 제4뇌실 아래에 있는 신경핵으로부터 나온 **갓돌림심경(외전신경, abducens nerve)**(그림 10-10)은 일반 몸(체성) 원심성 섬유를 눈의 **가쪽 곧은근(외직근, lateral rectus muscle)**으로 보낸다. 이 신경은 숨뇌다리뇌 연접부위의 뇌줄기(뇌간) 앞에서 출발하여 머리뼈(두개골, skull)의 후두개와(posterior fossa)를 따라 경막의 두 층 사이로 지나간다. 그 이후 해면 **정맥동(cavernous sinus)**으로 들어갔다가 나와서 **위눈확틈새(상안와열, superior orbital fissure)**를 통해 안와로 들어간다.

신경 손상 결과
(Consequences of Damage to the Nerve)

갓돌림신경은 뇌신경에서 가장 긴 두개내 경로를 가지고 있기에, 뇌줄기에서의 손상 대부분은 두개내 경로에서 손상을 받을 수 있다. 또한 이런 원인으로 인해 두개내 압력 상승이 지속되면 갓돌림신경을 손상시킬 수 있다.

갓돌림신경의 완전 기능소실은 수의적으로 중앙선 아래에서 가쪽으로 눈을 돌릴 수 없게 만든다. 또한 안쪽 곧은근(내직근)의 당김 작용이 없어져 눈이 안쪽으로 편위되는 **안쪽 사시(internal strabismus)**가 발생한다. **사시(strabismus** 또는 **squint)**는 두 눈동자의 축이 평행이 되지 않는 비정상적인 눈의 위치와 움직임이다. 사시가 갓돌림신경으로부터 발생된다면 시각영상(visual image)은 오른쪽과 왼쪽 망막들의 일치점을 마주치지 못한다. 그 결과 영상들은 적절하게 연합시킬 수 없고, 병변쪽으로 응시할 때 더욱 심해지는 **복시(diplopia, double vision)**를 일으킨다. 이 장애는 두 상은 옆으로 나란히 보이게 되는 **수평 복시(horizonal diplopia)**를 만든다. 환자들은 항상 머리를 돌려 턱을 병변쪽으로 향하도록 하여 복시를 최소화시키려고 한다. 양쪽 갓돌림신경 마비 시 두 눈동자는 안쪽으로 모아지고, 어느 쪽 눈도 중앙선을 지나 가쪽 방향으로 움직이지 못한다.

도르래신경(IV)[Trochlear Nerve (IV)]

신경 경로(Course of the Nerve)

도르래신경(활차신경, trochlear nerve)의 핵은 아래둔덕(하구, inferior colliculus) 영역에 있는 중뇌의 수도관 주위 회색질 부위(periaqueductal gray area)의 앞쪽에 있다(그림 10-12). 도르래신경의 일반 몸(체성) 원심성 신경섬유들은 아래방향으로 짧게 주행한 다음 중심회색질 주위를 돌아 뒤쪽으로 구부러진다. 이 신경섬유들은 앞숨뇌덮개(전연수범, anterior medullary velum)에서 교차하고, 아래둔덕 아래쪽의 덮개 뒷쪽 표면에서 나온다. 도르래신경은 뇌신경 중 뇌줄기의 뒤쪽 방향에서 나오는 유일한 뇌신경이다. 도르래신경은 뇌줄기의 바깥쪽 주위에서 앞쪽(복측) 표면으로 지나가고, 해면동(cavernous sinus) 가쪽벽의 막을 지나서 위눈확틈새(상안와열)를 통해 안와로 들어간다.

신경 손상 결과
(Consequences of Damage to the Nerve)

도르래신경은 기시한 도르래신경핵의 반대쪽 위경사근(상사근)을 지배한다. 이 근육은 특히 눈을 안쪽으로 돌렸을 때 눈을 아래로 내리게 한다. 도르래신경이 손상되면, 눈을 코 방향으로 돌릴 때 눈의 아래 움직임이 안 된다. 도르래신경 손상 환자는 수직복시를 호소하고, 눈을 정렬시키기 위해 머리를 기울여 복시를 없애려 한다.

눈돌림신경(III)
[Oculomotor Nerve (III)]

신경 경로(Course of the Nerve)

눈돌림신경(동안신경) 핵은 중뇌의 위둔덕(상구, superior colliculus) 영역에 있는 중뇌의 수도관 주위 회색질 부위(periaqueductal gray area)의 앞쪽에 있다(그림 10-13). 이 신경섬유들은 앞으로 달리다 몇몇 신경섬유들은 적핵의 안쪽 부분과 대뇌다리(cerebral peduncle)를 관통한다. 눈돌림신경은 다리사이오목(각간와, interpeduncular fossa)의 뇌줄기에서 나와서 뇌줄기를 따라 진행하고, 해면동의 가쪽 벽의 막을 따라 가다가 위눈확틈새(상안와열)를 통해 안와로 들어간다. 눈돌림신경은 뇌줄기로부터 나오자마자 대뇌 바닥부위에서 동맥들의 문합들인 **윌리스 고리(circle of Willis)** 근처를 지나간다. 이 부위의 동맥에서 발생하는 **동맥류(aneurysm)**는 눈돌림신경을 압박할 수 있다. 소뇌천막(tentorium cerebelli) 위에 발생한 종양이나 혈종은 소뇌천막가장자리(edge of the tentorium) 아래쪽의 관자엽(측두엽) 아래 가장자리를 압박하고 눈돌림신경이 소뇌천막을 가로지르기 때문에 눈돌림신경을 압력할 수 있다. 해면동이나 위눈확틈새에서의 종양성 병변(mass lesion)도 또한 눈돌림신경을 누를 수 있다.

눈돌림신경은 **안쪽 곧은근(내직근, medial), 위곧은근(상직근, superior), 아래곧은근(하직근, inferior recti), 아래경사근(하사근, inferior oblique)** 그리고 **위눈꺼풀올림근(상안검거근, levator palpebrae superioris)**에 대하여 일반 몸(체성) 원심성 지배를 한다. 이들 근육들 각각은 눈돌림신경핵의 복합체 안에 있는 상응하는 신경세포집단으로부터 나온 신경섬유에 의해 지배된다. 안쪽 곧은근, 아래곧은근, 아래경사근 등은 같은 쪽 뇌줄기의 신경원으로부터의 입력을 받고 위곧은근은 오직 반대쪽 뇌줄기의 신경원으로부터 지배를 받으며, 위눈꺼풀올림근은 양쪽 뇌줄기의 신경원으로부터 지배를 받는다. 눈돌림신경핵 복합체 중 **Edinger-Westphal 핵**을 형성하는 일반 내장 원심성 세포들의 소집단은 **신경절전 부교감신경섬유(preganglionic parasympathetic fibers)**를 **모양체 신경절(ciliary ganglion)**로 보내고, 신경절후 신경섬유는 원근 조절을 하는 **모양체근(ciliary muscle)**과 홍채 수축을 하는 **홍채 조임근(sphincter of the iris)**을 지배한다.

신경 손상 결과
(Consequences of Damage to the Nerve)

눈돌림신경의 병변은 여러 가지 비정상들을 초래하는 같은 쪽 근육들의 아래운동신경원 마비를 일으킨다.

1. 가쪽 곧은근에 대한 비저항과 눈을 수직으로 또는 안쪽으로 돌릴 수 없는 무능력때문에 눈은 가쪽으로 벗어나(갓돌림), **바깥 사시(external strabismus)**를 일으킨다.
2. 위눈꺼풀올림근(상안검거근)의 가로섬유들의 지배 상실 때문에 눈꺼풀을 수의적으로 들어올릴 수 없는 **안검하수(ptosis)** 또는 위눈꺼풀(상안검) 처짐이 나타난다.
3. 부교감신경에 의해 지배되는 홍채의 부채살섬유(radial fiber)에 대한 비저항때문에 동공이 확장된다(**동공 산대, mydriasis**).

눈돌림신경 병변의 환자는 처진 안검과 복시를 호소한다. 불안전한 눈돌림신경 변병은 부분적인 결과를 일으킨다. 모든 기능에서 어느 정도의 결점이 있거나 다른 증상없이 하나의 증상만 나타나게 된다(예, 눈동자의 동작마비가 없는 동공확장). 당뇨병 환자에게는 모든 기능의 상실과 더불어 동공반응을 제외한 눈돌림신경의 혈관성 병변이 발생되기 쉽다.

눈 동작을 일으키는 데 중재하는 경로들은 19장에서 논의한다.

얼굴신경(VII) [Facial Nerve (VII)]

기능 성분(Functional Components)

VII뇌신경의 **얼굴신경(facial nerve)**은 운동, 감각 그리고 부교감신경분지로 구성되어 있다. 운동신경분지는 이차인두궁(second pharyngeal arch)에서 기원한 **얼굴표정근육(muscle of facial expression)**(유사근육; mimetic muscles), 넓은목근(광경근), 등골근, 붓목뿔근(경돌설골근) 그리고 두힘살근(이복근)의 뒤쪽 근복을 지배한다. 그러므로 이 운동신경섬유들은 특수 내장 원심성 섬유로 간주된다. 감각신경과 부교감신경분지는 **중간신경(nervus intermedius)** 부분이다. 이 신경의 구성 성분들은 부교감 분비신경섬유를 침분비샘(타액선)과 눈물샘(누액선) 그리고 구강과 비강의 점막으로 연결한다(일반 내장 원심성 섬유). 그리고 또한 이 신경은 혀의 앞쪽 2/3로부터의 미각(특수 내장 구심성 섬유)과, 귓바퀴와 바깥귀길(외이도)로부터의 일반 몸감각(체성감각)을 전달한다. 중간신경의 경로와 분포는 미주신경계 부분인 11장에서 이미 서술했다.

신경의 경로와 분포
(Course and Distribution of the Nerve)

운동신경분지는 다리뇌(교뇌)의 덮개에 있는 얼굴신경핵에 들어있는 신경세포체에서 시작된다. 이 핵 내에 있는 신경세포체들은 그들이 지배하는 근육에 따라 나눠진다. 이 신경세포체에서 시작되는 신경섬유들은 뒤쪽으로 진행하다가 갓돌림신경핵(외전신경핵)을 끼고 돌아, 소뇌와 다리뇌가 만나서 형성하는 **모서리(소뇌교각, cerebellopontine angle)**의 다리뇌 뒤쪽 가쪽면에서 나온다. 이 신경은 **내이관(internal auditory canal)**으로 들어간 후 **안면관(facial canal)**을 지나 **경유돌공(붓꼭지구멍, stylo-**

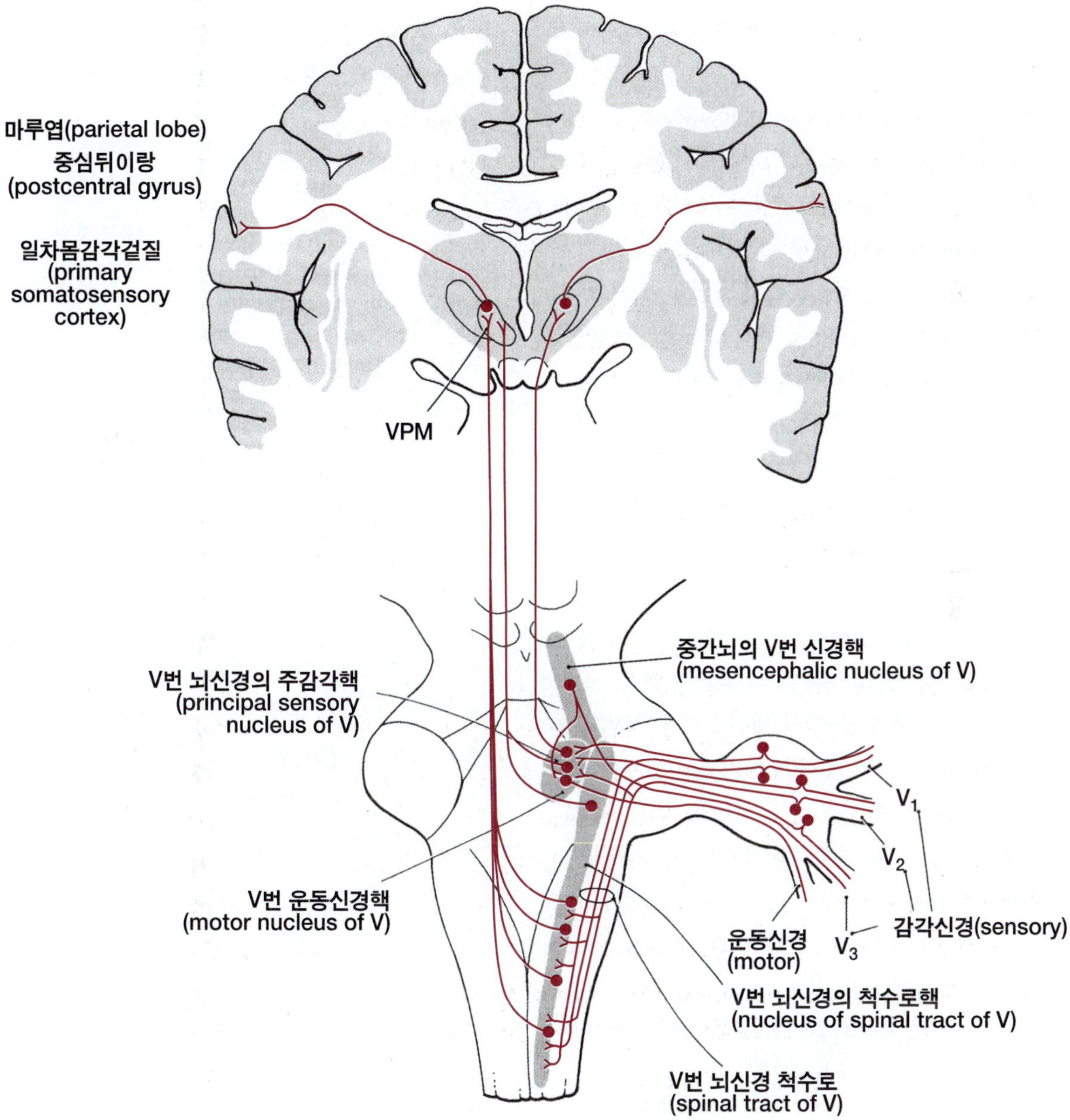

■ **그림 12-1.** 삼차신경의 원심성 신경섬유와 구심성 신경섬유의 연결을 보여주는 뇌줄기의 뒤쪽면(등쪽면). V_1=시신경; V_2= 위턱신경(상악신경); V_3= 아래턱신경(하악신경); VPM=시상 앞뒤안쪽 핵.

mastoid foramen)을 통해 머리뼈(두개골) 밖으로 나온다. 그런 다음에 아래턱 뒤에 있는 이하선을 통과한 후 부채꼴 모양으로 얼굴과 두피로 뻗는 신경섬유들로 나눠진다. 또한 신경섬유는 등골근, 악이복근의 후복, 붓목뿔근을 보충한다. 중간신경은 얼굴신경과 함께 뇌줄기에서 내이도까지 진행하다가 안면관으로 들어간다. 이 중간신경섬유는 안면관을 지나가는 동안 얼굴신경과 분리된다.

신경의 원위 병변 결과 (Consequences of Distal Lesions of the Nerve)

붓꼭지구멍 부위의 손상으로 인한 얼굴신경 기능손실은 손상된 쪽의 얼굴표정근이 모두 마비된다. 환측의 얼굴처짐(face sag) 근육들과 입술, 코, 이마 주위 정상 주름은 펴지게 된다. 환자가 웃으려 할 때 마비된 쪽 입의 가장자리는 움직이지 않고 마비된 쪽 입술 사이로 침이 흘러나오게 된다. 뺨은 볼근의 마비로 숨을 내쉴 때 환측이 부풀 수 있다. 각막 감각은 유지되지만, 눈둘레근(안륜근)의 운동신경이 기능하지 않기 때문에 환측의 각막 반사가 소실된다. 마비된 쪽 눈을 감지 못하기 때문에 각막 흥분(irritation of the cornea)을 초래하고 눈의 감염을 쉽게 일으킨다. 그래서 환자는 눈을 보호하기 위해 낮에는 눈 보호액을 넣고 안대를 착용해야 한다. 골성 안면관의 먼쪽부(원위부)에서 얼굴신경이 압박되면 두드러지게 부은 병변, **Bell's palsy**를 제외하고 알려진 원인없이 얼굴신경은 밤새 기능을 소실할 수 있다. 다행스럽게도 대부분의 Bell's palsy 환자는 1~2개월내에 자연히 회복된다.

신경의 근위 병변 결과 (Consequences of Proximal Lesions of the Nerve)

내이도 또는 안면관 몸쪽부(근위부), 소뇌다리에서 얼굴신경을 손상시키는 장애는 등골근(stapedius)으로 가는 얼굴신경과 중간신경의 신경섬유에 모두 영향을 줄 수 있다. 그 결과로서 얼굴 근육 마비와 더불어 다음의 3가지 증상을 일으킬 수 있다: (1) **청각과민증(hyperacusis**, 소리에 대한 민감도 증가)은 등골근의 마비로부터 발생한다. (2) 같은 쪽의 혀 앞쪽 2/3 미각 소실은 중간신경 손상으로부터 발생한다. (3) 눈물과 침분비 감소는 중간신경의 손상때문에 같은 쪽에서 일어난다.

얼굴신경 기능을 제어하는 겉질숨뇌신경원의 손상 결과(Effects of Damage to Corticobulbar Neurons that Control Facial Nerve Function)

이전에 서술하였듯이, 얼굴신경에 영향을 주는 아래신경원이나 말초신경 병변은 항상 같은 쪽의 얼굴 위와 아래의 근육마비를 일으킨다. 대조적으로, 일차운동 또는 일차감각겉질 영역 또는 겉질숨뇌섬유의 경로에서 발생하는 위신경원 병변은 반대쪽 얼굴의 아래근육에서만 약증을 일으킨다. 이마 근육은 항상 위축된다. 대뇌겉질(대뇌피질)은 이마를 지배하는 아래신경원에 양쪽으로 적지만 같은 양의 직접적 입력을 주기 때문에, 이마는 아래 얼굴에 상대적으로 덜 영향을 받는 것으로 보인다. 대조적으로, 대뇌겉질은 조밀하게 반대쪽 아래 얼굴근육으로 투사하는 아래신경원을 지배하지만, 같은 쪽의 아래운동신경원으로 적당한 입력을 제공한다.

마비가 얼굴신경 자체 또는 그 핵들의 손상보다 위신경원에서 손상이 발생하면 얼굴표정근육의 비수의적 수축은 종종 유지된다. 감정적 자극인 즐거운 것에 대하여 환자가 미소를 짓거나 웃을 때 하부 얼굴근육은 대칭적으로 수축한다. 이러한 이유는 전뇌의 변연계가 즉각적이고 감정적 행동과 관련된 동작들을 조절하기 때문이다. 둘레계(변연계)는 이마엽(전두엽) 앞겉질 영역, 둘레겉질 그리고 편도선과 서로 관련이 있는 핵들과 네트워크로 이루어져 있고, 뇌줄기와 수도관 주위 회색질의 운동핵들을 통해 그물체(망상체)로 투사한다.

삼차신경(V)[Trigeminal Nerve (V)]

다섯 번째 뇌신경은 **안신경가지(ophthalmic), 위턱신경가지(상악신경지, maxillary), 아래턱신경가지(하악신경지, mandibular)**의 주요 세 가지 말초신경으로 나뉘어지기 때문에 **삼차신경(trigeminal nerve)**이라고 부른다. 이 혼합신경인 삼차신경은 저작근육에 제공하는 큰 운동신경근과 얼굴, 구강, 비강, 안와, 두피의 앞쪽 1/2, 경막 등에 분포하는 큰 감각신경근이 해당된다. 안신경가지의 감각가지는 이마와 코의 피부를 지배하고, 위턱신경가지는 볼과 윗입술을 지배하며, 아래턱신경가지는 얼굴의 가쪽과 아래턱을 지배한다(그림 6-1 참조).

운동 구획(Motor Division)

저작 근육의 지배와 탈신경 증후

앞뇌다리(전방교뇌)의 가쪽 덮개(외측피개)에서 유래되는 **제5뇌신경의 운동핵(motor nucleus of nerve V)**으로부터 발생한 신경섬유(그림 10-11)는 제5뇌신경의 아래턱신경가지로 들어가 **씹기근육(저작근육, muscles of mastication)**[예, 관자근(측두근), 깨물근(교근) 그리고 안쪽과 가쪽 날개근(외측익돌근)]을 지배한다. 또한 이들 핵으로부터 발생한 신경섬유들은 여러 작은 근육(고막 긴장근; tensor tympani, 입천장 긴장근; tensor veli palatini, 턱목뿔근; mylohyoid, 두힘살근, 앞근힘살)을 지배한다. 이들 근육들은 발생학적으로 첫 인두궁[brachial(pharyngeal) arch]으로부터 발생한다; 그러므로 정의에 의하면 운동섬유는 **특수 내장 원심성 섬유(special visceral efferent fibers)**를 지배한다. 제5뇌신경의 말초병변은 위축과 약증을 일으키고, 이를 악무는 동안 깨물근의 크기와 단단함 관찰과 느낌으로 알 수 있다. 섬유다발성 연축(fasciculation)은 탈신경후 근섬유에서 나타난다. 날개근은 아래턱뼈(하악골)를 정중선을 향하여 앞으로 당긴다. 그러므로 탈신경이 되면 턱을 벌릴 때 턱 끝은 마비쪽 방향으로 비틀어진다.

다리뇌(교뇌)의 편측 운동 신경핵들은 대뇌겉질의 왼쪽과 오른쪽 운동 영역으로부터의 정보를 받는다, 그래서 한쪽에 한정된 위핵 병변(supranuclear lesion)의 임상적 결과는 무시할 만하다. 또한 운동핵들은 씹기근육들의 근방추에서 발생한 구심성 신경으로부터의 단일연접 정보 입력을 받는다. 이 구심성 신경은 V번 뇌신경의 중뇌핵(mesencephalic nucleus) 세포로부터 나온다(그림 12-1). 이들 세포들은 **턱 반사(하악 반사, jaw jerk)**를 중재하는 반사궁(reflex arc)의 구심성 부분을 구성한다. 턱 반사는 약간 입을 벌린 환자의 턱 중간에 검사자의 집게손가락을 놓고 반사 망치로 가볍게 두드렸을 때 발생하는 신장 반사이다. 정상반응은 양쪽의 깨물근과 관자근이 약간 수축하여 입이 가볍게 다물어지는 것이다. 이 반응은 다리뇌 앞부분에서 위운동신경 병변에 의해 악화가 될 수 있고, 반사궁을 가로막는 손상에서는 없어지거나 감소될 수 있다.

감각 구획(Sensory Division)

일차 감각세포체는 삼차 신경절과 중뇌핵들에 있다

삼차(반월; semilunar, 갓세르; gasserian) 신경절(ganglion)은 머리 근육의 근방추로부터 발생하는 고유수용성 신경섬유를 제외하고 V번 뇌신경의 구심성 신경섬유의 세포체를 담고 있다. 이 고유수용성 신경섬유는 다리뇌 덮개의 뒤가쪽(dorsolateral) 부분과 중뇌수도관 주위 회색질 가쪽 영역에 위치한 **중뇌핵(mesencephalic nucleus)**의 신경세포체 말초돌기들로 이루어져 있다(그림 10-11, 12-1 참조). 이들 핵들의 단극 신경세포체(unipolar nerve cell body)는 중추신경계내에 위치한 유일한 치환된 신경절 세포이다. V번 뇌신경의 삼차신경절과 중뇌핵의 모든 세포들은 일반 몸 구심성 섬유의 신경가지를 낸다.

뇌줄기의 일반 몸 구심성 세포 기둥에서 발생하는 삼차 신경핵

중뇌핵(mesencephalic nuclei)의 세포들은 아래 방향의 척수로 뻗어있는 일반 몸 구심성 세포기둥들로 이루어져 있고, 교양질(substantia gelatinosa)과 함께 계속해서 이어진다(그림 12-1). 구심성 감각섬유는 이러한 세포기둥에 영향을 미치는 서로 다른 몸감각을 전달한다.

앞서 언급했듯이, 대부분의 앞쪽 핵인 **중뇌핵(mesencephalic nucleus)**들은 근육의 신장 정보를 V번 뇌신경의 운동핵의 신경원으로 전달한다. 촉각판별, 관절의 위치감각 그리고 압력감각의 기계수용체(mechanoreceptor)로부터 발생하는 삼차 구심성 신경은 V번 뇌신경의 **일차** 또는 **주요 감각핵(sensory nucleus)**에 종지한다.

통각, 온도각, 가벼운 촉각 등을 전달하는 삼차신경절 세포들의 섬유들은 다리뇌로 들어간 후 아래쪽으로 방향을 바뀐다. 이 섬유들은 **삼차신경의 척수로(spinal tract of the trigeminal nerve)**를 형성한 다음 **삼차신경의 척수로 핵(nucleus of the spinal tract of nerve V)**에 종말가지를 내고, 다리뇌, 숨뇌(연수)를 통해 척수의 목뼈 분절로 하행한다.

대뇌겉질로 전달되는 삼차신경로 (Trigeminal Pathways to the Cerebral Cortex)

뇌줄기(뇌간)의 반대편에서 교차하여 척수로의 신경세포체에서 나온 섬유들은 **앞쪽 삼차시상로(ventral trigeminothalamic tract)**를 형성하고, 다리뇌와 중뇌를 통하여 척수시상로와 함께 시상의 **앞뒤안쪽핵(ventral posteromedial nucleus; VPM)**으로 상행한다. 숨뇌에서 앞쪽 삼차시상로 섬유들은 가로질러 상행한다; 그 결과 아래숨뇌에서는 섬유들이 안쪽 섬유띠(융대) 가까이로 주행하지만, 점차적으로 척수시상로와 합쳐지기 위하여 가쪽으로 이동한다. 시상의 겉질 섬유들은 앞뒤안쪽핵(복내측핵, VPM)에서 중심뒤이랑(중심후회, postcentral gyrus)의 몸감각 영역으로 투사한다(그림 12-1과 6-3 참조).

이 시스템은 삼차신경이 분포되어 있는 피부의 통증, 열감 그리고 촉각수용체와 뇌신경 VII번, IX번 X번의 일반 몸 구심성 섬유가 지배하는 귀바퀴(외이, auricle)의 작은 피부 영영으로부터 유입되는 정보를 처리한다(11장 참조). V번 뇌신경의 신경가지는 각막, 구강과 비강의 점막, 치아 그리고 두개강(cranial cavity)의 앞쪽 경질막(dura)의 통증 감각을 중재한다.

촉각식별의 기계수용체로부터의 삼차신경 섬유들은 **일차감각핵(principal sensory nucleus)**(그림 12-1과 10-11 참조)과 척수로 핵들의 앞부분으로 투사한다. 이들 신경원들은 기능적으로 얇은다발(박속, gracile)과 쐐기(설상, cuneate) 핵들의 신경원과 유사하다. 일차감각핵과 척수로의 앞쪽 핵들의 섬유들은 반대쪽 안쪽 섬유띠와 만나기 위하여 가로지른다. 이 가로지른 섬유들은 앞뒤안쪽 핵(VPM)에 종지하지만, V번 뇌신경의 척수핵의 중간과 뒷부분으로 투사한 신경원과 다른 신경원으로 투사한다. 또한 일차 감각핵들의 앞쪽 부위는 중심덮개로(central tegmental tract) 부분인 앞뒤안쪽 핵(VPM)의 같은 쪽으로 상행하는 비교차성 섬유다발로 가지를 낸다. 이들 섬유들을 뒤쪽 **삼차시상로(dorsal trigeminothalamic tract)**라고 한다(그림 12-1 참조). 이 **삼차 섬유띠(trigeminal lemniscus)**의 용어는 모든 삼차시상섬유들에 적용되어 왔다. 하지만 이 섬유들은 독특한 단일 다발로 집결되지는 않는다.

각막 반사(Corneal Blink Reflex)

이물질이 눈의 각막을 자극할 때 **각막 반사(corneal blink reflex)**는 신속하게 같은 쪽과 반대쪽의 눈꺼풀을 동시에 감는 동작을 일으킨다. 삼차신경 척수로의 위 부분으로 들어가는 감각신경섬유는 척수로핵의 신경세포체와 연접을 하고 축삭을 얼굴신경핵으로 보낸다. 그 후 얼굴신경의 운동신경섬유는 자극이 가해진 쪽의 눈을 감는 눈둘레근(안륜근, orbicularis oculi)을 활성화시킨다. 척수로핵의 중재신경원들은 반대편 얼굴신경으로 투사하여 반대쪽 눈 또한 감는 운동신경과 연접한다. 한 쪽의 자극에 대한 반응은 **직접적인 각막반사(direct corneal reflex)**라 하고; 반대쪽 눈의 반응은 **공감각막반사(consensual corneal reflex)**라고 한다. 한쪽의 삼차신경이 차단되면 같은 쪽 각막의 자극에 대한 직접 반응과 공감 반응 모두를 없앤다. 하지만 한쪽 얼굴신경에 영향을 주는 장애에서는 같은 쪽 각막자극은 직접 반응을 일으키지는 않지만, 반대쪽 눈의 공감반응은 일어난다. 또한 각막의 자극은 위침분비핵(superior salivatory nucleus)의 자율신경 반사를 활성화시켜 눈물 분비를 증가시킨다. 이 반사 경로는 그림 12-1에 예시하지 않았다.

임상 검사에서 검사자들은 솜으로 각막을 자극하고, 눈둘레근을 관찰함으로써 각막 반사를 검사한다. 이 방법은 V번과 VII번 뇌신경 모두가 온전한지 평가할 때 사용한다.

삼차 신경계의 손상 결과(Consequences of Damage to the Trigeminal System)

V번 뇌신경의 척수로를 손상시키는 숨뇌 또는 아래 다리뇌(뇌교)의 가쪽 부분 병변은 종종 척수시상로(spinothalamic tract) 또한 손상시킨다. 이 손상은 얼굴의 같은 쪽 통증과 온도감각 소실을 일으킨다. 몸의 반대편 통증과 온도감각 소실은 목에서 시작된다. 위뇌다리와 중뇌에서 통증, 온도, 촉각, 관절의 위치감각 그리고 진동감각을 전달하는 섬유들은 가로질러 상행한다. 그 결과 이 영역에서 얼굴을 포함한 반대쪽 몸 전체의 무감각증(anesthesia)을 일으킬 수 있다.

발작성 삼차신경통(tic douloureux, trigeminal neuralgia)은 삼차신경이 지배하는 영역에 참을 수 없는 심한 통증이 수 초간 발생하는 독특한 장애이다. 작은 통증부위(trigger zone)가 나타날 수 있다. 가벼운 촉각이나 온도 변화 또는 얼굴의 움직임에 의한 자극이 통증성 발작을 일으킬 수 있다. 이 장애의 원인은 알려지지 않았다. 그러나 어느 연구에서는 작은 혈관에 의한 삼차신경의 압박이 그 원인이라고 하였다. 신경으로부터 혈관이 분리되면 신경외과적인 수술을 통해 증상을 완화시킬 수 있다. 하지만 대부분 환자들은 약물치료로 증상이 완화된다.

사례연구 결과(Case Follow-up)

이 장의 시작 부분에서 언급한 환자는 오른쪽 VII번 뇌신경이 마비되어 오른쪽의 표층얼굴근육의 심한 약증이 초래된 상태이다. 또한 등골근의 마비가 발생하여 청각 과민증을 일으키고, 중간신경섬유의 마비로 인해 혀의 앞 부위의 미각을 소실하고 오른쪽 눈물 분비가 감소되었다. 손상 부위는 얼굴 신경의 근위부이고, 등골근의 신경과 중간신경이 침범되었음을 암시한다. 손상의 몸쪽부에 위치하여 환자는 종양, 동맥류(aneurysm), 혹은 신경감염에 대한 검사를 받았지만 비정상 소견은 보이지 않았다. 진단명은 Bell's palsy이다. 환자는 인공 눈물로 치료받고 오른쪽 눈의 각막을 보호하기 위한 패치를 처방받았다. 환자의 미각은 질병 발병 후 약 3주 후에 호전되었고 얼굴 약증은 다음 4주가 더 지난 후 완전하게 해소되었다.

13

뇌줄기의 병변
Lesions of the Brain Stem

사례연구(Case Study)

59세의 남성은 현훈 증상없이 왼쪽 팔과 다리의 약증과 가벼운 두통으로 인해 응급구조 센터에 전화를 걸어 20분 후 응급차가 도착하였다. 병원으로 오는 도중 왼쪽 다리의 완전마비가 발생하고 복시가 나타났다. 그는 고혈압, 인슐린 의존성 2종 당뇨병, 과콜레스테롤혈증이 있고, 심근경색의 과거력이 있었다. 응급실에서 실시한 신체검진 결과 혈압은 150/90mmHg, 맥박은 80회/분이었다. 비만을 제외한 검사결과는 정상이었다. 신경학적 검사에서 왼쪽의 얼굴아래, 팔 또는 다리를 수의적으로 움직일 수 없었다. 그의 오른쪽 눈꺼풀은 감겨있고, 왼쪽의 눈꺼풀을 올려보니 눈동자가 바깥쪽으로 벗어나 있었다. 오른쪽 눈동자는 오른쪽으로 수의적으로 완벽하게 움직일 수 있지만, 왼쪽으로는 눈동자가 중간까지만 움직일 수 있었다. 오른쪽 눈동자는 윗쪽과 아래쪽으로 움직일 수 없었다. 오른쪽 동공은 직경이 7mm이고, 빛에 대한 반응은 미미하였다. 왼쪽 동공은 3mm이고, 왼쪽과 오른쪽 어느 쪽에 적용하든 빛에 대한 반응이 활발하였다. 왼쪽 눈동자의 움직임은 완벽하였다.

어느 부위의 병변이 이런 문제들을 일으키는가? 어떤 병리적 과정이 일어났는가? 치료는 가능한가?

국소화의 원리
(Principles of Localization)

뇌줄기(뇌간)에는 다양한 구조들이 조밀하게 배치되어있기 때문에 작은 단일 병변(lesion) 조차도 보통 뇌줄기의 여러 부위를 동시에 손상시킨다. 뇌줄기 병변들은 신체의 같은 쪽을 지배하는 대부분의 뇌신경핵의 구심성 또는 원심성 성분을 빈번히 손상시키고, 또한 신체의 반대쪽을 지배하는 긴 내림성 운동경로와 긴 오름성 감각경로를 자주 손상시킨다. 결론적으로 뇌줄기의 편측 병변은 하나 또는 다수의 같은 쪽 뇌신경 기능 소실과 반대쪽 신체의 편측 감각소실(hemisensory loss)을 동반한 반마비를 일으킨다. 따라서 이 **병변(lesion)**은 비정상적인 뇌신경으로서 **항상** 뇌줄기의 **같은 쪽(same side)**에서 발생한다.

중뇌, 다리뇌 또는 숨뇌(연수) 등 어디에서든 **부리꼬리 병변(rostrocaudal level leison)** 은 손상된 뇌신경에 의해 빈번히 결정지어질 수 있다. 예를 들면, 중뇌의 병변은 눈돌림신경(동안신경)을 손상시키고, 다리뇌의 손상은 삼차신경(V) 장애를 일으키며, 숨뇌의 병변은 혀밑신경(설하신경, XII)을 손상시킨다.

질병과정에서 뇌줄기내의 안가쪽 부위는 긴 신경경로의 위치에 따라 결정될 수 있다. 겉질척수로와 안쪽 섬유띠(내측융대)는 숨뇌와 다리뇌에서 바닥부(기저부)와 중앙에 가까운 곳에 위치해 있다. 그러므로 뇌줄기의 중앙부위에서의 편측 안쪽 병변은 반대편의 편부전마비와 위치감각, 진동감각의 소실을 일으킨다. 대조적으로 편측 가쪽 병변이 발생하면 중앙 부위는 손상받지 않지만 겉질척수로와 소뇌 연결부는 침범된다. 그러므로 가쪽 병변은 통증과 반대쪽 온도감각의 소실과 마비 없는 같은 쪽 운동실조증을 일으킨다. 한 가지의 감각 형태의 소실(척수시상로 병변의 다른 감각 소실과 통증과 온도 보존)은 별개의 숨뇌 또는 다리뇌 병변에서 발생할 수 있다 **(해리성 감각소실; dissociated sensory loss)**.

뇌신경과 긴 신경경로와 더불어 뇌줄기는 호흡, 혈압 그리고 위장관 기능을 제어하는 데 중요한 자율신경 성분을 포함한 **그물체(망상체, reticular formation)**를 담고 있다. 또한 그물체는 흥분(arousal), 각성(wakefulness), 수면(sleep)에도 관여한다. 양쪽 그물체에 영향을 주는 뇌줄기 병변은 혼수상태 또는 즉각적 사망조자도 일어날 수 있다. 허혈성 또는 출혈성 뇌졸중과 두개뇌 손상(craniocerebral trauma)은 광범위한 뇌줄기 병변의 원인이다.

뇌줄기 병변은 출혈, 혈관성 폐쇄, 종양 그리고 다발성 경화증을 포함한 다양한 종류의 병리적 과정으로 일어난다. 출혈 또는 혈관성 폐색은 척추뼈(척추뼈)동맥과 바닥동맥(기저동맥)의 각 분지가 보급하는 영역들이 손상될 수 있다. 이들 영역들은 그림 10-14에 설명되어있다. 뇌줄기와 관련있는 다양한 임상적인 질환들은 유래가 있지만, 용어의 사용이 일치하지 않기 때문에 가장 흔히 사용되는 용어가 여기에 언급되어있다.

숨뇌의 병변(Lesions of the Medulla)

안쪽 구역(Medial Sector)

여러 개의 뇌신경들은 뇌줄기 밖으로 나오기 전에 추체로에 근접하여 지나간다. 이 부위에서 신경과 신경로가 손상되면 같은 쪽의 뇌신경 기능 소실과 반대쪽 반마비를 일으킨다. 예를 들면, 오른쪽 혀밑신경과 오른쪽 추체로 병변은 오른쪽 1/2의 혀근육 마비와 왼쪽 반마비를 초래한다(그림 13-1, 병변 1). 추체로는 병변부위를 지나 하행한 후, 숨뇌와 경수의 합류 지점에서 왼쪽으로 가로질러 교차하기 때문에 팔과와 다리의 마비는 병변의 반대편에 나타나게 된다. 병변은 겉질숨뇌로 섬유와 얼굴신경핵에 연결되는 곳보다 아래쪽의 뇌줄기에 영향을 주기 때문에 얼굴근육은 침범되지 않는다. 혈관성 폐색과 같은 급성 병변이 일어나면, 팔과 다리의 저긴장성 부전마비와 마비는 수동움직임에 대한 감소된 저항, 감소된 깊은힘줄 반사(심부건 반사), 표재성 반사 상실 및 발바닥 자극에 대한 반응상실 등이 나타난다. 급성병변 후 4주에서 8주내 또는 만성 병변으로 약증, 수동적 동작의 “접칼 저항”, 과반사증, 표재성 반사 소실 그리고 발바닥폄근반응(신전근족저반응, extensor plantar respoonse, Babinski response)과 더불어 팔과 다리는 경련성 마비(spastic paralysis)로 나타난다. 혀를 내밀 때 오른쪽으로 편위되고 혀의 오른쪽 반은 점진적으로 위축된다.

중앙선을 가로지르는 이 병변은 왼쪽 추체에 영향을 주고 오른쪽 반마비를 일으킨다(그림 13-1. 병변 1a). 어떤 환자는 숨뇌(연수)의 이 부위에 혈액을 공급하는 앞척수동맥(anterior spinal artery) 질병이 발병간 기능 회복과 함께 재발성 증상을 일으킨다(그림 10-14 참조). 그림 13-1의 병변 1과 1a가 다른 시간에 동시에 일어난다면, 그 결과는 **교대성 편마비(alternating hemiplegia**; 교대성 편마비는 다리뇌의 바닥부위의 허혈로 일어날 수 있다)가 된다. 같은 병변이 뒤쪽(배측)으로 확장된다면 오른쪽 안쪽 섬유띠에 영향을 주고, 위치감각, 진동감각 그리고 촉각식별의 결함을 일으킬 것이다(그림 13-1, 병변 1b). 안쪽 섬유띠는 병변보다 아래쪽인 숨뇌의 아래에서 교차하기 때문에 감각장애는 반대쪽 신체에 영향을 준다.

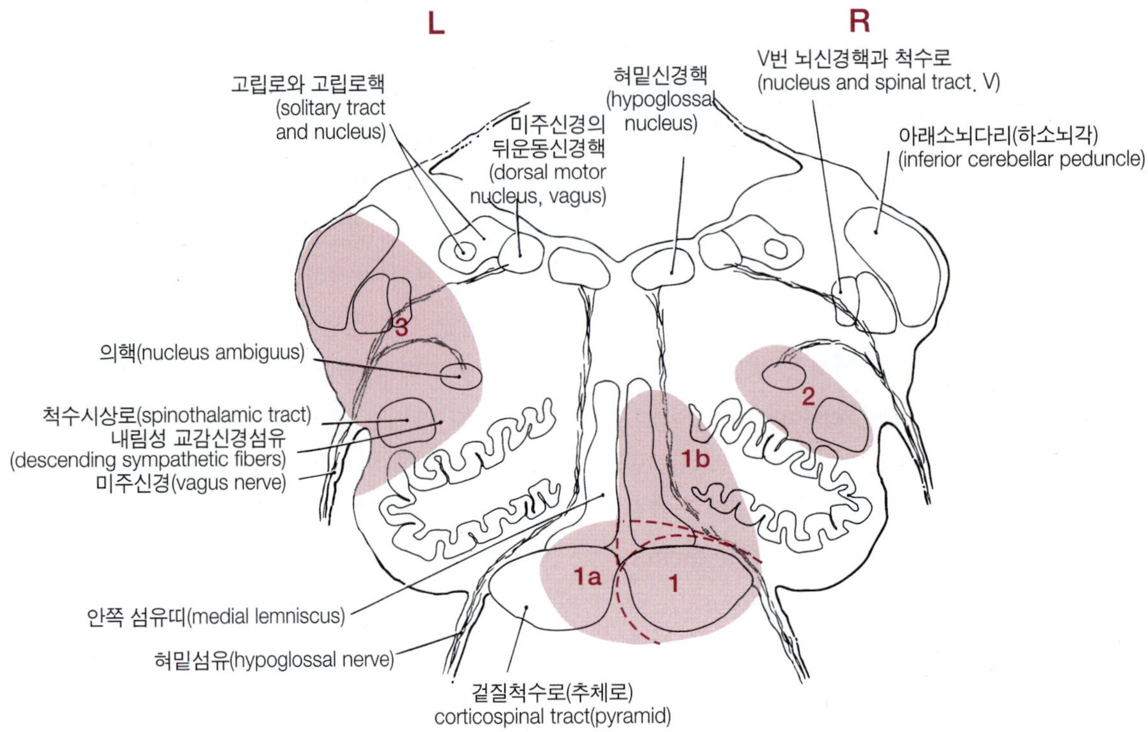

■ **그림 13-1.** 숨뇌의 가로 단면. 그늘진 부위는 손상 위치를 의미한다(이 도해에서의 몇몇 손상들은 실제의 임상에서 드물게 발생하지만 도움을 위한 실례 목적으로 제시한다). (1) 오른쪽 혀밑신경과 오른쪽 추체를 침범하는 손상. (1a) 왼쪽의 추체로를 포함하는 확장된 손상. (1b) 오른쪽의 안쪽 섬유띠(medial lemniscus)를 포함한 확장된 손상. (2) 의핵과 척수시상로의 손상. (3) 숨뇌의 앞가쪽 부위를 침범하여 아래소뇌다리, 척수로, 삼차신경핵, 척수시상로, 의핵, 안뜰핵(예시되지 않음), 내림성 교감신경로 그리고 미주신경의 외부돌출 섬유를 포함한 손상. 그림 10-9와 비교.

가쪽 영역(Lateral Sector)

숨뇌그물체(연수망상체)의 바깥쪽에 병변이 생기면 의핵(nucleus ambiguus)과 가쪽 척수시상로(lateral spinothalamic tract) 모두 손상된다(그림 13-1, 병변 2). 오른쪽의 병변은 얼굴부를 제외한 왼쪽의 통증감각, 온감소실을 일으킨다. 가쪽 시상로의 신경섬유는 척수로의 중앙선을 교차하기 때문에 감각소실은 반대편에 영향을 준다. 의핵이 손상되면 오른쪽 혀인두신경(설인신경), 미주신경, 뇌의 더부신경에 의해 지배되는 인두와 후두의 수의근을 마비시킨다. 오른쪽 입물렁천장(연구개)의 기능부전은 연하와 발성장애를 일으키고, 입천장과와 목젖은 마비되지 않은 왼쪽으로 당겨지게 된다. 오른쪽 성대의 기능이 소실되면 쉰 목소리와 함께 발성장애를 일으킨다.

위숨뇌의 뒤가쪽 구역(Dorsolateral Sector of the Upper Medulla; Wallenberg's Syndrome)

척추뼈동맥의 한 분지인 **뒤아래소뇌동맥(posterior inferior cerebellar artery)(Wallenberg's syndrome)**은 숨뇌의 뒤가쪽(dorsolateral) 부위와 소뇌충수부의 아랫면에 혈액을 공급한다(그림 10-14). 위숨뇌의 뒤가쪽 기능부전은 항상 작은 혈관분지의 혈전에 의한 척추뼈동맥 또는 아래뒤소뇌동맥의 폐색으로 유발된다. 이 때 혈관분지의 폐색으로 인한 숨뇌 손상은 소뇌 침범(손상)없이 일어날 수 있고, 아래뒤척추뼈동맥 폐색으로 인한 소뇌 손상은 숨뇌 침범없이 일어날 수 있다. 그러므로 척추뼈동맥 폐쇄의 임상적 소견은 상당히 다양하다. 척추뼈동맥의 **죽상동맥경화증(atherosclerosis**; 지방 조직의 침착과 더불어 혈관벽이 두꺼워짐) 또는 **손상으**

로 인한 절개(dissection from injury; 혈관 내부 벽으로부터의 혈액 우회)는 가장 일반적인 원인이다. 숨뇌의 손상은 아래소뇌다리(inferior cerebellar peduncle), 삼차신경핵과 척수로, 척수시상로, 의핵, 내림성 교감신경로, 그리고 미주신경을 침범한다(그림 13-1, 병변 3). 이 병변은 종종 안뜰신경핵(전정신경핵)에 또한 영향을 준다. 아래소뇌다리(후하소뇌동맥, Wallenberg's syndrome)의 척수소뇌신경섬유의 기능소실은 손상측 신체의 소뇌성 운동실조증과 저긴장증(예, 수동운동에 대한 저항의 감소)을 일으킨다.

삼차신경의 척수로 손상은 같은 쪽의 얼굴부 통증감각과 온도감각 소실 그리고 같은 쪽 각막반사 소실을 일으킨다. 대조적으로 가쪽 척수시상로의 손상은 손상 반대 편의 팔다리나 체간(몸통)의 통증감각과 온도감각 소실을 가져온다. 안뜰핵의 손상은 안구진탕증(nystagmus)을 일으킨다. 내림성 교감신경로의 손상은 같은 쪽 얼굴부 반에서의 동공수축, 눈꺼풀처짐증(안검하수, ptosis; 예, 상위 눈꺼풀의 부분적 닫힘), 안구함몰(enophthalmos) 그리고 발한소실과 더불어 같은 쪽 호너 증후군(Horner's syndrome)을 일으킨다. 의핵의 기능 소실 또는 뇌신경 IX, X, XI번 말초신경섬유의 기능 소실은 연하곤란과 발성장애와 더불어 입물렁천장, 인두, 후두의 같은 쪽 마비를 일으킨다.

다리뇌의 병변(Lesions of the Pons)

꼬리부위의 안쪽 영역
(Medial Sector of the Caudal Part)

오른쪽 갓돌림(외전)신경섬유와 오른쪽 겉질척수로 손상은 같은 쪽 갓돌림신경 마비와 반대쪽 반마비를 일으킨다(그림 13-2, 병변 1). 갓돌림신경마비는 손상 후 즉각적으로 가쪽 곧은근(외직근) 마비와 안쪽 곧은근(내직근)의 반대 힘에 의해 눈이 안쪽편위 된다. 반마비성 팔다리는 수동적 동작에 대한 저항 감소, 깊은힘줄 반사 감소 그리고 발바닥 자극에 대한 굴곡 또는 해석이 모호한 반응이 나타나며, 점차적으로 저긴장성 마비가 된다. 만성 병변 환자들의 반마비성 팔다리는 경직(spasticity), 과반사증 그리고 발바닥폄근반응(족저신전근반응)과 함께 과긴장성 마비가 된다. 왼쪽 팔과 다리에 위신경원 마비 증상이 관찰된다.

뇌줄기의 이 부분 병변이 먼쪽 가쪽으로 확장되어 얼굴신경이 손상되는 경우가 있는데, 이럴 경우에는 얼굴신경 마비의 말초 증상도 동반된다. 갓돌림신경과 얼굴신경의 편측 기능소실이 반대쪽 반마비를 동반할 때 **Millard-Gubler 증후군**이라 한다(그림 13-2, 병변 la).

다리뇌덮개의 뒤쪽(배측) 침범을 동반한 안쪽 다리뇌 병변은 오른쪽 안쪽 섬유띠(내측융대), 다리뇌그물체(뇌교망상체, paramedian pontine reticular tormation) 그리고 오른쪽 안쪽 세로다발(내측종속, medial longitudinal fasciculus)을 침범한다(그림 13-2, 병변 1b). 오른쪽 안쪽 섬유띠의 신경섬유가 차단되면 왼쪽 신체의 촉각식별력, 진동감각, 위치감각이 소실된다. 다리뇌그물체에서 가쪽 응시(시선)에 이용되는 신경원이 손상되면 수의적으로 눈을 오른쪽으로 움직이는 능력이 소실되고, 오른쪽 눈의 가쪽 응시가 안된다. 눈동자는 종종 손상받지 않은 정중옆 다리뇌그물체의 영향에 의해 왼쪽으로 편위되지만, 이것은 일시적으로 나타난다. 눈 동작을 조절하는 신경로는 19장에서 서술한다. 이 병변에 의한 증상들을 **포비유 증후군(Foville's syndrome)**으로 알려져 있다.

양쪽 안쪽 세로다발이 손상되면 다발성 경화증에서 보편적으로 발견되는 질환인 **핵간눈운동마비(internuclear opthalmoplegia)**를 일으킨다. 한쪽으로 바라볼 때 모음하고 있는 눈(코로 향한 눈동자)은 중앙선을 넘어 안쪽으로 움직이지 못하지만, 갓돌림하고 있는 눈(코에서 바깥으로 향한 눈동자)에서는 바깥쪽으로 완전하게 움직이긴 하지만, 안구진

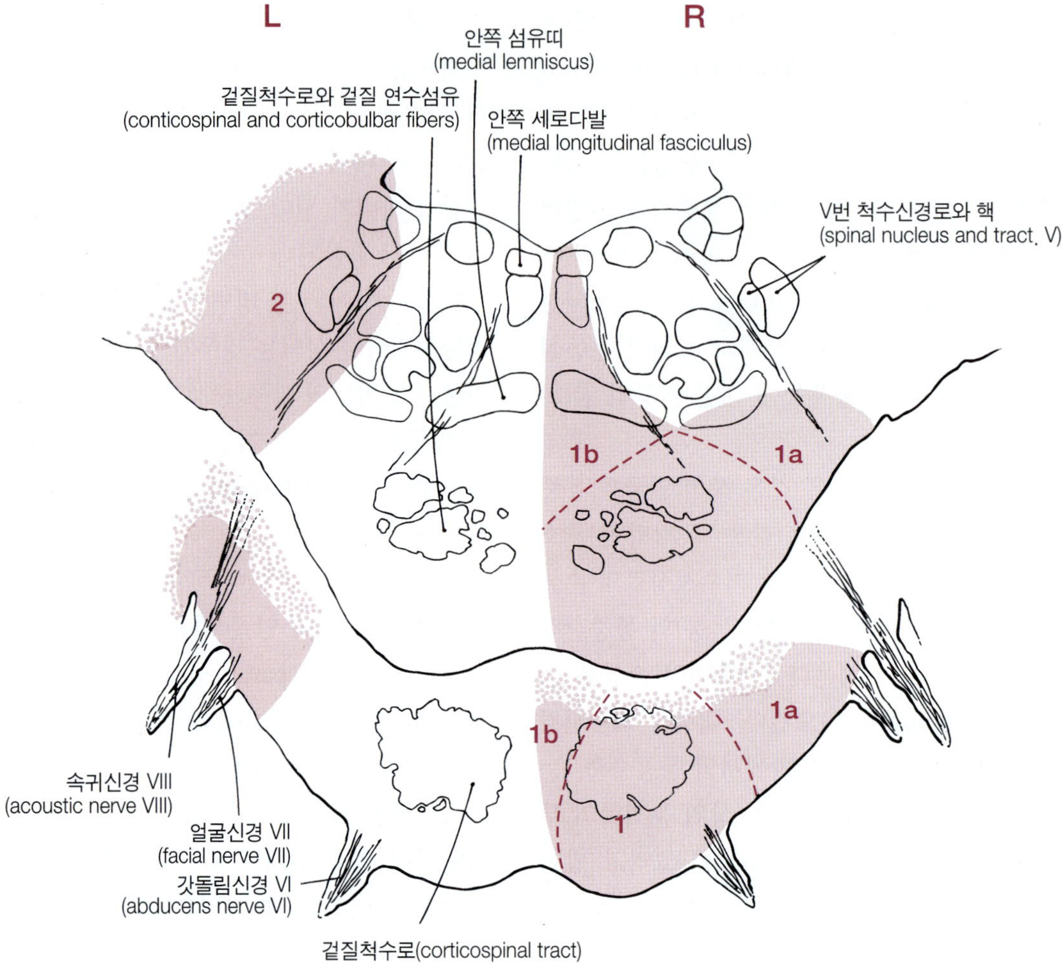

■ **그림 13-2.** 다리뇌의 꼬리부위 가로단면. 그늘진 부위는 손상부위를 의미한다. (1) 오른쪽 겉질척수로와 오른쪽 갓돌림신경의 외부돌출섬유의 손상. (1a) 얼굴신경을 포함한 확장된 손상. (1b) 오른쪽 안쪽 섬유띠와 오른쪽 안쪽 세로다발을 포함한 다리뇌덮개에서의 확장된 손상. (2) 소뇌뇌다리 각 종양(cerebellopotine angle tumor)에 의해 침범된 영역. 예시되지 않은 구조물은 그림 10-10 참조.

탕이 나타난다. 반대편 주시와 같은 현상(안구진탕 등)이 나타난다. 가쪽으로 응시하려는 모음(내전) 동작 소실에도 불구하고 눈동자의 수렴은 정상적인 경우가 종종 있다. 편측 안쪽 종속 손상은 손상측의 눈 모음 동작 소실과 반대쪽(갓돌림하고 있는) 안구에서 안구진탕증을 유발한다. 편측 모음 응시 불능인 안구는 수렴과 모음 동작을 할 수 있다. 모음 동작 소실은 위핵의 기형(supranuclear abnormality; 아래운동신경핵보다 위의 신경구조물 기형)으로 생긴다. 편측 핵간눈근육마비(internuclear ophthalmoplegia)는 항상 뇌줄기의 혈관성 질환과 함께 발생하고 또한 다발성 경화증 또는 드물게는 종양에 의해서도 나타날 수 있다.

뒤가쪽 다리뇌의 병변은 같은 쪽 뇌신경 V번과 VII번의 기능을 손상시키고 안구진탕증과 팔다리운동실조증을 일으킨다. 신체의 반대쪽 통증감각과 온도감각 소실은 척수시상로 병변을 포함하여야 발생한다. 이 위치의 병변들은 **앞아래소뇌동맥(전하소뇌동맥, anteior inferior cerebellar artery)**에서 항상 발생한다. 같은 쪽의 난청(deafness)은 앞아래소뇌동맥에서 분지한 내경와우동맥(internal auditory artery)에서의 속발성 혈전으로부터 발생할 수 있다.

소뇌다리(뇌각)(Cerebellopontine Angle)

청신경종(acoustic neuroma)은 뇌줄기에 가까운 안뜰달팽이신경(VIII) 초(sheat)의 슈만(Schwann) 세포에서 발생하여 서서히 성장하는 종양이다. 이 종양의 크기가 확장함에 따라 소뇌다리에 근접한 다리뇌 꼬리부분의 가쪽 부위가 압박된다(그림 13-2, 병변 2). 초기 증상은 안뜰달팽이신경에 손상이 커지면서 편측 난청이 발생한다. 초기 단계의 임상적 검사는 종양 부위쪽의 감소된 청각과 미로(안뜰) 자극에 대한 반응부재로 나타난다. 특발성 수평 안구진탕증은 중추신경계에서 각각의 안뜰기관(전정기관)으로 전달되는 불균형적인 정보 입력으로 인해 발생한다. 미로 자극은 열적(caloric) 또는 회전 자극에 의해 유발된다. 정상인에게는 찬물이나 뜨거운 물로 바깥귀길(외이도)을 흥분시켜 안구진탕증을 유발시킨다. 이러한 자극으로 인해 발생하는 안구진탕증은 미로기능이 정상을 의미한다. 특별한 의자에서 환자를 회전시키면 안구진탕증을 유발시킬 수 있다. 청신경종으로 인해 안뜰와우신경이 손상되면 이런 종류의 자연 자극을 유발시켜 안구진탕증을 예방한다. 이 질환 단계의 말기에는 소뇌다리를 압박하여 발병측에서 소뇌성 운동실조증이 나타나게 된다. 종양이 매우 커지면 삼차신경핵과 척수로 손상을 일으키고, 그로 인하여 각막반사가 소실되고 같은 쪽 얼굴에 통증감각, 온도 감각의 민감도를 감소시킨다. 또한 발병측 얼굴 마비의 말초 형태가 얼굴신경 섬유의 손상으로부터 발생한다. 적절한 시기에 발견되었을 때 청신경종과 수막종(meningioma)과 같은 소뇌다리 종양은 외과적 수술로 제거될 수 있고 신경학적 기능은 완전하게 회복될 수 있다.

중앙 부위(Middle Region)

중간다리뇌의 오른쪽 바닥부에 병변이 생기면 오른쪽 겉질척수로와 오른쪽 삼차신경의 출연섬유에 영향을 주어 같은 쪽의 얼굴신경 마비와 반대쪽 반마비를 일으킨다(그림 13-3, 병변 1). 삼차신경(V)의 운동신경 섬유가 손상되면 오른쪽 턱의 근육마비를 일으켜 입을 벌릴 때 턱이 오른쪽으로 편향되게 된다. 삼차신경의 감각신경섬유가 손상되면, 오른쪽 각막 반사 소실과 함께 오른쪽 얼굴과 구강에서 무감각증이 나타난다. 급성기 환자는 저긴장성 편마비가 나타나고, 만성 환자는 과도한 발바닥폄(족저신전) 반응과 더불어 과긴장성 반마비가 발생한다.

이 부위의 병변이 뒤쪽(배측)으로 확장되면 다리뇌덮개를 침범하여 안쪽 섬유띠(내측융대)를 파괴한다. 이로 인하여 왼쪽의 위치감각, 진동감각, 촉각식별감각이 소실된다. 척수시상로까지 병변이 확장되면 반대쪽의 통증 감각과 온도감각이 소실된다. 또한 겉질척수로에서 분리된 겉질숨뇌로와 겉질시개로의 비교차성 섬유와 안쪽 섬유띠를 가로막는다(그림 13-3, 병변 1a). 왼쪽 팔다리의 기능부전과 더불어, 왼쪽 얼굴의 하부 표재성 근육에서 부전마비가 생기게 된다. 또한 다리뇌의 중간 부위에 병변이 생기면 시개투사(tectal projection)가 교차하기 전에 정중결 다리뇌그물체로(방정중교뇌망상체)의 시개투사를 파괴하여 왼쪽으로 눈을 수의적으로 움직이는 경로를 차단한다. 이 차단은 왼쪽 가쪽 응시마비와 오른쪽으로의 긴장성 편위를 초래한다. 정중결 다리뇌그물체의 직접적 손상은 병변측으로의 눈동자 수렴 편위마비와 반대쪽으로의 긴장성 편위를 일으킨다. 편마비는 반대쪽 팔다리에 나타난다. 그러므로 환자는 편마비쪽을 향해 쳐다본다.

중뇌의 병변(Lesions of the Midbrain)

안쪽 바닥부위(웨버 증후군)
[Medial Basal Part (Weber's Syndrome)]

오른쪽 대뇌다리(crus cerebri, cerebral peduncle)와 오른쪽 눈돌림신경(III) 병변은 항상 오른쪽 눈의

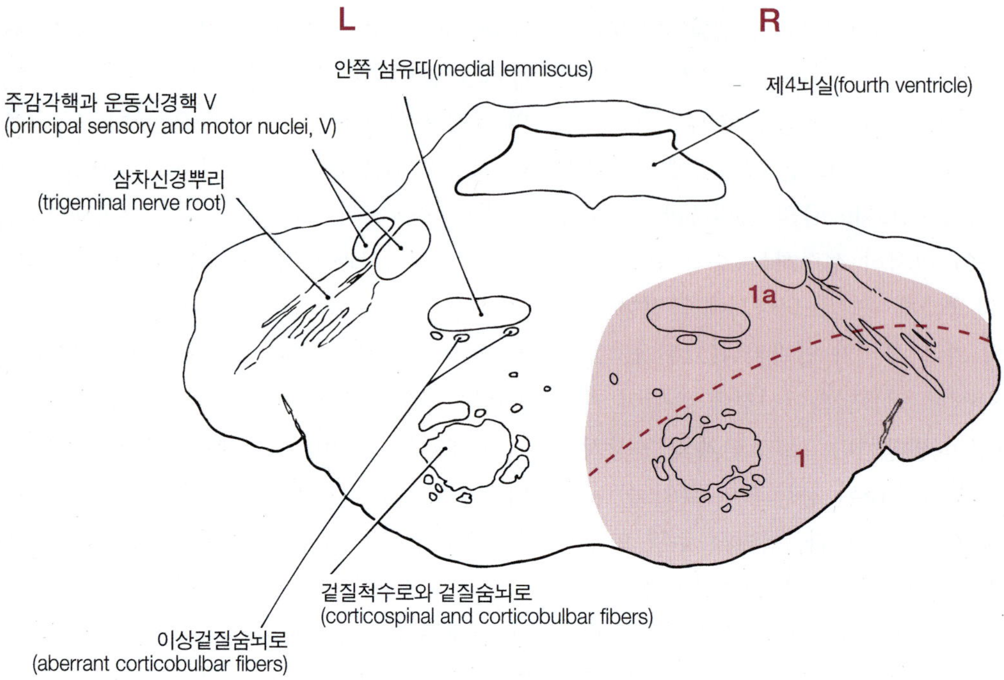

■ **그림 13-3.** 다리뇌의 중간부위 가로 단면. 그늘진 부위는 손상 위치를 의미한다. (1) 겉질척수로와 오른쪽 삼차신경의 외부돌출 섬유를 침범한 손상. (1a) 안쪽 섬유띠와 이상(정상의 경로에서 벗어난) 겉질숨뇌로를 포함한 확장된 손상. 그림 10-11과 비교.

완전 눈꺼풀처짐증(안검하수)과 바깥쪽 사시와 더불어 얼굴, 팔, 다리의 왼쪽 편마비를 일으킨다. 바깥쪽 사시는 갓돌림신경(외전신경)의 반대작용으로부터 생기고, 오른쪽의 눈 감김(예, 안검 하수)은 위눈꺼풀올림근(상안검거근)의 마비로 인하여 일어난다. 추가적으로 오른쪽 눈꺼풀올림(안검거상) 불능과 오른쪽 동공확대, 중앙선을 가로지르는 눈의 모음 불능, 상하수직방향의 눈운동 불능이 나타난다(그림 13-4, 병변 1). 눈돌림신경(III)의 부교감신경섬유의 차단으로 인해 오른쪽 동공은 확장된다. 편측의 눈돌림신경마비와 반대쪽 반마비가 동시에 나타나는 현상을 **웨버 증후군(Weber's syndrome)** 이라고 한다. 이 같은 경우에 겉질숨뇌로의 섬유들은 겉질척수로로부터 이 수준에서 갈라져 나와 좀 더 뒤쪽으로 이동하여 계속해서 하행하기 때문에 겉질숨뇌로는 영향을 받지 않을 수 있다. 그렇지만 웨버 증후군은 겉질숨뇌로 섬유들에 영향을 주어 얼굴의 약증을 일으킬 수 있다. 웨버 증후군은 항상 바닥동맥의 **혈관성 폐쇄(vascular occlusion)** 또는 **동맥류(aneurysm**; 비정상적인 이완된 부분)로 인해 발생한다.

덮개 영역(베네트릭 증후군)
[Tegmentum(Benedikt's Syndrome)]

중뇌의 덮개 병변은 이 부위에서 적핵 주위를 지나가는 눈돌림신경 섬유, 안쪽 섬유띠, 적핵, 위소뇌다리(상소뇌각) 신경섬유에 영향을 준다(그림 13-4, 병변 2). 왼쪽의 병변은 왼쪽 눈돌림신경의 기능 소실을 일으켜 눈꺼풀처짐증과 동공확대를 동반한 왼쪽 눈의 동작마비를 일으킨다. 눈이 긴장성으로 갓돌림되기 때문에 눈은 중앙 지점까지만 모음될 수 있고 수직방향으로는 움직일 수 없다. 왼쪽 안쪽 섬유띠와 왼쪽 삼차시상섬유들은 이 수준에서 왼쪽 척수시상로와 합류하기 때문에 얼굴을 포함한 신체의 오른쪽에서는 오름성 감각신경로 손상으로 인하여 촉각, 근육, 관절, 진동, 통증 그리고 온도의 감각들이 소실된다. 오른쪽 소뇌반구로부터 오는 원심성 신경섬유를 내포하고 있는 위소뇌다리와 적핵이 침범되면 운동실조증과 오른쪽 팔다리의 불수의적(무도병적, choreic) 운동을 만든다. 겉질척수로와 겉질숨뇌로는 온전하게 남는다. 따라서 반마비는 생기지 않는다. 반대쪽의 감각 소실, 운동실조증, 불수의 운동과 더불어 눈돌림신경의 증상이 결합되어 나타나는 것을 베네딕트 증후군(Benedikt's syndrome)이라고 한다.

중뇌덮개
(Mesencephalic Tectum, Parinaud's Syndrome)

위둔덕(상구)에 근접한 부위의 손상(그림 13-4, 병변 3)으로 인해 상방 응시 수렴(conjugate upward gaze) 마비가 나타나는 것을 **파리나우드 증후군(Parinaud's syndrome)**이라고 한다. 상방 응시 소실은 동공 기형으로 인해 동반될 수도 있다. 동공이 고정되어 어떤 자극에도 반응이 나타나지 않을 수도 있다. 또는 빛에 대해서는 반응하지 않는다. 수렴 마비 또한 일어날 수 있다. 이러한 장애는 중뇌의 시개 그리고 전시개 영역을 압박하는 **솔방울샘(송과체 종양, tumors of the pineal gland)**으로 인해 종종 발생한다.

혼수와 잠금 증후군을 일으키는 뇌줄기병변(Brain Stem Lesions Causing Coma and "Locked-In" Syndrome)

위뇌다리(상부뇌교)와 중뇌그물체에 상당한 손상을

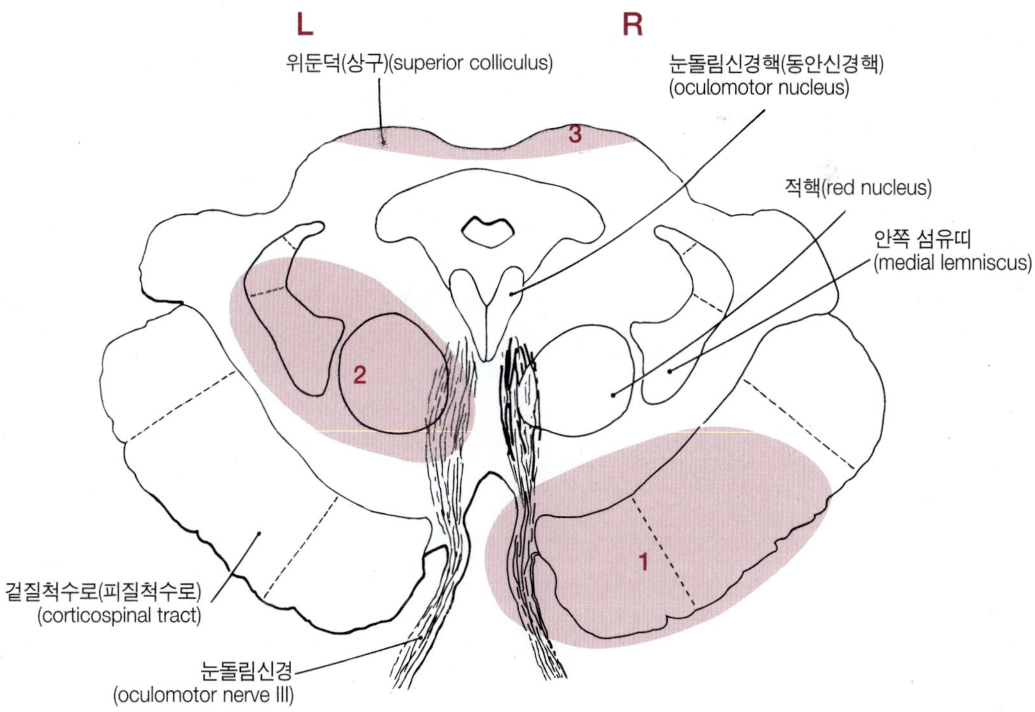

■ **그림 13-4.** 중뇌의 가로단면. *어두운 부위*는 손상 위치를 의미한다. (1) 오른쪽 대뇌다리(crus cerebri 또는 cerebral penduncle)와 눈돌림신경의 손상. 손상의 앞쪽 확장은 이상 겉질숨뇌로를 침범할 것이다. (2) 눈돌림신경, 안쪽 섬유띠, 적핵 그리고 위소뇌다리를 침범한 중뇌덮개의 손상. (3) 위둔덕을 포함한 손상. 그림 10-13과 비교.

일으키는 병변은 무반응(unresponsiveness)의 상태인 **혼수(coma)**를 유발시킨다. 바닥동맥 폐색에 의해 다리뇌 앞쪽의 양쪽이 손상되면 겉질숨뇌로와 겉질척수로가 완전히 차단된다. 그 결과 환자는 완전히 마비되고 말을 할 수 없지만, 환자는 깨어있는 상태가 된다. 항상 환자는 눈을 뜰 수 있고, 약간의 수직 안구운동을 할 수 있다. 이러한 움직임은 안쪽 종속의 문부간질핵(rostral interstitial), 뒤맞교차섬유(후교련섬유)와 Cajal 간질핵과 더불어 중뇌의 뒤쪽 부분이 손상되지 않음으로 인해 가능하다. 의사소통은 눈을 움직여보라는 명령에 의해 어느 정도 가능하다. 이러한 의사소통 방법은 환자가 혼수상태가 아닌 완전한 부동 또는 잠긴 상태(locked in)라는 것을 입증한다. **잠김 증후군(locked-in syndrome)**은 **중심부 다리뇌의 탈수초증(central pontine myelinolysis)**으로 생길 수 있다. 이 질환은 만성 알콜성 의존증 환자의 말기와 여러 다른 만성 질환에서 볼 수 있으며, 심한 탈수증(dehydration)으로 응급실에 온 환자들도 종종 나타난다.

사례연구 결과(Case Follow-up)

이 장에서 처음에 서술한 환자는 내림성 겉질숨뇌로의 손상(왼쪽 얼굴 아래 약증)과 겉질숨뇌로 손상(왼쪽 팔과 다리의 약증)을 일으키는 오른쪽 대뇌각의 허혈성 경색을 가지고 있었다. 또한 이 경색은 오른쪽 눈돌림신경을 손상시킨다(눈꺼풀을 올리는 능력 소실, 오른쪽 눈의 바깥쪽 사시, 중앙선을 가로지르는 안구의 모음소실, 눈의 상하 동작 소실 그리고 눈동자 확장과 더불어 오른쪽 눈꺼풀의 처짐). 이러한 증상을 웨버 증후군이라고 한다. 컴퓨터 단층 촬영결과 출혈은 없었고, 환자는 발병 3시간 이내였기 때문에, 기저동맥의 분지에 영향을 주는 혈관성 폐색을 해결하기 위해 조직 플라스미노젠 활성제(tissue plasminogen activator)를 투입하였다. 그 결과 왼쪽 팔다리의 근력은 완전하게 회복하는 데 성공하였고, 눈돌림신경의 기능도 부분적으로 회복되었다.

14

청각
Hearing

사례연구(Case Study)

35세의 한 여성은 사람들이 오른쪽에서 조용히 말하는 것을 듣기가 곤란하다는 것을 느꼈다. 또한 전화통화 시 오른쪽 귀로는 청각에 문제가 있어 왼쪽 귀로 이용하기 시작하였다. 이 문제로 인해 의사에게 진찰을 받았다. 의사는 이마 중간에 진동자극을 주기 위해 256Hz의 소리굽쇠를 대고 어느 귀에서 더 크게 들리는지 물었다. 여성은 오른쪽보다 왼쪽 귀에서 더 크게 들린다고 대답하였다. 그 다음 의사는 오른쪽 유양돌기에 진동 소리굽쇠를 대고 소리가 사라지는 순간이 언제인지 대답하도록 요청하였고, 오른쪽 귀 가까이에서 진동 소리가 들리는지 물었다. 이 같은 방법을 왼쪽에도 실시하였다. 여성은 뼈에서 진동 소리를 더 이상 들을 수 없게 된 후, 공기중에서는 양쪽 모두에서 소리굽쇠의 진동 소리를 들을 수 있었다. 의사는 고막을 검사한 결과 정상이라는 것을 알았고, 찬 물로 연속적으로 왼쪽과 오른쪽 외이도를 자극하였다. 안구진탕증은 왼쪽 바깥귀길(외이도)에서는 발생하였지만, 오른쪽은 발생하지 않았다. 이런 검사 결과를 통해 의사는 병변부위를 진단하고 영상 검사를 요청하였다.

검사결과로 통해 추정할 수 있는 것은 무엇인가? 이 여성의 증상에 맞는 병변을 국소화할 수 있는가? 진단명은 무엇인가? 무슨 영상 검사가 필요한가?

귀(Ear)

VIII번 뇌신경은 안뜰(전정)신경분지과 달팽이신경분지의 두 가지로 구성된다. 두 가지 신경가지는 특수 몸(체성) 구심성 시스템을 형성하지만, 각각의 신경분지는 독특한 기능적 그리고 해부학적 관계가 있어 서로 다른 별개의 뇌신경으로 생각할 수도 있다. 그래서 안뜰신경가지는 15장에서 언급한다.

소리는 공기분자의 응축(condensation)과 희소화(rarefaction)가 교대로 일어나는 정현파(sinusoid wave)로 이루어져 있다. **헤르츠(Hz)**로 측정되는 파장의 주파수는 소리의 **고저(pitch)**를 결정한다. **데시벨(dB)**로 측정하는 각 파장의 진폭은 소리의 크기와 관련되어 있다. 사람의 귀는 20Hz에서 20,000Hz까지의 소리 주파수와 1dB에서 120dB 소리크기를 들을 수 있다.

외이와 중이(External Ear and Middle Ear)

청각기관은 외이, 중이, 내이 등의 세 기관으로 구성되어 있다. 머리뼈(두개골) 안에서 막으로 단독으로 구분되어진 세 개의 강(cavity)이다(그림 14-1A와 B). 귀바퀴(외이, external ear, auricle)는 **바깥**

귀길(외이도, external auditory meatus)로 연결되고, **고막(tympanic membrane)**에 의해 중이강과 분리된다. **망치뼈(추골, malleus)**, **모루뼈(침골, incus)**, **등자뼈(등골, stapes)**인 세 개의 귀속뼈(이소골) 사슬은 중이를 연결한다(그림 14-1B). 첫 번째 귀속뼈인 망치뼈는 고막에 부착되어있고, 마지막 귀속뼈인 등자뼈는 발판에 인대성 막에 의해 **안뜰창(난원창, oval window)**에 부착되어 있다. **안뜰창**은 중이강에 가득찬 공기와 내이강에 가득 찬 체액을 분리시킨다.

공기에 의해 중재된 소리는 고막을 두드리고, 고막에 움직임을 유도하여 이소골은 안뜰창에 전달한다. 중이에 있는 세 개의 이소골 사슬은 공기에서 타원주머니 이후의 **용액(외림프, perilymph)**으로 가는 음파에 의해 상실되는 에너지의 양을 감소시키기 위하여 증폭기 그리고 임피던스 정합 장치(impedance matching device)로 사용된다.

내이(Inner Ear)

안뜰창(oval window)은 외림프액으로 채워진 내이의 안뜰입구가 된다(그림 14-1C). **안뜰(전정, vestibule)**은 한쪽에서는 **달팽이(cochlea, 와우)** 그리고 다른 쪽에서는 **반고리관(semicircular canal)**과 이어진 소실(chamber)로 이루어져 있다. 외림프액이 채워진 관인 달팽이는 3.5cm의 길이로 2.5 바퀴를 회전한 달팽이 껍질을 닮았다. 외림프액이 채워진 반고리관은 15장에서 더 상세히 다룬다. 관자뼈(측두골)내의 소실에 연결된 세 개의 방들은 **뼈미로(골성미로, bony labyrinth)**를 형성한다. **막성미로(membranous labyrinth)**는 뼈미로 안에 있고 또 다른 용액인 **내림프액(endolymph)**으로 채워져 있다. 막성미로는 안뜰부분을 제외하고 뼈미로와 비슷한 모양을 한다.

달팽이(Cochlea)

뼈미로의 달팽이 부분에서 원뿔의 골성 중심인 **달팽이축(modiolus)**은 달팽이의 회전축을 형성한다. 달팽이축을 따라 회선하는 골성등마루인 **나선판(spiral lamina)**은 달팽이 공간으로 들어간다. 나선판에 의해 달팽이강을 두 개의 외림프실인 **안뜰계(scala vestibuli)**와 **고실계(scala tympani)**로 나누어진다. **달팽이관(cochlear duct, scala media)**은 달팽이 안에서 막성미로를 형성한다. 달팽이관은 나선판에서 달팽이의 반대편 벽까지 달팽이를 가로질러 뻗어 있고, 고실계로부터 안뜰계를 분리한다. 감각 상피 또는 유모세포(hair cell)로 구성된 **코르티 기관(organ of Corti)**은 달팽이관 전체 길이를 따라 뻗어있고 **바닥막(기저막, basilar membrane**, 그림 14-1D)에 위치한 띠를 형성한다. 코르티 기관은 달팽이를 따라 나선형 회전을 한다.

안뜰창의 등자뼈 발판의 피스톤 작용은 **안뜰계**의 외림프액에 가해진 즉각적인 압력 파장을 발생시킨다. 이 압력 파장은 **안뜰계**와 **고실계** 사이의 정점 연결인 **달팽이구멍(helicotrema)**으로 마이크로 초 내에 전해진다. 안뜰계의 외림프액에서 발생한 압력 파장은 바닥막에 진행성 파장을 일으킨다. 바닥막은 달팽이의 첨부(달팽이구멍 근처)보다 달팽이의 바닥부(안뜰 근처)에서 더 협소하다. 그러므로 바닥막의 기계적 성질은 바닥부에서 첨부까지 점차적으로 변화한다. 결과적으로 특정한 주파수(예, 음의 고저)를 가진 음파에 의해 생긴 압력 파장은 특정한 지점에서 바닥막을 최대로 진동시키게 된다.

코르티 기관(Organ of Corti)

코르티 기관(그림 14-1E)에는 속털세포와 바깥털세포, 2종류의 수용체들이 있다. **속털세포(내유모세포, inner hair cell)**는 청각수용체의 기능을 한다. 속털세포의 바닥부는 바닥막에 간접적으로 부착하게 된다. 각 세포의 첨부는 세포 표면 위로 뻗어있는 **부동섬모(stereocilia)**를 갖고 있다. 부동섬모의 끝은 **덮개막(tectorial membrane)** 바로 아래에 놓여있고, 이 덮개막은 바닥막의 부착부에서 골성나선판

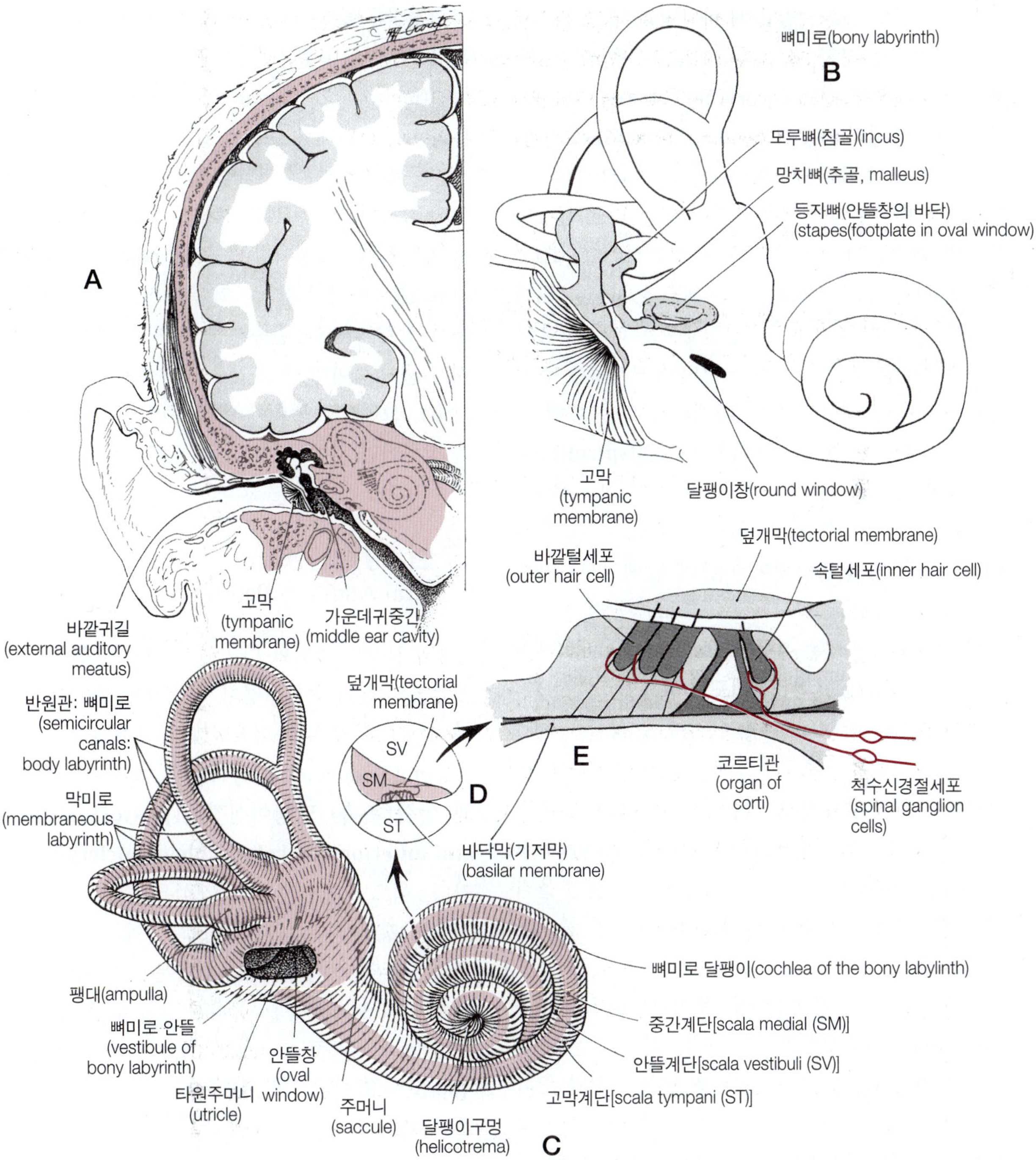

■ **그림 14-1.** 귀. (A) 머리뼈와 대뇌와의 귀의 세 가지 부위의 위치(외이, 중이. 내이). (B) 내이와 고막을 연결하는 중이에서의 고막과 3개의 귀속뼈와의 관계. (C) 내이를 형성하는 내이의 뼈미로와 막성미로. (D) 달팽이의 뼈미로와 막성미로의 가로단면은 코르티 기관(organ of Corti)의 바닥막과 덮개막의 위치를 보여준다. (E) 코르티 기관은 바닥막에 받쳐져 있다. 바깥털세포의 부동섬모는 덮개막에 박혀있다. 속털세포의 부동섬모는 덮개막에 박혀있지 않다.

의 부착으로 떨어진 달팽이관의 벽에 부착되어 있다.

음파가 달팽이로 진입할 때 바닥막과 덮개막은 서로 독립적으로 각각 따로 움직이고, 부동섬모는 덮개막에 접촉하여 전단력(shaering force)을 받는다. 고정 섬모의 결과적인 휨(bending)은 이온통로를 개방하고 유모세포의 세포막 전위차를 일으킨다. 각 유모세포 바닥부의 연접은 가까이 있는 나선 신경절세포의 가지돌기(수상돌기)를 활성화시킨다. 10개 정도의 나선 신경절세포는 유모세포를 자극하여 지배한다. 즉, 하나의 나선 신경절세포는 하나의 유모세포를 자극한다. 그러므로 하나의 유모세포는 유모세포의 활성에 대한 정보를 10개의 통로를 통해 뇌로 전달한다. 이 통로들은 **나선 신경절(spiral ganglion)**의 양극성 세포로 이루어져 있고, 이 세포의 세포체는 달팽이축(modiolus) 안에 있고, 축삭은 VIII번 뇌신경(안뜰달팽이신경)의 달팽이신경가지를 이룬다.

덮개막에 끼어 있는 **부동섬모(stereocilia)**를 가지고 있는 **바깥털세포(외유모세포, outer hair cell)**는 수축성 성질을 지니고 있다. 이 수축성 성질은 속털세포에 덮개막이 접촉하는 근접 상태를 조절하면서 코르티 기관의 감각 반응 성질을 바깥털세포가 조절하도록 한다. 다리뇌의 위올리브복합체(superior olivary complex)의 원심성 신경섬유 시스템인 올리브 달팽이신경다발(olivocochlear bundle)은 중요한 기능을 한다.

코르티 기관은 **가청주파수 분석기(audiofreqeuncy analyzer)**로의 기능을 한다. 이 기관은 음조 배열로 편성하는데, 가장 높은 음조(음 고저와 주파수의)는 달팽이 바닥막의 가장 좁은 부분인 제일 낮은 바닥 부위의 유모세포를 자극시킨다. 최대로 가장 낮은 음조는 달팽이 바닥막의 가장 넓은 부분인 최고 첨부에 있는 유모세포를 자극시킨다. 중간 음조는 달팽이 바닥막의 중간 부분의 유모세포를 자극시킨다.

속털세포 그리고 그에 연접하는 나선 신경절세포는 음성에 대한 주파수 의존반응을 보여준다. 각 나선신경절은 특징적인 **조율곡선(tuning curve)**을 갖는다. 이 조율곡선은 간신히 감지할 수 있는 신경성 방전(neuronal discharge)의 소리 크기와 음성 자극 주파수와의 관계를 보여준다.

안뜰계(전정계)에 도달한 압력 파장은 달팽이관으로 전달하여 달팽이관을 흔들고 고실계의 압력 파장을 유도한다. **달팽이창(둥근창, round window)**을 덮고 있는 탄력성 칸막이의 움직임이 고실계에서 발생한 압력 파장을 완충시킨다. 이 달팽이창은 고실계와 중이 사이의 골성 입구를 형성한다(그림 14-1A와 B). 그러므로 중이에 채워진 공기는 이 압력 파장을 방산한다.

중심 청각 경로 (Central Auditory Pathways)

달팽이신경은 숨뇌와 다리뇌의 연접 부위에서 뇌줄기로 들어간다. 이 신경이 뇌줄기에 붙어있기 때문에 달팽이신경은 아래소뇌다리(하소뇌각, inferior cerebral peduncle)의 가쪽면에 매달려 **뒤쪽(배측)과 앞쪽(복측) 달팽이신경핵[posterior(dorsal) and anterior(ventral) cochlear nuclei]**으로 들어간다. 핵으로 들어간 각 신경섬유는 두 갈래로 갈라지고 달팽이신경핵(와우신경핵) 안에 있는 신경세포체와 모두 연접한다. 이들 핵들은 음의 높낮이에 따라 배열된 신경원들을 가지고 있다. 뒤쪽, 중간쪽 그리고 앞쪽 청각줄(acoustic stria)인 이 세 개의 투사섬유들은 달팽이신경핵에서 다른 구조들로부터 올라온 정보를 원심성으로 중계한다. **뒤쪽 청각줄(dorsal acoustic stria)**은 앞쪽 달팽이핵에서 기시하여 아래소뇌다리를 지난 다음, 반대쪽 **가쪽 섬유띠(lateral lemniscus)**와 결합하기 위해 교차한다(그림 14-2). 다른 두 줄(선조)은 앞쪽 달팽이핵에서 기원한다. **중간 청각줄(intermediate acoustic**

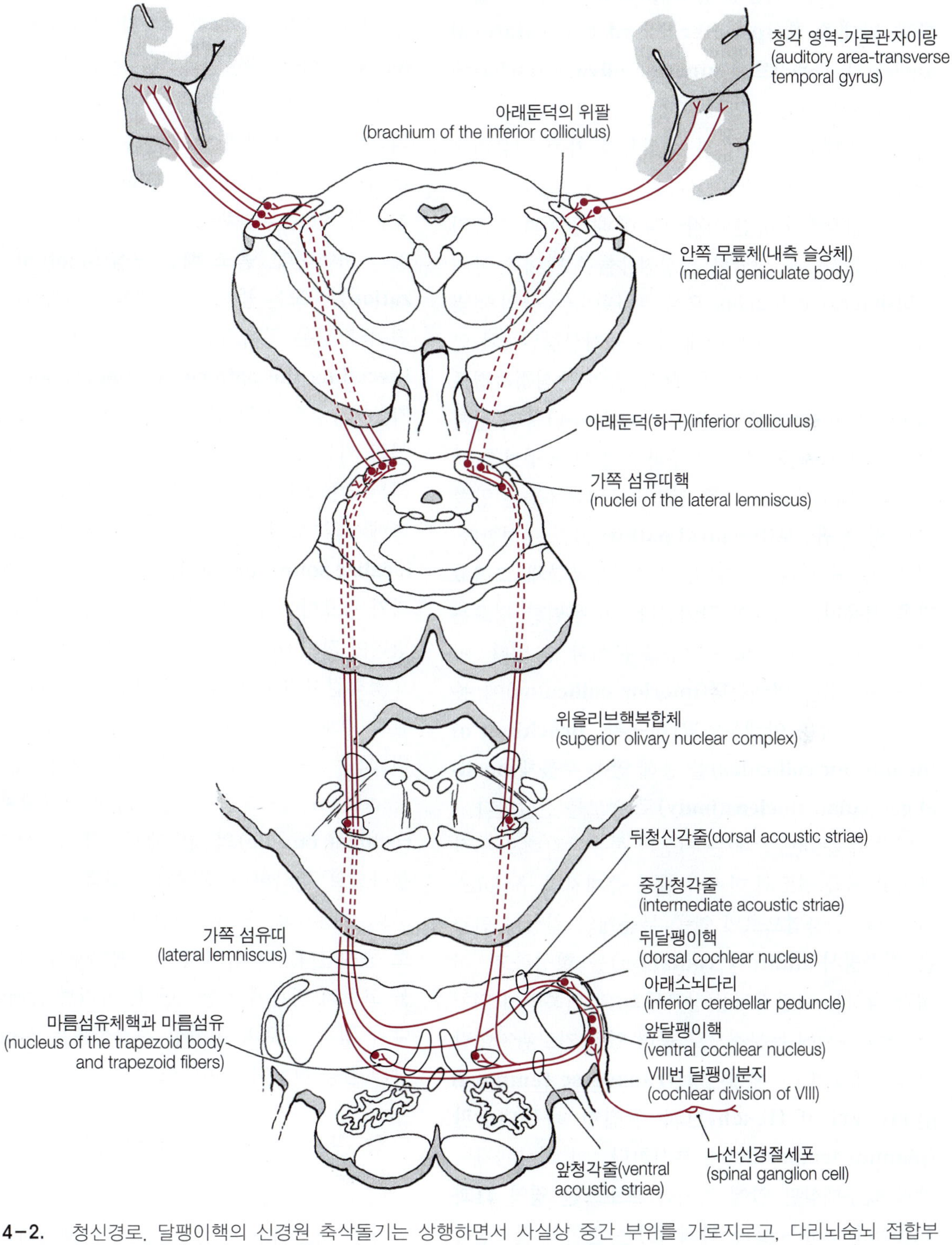

■ **그림 14-2.** 청신경로. 달팽이핵의 신경원 축삭돌기는 상행하면서 사실상 중간 부위를 가로지르고, 다리뇌숨뇌 접합부(pontomedullary junction)에서의 안쪽 섬유띠로 들어간다. 예시적 편리상 달팽이핵의 신경원 축삭돌기가 숨뇌에서 완전히 가로지고 있는 것으로 보여진다.

stria)은 뒤쪽 청각줄과 유사한 경로를 갖는다. **앞쪽 청각줄(ventral acoustic stria)**은 아래소뇌다리의 앞을 지나 **마름체(능형체, trapezoid body)**의 **같은 쪽과 반대쪽 핵(ipsilateral and contralateral nuclei)**과 **위올리브핵(superior olivary nuclei)**에 닿는다(종지한다)(그림 14-2, 그림 10-10참조). 이 핵들은 반대로 같은 쪽과 반대쪽의 가쪽 섬유띠로 신경섬유를 투사한다.

앞쪽 청각줄과 중간 청각줄을 통해 앞쪽과 뒤쪽의 가쪽 섬유띠에서 상행한 신경섬유들은 반대쪽 아래둔덕(inferior colliculus)으로 투사한다(이들의 몇몇 섬유는 가쪽 섬유띠의 핵에 있는 중계신경원들과 연접한다). 이 투사섬유들은 한쪽 귀의 **중심청각경로(monaural central auditory pathway)**를 구성하고, 이 경로는 음파신호의 주파수에 대한 정보를 전달한다. 대조적으로 앞쪽 청각줄무늬섬유들은 양쪽으로 **양쪽 귀경로(binaural pathway)**를 형성한다. 이 양쪽 귀경로는 마름체, 위올리브복합체 그리고 가쪽 섬유띠의 핵들이 관여한다. 이 특별한 경로는 청각자극의 기시점 또는 방향을 분석할 수 있다. 이 양쪽 귀경로는 **아래둔덕(inferior colliculus)**에 종지하여 축삭은 **아래둔덕팔(하구완, brachium of the inferior colliculus)**을 통해 **안쪽 무릎체(medial geniculate nucleus(body)**로 정보를 전달한다.

안쪽 무릎체(슬상체)는 시상의 특수감각핵으로 작용하고 청각 경로의 마지막 감각 중계지의 구성요소가 된다. 관자엽으로의 안쪽 무릎체의 원심성 연결은 **청각방사(auditory radiation)**를 형성하고, 이 청각 방사는 위관자이랑(상측두회)의 뒤쪽면에 위치한 가쪽 틈새에 부분적으로 묻혀 있는 가로관자이랑(횡측두회) 또는 **헤실이랑[transverse temporal gyri(gyri of Heschl)]**과 인접한 **측두대상판(planum temporale)**에 투사한다. 이 가로관자이랑과 측두대상판 안에 위치한 **브로드만 영역 41과 42(brodmann's area 41과 42)**는 겉질의 **일차청각 영역**과 **이차청각 영역이**다.

청각겉질에서의 정보처리 과정
(Processing in the Auditory Cortex)

소리는 청각 신호가 영역 41에 도착했을 때 들릴 수 있다. 하지만 소리의 **시간적 패턴(temporal patterns)** 변화에 대한 반응 차이는 겉질 영역 41과 42, 특히 측두대상판의 인근(영역 22 일부분 포함)에서의 신경학적 과정에 달려 있다. 시간적 순서에서 다른 주파수의 혼합 평가는 달팽이핵에서 시작하고 아래둔덕, 안쪽 무릎체 그리고 일차 청각 영역을 통해 계속 이어진다. **음조 배열 구성(tonotopic organization)**은 모든 중심 청각 핵들을 설명한다. 하지만 언어와 같은 복합적인 소리의 패턴을 해독하는 것 **(decoding the pattern of complex sounds)**은 일차, 이차청각 영역 그리고 주위에 있는 연합겉질 영역의 기능이 요구된다. 소리의 위치에 대한 정보처리는 위올리브와 아래둔덕에서 시작한다. 그러나 공간에서의 소리의 정확한 위치 **식별력(ability to localize sound precisely)**은 모든 수준들에서의 처리가 필요하여 위관자이랑과 뒤마루겉질의 청각연합 영역이 참여된다.

청각겉질에서 시작한 원심성 내림섬유는 오름성 감각 경로와 평행하고 달팽이신경을 포함한 시스템의 모든 수준들의 감각처리를 제어하는 되먹임(feedback)을 제공한다. **위올리브복합체(olivocochlear bundle)**의 영역에서부터 올리브 달팽이신경다발로 투사하는 신경원은 안뜰달팽이신경의 경로로 주행하고 코르티 기관의 유모세포에 직접적으로 종지한다. 이 신경원은 달팽이에서 기원한 자극을 코르티 기관에서 통제한다. 올리브 달팽이신경다발과 청각 경로의 원심성 신경섬유는 선택적인 청각의 집중 현상이 일어나도록 한다.

각 관자엽에 있는 달팽이의 양면
(Bilateral Representation of the Cochlea Each Temporal Lobe)

그림 14-2에서 볼 수 있듯이, 달팽이신경이 뇌줄기로 진입하는 지점 위에서 청각 경로는 교차성과

비교차성 섬유들로 이루어져 있다. 교차성 그리고 비교차성 방식 모두 청각 정보의 재분배는 뇌줄기 수준에서 일어난다. 신경섬유는 위올리브핵, 마름체핵, 가쪽 섬유띠핵, 아래둔덕핵의 사이에서 한쪽에서 다른 쪽으로 교차한다(그림 14-2에서는 교차 연결은 예시하지 않았다). 그러므로 각각의 가쪽 섬유띠는 양쪽 귀로부터 발생한 자극을 전달한다. 오른쪽 가쪽 섬유띠 또는 오른쪽 앞가로관자이랑(anterior transverse temporal gyri)의 병변은 양쪽 귀에 발생하는 어떤 자극 신호들을 중지시키지만, 왼쪽 반구의 겉질로 투사하는 양쪽 귀에서 발생하는 다른 자극 신호는 방해하지 않는다. 그러므로 한쪽 귀의 난청은 병변측의 청신경(acoustic, cochlear nerve), 달팽이, 중이 그리고 소리 전달장치의 손상을 의미한다. 달팽이의 유모세포들은 몇몇 약물에 의해 양쪽에 손상을 줄 수 있다. 약물로는 특히 아미드 글라이코사이드계 항생제(aminoglycoside; gentamicin과 tobramysin과 같은 항생제)와 살리실산염(aspirin과 같은 진통제)이다.

신경손상과 전도소실로 인한 청각장애 진단(Diagnosing Hearing Deficits from Nerve Damage and Conductive Defects)

공기 전도 또는 골성 전도로 소리가 전달된다. **공기 전도(air conduction)**는 소리의 근원인 음파가 고막까지 전파될 때 소리를 전달한다. **골성 전도(bone conduction)**는 신체를 진동시킴으로써 발생되는 소리의 근원이 두개골이나 신체의 뼈에 접촉된 상태가 유지되어 음파를 귀에 전달할 때 소리를 중계한다. 내이의 감각 성분 또는 안뜰달팽이신경 섬유의 손상은 일반적으로 **감각신경 난청[hearing loss(sensorineural deafness)]**과 **이명(tinnitus)**을 발생시킨다. 중이에서의 청각 전달 기전에 영향을 주는 손상 또한 **전도성 난청(conductive deafness)**이라는 상태로 난청과 이명을 일으킨다.

소리굽쇠(음차)를 이용한 검사는 전도성 난청으로부터 감각신경 난청을 구분하는 데 도움을 준다. 512Hz 또는 256Hz의 소리굽쇠를 사용하여야 한다. **웨버검사(Weber test)**에서 검사자는 진동하는 소리굽쇠의 바닥을 이마의 중앙에 놓고 환자에게 중앙 또는 어느 쪽 귀에서 소리가 더 크게 들리는 것 같은지 물어본다. 청각이 정상인 경우 소리는 중앙 부위에서 더 크게 들리지만, 한쪽 귀에 전도성 난청이 있는 환자는 이상이 있는 귀에서 소리가 더 크게 들리고, 감각신경 난청이 있는 환자는 정상 귀에서 더 크게 들린다. 전도성 난청에서는 중이의 구조적인 기형이 공기 전도에 의한 소리 인식을 감소시키지만, 골성 전도의 소리 인지는 공기 전도에 의해 주위의 순환 잡음을 인지하는 귀의 능력이 없기 때문에 상대적으로 더 항진된다. 편측 감각신경 난청 환자는 정상 귀에서 더욱 크게 들린다.

린네 검사(Rinne test)는 골성 전도와 공기 전도에 의해 진동하는 소리굽쇠를 들을 수 있는 환자의 능력을 검사하는 것이다. 검사자는 주파수가 256Hz 또는 512Hz 소리굽쇠의 바닥을 꼭지돌기(유양돌기) 위에 놓고 환자에게 소리가 더 이상 들을 수 없는 순간을 알려 달라고 한다. 그 순간, 소리굽쇠를 꼭지돌기에서 떼어 진동하는 소리굽쇠의 가지부분을 귀의 앞쪽으로 가져간다. 청각이 정상인 사람은 골성 전도 이후에도 공기 전도에 의해 들을 수 있다. 전도성 난청환자는 골성 전도가 공기 전도보다 더 효율적인 기능을 하는 이유는 공기의 진동을 듣지 못하기 때문이다. 감각신경 난청은 공기 전도와 골성 전도 모두 저하되지만, 공기전도가 더 잘 남아 있는다.

청력 측정기(audiometer)는 강도를 조절하여 올바른 음조를 사용할 수 있기 때문에 정밀한 청력 검사를 할 때 사용한다. 골성 전도와 공기 전도의 음원(sound generator)을 사용할 수 있다. 각각의 귀 검사 결과는 골성 전도와 공기 전도에 대해 그래프화된다. 일반적으로 전도성 난청은 골성 전도에 비해 공기전도에서 음조를 인지하는 손상이 생긴다. 감각신경성 난청은 골성 전도와 공기 전도 모두 음조를 인식하는 데 장애가 생긴다. 대부분의 전도성 난청은 매우 큰 세기의 저주파수에 영향을 받고, 감각신경 난청은 고주파수에 영향을 받는다.

뇌줄기청각유발전위(brain stem auditory evoked potentials)로 알려진 **청각유발전위(auditory evoked potential)**는 두피에 부착된 전극으로부터 기록된다. 자극은 기기 작동자의 회귀성 연속으로 이루어져 있고, 그 전위는 증폭되어 컴퓨터에 의해 통합된다. 청각신경으로부터 대뇌겉질의 청각겉질에 이르는 청각 경로는 연속해서 청각유발전위의 각각의 요소들을 발생시킨다. 청각유발전위는 청각전달 경로에서의 질병 위치를 결정하는 데 도움을 준다. 뇌종양, 뇌졸중, 다발성 경화증 등이 청각유발전위를 변경시킬 수 있는 질병들이다.

감각신경성 난청은 메니에르병(Meniere's disease, 15장에 서술), 외상, 약물중독, 감염, 노화, 내청각동맥 폐색 시 일반적으로 동반되어 나타난다. 전도성 난청은 바깥귀길(외이도)의 귀지, 중이염(otitis) 그리고 이경화증(otosclerosis)과 같은 귀속뼈(이소골)의 기능 손상 질환으로 발생한다.

청각 반사(Auditory Reflex)

청각 반사(auditor reflexes)는 주 청각신경로에서 신경 가지에 의해 중계된 소리에 대한 불수의적 반응이다. **청각운동 반사(audiomotor reflexes)**는 소리에 대한 고막장근(tensor tympani)과 등자뼈근의 수축을 일으킨다. 삼차신경과 얼굴신경은 이들 근육들을 각각 지배하고 중이의 귀속뼈의 진동을 감소시킨다. 다른 반사 경로들은 자율신경 반응을 유발시키는 그물체와 연접한다. 청각반사와 관련된 여러 경로 중에서 아래둔덕에서 위둔덕으로 투사하는 신경섬유와 이 부위에서 아래로 투사하는 섬유들은 **덮개척수로(tectospinal tract)**의 경로를 통해 척수(spinal cord)로 청각 정보 입력을 제공한다. 이 신경섬유들은 뇌줄기와 경수의 아래운동신경원에 종지하고 소리에 반응하는 목과 머리의 근육과 눈돌림 운동계를 형성한다. **일반 청각근육반사(general acoustic muscle reflex)**는 갑작스런 소리나 큰 소리에 반응하는 몸의 경련 또는 움찔이는 반사이다. **청각안검반사(auditory-palpebral reflex)**는 큰 소리에 반응하여 눈이 깜박거리는 것이다. **청각안반사(auditory-oculogyric reflex)**는 눈의 편위를 포함하여 소리가 나는 방향으로 눈이 향하는 반사를 말한다. **달팽이동공 반사(cochleopupillary reflex)**는 큰 소리에 반응해 동공이 확대(또는 확대이후 수축)되는 반사이다.

사례연구 결과(Case Follow-up)

이 장의 시자 부분에서 기술한 환자는 출현한 증상 그리고 소곤거리는 소리와 시계 소리를 인식하지 못하는 것을 통해 오른쪽 위의 청각이 감소되었다는 것을 알 수 있다. 웨버 검사의 골성 전도 검사에서 오른쪽 귀의 청각은 감소되었고, 그럼에도 불구하고 린네 검사에서처럼 오른쪽 귀에서 공기 전도가 골성 전도보다 낮았다. 이 검사 소견은 안뜰달팽이신경의 청각 성분에 영향을 주는 질환으로 인해 감각신경 난청이 발생하였다는 것을 의미한다. 찬물에 의한 외이도 흥분에 의한 안뜰 기능 검사는 안뜰달팽이신경의 안뜰계의 기능부전을 말해주고 있다. 이런 검사 결과들은 뇌줄기 바깥에서 안뜰달팽이신경의 기능을 서서히 손상시키는 질환이 있음을 시사한다. 공명자기 영상은 소뇌다리 각(cerebellopontine angle)에서 안뜰달팽이 신경에 영향을 주는 청신경종을 보여준다. 외과적 종양 제거술을 통해 청각 보존과 안뜰 기능이 회복되었다.

15

안뜰계
Vestibular System

사례연구(Case Study)

42세의 여성은 우르렁거리는 큰 소리와 함께 갑자기 귀가 들리지 않으면서 수 시간동안 오른쪽 귀에 뭔가가 가득찬 것 같고, 방이 빙빙 돌면서 넘어지려고 해서 누웠다. 심한 오심과 창백해지고 차가운 땀을 흘렸다. 이 증상들은 2시간 정도 지속되었고 빙빙 도는 느낌은 서서히 감소하였다. 청각도 회복되었고 으르렁 거리는 소리도 사라졌다. 약 1년 뒤 그녀는 동일한 증상이 발현하여 병원을 찾았다. 그녀의 증상을 조사한 결과 눈이 일정하게 가쪽으로 흔들리는 움직임(안구진탕증)이 있었고, 오른쪽 귀의 저주파수 감각신경난청, 창백 그리고 발한이 나타났지만, 다른 비정상은 없었다.

이 여성의 증상을 일으키는 질환은 어느 신경계의 원인인가? 원인은 무엇인가? 치료방법은 있는가?

안뜰(전정)기관은 머리의 양쪽 내이에 위치한 수용체, 안뜰달팽이신경의 안뜰신경분지의 말초신경섬유, 그리고 공간에서 머리의 움직임과 위치에 대한 정보를 분석하는 중심 연결들로 이루어져 있다. 안뜰기관은 다음의 기능을 한다: 안뜰계는 신체 균형을 유지하고, 눈과 머리와 몸의 움직임을 조화시키고; 안뜰계는 머리가 움직이지만 눈을 공간내의 한 지점을 고정시키도록 한다. 양쪽의 안뜰핵 사이의 교차연결(commissural connection)은 안뜰소뇌로, 안뜰척수로 그리고 안뜰눈돌림로를 따라 이들의 반사 기능을 중계한다. 또한 마루엽(두정엽)으로의 시상겉질 경로는 머리의 위치와 가속의 의식적 감각을 제공한다.

내이의 안뜰부위
(Vestibular Portion of the Inner Ear)

내이(inner ear) 또는 **미로(labyrinth)**는 뼈미로(골성미로)와 막성미로로 구성되어 있다. 뼈미로는 관자뼈(측두골)의 추체부(암석 부분, petrous portion) 안에 있는 상호연결된 연속된 공간으로 이루어져 있다. 이 뼈미로 안에는 얇은 막의 통과 주머니 기관인 **막성미로(membranous labyrinth)**가 있다. 이 안뜰막성미로는 5가지의 구획으로 되어 있다: 타원주머니(난형낭, utricle), 둥근주머니(구형낭, saccule) 그리고 세 개의 반고리 관.

골성미로와 막성미로 사이의 공간은 **외림프액(perilymph)**이라 불리는 액체로 채워져 있다. **내림프액(endolymph)**은 막성미로를 채우고 있다. 안뜰막성미로 안의 내림프액은 달팽이관의 작은 통로를 통해 교차한다. 유사하게 막성미로에서 안뜰부분의 외림프액 공간은 달팽이의 외림프 공간과 연결되어

있다: 안뜰계(전정계, scala vestibuli)와 고실계(scala tympani).

안뜰기관의 말초수용체인 **안뜰유모세포(vestibular hair cell)**는 막성미로 안에서의 특수수용체 영역에 위치한다. 이 수용체들은 동적 그리고 정적 기능을 모두 한다. 동적 기능은 공간내에서 머리의 선형(병진)운동 그리고 각(회전) 운동 모두를 탐지한다. 하지만 정적 기능은 머리의 위치(경사)를 탐지한다. 자세조절, 이동(locomotion) 그리고 눈의 움직임은 안뜰기능의 모든 성분이 요구된다.

각각의 미로는 척수와 눈돌림핵으로의 안뜰경로에 일정하게 영향을 주는 기준 긴장성 전기 전위를 제공한다.

타원주머니와 둥근주머니(Utricle and Saccule)

안뜰의 막성미로는 두개의 부푼 부분인 **타원주머니(urticle)**와 **둥근주머니(saccule)**가 있다(그림 14-1C). 타원주머니의 바닥에는 타원주머니의 특수수용체 부위인 **접착반(macula)**이 있다. 접착반은 안뜰신경절 세포의 원위 가지에 연접하는 유모세포(hair cell)를 가지고 있다. 각각의 유모세포의 첨부 표면에는 수많은 **부동섬모(stereocilia)**들이 있고, 부동섬모에는 단일 **운동모(kinocilium)**를 가지고 있다. 이들 유모세포들은 탄산칼슘의 결정체로 이루진 **청사(otoconia)**를 함유하고 있는 표면 교원질을 향해서 위로 뻗어있다.

머리를 똑바로 세웠을 때 접착반(macula)은 수평으로 누워지게 되면서 청사와의 교양 간질은 유모세포 위에 직접적으로 놓이게 된다. 머리가 기울어지거나 일정한 가속도로 수평면으로 움직이면 청사의 탄성으로 인해 교원 간질이 머리의 움직임보다 느려지게 만들기 때문에 수용체 세포의 용모를 휘게 한다. 이 움직임은 수용체 세포의 막 전위를 변화시킨다. 유모세포에 가해지는 힘이 운동모를 향해 고정세포가 구부려질 때 수용체 세포들은 탈분극된다; 고정세포가 운동모에서 떨어지면서 구부러질 때 수용체 세포는 과분극된다. 이러한 움직임은 안뜰신경절 세포의 유모세포와 말초돌기 사이의 연접에서 상응하는 활동의 증가와 감소를 일으킨다.

타원주머니의 접착반은 중력 또는 경사 그리고 지구의 수평선상에서 발생하는 가속에 따른 머리의 위치에 반응한다. 접착반의 유모세포 배열은 모든 방향의 가속에 대한 반응을 만든다. 운동모에 관하여 고정 섬모 움직임에 의한 다른 막전위 반응과 운동모의 특정 위치는 각각의 유모세포가 기능적으로 분극화되도록 한다. 게다가 유모세포들의 정렬은 자체적으로 접착반의 기능적 분극을 유도한다. 접착반 표면 전체에 유모세포들이 구부러진 열로 배열된다. 중간의 특별한 띠인 스트리올라(striola)는 유모세포 방위 변화의 방향을 명확하게 한다. 각각의 유모세포는 스트리올라 쪽으로 운동모와 함께 향한다. 그러므로 스트리올라의 양쪽에 있는 유모세포들은 모두 거울상(mirror image)처럼 구성되어 있다. 그리고 수평 가속은 움직임의 방향과 상관없이 접착반의 한 부분을 탈분극시킨다.

둥근주머니는 비슷한 구조의 접착반을 갖고 있다. 그러나 둥근주머니는 거의 시상면에 수직적으로 향해있다. 그러므로 수직 방향으로의 가속은 접착반을 자극한다. 이 접착반의 자극은 승강기에서 가속되고 감속될 때의 중력 또는 항중력에 대한 반응으로 일어난다.

반고리관(Semicircular Canals)

앞쪽(상), 가쪽(수평) 그리고 뒤쪽의 반고리관은 서로가 직각으로 놓인 세면으로 배열되어 있다(그림 14-1 참조). 이들 관들의 정위는 머리의 각 측면에 있는 수평관(horizontal canal)이 한 면에 놓이면 오른쪽 전방관(anterior canal)과 왼쪽 후방관(posterior canal)이 두 번째 면을 차지하고 오른쪽 후방관과 왼쪽 전방관이 세 번째 면을 차지한다.

각각의 반고리관의 막성미로는 한쪽 끝이 부풀어져 있는 **팽대부(ampulla)**가 있다(그림 14-1). 팽대부안에는 **팽대 능선(ampullary crest, crista ampullaris)** 이 있는데, 이 팽대 능선은 접착반의 능선처럼 유모세포를 지탱하는 능선이다. **팽대정(cupula)**이라고 불리우는 교질피막(gelatinous capsule)은 팽대 능선을 덮고 팽대부 지붕까지 위로 펼쳐져 있다. 이 교질 간질은 내림프액과 같은 특이적 중력을 가지고 있지만 중력의 영향을 감지할 수는 없다. 그러나 머리가 회전운동 또는 각운동 가속이 일어날 때 반고리관에 있는 점성의 내림프액은 관성으로 늦게 움직여 팽대정[ampullary crest(crista ampullaris)]을 밀게 된다.

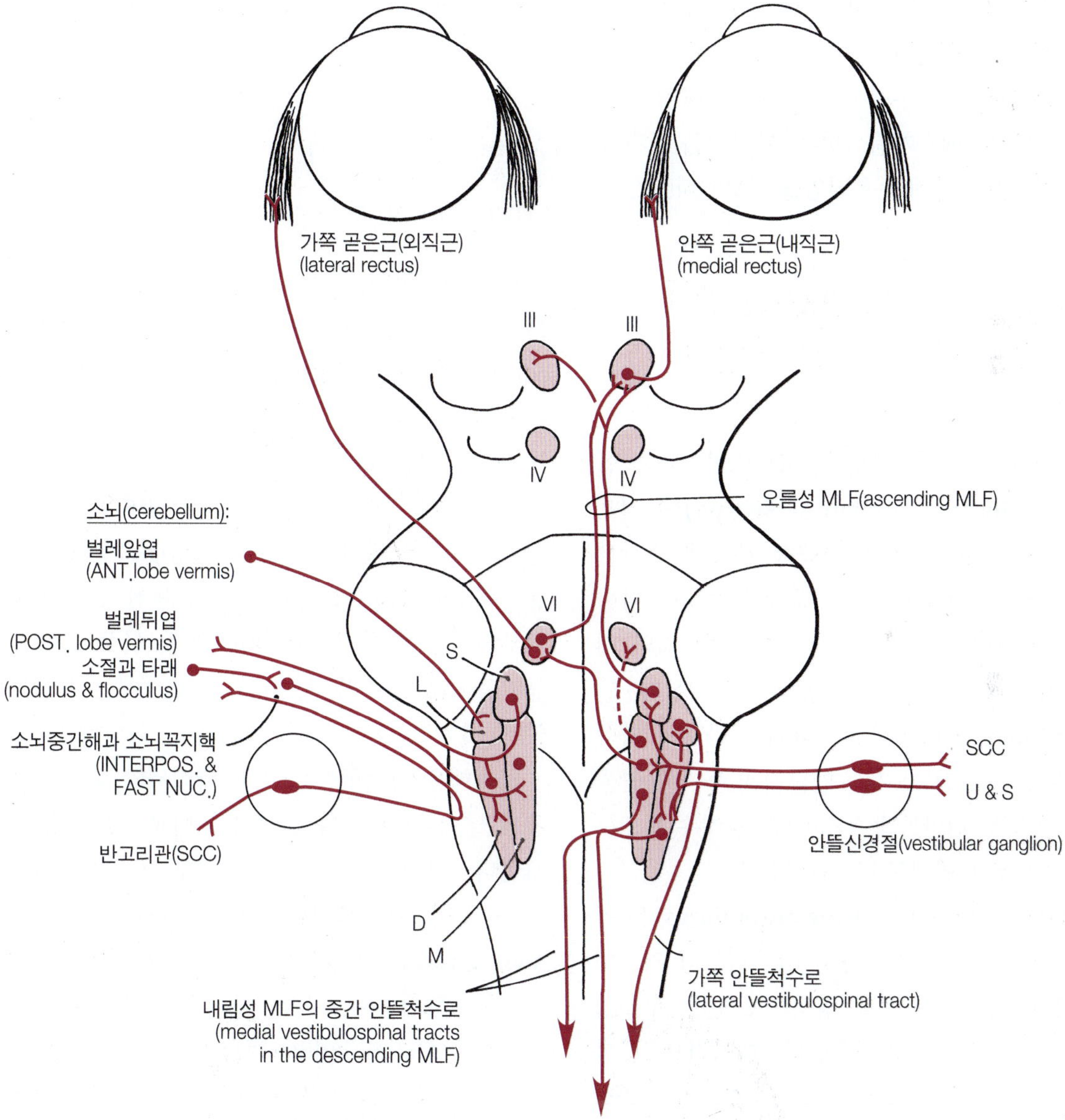

■ **그림 15-1.** 안뜰신경절 세포와 안뜰핵과의 선택적 연결. *오른쪽*과 *왼쪽*에 예시된 연결들은 단지 명확하게 하기 위하여 분리하였다. 모든 연결들은 양쪽 모두에서 보여진다. 눈돌림신경계와 안뜰핵과의 연결 그리고 척수와 안뜰핵과의 연결은 *오른쪽*에서 보여진다; 소뇌와 안뜰핵과의 연결은 *왼쪽*에서 보여진다. *점선*은 안뜰-눈 반사(vestibulo-ocular reflex)에 참여하는 억제성 연결을 의미한다(다음 참조). D=내림성 안뜰핵; FAST. NUC.=소뇌의 꼭지핵; INTERPOS.=소뇌 중간핵; L=가쪽 안뜰핵; M=안쪽 안뜰핵; MLF=안쪽 세로다발; SCC=반고리관; S=위안뜰핵; U&S=타원주머니와 둥근주머니; Ⅲ=눈돌림신경핵; Ⅳ=도르래신경핵; Ⅵ=갓돌림신경핵.

각운동 가속 중의 팽대정의 변형은 팽대 능선에 있는 유모세포의 수용체 전위를 유발시키고, 이 전위는 유모세포에 연접한 안뜰달팽이신경의 안뜰신경섬유 활동도를 변화시킨다. 각 팽대능선으로부터의 구심성 신경섬유는 한 방향의 회전에 대하여는 자극 주파수의 증가로 반응하고 반대방향의 회전에 대해서는 자극 주파수의 감소로 반응한다. 이 같은 증감은 귀로부터 발생한 입력 신호에 대해 균형을 잡는 안뜰활동의 기준 긴장도를 수정한다. 한 쪽의 내이 또는 안뜰신경 손상은 메스꺼움, 현훈(어지러움), 자세 불균형 그리고 비정상적 눈움직임을 일으킨다.

안뜰신경 및 그와 연관된 중추신경(Vestibular Nerve and Its Central Connections)

안뜰신경(전정신경)의 구심성 섬유는 스카르파의 **안뜰신경절(vestibular ganglion of Scarpa)**에 세포체를 갖는다. 안뜰신경절의 양극성 세포의 축삭은 내이도를 지나서 달팽이신경과 함께 위숨뇌에 다다른다. 안뜰신경의 신경섬유들은 오름신경분지와 내림신경분지로 나누어진 다음 안뜰핵에 종지한다. **안뜰핵(vestibular nuclei)**에는 제4뇌실 바닥의 가쪽에 군집해 있다(그림 15-1). 안뜰핵들은 가쪽 안뜰핵, 안쪽 안뜰핵, 위안뜰핵, 내림안뜰핵(척수핵 또는 아래안뜰핵으로 불리기도 한다)이 있다.

반고리관의 **팽대 능선(cristae ampullares)**은 일차적으로 위, 안쪽 그리고 내림 안뜰핵들의 경계에 있는 안뜰핵 복합체의 중심 영역으로 안뜰 구심성 신경섬유 전체에 정보를 제공한다. 대조적으로, 타원주머니와 둥근주머니의 접착반은 복합체의 중심부에 있는 가쪽과 내림 안뜰핵으로 주로 안뜰 구심성 신경섬유를 투사한다. 이 네 안뜰핵들의 말초신경원들은 네 안뜰핵들 그리고 반대쪽 안뜰핵들의 교차 연결을 상호연결시킨다. 이들 통하여 머리 양쪽으로부터의 정보입력 균형을 분석한다.

추가적으로 반고리관으로부터 안뜰신경섬유의 어느 오름성 분지는 **소뇌의 결절(nodulus of cerebellum)**의 끝인 안뜰핵을 통해 이어진다(그림 15-1). 하지만 이 투사는 인체에서 작다. 안뜰핵은 소뇌와 뇌줄기의 그물체, 자세 반사와 협응 동작에 필수적인 안뜰척수신경로, 눈 움직임을 조절하는 오름경로 그리고 머리의 위치와 움직임, 의식적 감각을 중계하는 시상겉질 경로로 투사한다.

안뜰소뇌 연결(Vestibulocerebellar Connections)

앞서 언급했듯이, 안뜰신경의 몇몇 일차신경섬유들은 소뇌를 지나 직접적으로 타래결절엽(flocculonodular lobe)의 겉질에 종지한다. 타래결절엽겉질과 뒤벌레엽(posterior lobe vermis)의 꼬리 부분에 있는 몇몇 안뜰신경섬유는 뒤쪽, 안쪽 그리고 내림핵에서 나온다. 반대로 이 소뇌겉질 영역들은 두 개의 심부소뇌핵인 **꼭지핵(실정핵, fastigial nucleus)**과 **중간핵(nucleus interpositus)**을 통한 연결과 소뇌로부터의 직접적 투사에 의해 위쪽, 안쪽 그리고 내림안뜰핵에 영향을 준다(그림 15-1에는 보이지는 않음).

꼭지핵은 안뜰핵들 그리고 다리뇌와 숨뇌의 그물체에 넓게 닿는 교차성 그리고 비교차성 섬유를 투사한다. 이 투사섬유들은 소뇌를 지나가면서 이들 섬유 몇몇은 **갈고리다발(uncinate fasciculus, hook bundle)**을 형성하기 위해 위소뇌다리(상소뇌각) 주위를 감는다. 교차하지 않는 몇몇의 다른 원추다발섬유(fastigiobulbar fiber)는 소뇌의 아래소뇌다리(하소뇌각)의 안쪽면을 지나 **삭상체장체(juxtarestiform body)**라 불리는 소뇌다리 부분을 구성한다.

소뇌의 앞엽(전엽)은 가쪽 안뜰핵에 강한 영향을 미친다. 가쪽 안뜰핵은 앞엽의 충수로 투사를 주로 하고, 앞엽겉질의 퓨르킨제 세포(Purkinje cell)로부터 직접적인 투사를 받는다.

안뜰척수로(Vestibulospinal Tracts)

안쪽과 가쪽 안뜰척수로
(Lateral and Medial Vestibulospinal Tracts)

척수를 향한 두 개의 중요한 투사섬유는 안뜰핵으로부터 나온다. **비교차성 가쪽 안뜰척수로(uncrossed lateral vestibulospinal tract)**는 가쪽 안뜰핵으로부터 나오고, 교차성과 비교차성 축삭을 가진 **안쪽 안뜰척수로(medial vestibulospinal tract)**는 주로 안쪽 안뜰핵으로부터 나오며, 일부 섬유들은 내림(척수) 핵으로부터 기원한다. 가쪽 안뜰척수로는 목척수에서 허리엉덩척수부(요천수부)까지 같은 쪽으로 하행하여 뻗어있다. 안쪽 세로다발(medial longitudinal fascisulus, MLF)의 내림로와 합류한 안쪽 안뜰척수로는 목척수 분절에서만 양쪽으로 뻗어있다. 이 두 안뜰척수로 모두는 각각의 경로를 따라 거의 독점적으로 척수층판(laminae) VII와 VIII에 있는 개재신경원(interneuron)에 종지한다. 이 층판 VII과 VIII의 개재신경원은 층판 IX의 아래 알파운동신경원과 아래 감마운동신경원에 연접한다(8장 참조). 두 안뜰척수로는 항중력 근육을 지배하는 운동신경원들을 강력하게 활성화시킨다. 이 결과로 중력에 대항하여 신체를 지지하기 위한 충분한 외적 힘을 발생시키고, 기립자세를 유지하기 위하여 국소 근신장 반사(myotatic reflex, muscle stretch reflex)를 보조하고 몸통과 팔다리의 폄근의 긴장을 증가시킨다. 추가적으로 안쪽 안뜰척수로의 일부 투사섬유는 **눈 시선(gaze)**을 조절하는 목의 운동신경원에 종지한다(목과 눈의 협응 움직임).

대뇌제거경직에 대한 안뜰척수계의 기여
(Contribution of The Vestibulospinal System to Decerebrate Rigidity)

중뇌 수준에서 뇌줄기를 절단한 동물은 **대뇌제거경직(제뇌경축, decerebrate rigidity)** 상태가 된다. 이 상태는 모든 팔다리뿐 아니라, 몸통과 목의 폄근이 현저하게 경직된다. 인간의 대뇌제거경직은 팔의 모음과 어깨의 안쪽 회전과 함께 모든 팔다리는 폄(신전)된다. 대뇌제거경직은 안뜰척수로와 그물척수로를 통해 뇌줄기로부터 하행하는 신경 활동에 대한 현저한 긴장성 항진으로 발생한다. 특히 폄근육들이 강하게 긴장한다. 정상적으로는 대뇌반구에서 척수까지 하행하는 신경 활동의 억제와 촉진에 대한 균형이 근육의 긴장력에 영향을 준다. 뇌줄기(뇌간)의 상위 수준에서 절단하면 대뇌반구가 작용하지 않음으로 인해 안뜰척수로와 그물척수로에서의 신경 활동이 제어가 되지 않는다. 우선적으로 대뇌제거경직은 척수의 감마운동신경원 활동의 과도한 긴장성 촉진으로부터 발생한다. 이 긴장성 촉진은 근방추로부터의 구심성 흥분 비율(firing rate)을 증가시키고, 반사적 패턴으로 폄근의 알파운동신경원의 흥분을 증가시킨다. 척추의 뒤뿌리(후근)을 절단하면 대뇌제거경직은 사라진다. 왜냐하면 이 뒤뿌리 절단은 근방추의 구심성 반사궁(muscle spindle afferent reflex arc)에 대한 감마운동신경원의 영향이 차단되기 때문이다. 또한 내림성 안뜰경로와 그물 경로를 차단하는 중추신경계 손상 역시 대뇌제거경직을 사라지게 한다. 이로 인하여 이 안뜰경로와 그물경로의 핵들은 이 대뇌제거경직을 유지시키는 원동력(driving force)을 제공한다,

안뜰-안구신경로
(Vestibulo-occular Pathways)

안뜰기관은 모든 방향에서의 짧은 머리의 움직임을 보상하는 반사적인 눈 시선 움직임을 조절한다. 머리의 방향 변경으로 인해 발생하는 안뜰수용체의 자극은 같은 시 영역(visual field)에 초점을 맞추기 위해 반대쪽 방향으로 같은 크기의 눈 움직임을 유발시킨다. 이를 **안뜰안구 반사(vestibulo-ocular**

reflex)라고 한다. 안뜰핵(특히 안쪽 핵)과 소뇌연결 섬유들은 순조로운 눈 추적 움직임(smooth-pursuit eye movement)에 사용되는 신경 경로에 영향을 준다(19장 참조).

안뜰안구 경로
(Vestibulo-Ocular Pathways)

위안뜰핵과 안쪽 안뜰핵에서 기원한 섬유와 가쪽 안뜰핵의 앞안쪽 부분에서 유래한 섬유들은 안쪽 세로다발(MLF)의 부리쪽(rostrally)으로 투사한다. 이 투사섬유들은 교차성과 비교차성 섬유를 모두 포함한다. 이 투사 섬유 대부분은 안쪽 세로다발에서 상행하고 몇몇 섬유들은 부경로(alternate route)를 따라 상행한다. 이들은 우선적으로 갓돌림신경(외전신경, IV), 도르래신경(활차신경, VI) 그리고 눈돌림신경(동안신경, III)과 연접한다. 그림 15-1에서는 이 체계를 구성하는 수많은 연결 경로 중 2가지 종류만 예시하였다. 그림 15-1은 수평적 반고리관의 자극에 대한 수평적 눈 움직임을 중재하는 경로이다. 그림 15-1에서는 위안뜰핵에서 눈돌림신경핵(oculomotor nuclei)으로 상행하는 앞반고리관과 뒤반고리관 자극에 대한 수직적 눈 움직임을 제어하는 위안뜰핵에서의 연결을 보여주고 있다.

안쪽 세로다발(MLF)로부터 유래한 다른 섬유들은 수직적 눈 움직임에 참여하는 눈돌림신경핵복합체(oculomotor nuclear complex)와 시개 앞쪽(pretectal area)의 부근에 있는 여러 개의 작은 핵들에 투사한다(19장 참조). 이 핵들은 카할 간질핵(interstitial nucleus of Cajal)과 안쪽 세로다발의 부리 간질핵들이 포함된다. 카할 간질핵은 안쪽 세로다발을 통해 척수와 안뜰핵(전정핵)으로 내림섬유를 보낸다.

안뜰 눈 반사(Vestibulo-Ocular Reflexes)

안뜰 눈 반사는 머리와 신체가 움직이는 동안 고정 물체에 시선을 고정시킬 수 있도록 해준다. 머리를 오른쪽으로 약간 회전시키면 수평 반고리관 내에서 내림프액 흐름을 유도한다. 이 내림프액 흐름은 머리의 움직임보다 흐름을 느리게 만드는 액체의 관성 때문에 왼쪽으로 움직이게 한다. 이 내림프액의 흐름은 오른쪽 수평관의 팽대부 안에 있는 유모세포의 신경 활동을 증가시키고, 왼쪽의 유모세포의 신경 활동은 감소시킨다. 이 신경 활동은 안뜰신경절세포를 통해 오른쪽의 안뜰핵을 흥분시킨다. 오른쪽 안쪽 안뜰핵의 축삭은 왼쪽의 갓돌림 신경핵복합체를 흥분시키기 위해 중간선을 가로질러 왼쪽의 가쪽 곧은근을 수축시킨다(그림 15-1). 동시에 오른쪽의 안쪽 안뜰핵으로부터 투사된 섬유들은 같은 쪽의 갓돌림신경을 억제한다(그림 15-1의 점선). 왼쪽 갓돌림신경의 분리세포 그룹으로부터 나온 축삭은 중간선을 가로질러 안쪽 세로다발(내측 종속)을 통해 오른쪽 눈돌림신경핵(동안신경핵)으로 상행한다. 이 축삭들은 오른쪽의 안쪽 곧은근(내직근)에 대한 눈돌림신경원을 작동시킨다. 그 결과로 오른쪽으로의 머리 움직임에 대한 보상과 시계(filed of vision)를 변하지 않도록 유지하기 위해 왼쪽으로 적절하게 눈이 움직인다(19장에서 눈 움직임에 대한 보충 정보를 기술한다).

안구진탕증(Nystagmus)

반고리관 팽대부에 있는 유모세포의 지속적인 자극은 눈이 움직일 수 있는 한계까지 천천히 한쪽으로 움직이게 한 후 빠르게 반대쪽으로 돌아가는 반사경련을 일으킨다. 이 움직임은 반복적으로 빠르게 연속적으로 발생하고 안구진탕증으로 알려진 눈의 떨림성 진동을 일으킨다. 안구진탕증은 한쪽 반고리관에서의 편측 자극(불균형 자극) 또는 회전에 대한 정상적 반사 반응이다. 관례적으로 **안구진탕증(nystagmus)**에의 방향은 반고리관 자극에 의한 움직임의 반대쪽이지만 빠르게 움직이는 방향으로 적용한다. 안뜰 자극이 안구진탕증을 유발시키는 검사는 안뜰계 기능에 대하여 검사하는 데 임상적 기초가 된다.

안구진탕증을 유발하는 임상 검사 (Clinical Testing to Elicit Nystagmus)

안뜰계 기능의 **회전 검사(rotation test)**는 수평 세반고리관이 바닥과 평행하도록 머리를 약 30° 앞으로 숙인 채 회전의자에 앉아 환자를 회전시키는 검사이다. 약 10~12회 회전 후, 갑자기 정지시킨다. 회전하는 동안 내림프액은 머리 움직임의 반대 방향으로 움직인다. 그러나 정지되면서 운동량(momentum)은 내림프액이 움직이는 방향을 바꾸게 하여 머리 회전 방향으로 흐르게 한다. 또한 머리가 정지되어도 내림프액의 흐름은 바뀐 방향으로 움직인다. 유도된 안구진탕증인 **회전후 안구진탕증(postrotatory nystagmus)**은 신경학적으로 정상일 경우 약 30초간 지속된다. 왼쪽으로 회전하고 정지할 때, 내림프액은 왼쪽으로 흐르고 안구진탕증은 왼쪽으로 느리게 움직인다. 안구진탕증의 빠른 방향은 오른쪽이기 때문에 "오른쪽 안구진탕증(nystagmus to the right)"이라고 언급한다. 수평 반고리관의 면에서 머리를 회전시키도록 고안된 특수 의자를 이용하면 안뜰안구 반사는 다양한 속도 검사에서의 생리적 회전에 대한 반응을 정량적으로 측정할 수 있다.

안구진탕증의 열성 검사(caloric 또는 thermal test)는 단독적으로 각각의 안뜰기관을 평가한다. 항상 검사자는 환자의 머리를 약 30° 정도 앞쪽으로 기울이게 되도록 엎드린 자세(복와위, prone position)로 눕게 하거나, 머리를 뒤쪽으로 60° 정도 기울도록 환자를 앉게 한다. 위의 어느 자세라도 수평 반고리관을 수직면에 놓이게 한다. 그리고 검사자는 차거나 뜨거운 물을 가지고 바깥귀길(외이도, external auditory canal)을 자극한다. 이 방법은 중이에 근접한 반고리관의 내림프액 온도를 올리거나 내리게 하여 내림프액에서의 전도 전류를 발생시킨다. 이 전도 전류는 유모세포를 자극하여 안구진탕증을 일으킨다. 뜨거운 물에 의한 오른쪽 귀의 흥분은 전도 전류를 위로 흐르게 하고, 내림프액을 팽대부 쪽으로 흐르게 만든다. 이는 수평 자세에서의 머리의 오른쪽 회전 가속과 유사한 결과를 유도한다. 그러므로 안구진탕증은 오른쪽 방향으로의 느린 움직임과 왼쪽으로의 빠른 움직임을 유발시킨다. 차가운 물로 인한 흥분은 전도 전류를 반대로 일어나게 하고, 안구진탕증은 오른쪽으로의 빠른 움직임과 왼쪽으로의 느린 움직임을 만든다. 안구진탕증의 열성 검사는 눈과 근접한 지점에 기록 전극을 부착하고, 적절한 증폭을 이용하여 그래프 형태로 기록할 수 있다.

자발적 안구진탕증은 병적 상태에서 발생한다(Spontaneous Nystagmus is a Pathologic Condition)

한쪽에서의 긴장성 미로 방전의 소실은 양쪽으로 흐르는 자극의 평형을 깨뜨려 자발적 안구진탕증과 현훈을 일으킨다. 불균형 방전은 안뜰신경의 한 부분인 안뜰수용체 파괴 또는 안뜰핵 손상으로 발생될 수 있다. 자발적 안구진탕증은 신경기능부전을 나타낸다. 안구진탕증과 현훈을 동반한 편측 눈의 긴장성 변위는 안뜰핵 또는 연결 섬유의 편측 손상 후 발생되지만 안뜰수용체 또는 안뜰신경의 파괴로 발생되지는 않는다. 예를 들면, 오른쪽 안뜰신경 절단으로 남아있는 왼쪽 안뜰기관에서의 영향이 불균형하게 되고, 왼쪽으로 빠르게 움직이는 안구진탕증을 일으킨다. 대부분의 말초 안뜰계 병변은 신경을 자극하기보다 신경 활동을 소멸시키기 때문에 안구 진탕증의 빠른 움직임은 항상 손상된 귀로부터 멀어지는 방향으로 일어난다. 자발적인 시각반사회로의 보상은 몇 주내에 나타난다.

수평적 안구진탕증은 가장 일반적인 유형이지만, 자발적 안구진탕증의 수직적 또는 회전 유형 또한 발생한다. 자발적 안구진탕증은 안뜰계의 병변으로부터 뿐만 아니라, 뇌줄기와 소뇌의 병변으로도 일어난다. 안구진탕증은 만성 눈 손상과 특정 독성 물질로부터 발생할 수 있다. **수직적 안구진탕증(vertical nystagmus)**은 항상 중추병변과 관련되어 있지만, **수평적(horizontal)** 그리고 **회전 안구진탕증**

(rotatory nystagmus)은 종종 미로 또는 안뜰신경에 영향을 주는 말초병변으로 발생한다.

안뜰시상겉질 경로
(VestibuloThalamoCortical Pathway)

안뜰핵(전정핵)으로부터 시상의 앞가쪽핵(복외측핵, ventral lateral nucleus)과 앞뒤쪽핵(복후측핵, ventral posterior nucleus)으로의 투사는 머리의 위치와 움직임에 대해 의식적으로 자각하게 한다. 시상핵들로부터의 안뜰정보는 몸 감각겉질과 관련된 여러 개의 독립 영역으로 투사한다. 이 몸감각겉질은 우선적으로 관절감각을 감지하는 일차 몸감각 영역인 2V와 근방추로부터 올라오는 정보를 수용하는 3a 영역이 포함한다. 안뜰 기능에 관여되는 다른 겉질 영역은 마루엽(두정엽)겉질과 겉질 섬(insular cortex)이 연접하는 부위에 있는 마루엽의 뒤쪽 영역(7 영역)과 위관자이랑(상측두회, superior temporal gyrus)이 있다.

안뜰자극의 감각 양상
(Sensory Aspects of Vestibular Stimulation)

안뜰시상겉질 경로 자극은 움직임에 대한 감각(sense of motion)을 일으킨다. 이 감각은 몸 전체 움직임, 안구진탕증 열성 검사와 같은 인위적 방법 또는 질병 결과로서의 다양한 종류의 자극과 상관없이 발생한다. **현훈(vertigo)**은 빙빙도는 느낌이다. 질병에 걸린 사람은 몸이 회전하는 느낌을 받거나, 외부 물체가 몸 주위를 도는 듯한 느낌을 지각할 수 있다. 항공 또는 항해 중의 **멀미(motion sickness)**는 안뜰기관의 지속적이고 과도한 자극에 대한 비슷한 증상이다. **어지럼(dizziness)**은 현훈의 느낌에 속하기도 하지만, 일반적으로 어지럼은 현기증(giddiness), 실신(faintness), 가벼운 두통 또는 다양한 종류의 시각 교란(visual disturbance)으로 기술한다. 임상의는 어지럼의 증상에 대하여 주의 깊게 질문하여 진짜 현훈인지 아니면 다른 증상인지를 결정해야 한다. 이 증상의 구별은 진단 시 극히 중요할 수 있다. 메니에르병(Meniere's disease)은 항상 메스꺼움(nausea), 구토(vomiting) 그리고 쇠약(prostration)과 관련된 중증 현훈의 갑작스런 발병과 발병 후 며칠간 지속되는 특징이 있다. 진행성 편측 난청과 이명은 종종 현훈을 동반된다. 이 병은 미로에서의 **내림프액(endolymphatic hydrops)**이 점진적으로 축적됨으로서 발생한다.

사례연구 결과(Case Follow-up)

이 장의 시작 부분에서 기술된 환자는 안구진탕증과 청각 소실로 알 수 있듯이 오른쪽 귀에 침범한 안뜰 그리고 달팽이 장애를 가지고 있다. 그녀의 증상은 전형적인 **메니에르 증후군**이고, 많은 원인들로 발생할 수 있다. 원인으로는 선천적 내이 기형, 염증성 질환, 신체적 외상, 알러지 장애, 자가면역 질환 그리고 당뇨병과 고혈압과 같은 혈관질환 등이다. 이들 원인이 밝혀지지 않을 때 원인불명의 메니에르 병으로 분류한다. 전에 언급했듯이 **메니에르병**은 달팽이관(scala media of the cochlea), 타원주머니, 둥근주머니 그리고 반고리관을 포함한 막성미로의 확장과 부풀림의 병리적 특징이 있다. 급성 발병의 위험을 감소시키기 위해 약물 치료를 한다. 약 20% 환자들은 약물에 반응하지 않고 안뜰신경의 외과적 절개가 매우 효과적이다. 대체적으로 스트렙토마이신(streptomysin)과 같은 아미노글라이코시드 항생물질(aminoglycoside) 투여를 통해 유모세포를 죽여 증상을 경감시킬 수 있다. 운 좋게도 여기에 기술된 환자는 메니에르병이고, 이 장애는 자발적으로 억제되었고, 환자는 10년간 추적결과 더 이상 발병되지 않았다.

16

소뇌
Cerebellum

사례연구(Case Study)

이틀 동안 빈번한 넘어짐과 보행 시 어려움을 호소하는 50세의 남성이 응급실에 방문했다. 이 남성은 20년 동안 만성 알코올 중독 병력이 있고, 신경성 식욕 부진증으로 인한 끊임없는 알코올 섭취 때문에 길거리에서 며칠간 음식을 섭취하지 못했다. 식사를 하지 않은 상태에서 수일간 술자리에 참석하였고 보행에 어려움을 느꼈다. 검사 결과 환자는 보폭이 넓고 불규칙적인 보행으로 걷고, 방향전환을 어려워한다. 빠른 발 움직임이 요구되는 검사에서 협조성이 부족하였고 말투와 눈 움직임 그리고 팔 움직임은 정상이었다.

이 환자는 어느 신경계가 손상받았는가? 위의 증상을 일으키는 원인은 무엇인가? 치료가 가능한가?

개략적인 소뇌 기능 (Overview of Cerebellar Function)

소뇌(cerebellum)는 다른 중추신경계와 함께 매우 다양한 동작 실행에 관여한다. 소뇌는 단순한 동작과 복잡한 동작에서 섬세한 조절과 조정을 담당한다. 소뇌는 다음 동작에 필수적이다; 보행과 달리기 시 협응 자세와 균형; 식사, 옷입기, 글쓰기에서의 연속적 동작 실행; 교차성 반복 동작과 순조로운 동작의 빠른 발생; 궤도, 속도, 가속도가 필요한 동작의 조절. 소뇌의 도움 없이도 수의적 운동을 수행할 수는 있지만, 이 수의적인 움직임은 정확성이 부족하고, 서투르고, 매끄럽지 못하다. 소뇌는 운동처리(motor processes)에 참여할 뿐만 아니라, 특수 인지 기능에도 참여한다는 증거가 있다. 소뇌 손상은 그 결과로 실행 기능(executive functioning), 공간인지, 성격(personality) 그리고 언어 수행(linguistic performance)에 영향을 미친다.

소뇌 해부(Cerebellar Anatomy)

소뇌는 **소뇌다리(cerebellar peduncles)**의 3 쌍에 의해 숨뇌, 다리뇌, 중뇌에 부착되어 있는 후두개와(posterior cranial fossa)에 위치한 좌우 대칭성 구조이다. 이 소뇌다리는 소뇌의 앞쪽 면에 있는 제4뇌실 양쪽에 놓여 있다. 경질막(dura mater)의 횡단 주름인 **소뇌천막(tentorium cerebelli)**이 소뇌의 윗면까지 수평적으로 펼쳐져 있고, 소뇌는 대뇌의 뒤통수엽(후두엽)과 분리되어 있다.

회(folia)라고 알려진 수많은 평행 주름은 소뇌의 표면을 주름지게 한다. **소뇌겉질(cerebellar cortex)**인 회색질 층은 표면을 덮고 있고, 안쪽에 있는 백색질을 감싸고 있다. **심부소뇌핵(deep cerebellar**

nuclei)들의 4 쌍은 소내안에 묻혀 있다. 안쪽에서 가쪽 방향으로 **꼭지핵(실정핵, fastigial nucleus)**, **둥근핵(구상핵, globose nucleus)**, **마개핵(전상핵, emboliform nucleus)**, **치아핵(치상핵, dentate nucleus)** 순으로 있다. 일반적으로 둥근핵과 마개핵을 합쳐 중간핵(interposed nuclei)이라고 부른다.

소뇌의 제1구획
(Primary Subdivisions of the Cerebellum)

소뇌엽의 횡단 구획

소뇌는 **벌레부(충수부, vermis)**라고 부르는 중앙 구조와 그 양옆의 큰 부분인 **소뇌반구(cerebellar hemisphere)**로 이루어진다(그림 16-1). 소뇌는 벌레부(충수부)와 소뇌반구 모두를 세 개의 엽으로 횡단하여 나눌 수 있다.

1. **소엽-소결절엽(flocculonodular lobe)**은 쌍으로 된 엽으로 뒤아래 부위(posterior inferior region)인 작은 부속지(appendage)와 벌레의 아래 면에 있는 소결절로 이루어져 있다(그림 16-1B). 뒤가쪽 틈새(posterolateral fissure)는 뒤엽으로부터 소엽-소결절엽으로 구분한다. **원시소뇌(archicerebellum)**라고도 불리는 소엽-소결절엽은 계통발생학적으로 가장 먼저 형성된다.
2. 별로 크지 않은 **앞엽(전엽, anterior lobe)**은 **일차틈새(primary fissure)**의 앞쪽에 위치하고 있다(그림 16-1A). 이 앞엽은 계통발생학적으 로 소뇌의 두 번째로 오래된 구조인 **고소뇌(paleocerebellum)**로와 근접하게 일치한다.
3. **뒤엽(후엽, posterior lobe)**은 소뇌의 가장 큰 부분을 차지하고 다른 두 엽 사이에 위치한다. 이 뒤엽은 소뇌반구의 대부분을 차지하며, 계통학적으로 가장 최신의 구조인 뒤엽은 **신소뇌(neocerebellum)**라고 부른다. 소뇌반구의 가장 낮은 부분인 **소뇌편도(cerebellar tonsils)**는 큰뒤통수구멍(대후두공) 바로 위에 위치한다. 소뇌에서 종양 또는 출혈과 같은 질환이 뒤머리뼈오목(후두와, posterior fossa)의 압력을 증가시킬 때 소뇌편도는 큰뒤통수구멍 아래로 탈출하게 되고, 숨뇌를 압박할 수 있다. 숨뇌의 압박은 혈압과 호흡을 제어하는 뇌줄기의 그물체 신경원 기능부전을 일으켜 생명을 위협한다.

소엽-소결절 엽은 안뜰핵(전정핵)으로부터 오는 많은 투사섬유를 수용한다. 앞엽 특히, 앞엽의 충부는 척수소뇌로와 삼차소뇌로부터의 입력 정보를 받는다. 소엽-소결절엽과 앞엽은 계통발생학적으로 원시적인 척추동물에서 잘 발달된 부위이다. 포유동물에서 크게 팽창된 뒤엽은 대뇌반구로부터 투사섬유를 받는다. 소뇌에는 가로분열(transverse division)이 있는데, 이 분열은 윗 부분에서 아래 부분까지 10개의 층으로 나뉘어진 발생학적 구조에 따라 이루어졌다(그림 16-1C에서 충수의 I에서 X).

시상면을 따라 분할된 소뇌 영역

임상적으로 소뇌를 표현하는 유용한 방법은 **세로시상패턴(longitudinal sagittal zonal patterns)**이다. 이 분류는 뇌의 각 반을 안쪽가쪽 배열로 3개의 수직띠 즉, 소뇌겉질, 백색질, 심부소뇌핵으로 구분되며, 해부학적 연결과 기능적 통합으로 구조를 이루고 있다. 이 띠들은 다음과 같이 구분한다:

1. 꼭지핵을 포함하는 벌레부(vermal region)
2. 중간핵을 포함하는 소뇌반구의 중간부위 또는 외충부(paravermal region)
3. 치아핵을 포함하는 가쪽 소뇌반구

그림 16-1A와 B 참고 .

소뇌겉질 (The Cerebellar Cortex)

세포층

소뇌겉질은 다음의 3개 세포층으로 이루어졌다 (그림 16-2):

1. 가장 바깥쪽에 있는 층인 **분자층(molecular layer)**은 2종류의 **신경세포[성상세포(stellate**

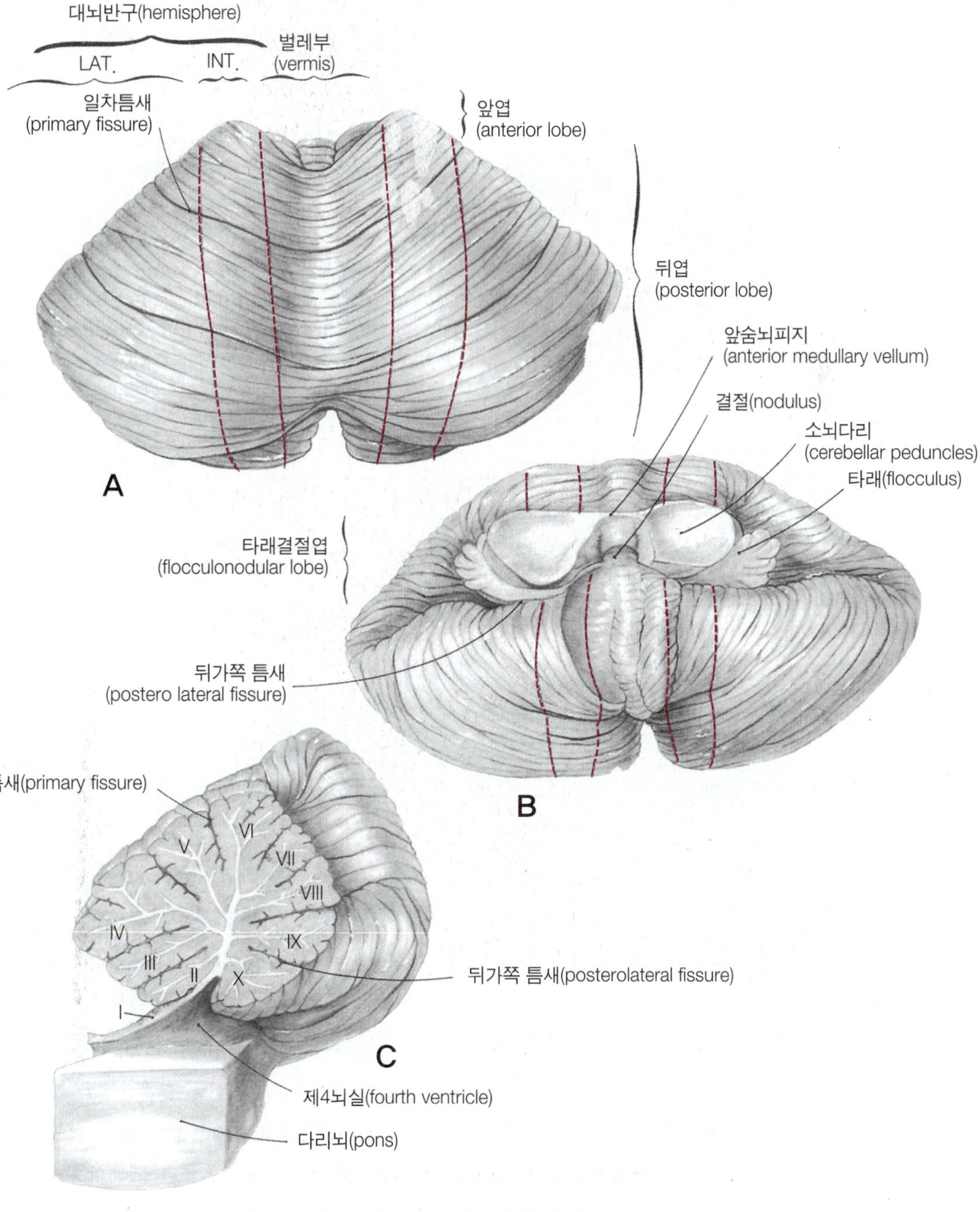

■ **그림 16-1.** 인체 소뇌의 뒤쪽(배측) 표면(A), 앞쪽(복측) 표면(B) 그리고 소뇌충수부의 중간 절단 후의 소뇌 안쪽면(C). 일차틈새는 앞엽과 뒤엽을 나눈다. 뒤가쪽 틈새는 소엽-소결절엽으로부터 뒤엽을 나눈다. 로마숫자는 벌레부 구조물을 확인한다.

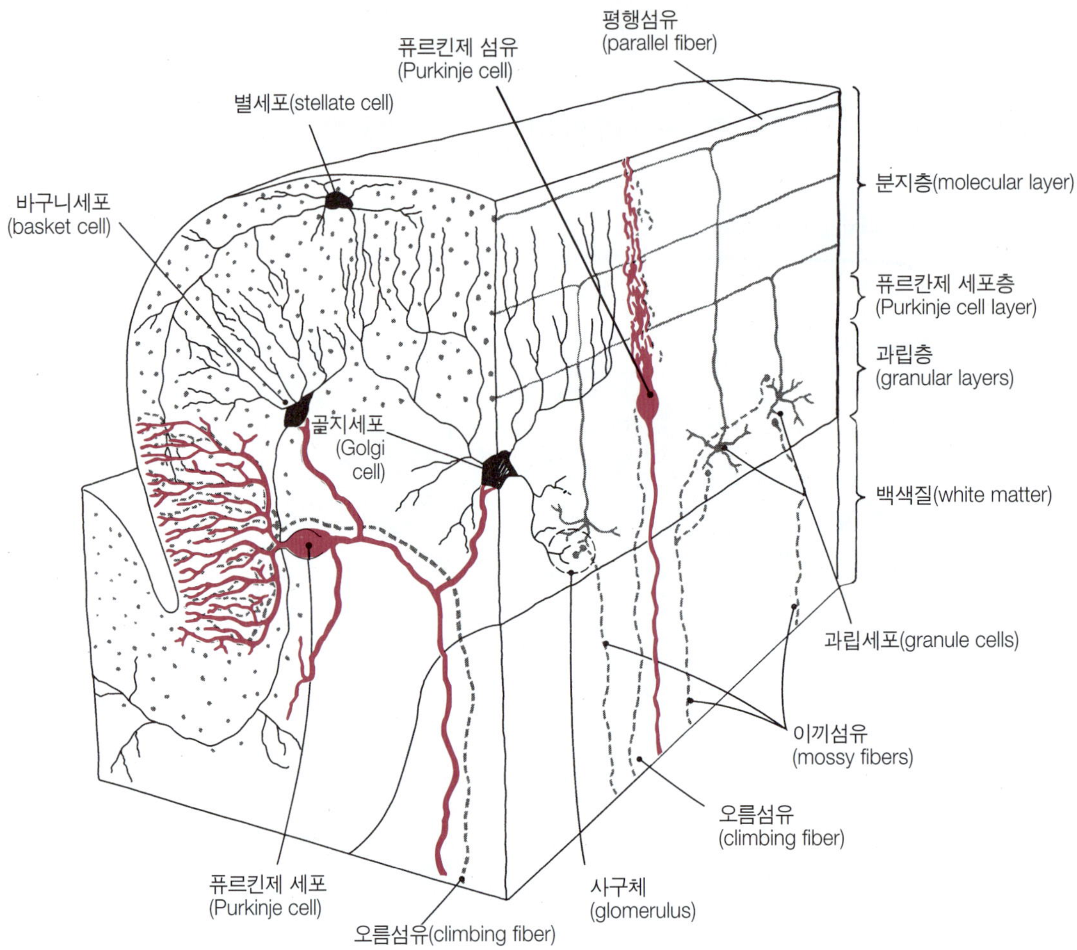

■ **그림 16-2.** 소뇌겉질의 구성요소. 작은 절단면(도해의 왼쪽)은 소뇌이랑의 가로에 수직인 소뇌의 시상면을 의미한다. 퓨르킨제 세포의 축삭이 나뭇가지 모양으로 보여지는 면이다. 표면의 오른쪽 각도의 큰 절단면은 소뇌이랑의 가로면과 일치하는 소뇌의 안가쪽면을 의미한다.

cell)와 **바구니세포(basket cell)**], 퓨르킨제 (Purkinje) 세포와 제2골지(Golgi) 세포의 수상돌기, 그리고 과립세포의 축삭(T형 **평행섬유**)이 있다.

2. 중간 **퓨르킨제 세포층(Purkinje cell layer)**은 퓨르킨제 세포체를 내포하고 있다. 매우 크고 플라스크 모양의 이 세포체들은 분자층까지 많은 가지돌기(수상돌기)를 낸다. 이 가지돌기는 소뇌의 시상면에만 한정적으로 뻗어있어 여느 신경분지와는 다르다. 이런 분지 배치로 인하여 퓨르킨제 세포의 가지돌기는 무수한 평행섬유에 대해 수직인 면으로 뻗는다. 이 평행섬유들은 이랑을 따라 주행하며 각 퓨르킨제 세포의 가지돌기와 수많은 연접을 이룬다(그림 16-2). 퓨르킨제 세포들은 소뇌겉질의 투사섬유 성분이 된다. 퓨르킨제 세포들의 긴 축삭은 심부 소뇌핵이나 안뜰핵에 연접한다. 소뇌겉질 내에서 퓨르킨제 세포 축삭의 곁가지들은 골지세포, 다른 퓨르킨제 세포, 바구니세포, 성상세포 등과 연접한다.

3. 가장 안쪽에 있는 **과립층(granular layer)**은 무수히 많은 **과립세포(granule)**(신경원),

제2형 Golgi 세포(신경원), **사구체(glomeruli)** (구심성 이끼섬유(mossy fiber)와, 제2형 골지 세포의 축삭과 가지돌기, 과립세포의 가지돌기로 이루어진 연접복합체) 등이 들어있다. 교세포들(glial cells)의 돌기가 각각의 사구체를 둘러싸고 있다.

연접 체계

소뇌겉질은 단순한 연접체계를 갖고 있다. 겉질의 출력세포인 퓨르킨제 세포는 아래의 심부소뇌핵의 신경원들을 모두 억제한다. 두 종류의 흥분성 입력인, 이끼세포(mossy cell)와 오름세포(climbing cell)는 퓨르킨제 세포에 도달한다. 세 가지의 아민성 섬유체계(aminergic fiber system)인 노르아드레날린성(noradrenergic), 도파민성(opaminergic), 세로토닌성(serotonergic)의 억제성 섬유들이 퓨르킨제 세포에 도달한다(그림 16-2에 표시되지 않음). 소뇌겉질은 두 개의 억제성 사이 신경세포와 한 종류의 흥분성 사이신경세포로 이루어져 있다. 소뇌겉질로 연결되는 대부분의 구심성 섬유들은 측부 투사섬유를 심부소뇌핵으로 보낸다. 특히 뒤쪽 척수소뇌로와 쐐기소뇌로에서의 몇몇 구심성 신경섬유들은 대부분 또는 독점적으로 소뇌겉질로 투사한다. 소뇌겉질로 들어오는 구심성 섬유로는 이끼세포들의 과립세포층(사구체), 분자층, 또는 오름섬유의 퓨르킨제 세포의 가지돌기들에 종지한다.

구심성 이끼섬유(mossy fiber afferent)는 척수, 숨뇌핵, 안뜰신경핵과 신경절, 삼차신경핵, 그물체핵으로부터 소뇌로 들어온다. 아세틸콜린을 사용하는 대뇌다리다리뇌핵(pedunculopontine nuclei)과 몇몇의 안뜰핵을 제외한 이끼섬유(mossy fiber)는 신경전달물질로 글루탄산염(glutamate)을 사용한다. 이끼세포와 연접하는 과립세포(granule cell)는 퓨르킨제 세포와 연접한 평행섬유에서 신경전달물질인 글루탄산염을 사용하고 또한 사이신경세포인 바구니세포, 위성세포 그리고 골지세포와 연접하면서 글루탄산염을 사용한다. 이 사이신경세포들은 감마아미노부티르산(gamma-aminobutyric acid, GABA)을 방출하고 억제성 영향을 일으킨다. **구심성 오름섬유(climbing fiber afferent)**는 아래올리브핵에서만 독점적으로 기원한다. 오름섬유는 연접하는 퓨르킨제 세포의 수상돌기를 흥분시키기 위하여 글루탐산염 또는 아스파르트산염(aspartate)을 사용한다.

퓨르킨제 세포 등은 GABA를 방출해서 심부소뇌핵들을 억제시킨다. 이 심부소뇌핵들은 소뇌로부터 아래올리브핵, 그물체핵, 적핵 그리고 시상으로의 기시점을 마련해 준다. GABA를 사용하는 아래올리브핵으로의 투사섬유를 제외하고, 모든 투사섬유들은 글루타민산염을 방출한다.

흥분 방식

이끼섬유의 입력과 등반섬유 입력 모두는 심부소뇌핵과 소뇌겉질 모두에게 흥분성 영향을 준다. 이끼섬유 입력은 퓨르킨제 세포를 흥분시켜 간접적으로 과립세포와 과립세포 축삭, 평행섬유들을 작동시킨다. 퓨르킨제 세포에 대한 이끼섬유의 흥분은 단일 활동 전위로 이루어진 **단일 극파(simple spike)**를 일으킨다. 오름섬유의 입력은 퓨르킨제 세포를 직접적으로 흥분시키고 **복합 극파(complex spike)**를 일으키는데, 이 복합 극파는 한 개의 활동 전위와 활동 전위 이후의 여러 개의 작은 파(wave)와 지속되는 탈분극으로 이루어져 있다. 평행세포의 축삭돌기를 통한 과립세포는 퓨르킨제세포, 바구니세포, 성상세포, 제2형 골지세포들을 흥분시킨다. 그 다음에 바구니세포와 성상세포는 퓨르킨제세포, 제2형 골지세포를 억제한다. 제2형 골지세포는 과립세포를 억제한다. 최종적으로 소뇌겉질에서 나오는 모든 정보를 전달하는 유일한 경로인 퓨르킨제세포는 심부소뇌핵과 안뜰핵(전정핵)을 억제시킨다. 즉, 소뇌겉질내에 존재하는 모든 세포들의 신경원들에 과립세포만이 흥분을 일으킨다.

아민성 구심성 섬유

아민성 구심성 투사섬유들은 소뇌겉질층에 이른다. 이들 투사섬유들은 억제성으로 생각된다. **노르아드레날린성 섬유(noradrenergic fiber)**는 청반(locus ceruleus)에서 시작하여, 위소뇌다리를 통해 소뇌로 들어가는 소뇌핵, 퓨르킨제 세포 그리고 소뇌겉질의 사이신경세포와 연접 접촉을 한다. 흑색질(substantia nigra)과 앞쪽 중뇌덮개에서 기원하는 **도파민성 섬유(dopaminergic fiber)**는 중간핵(interposed nuclei)과 치아핵, 그리고 소뇌겉질의 퓨르킨제 세포층과 과립세포층으로 상행한다. **세로토닌성 섬유(serotonergic fibers)**는 뇌줄기의 솔기핵(봉선핵, raphe muclei)으로부터 소뇌핵들의 모든 부분과 겉질로 투사하고, 과립세포와 분자층 모두에 종지한다.

정보 처리의 요약

본질적인 모든 정보의 근원으로부터의 유입되는 구심성 입력은 심부소뇌핵과 소뇌겉질 모두에 도달하고, 소뇌겉질의 심부핵들과 퓨르킨제 세포들의 흥분성을 증가시킨다. 퓨르킨제 세포는 심부핵들의 신경원에 강한 억제성 제어를 한다. 심부소뇌핵들의 흥분성에 대한 퓨르킨제 세포들의 억제성 제어는 중요 소뇌 기능이다. 쇠뇌피질과 심부핵들과의 상호작용 그리고 구심성 섬유들로의 정보들을 통하여 소뇌는 일어나고 있는 동작들을 감시하고 새롭게 하거나 변경된 동작들을 일으킨다. 소뇌는 운동체계(motor system)가 맡고 있는 각각의 과제지향 동작들의 속도와 정확성이 적절한지를 조절한다.

일어나고 있는 운동과제 중 이끼섬유의 입력은 심부소뇌핵들의 신경원을 작동하는 흥분성 "주요경로(main-line)"를 제공한다. 소뇌겉질로의 이끼섬유 입력은 관련된 사이신경세포들인 이끼섬유-과립세포-평행섬유-퓨르킨제세포로 이루어진 "측부 경로(side path)"를 구성한다. 이 억제성 소뇌겉질 측부로는 심부소뇌핵들의 신경원 흥분발사(discharge)를 조절한다.

쇠뇌겉질로의 오름세포 입력은 퓨르킨제 세포의 활동에 조건 효과(conditioning effect)를 일으킨다. 오름세포의 활동은 퓨르킨제 세포로 수렴되는 소뇌겉질 경로들에서의 다양한 연접 영향을 강하게 하거나 약하게 함으로써 퓨르킨제 세포를 통해 정보의 흐름을 조정한다. 게다가 오름세포의 활동은 퓨르킨제 세포들의 연접 활동에서 가역성 변화(plastic change)를 유발시킴으로써 운동학습(motor learning)에 영향을 끼치는 것으로 생각된다.

소뇌다리(Peduncles)

소뇌로 들어오고 나가는 매우 많은 신경섬유들은 세 개의 **소뇌다리(cerebellar peduncle)**를 형성한다. 소뇌다리는 소뇌를 뇌줄기에 부착시키고 신경계의 다음 부분과 연결시킨다.

아래소다리뇌[inferior cerebellar peduncle, 줄모양체(restiform body)]는 주로 구심성 신경섬유로 이루어져 있다. 이 구심성 섬유는 적어도 6개의 기시점으로부터 소뇌로 들어간다.

1. 안뜰신경과 안뜰핵
2. 아래올리브핵(inferior olivary nuclei)
3. 앞쪽 척수소뇌로(dorsal spinocerebellar tract)
4. 입쪽 척수소뇌로(rostral spinocerebellar tract)부터 발생하는 일부 신경섬유
5. 숨뇌에 있는 덧쐐기핵(accessory cuneate nuclei)에서 오는 쐐기소뇌로(cuneo-cerebellar tract)
6. 그물소뇌로 섬유

이 중 처음 3개는 그림 16-3에 도해되었다. 아래소다리뇌(하소뇌각)는 단일 원심성 신경로인 **근접 색상체(juxtarestiform body**; 15장 참조)라고도 부르는 꼭지숨뇌로(fastigiobulbar tract)로 이루어져 있다. 이 꼭지숨뇌로는 안뜰핵으로 투사하고 소뇌를

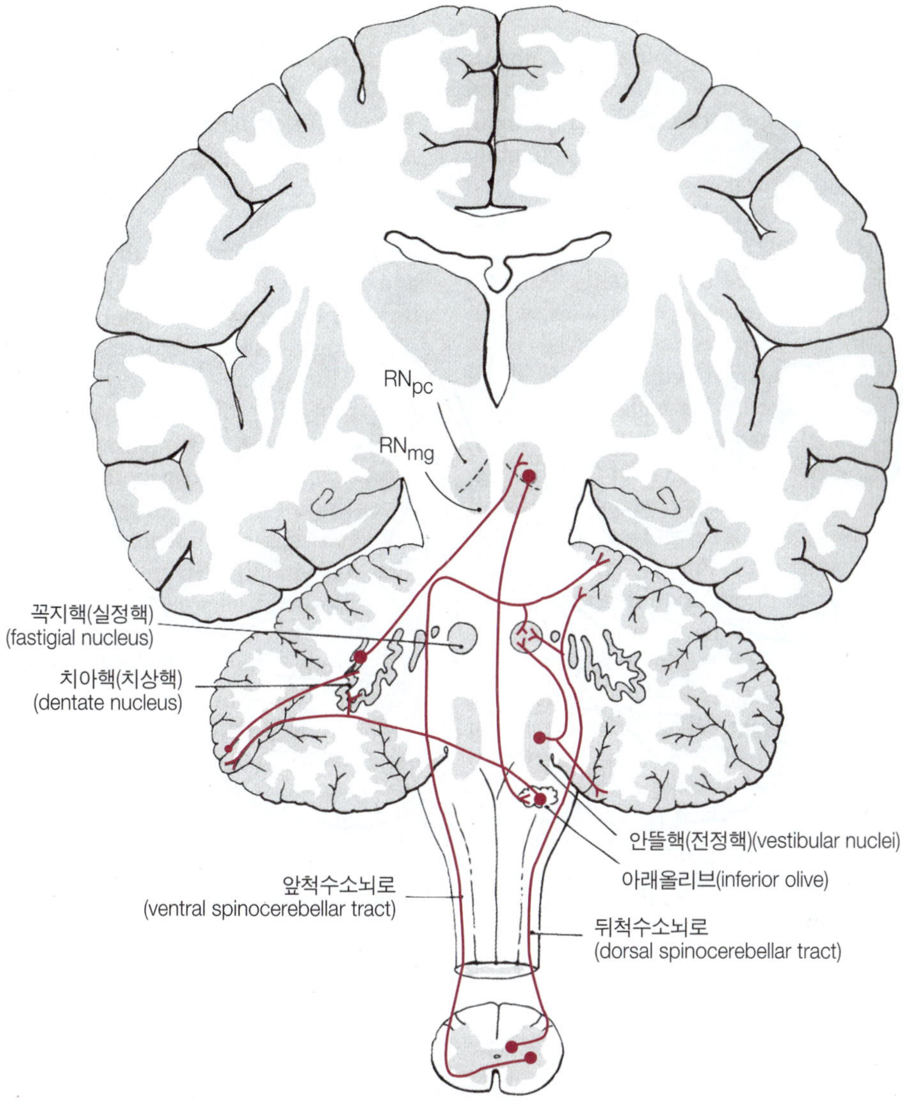

■ **그림 16-3.** 척수와 안뜰핵으로부터의 소뇌겉질과 꼭지핵으로의 입력, 그리고 아래올리브로부터의 소뇌겉질과 치아핵으로의 입력.

통한 안뜰회로(vestibular circuit)를 만든다.

중간소뇌다리(middle cerebellar peduncle, 다리뇌팔(교완, brachium pontis))은 다리뇌의 바닥부(basal pon) 회색질에 있는 반대쪽 다리뇌핵으로부터의 교차성 구심성 섬유[다리뇌소뇌(ponto cerebellar)] 또는 가로다리뇌섬유(transverse pontine fiber)들로 거의 이루어져 있다. 이 다리뇌핵들의 투사 섬유들은 대부분 소뇌겉질내에서 기시한다(그림 16-4).

위소뇌다리(superior cerebellar peduncle, 결합팔(brachium conjunctivum)은 주로 소뇌에서 기시하는 원심성 투사섬유로 이루어져 있다. 적핵, 시상 그리고, 그물체의 투사섬유들은 소뇌의 치아핵과 중간핵[둥근핵(globose)]과 마개핵(emboliform))에서 기시한다(그림 16-4). 꼭지숨뇌로의 섬유 중 일부는 아래소뇌다리로 들어가지 전에 짧은 거리동안 위소뇌다리와 함께 주행한다. 또한 위소뇌다리는 앞쪽 척수소뇌로(ventral spinocerebellar)(그림 7-1,

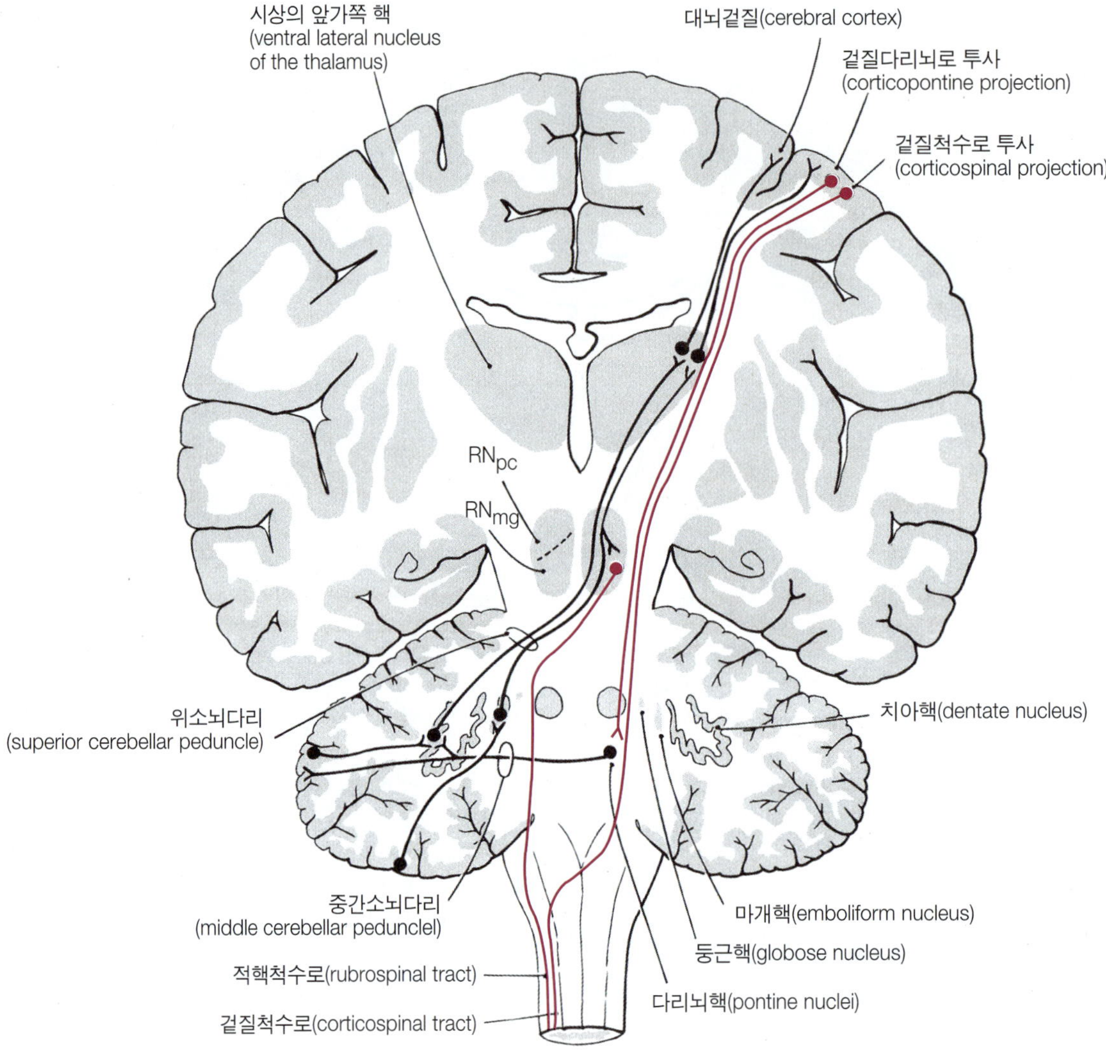

■ **그림 16-4.** 치아핵과 중간핵[마개핵(emboliform)과 둥근핵(globose)]과의 연결.

16-3)로부터 구심성 투사섬유, 입쪽 척수소뇌로 부위 그리고 삼차소뇌투사 섬유(trigeminocerebellar projection)들로 이루어져 있다.

주요 회로 (Major Circuits)

소뇌겉질로 유입되는 구심성 섬유 (Afferents to the Cerebellar Cortex)

대뇌겉질에서 기원하는 신경로

소뇌겉질과 심부소뇌핵들은 많은 곳으로부터 전달되는 정보를 일정하게 받는다. 대뇌겉질에서의 신경 활동은 세 개의 겉질소뇌 투사경로(cerebrocerebellar projection pathway)를 통해 전달된다. 이 중 가장 큰 구조물인 **겉질-다리뇌-소뇌로(corticopontocerebellar pathway)**는 대뇌반구의 겉질에서 시작된 대부분 신경섬유들에서 **겉질-다리뇌로(corticopotine tract)**와 **다리뇌-소뇌투사섬유(pontocerebellar projection)**를 경유해서 반대편 소뇌반구와 연결된 교차성 경로로 이루어져 있다. 이 다리뇌-소뇌투사섬유들은 대뇌겉질의 일차운동과 일차감각 영역으로부터의 정보, 이마엽(전두엽) 앞영역(prefrontal area)과 마루엽(두정엽) 영역(parietal area)을 포함한 연합 영역(associative area)으로부터의 정보, 그리고 일차시각 영역과 청각 영역 일부분으로부터의 정보들로 이루어져 있다. 다리뇌-소뇌 섬유들은 **중간소뇌다리(middle cerebellar peduncle)**을 통해 소뇌로 연결된다(그림 10-10, 16-4 참조). 다른 겉질 소뇌로들은 주로 대뇌겉질의 운동영역에서 기시하고 **겉질-올리브-소뇌로(cerebro-olivocerebellar pathway)**와 **겉질-그물-소뇌로(cerebroreticulocerebellar pathway)**를 포함한다.

척수, 특수 감각계 그리고 시상아래에서 기원하는 신경로

소뇌겉질은 쐐기-소뇌로와 세 개의 척수-소뇌로(앞쪽, 목쪽, 입쪽)에 의해 전달되는 팔다리와 몸통의 피부와 근육, 관절로부터 오는 정보를 받아들인다. 청각, 평형각, 시각 등을 포함한 대부분의 다른 감각 양식들 역시 소뇌로 전달된다. 최종적으로 소뇌는 시상아래의 신경세포로부터 직접적인 연결을 한다. 이 모든 정보는 정보 통합이 일어나는 소뇌겉질 신경원의 거대한 저장고로 이동한다.

중추신경계에서 소뇌로 유입되는 구심성 신경들의 차별화된 기능(Afferents from Different Central Nervous System Areas Distribute to Cerebellar Zones with Different Function)

일반적으로 소뇌앞엽의 벌레부와 중간부위 그리고 뒤엽의 꼬리 부위는 주로 척수로부터 오는 구심성 신경섬유를 받아들인다; 타래결절엽(flocculonodular lobe)은 안뜰계에서 오는 중요 투사섬유를 수용한다; 그리고 소뇌반구는 주로 대뇌겉질에서 오는 중요 입력들을 받아들인다. 이러한 분할 분포는 일반적인 소뇌 기능의 기초를 제공한다. 앞엽의 충부와 중간부위 그리고 뒤엽의 미부는 자세 조절과 보행(locomotion)에 기능한다. 이 영역은 감정 처리(affective processes)와 자율적 조절과 관련되어있다는 증거들이 있다. 타래결절엽은 특히, 안뜰기능(균형, 자세 그리고 눈 동작)에 참여한다. 소뇌반구의 가쪽 영역은 팔다리의 미세한 협응 동작 조절에 중점을 둔다. 이러한 영역들은 기능 실행(executive functioning), 시각-공간적 처리 그리고 언어 발생(language production)과 연관이 있다.

심부소뇌핵에서 다른 기능계로 유입되는 원심성 신경(Efferents of the Deep Cerebellar Nuclei Distribute to Different Functional System)

심부소뇌핵의 투사 섬유들에 대한 연구는 동작에 영향을 주는 소뇌의 원심성 경로에 대한 통찰을 제공한다. 벌레부(충수부, vermal zone)로부터 기원하는 퓨르킨제 세포를 수용하는 **꼭지핵(실정핵, fastigial nucleus)**은 원심성 섬유를 뇌줄기(뇌간)의 **그물핵(망상핵, reticular nuclei)**과 **안뜰핵(전정핵, vesibular nuclei)**으로 보낸다. 이런 핵들은 자세와 균형에 관여하는 척수(spinal cord)로 투사한다. 이들 핵에서부터 위뇌줄기로의 투사는 동향 동작(conjugate eye movement) 조절을 돕는다.

중간핵(interposed nucleus)의 많은 신경원들은 벌레부와 외충수부(paravermal zone)에 있는 퓨르킨제 세포로부터 정보입력을 받아들이고, 위소뇌다리(상소뇌각)를 통해 반대쪽의 적핵 **큰세포 구획(magnocellular division of red nucleus)**으로 투사섬유를 보낸다. 큰세포 구획은 교차하여 척수로 하행하는 적색척수로(rubrospinal tract, 그림 9-2와 16-4) 축삭의 근원이 된다. 그러므로 이 경로는 중간핵에서 기시하여 신체 같은 쪽의 척수에 종지한다. 적색 척수로는 보행(locomotion)과 팔다리의 협응 동작에 기여한다.

뒤엽의 가쪽 부위를 주로 구성하는 소뇌겉질의 가쪽 영역은 **치아핵(dentate nucleus)**과 **중간핵(interposed nucleus)**으로 퓨르킨제 세포 축삭을 보낸다. 이 핵들은 위소뇌다리를 통해 반대쪽 적핵과 시상의 앞가쪽 핵과 섬유판속핵(intralaminar nucleus)으로 투사한다.

치아핵(dentate nucleus)으로부터의 섬유는 적색올리브로(rebro-olivary tract)의 기원이 되는 적핵의 **소세포 구획(parvocelluar division of red nucleus)**에 종지한다. 이들 섬유들은 아래올리브복합체에 종지하기 위하여 중심덮개로(central tegmental tract)의 뇌줄기를 따라 같은 쪽으로 하행한다. 그러므로 치아핵과 소뇌겉질의 가쪽 영역에 되먹임 고리(feedback loop)를 형성한다(그림 16-3 과 16-5).

앞가쪽 시상핵(복외측 시상핵, ventral lateral thalamic nucleus)으로부터 발생하는 시상겉질섬유(thalamocortical fiber)들은 신경흥분을 같은 쪽 이마엽(전두엽)의 운동 영역으로 중계한다. 이마엽으로의 이 경로를 통해 시상겉질 투사섬유들은 겉질의 원심성 섬유들과 연접을 한다. 이 원심성 섬유들은 추체로(pyramidal tract)를 지나 겉질척수로를 통해 척수의 반대쪽에 투사된다. 이 경로는 치아핵과 중간핵에서 기원하여 신체의 같은 쪽 척수에 종지한다(그림 16-4). 겉질척수로와의 연결을 통해서 이 소뇌 회로 부분은 원위 팔다리 근육들의 미세한 협응적 학습적 동작에 중요한 영향을 끼친다. **섬유판속핵(intralaminar nucleus)**을 통한 투사섬유들은 대뇌겉질의 뒤마루(후방두정, posterior parietal) 부위, 위관자(상부측두, superior temporal) 부위, 앞이마(전전두, prefrontal) 부위, 대상(cingulate) 부위 그리고 해마옆(parahippocamal) 부위에 도달한다. 이 투사섬유들이 복합적 인지 과정(multiple cognitive process)에 영향을 준다는 증거들이 있다. 이마엽 앞쪽 겉질과의 소뇌 연결(cerebellar connection)은 기능 실행(executive functioning)에 참여하고, 마루엽과의 소뇌 연결은 시공간 처리(visuospatial processing)에 참여하며, 이마엽과의 소뇌 연결은 언어 활동(linguistic activity)에 참여한다. 그리고 대상 부위와 해마옆 부위는 정서적이고 감정적인 현상(affective phenomena)과 동기유발적인 현상(motivational phenomena)에 참여한다.

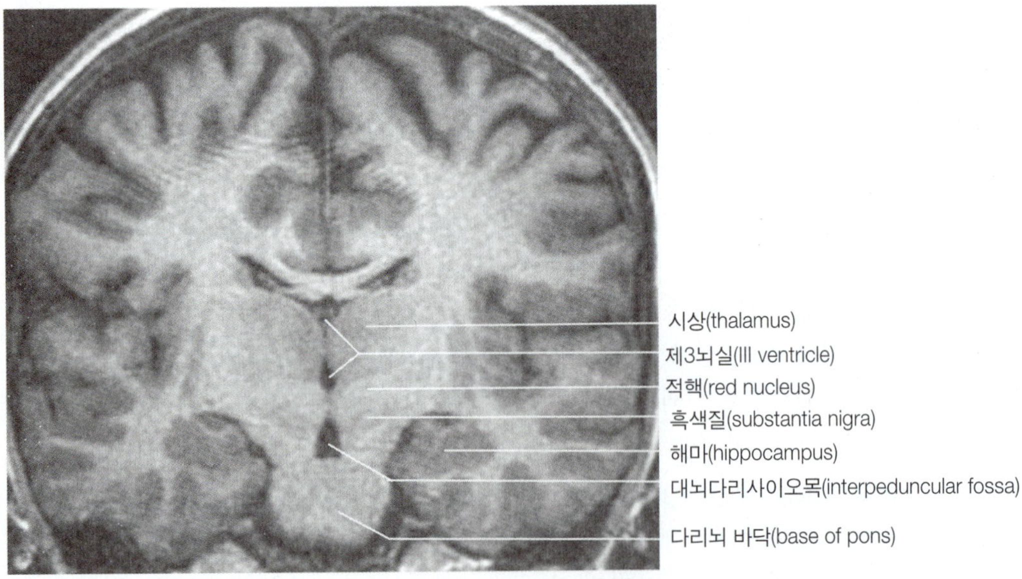

■ **그림 16-5.** 신경학적으로 정상 성인의 대뇌 관상면의 자기공명영상(T1 weighted sequence) 스캔. 시상 그리고 중뇌와 다리뇌의 바닥부가 보이고 있다. 적핵은 두꺼운 유수 치아-적핵 시상섬유(dentato-rubrothalamic fiber)의 피막이 적핵을 둘러싸고 있기 때문에 백색질처럼 보여진다.

움직임과 인지에 대한 소뇌겉질과 대뇌겉질의 통합(Integration of the Cerebellum and Cerebral Cortex in Movement and Cognition)

동작을 수행하기 위한 의도(intent)는 보조운동겉질(supplementary motor cortex)을 포함한 대뇌겉질의 운동연합 영역(motor association areas)에서 시작한다. 이 영역은 움직임 계획(movement planning)의 초기 단계 중 소뇌반구의 가쪽 부분과 치아핵과 협력한다. 이 영역의 결과로써 움직이기 위한 명령(command to move)이 발생한다. 이 명령은 치상핵 그리고 대뇌겉질의 4 영역에서 순차적으로 일어난다. 소뇌중간핵(interpositus nucleus, interposed nucleus)을 포함한 소뇌반구의 중간 부위(intermediate part)는 다리뇌핵(potine nucleus)을 경유하여 중재되는 추체로의 옆 섬유들로부터의 정보 입력과 움직이고 있는 신체 부위의 말초수용기로부터의 정보 입력에 의한 진행성 동작(ongoing movement) 처리에 대한 정보들을 받아들인다.

앞서 언급했듯이, 소뇌가 인지 처리에 영향을 준다는 것은 시상겉질 투사섬유로 인한 소뇌와 대뇌겉질의 연결로 이해된다. 추측컨대, 신경계는 앞으로의 계획(planning ahead)과 같은 종류의 일을 처리할 때 이 연결을 사용한다. 소뇌는 운동 프로그램을 학습할 수 있고, 새로운 상황에 대한 프로그램에서의 구성 성분들을 빠르게 연접하게 하여 이 구성 성분들이 빠르고 무의적으로 사용되게 한다.

소뇌기능이상의 임상적 징후 (Clinical Signs of Cerebellar Dysfunction)

임상적 관점으로, 소뇌는 각각 두 개의 시상부위와 연결되어 있다. 소뇌기능이상의 임상적 징후는 소뇌의 중간 영역에서의 질환으로 인한 징후들과 가쪽 부분에서의 질환으로 인한 징후들로 구별될 수 있다.

소뇌의 중앙 영역 기능 이상의 임상적 징후(Clinical Signs of Midline Zone Dysfunction)

소뇌의 중앙 부위(the midline zone of the cerebellum)는 벌레부(충수부, vermis)의 앞쪽과 뒤쪽, 타래결절엽, 그리고 꼭지핵(실정핵, fastigial nucleus)으로 구성되어 있다. 이 부위에 생긴 병변은 다음의 증상을 발생시킨다.

1. **기립과 보행 장애(disorders of stance and gait)**. 환자들은 항상 발을 벌려 넓은 바닥면으로 선다. 심한 몸통 떨림(진전, truncal tremor)이 있을 수 있다. 환자는 한 발의 발가락 앞에 다른 발의 뒤꿈치를 놓고 걷는 직렬 걷기(tandem walk)를 할 수 없다. 소뇌 중앙 부위에서 질병이 생기면, 각 팔다리의 운동실조증(ataxia) 증상이 없어도 보행 장애(gait disturbance)가 항상 발생한다.
2. **흔들림(titubation)**. 이 증상은 1초에 수회 동안 머리와 몸통의 율동적 떨림(rhythmic tremor)이 일어난다.
3. **머리가 회전되거나 기울어진 자세(rotated or tilted postures of the head)**. 머리가 왼쪽 또는 오른쪽으로 회전되었거나 기울어져 있다. 기울어진 방향 쪽이 항상 소뇌에 병변이 있는 것은 아니다.
4. **안구운동 장애(ocular motor disorders)**. 확실한 안구 기능의 장애는 소뇌 병변으로 인해 초래된다. 이 중 가장 두드러진 증상은 자발적 **안구진탕(spontaneous nystagmus**, 예, 생리적 안뜰(전정) 자극에 의해 발생되는 증상이 아님)이다. 이 안구진탕은 정면을 주시하거나 안구 편위(ocular deviation) 시 일어나는 한 눈 또는 양쪽 눈의 율동적인 진동 움직임이다.
5. **정동 장애(affective disturbances)**. 최근에 기술된 것으로, 정서적 표현의 둔마(flattening 또는 blunting)와 탈억제 행위(disinhibited behavior), 부적절한 행위(inappropriate behavior)

가 있다.

소뇌 가쪽 영역 기능 이상의 임상적 증후 [Clinical Signs of Lateral(hemispheric) Zone Dysfunction]

임상적 견지에서 볼 때 가쪽 소뇌 영역은 각각의 소뇌반구, 치아핵, 중간핵으로 구성되어 있다. 이 부위의 병변은 다음과 같은 증후와 증상을 발생시킨다:

1. **움직임 해체(decomposition of movement, 움직임의 단편화 현상)**. 환자들은 매끄러운 연속 동작이 아닌 격동적이고 불규칙적인 방식의 다양한 운동을 수행한다. 움직임 해체는 복잡한 동작을 정확하게 수행하지 못하는 무능력을 보상하기 위한 수의적이고 순응적인 전략이라는 증거들이 제시되고 있다. 소뇌 장애가 있는 환자들은 한 번에 연속적인 방법으로 한 개의 관절을 움직이면서 동작을 정확하게 만들려고 학습한다.
2. **기립과 보행 장애(disturbances of stance and gait)**. 걸음은 지지면을 넓게 하여 기립하고 옆으로, 앞으로, 뒤로 넘어지려는 경향이 있어서 불안하게 걷는다. 팔다리의 개별적 동작에 대한 운동실조는 보행 장애를 동반한다.
3. **저긴장증(hypotonia)**. 이 증상은 소뇌 손상 당시 곧바로 한 개 또는 여러 팔다리에 나타나는 수동적 조작(passive manipulation)에 대한 저항의 감소이다. 저긴장증은 시간이 지나면서 종종 없어지기도 한다. 저긴장증은 임상적으로 근육의 촉지가 아닌 관절에 대한 팔다리의 조작으로 알아낼 수 있다.
4. **말더듬증(dysarthria)**. 소뇌 병변 시 말은 느려지고 부정확해지고 힘들어 할 수 있다. 하지만 이해력과 문법은 온전하게 보존된다.
5. **운동거리 조절이상(dysmetria)**. 이 증상은 능동적 동작 시 신체 일부분의 배치(placement) 또는 동작궤도(trajectory) 장애이다. 측정 저하증(hypometria)은 팔다리가 목표 지점 이전에 멈추고, 측정 과대증(hypermetria)은 목표 지점을 지나쳐가는 것이다.
6. **반복 운동 장애(상반 운동 반복 수행 장애, dysdiadochokinesis)와 율동 상실(dysrhythmokinesis)**. 반복 운동 장애는 소뇌 병변 시 움직임 해체를 나타내고, 교대적인 동작(alternating movement)이나 미세한 반복적 동작에 의해 알 수 있다. 율동 상실은 빠르게 교대하는 운동의 율동 수행 장애이다. 이 증상은 환자에게 빠르게 세 번 두드리고 느리게 한번 두드리라고 할 때 유발된다. 소뇌 병변 시 동작의 율동이 교란된다.
7. **운동실조증(ataxia)**. 이 용어는 포괄적으로 주로 운동 거리 조절 이상과 움직임 해체의 복합적 영향으로 인해 초래되는 동작의 다양한 문제들로 기술한다. 환자들은 각각 움직임 성분들의 속도와 순서에서 실수를 한다. 보행 운동실조증 환자들은 한쪽에서 다른 쪽으로 방향을 바꾸면서 비틀거리면서 걷기 때문에 직선을 따라 걷기가 힘들다.
8. **떨림(진전, tremor)**. 소뇌 병변은 정적 떨림(static tremor)과 동적 떨림(kinetic tremor)을 일으킨다. 정적 떨림은 환자에게 손바닥을 펴고 바닥과 평행하게 손을 앞으로 뻗으라고 요청했을 때 나타난다. 어깨에서는 율동적 진동이 일어나는 것이 보여진다. 동적 떨림은 환자에게 한 쪽의 발 뒤꿈치를 반대쪽 다리의 무릎에 놓게 하고, 정강이를 따라 위에서 아래로 움직이게 하면서 유발된다. 그리고 환자에게 손으로 자기 코와 환자 팔의 전체거리만큼 유지시킨 검사자 손가락을 번갈아 촉지시킬 때도 동적 진전이 유발되고, 이 동적 떨림의 동작들은 측면에서 측면으로 거친 떨림을 일으키고 몸쪽부(근위부) 관절(어깨관절과 고관절)에서 발생한다.

9. **저지와 반동의 장애(Impaired check and rebound)**. 이 증상은 소뇌의 기능이상 증후와 관련되어 있다. 검사자가 환자에게 양손을 앞으로 나란히 뻗어 유지하게 한 후 팔이 움직일 정도로 손목 부문을 친다. 정상은 팔이 빠르게 안정자세(resting position)로 돌아간다. 그러나 소뇌 병변 시 팔다리는 더욱 움직이고 원래 위치로 돌아올 때 반복적으로 원래 위치를 지나치게 된다(overshoot).
10. **안구운동 이상(Ocular motor disorders)**. 안구운동의 확실한 장애는 소뇌반구의 손상으로 인해 일어난다. 가장 일반적인 장애는 안구진탕증이다.
11. **기능실행 교란(Disturbance of executive functioning)**. 이 교란 장애는 계획(planning), 목표 이동(set shifting), 추상적 추론(abstract reasoning)과 기억(working memory) 등의 부족과 저하된 언어유창성(verbal fluency) 등이 유발된다.
12. **손상된 공간인지(Impaired spatial cognition)**. 이 조건은 시공간적 붕괴(visuospatial disorganization)와 손상된 시공간적 기억을 포함한다.
13. **인격 변화(personality change)**. 탈억제 행위 또는 부적절한 행위와 함께 감정의 둔마(flattening 또는 blunting)로 기술된다.
14. **언어 곤란(Linguistic difficulty)**. 이 증상은 언어와 말의 율동적이고 어조(intonation)의 비정상, 또는 **억양 곤란(dysprosody)**, 비문법적 구성(nongrammatical construction) 그리고 명칭 장애[naming disorder, **명칭 언어 상실증(anomia)**]등이 해당된다.

소뇌 결함(cerebellar defect)은 외상성 손상이나 혈액 공급 소실(stroke)과 같은 갑작스런 병변이후 시간이 지나면서 점차적으로 회복한다. 시간에 따른 운동 기능의 향상은 부분적으로는 환자의 보상적 전략의 학습에 의해 발생하고, 부분적으로는 중추신경계의 **가소성(plasticity**, 새로운 연결섬유를 형성하거나 기존의 연결섬유를 다르게 사용하려는 능력)에 의해 일어난다.

소뇌겉질의 신체 순서 배열(somatotopic localization)은 동물 실험에서 증명되었다. 이 동물 연구들은 신체 일부분의 매우 복잡한 표현배열을 밝혀내었다. 소뇌 구조의 복잡성에도 불구하고 오른쪽 소뇌반구는 신체의 오른쪽에 분명히 영향을 주었고, 그러므로 편측에서 일어나는 어떤 증상은 소뇌의 병변이 같은 쪽에서 일어나야 한다. 이 발견은 반대쪽에 영향을 주는 대뇌 병변과 두드러지게 대조된다.

질환(Diseases)

많은 신경학적 질병이 소뇌에 영향을 준다. 척수소뇌 운동실조증(spinocerebellar ataxia)은 우성 또는 열성 소질에 의한 유전적 장애이다. 우성적으로 유전된 척수소뇌 운동실조증은 기술된 것처럼 성공적으로 번호가 매겨져 있다. 유전 번호의 원위 16번은 확인되었다(SCA1에서 SCA16). 이 유전 번호의 대부분은 넓어진 삼중자(expanded triplet)로 인해 발생한다. 이 질환은 아래올리브, 다리뇌, 소뇌 그리고 겉질척수로, 바닥핵 그리고 말초신경을 포함한 다양한 신경계의 퇴행을 일으킨다. 이 장애는 임상적으로 항상 보행실조증, 말더듬증과 팔다리 동작 비협응(incoordination)이 나타난다.

열성적으로 유전된 척수소뇌 실조증인 프리히드리히 **운동실조증(friedreich's ataxia)**은 말초신경, 척수소뇌경로, 척수의 뒤기둥(후주, dorsal column)와 겉질 척수로의 퇴행을 일으키는 넓어진 삼중자로 인해 발생한다. 이 질환은 유년기 또는 이른 청소년기에 발바닥폄반응(신근족저반응, extensor plantar response)을 동반하면서 팔다리 동작과 보행의 운동실조증으로 시작한다. 이 질환이 진행되면서 환자는 척추측만증, 요족(pes cavus, high arches), 팔다리 약증 그리고 운동실조증으로 진행된다. 이 질환은 근신장 반사 소실 그리고 팔다리의 위치와 진동감각 소실을 동반하면서 부전마비(예, 중증의 다리 약증)로 진행된다.

산발성 올리브-다리뇌-소뇌 위축(sporadic olivopontocerebellar atrophy)은 원인 불명의 진행성 신경퇴행 질환이다. 이 질환은 아래올리브, 다리뇌, 소뇌겉질 신경원들의 점진적 소실로 발생하고 보행실조증, 말더듬증, 몸통 및 팔다리의 소뇌성 떨림, 그리고 모든 팔다리의 동작 비협응 등을 일으킨다. 어떤 환자들은 산발성 올리브-다리뇌-소뇌 위축은 자율신경 기능 부족(autonomic insufficiency)과 파킨슨 증상과 더불어 소뇌운동실조증을 포함한 다계통 위축(multiple system atrophy)으로 발전한다.

알콜성 소뇌 변성(alcoholic cerebellar degeneration)은 영양실조를 동반하는 중증의 만성 알콜중독과 관련된 질환이다. 소뇌 충부의 앞엽, 뒤엽에 나타나는 퇴행성 변화는 보행실조등과 관계되어 있지만, 말하기와 팔의 협응적 동작은 보존된다.

사례연구 결과(Case Follow-up)

이 장의 시작 부분에서 기술한 환자는 알콜성 소뇌 변성을 가지고 있다. 환자는 비타민 B1(티아민, thiamine), 탈수증을 위한 수액 대체(fluid replacement) 그리고 균형된 영양식으로 치료를 받고 있다. 환자의 증상은 점차 나아지고 있고, 보행 시 어려움이 없어 병원을 퇴원하였다. 그리고 금주 친목회(Alcoholics Anonymous)에 참가하였다. 신경학적 장애가 재발되지 않고 수년 동안 술 취하지 않은 상태도 지속할 수 있었다. 다행히도 환자는 바로 치료를 받아 소뇌의 영구적인 손상을 방지할 수 있었고, 또한 알코올성 건망증 질환(Wernicke-Korsacoff disease)의 무서운 증상을 피할 수 있었다. 영양실조(malnutrition)로 인해 발생하고 알코올 중독 합병증으로 빈번히 발병하는 이 질환은 보행실조증, 안구 동작의 부전마비 그리고 최근 기억 소실 등을 일으킨다. 치료하지 않았다면, 이 질환은 진행성 혼수(progressive coma)와 사망을 초래한다. 하지만 적합한 진단과 치료가 이루어진다면, 회복될 수 있다. 중증의 만성 알코올 중독뿐만 아니라, 알코올성 건망증 질환(Wernicke-Korsakoff disease)은 비만 치료를 위한 위우회술(gastric bypass)을 받은 환자에게도 발병한다. 이들 환자 중 몇몇은 점진적으로 영양 부족(malnourished) 상태가 되고, 티아민은 임계 수준(critical level) 아래로 하락하기도 한다.

제5부

앞뇌
Forebrain

17

바닥핵
The Basal Ganglia

사례연구(Case Study)

55세의 남성은 앉아 있을 때에도 왼손을 움직이기가 불편하고 뻣뻣한 느낌이 들며, 왼쪽 손목과 손가락들이 떨리는 현상이 나타나며, 보행중에는 종종 바닥에 왼발을 질질 끌며 걷는다. 약 1년 후 떨림(진전)은 고정적으로 일어나고 왼발을 잘못 놓게 되면 종종 걸려 넘어지곤 한다. 환자는 신경과 의사에 진찰을 받았다. 신경과 의사는 환자가 약간의 고정된 얼굴(immobile face)을 가지고 있으며, 불규칙적으로 눈을 깜박거리는 것을 알게 되었다. 신경과 의사는 또한 왼손과 손가락에 초당 4회에서 6회의 떨림과 왼쪽 팔과 다리의 수동적 조작에 대한 경미한 경축(rigidity), 그리고 양쪽 손가락이 미세하게 떨리는 것을 발견하였다.

이 환자의 증상들에 대한 원인이 되는가? 무엇이 이 증상들을 일어나게 하는가? 이 상태는 치료 가능한가?

개요(Overview)

바닥핵(기저핵, basal ganglia)은 대뇌겉질의 운동과 인지 기능을 조정하는 끝뇌(종뇌, telencephalon), 시상아래(시상하부, subthalamus), 중간뇌(midbrain)의 겉질밑핵(subcortical nucleus) 그물(network)로 구성되어 있다. 대뇌겉질은 겉질척수로와 겉질숨뇌로를 통해 직접적으로 운동 기능에 영향을 주는 반면, 소뇌와 바닥핵은 대뇌겉질과 뇌줄기의 조정을 통해 간접적으로 아래운동신경원(lower motoneuron)에 영향을 준다. 순환성 회로(recurrent circuit)는 겉질-뇌줄기-소뇌-시상-겉질의 고리 경로와 겉질-바닥핵-시상-겉질의 고리 경로를 통한 대뇌겉질 조정(cortical modulation)을 이룬다. 이처럼 서로 긴밀하게 연결되어 있지만, 소뇌 고리 경로와 바닥핵 고리 경로는 다른 기능을 수행한다; 그러므로 소뇌와 바닥핵 고리 경로를 침범하는 질환은 독특한 신경학적 결함을 발생시킨다.

소뇌와 바닥핵(기저핵) 모두 뇌줄기로 투사한다. 소뇌는 다양한 내림성 뇌줄기 경로(적핵척수로, 안뜰척수로 그리고 그물척수로)에 영향을 미치지만, 바닥핵은 제한적인 뇌줄기 연결을 하고 이 제한적 뇌줄기 연결은 대체로 그물체(망상체, reticular formation)와 위둔덕(상구, superior colliculus)이 수

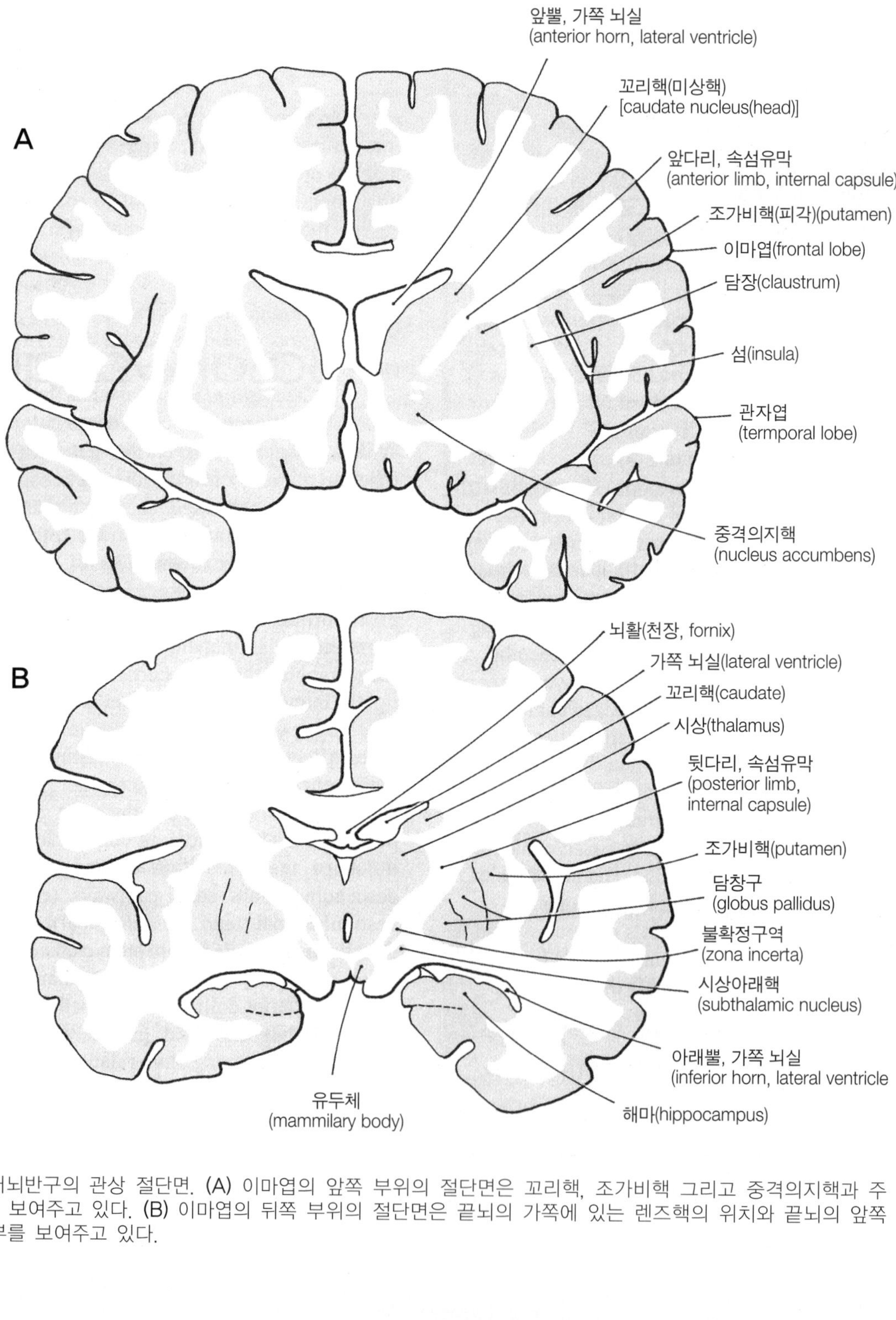

■ 그림 17-1. 대뇌반구의 관상 절단면. (A) 이마엽의 앞쪽 부위의 절단면은 꼬리핵, 조가비핵 그리고 중격의지핵과 주위 끝뇌와의 관계를 보여주고 있다. (B) 이마엽의 뒤쪽 부위의 절단면은 끝뇌의 가쪽에 있는 렌즈핵의 위치와 끝뇌의 앞쪽에 있는 꼬리핵 체부를 보여주고 있다.

반된다. 바닥핵이 인지 기능(cognitive functioning)에 참여한다는 것은 거의 확실하다. 그러나 특히, 운동 기능(motor functioning)에 대한 바닥핵의 역할에 관한 정보는 상대적으로 적다.

관례적으로 임상의들은 운동계를 두 개의 경로로 나눈다: **추체로계(pyramidal system)**와 **추체외로계(extrapyramidal system)**. 추체로계는 겉질숨뇌로(corticobulbar pathway)와 겉질척수로(corticospinal pathway)로 구성된다. 추체외로계는 뇌줄기에서 척수로의 투사 경로(예; 적색척수로, 그물척수로, 안뜰척수로, 시개척수로)와 바닥핵을 포함한 운동 조절에 영향을 주는 모든 다른 투사 경로를 포함한다. 생리학적으로 추체외로 신경회로(extrapyramidal neuronal circuit)는 추체계의 신경 회로와 매우 밀접하게 연결되어 있기 때문에 둘을 나누는 것은 다분히 인위적이다. 그렇지만, 추체로계의 질환으로부터 추체외로계의 질환을 구별하는 것은 임상적인 통찰을 좋게 만든다. 이는 이 두 개의 신경경로 체계를 침범하는 질환들은 독특하고 구별할 수 있는 임상적 증후가 보이기 때문이다.

구성 성분 (Components)

바닥핵의 가장 큰 핵은 끝뇌(telencephalon) 안에 깊숙이 놓여 있고 대뇌반구의 바닥부까지 뻗어 있다. 이들 핵들은 **뒤쪽 줄무늬체(배측 선조체, dorsal striatum; 꼬리핵(미상핵, caudate nucleus)**과 **조가비핵(피각핵, putamen)**과 **앞쪽 줄무늬체(복측 선조체, ventral striatum)**; **중격의지핵(nucleus accumben)**과 **앞구멍물질(전유공물질, anterior perforated substance)**, 그리고 **뒤쪽 담창구[(배측 창백핵, dorsal pallidum)(담창구, globus pallidus)**, **앞쪽 담창구(ventral pallidum)**가 해당된다. 여러 개의 겉질아래 핵들인 **시상아래핵(subthalamic nucleus)**과 **흑색질(substantia nigra)**, **앞쪽 덮개 영역(vental tegmental area)**은 **간뇌(사이뇌, diencephalon)**와 **중뇌(midbrain)** 사이의 접촉 부위에 존재한다. 직접적으로 줄무늬체(선조체)와 담창구는 해부학적으로 기능적으로 상호연결되어 있기 때문에, 이들 핵들은 바닥핵의 구성 성분이 된다. 표 17-1은 이 책에서 사용되는 바닥핵과 관련된 용어에 대한 지침을 제공한다.

■ 표 17-1 바닥핵 명명법

용어	구성
뒤쪽 줄무늬체 (dorsal striatum)	꼬리핵, 조가비핵
뒤쪽 창백핵 (dorsal pallidum)	창백핵, 가쪽 창백핵, 안쪽 창백핵
렌즈핵 [lenticular(lentiform) nucleus]	조가비핵, 창백핵
앞쪽 줄무늬체 [ventral striatum]	중격의지핵, 앞구멍물질(전유공물질)*
앞쪽 창백핵 (ventral pallidum)	
흑색질 (substantia nigra)	흑색질 그물부, 흑색질 치밀부
앞쪽 덮개 영역 (ventral tegmental area)	
시상아래핵 (subthalamic nucleus)	

* 인간 두뇌의 전유공 공간과 동일한 비영장류의 전체 부위가 후구(olfactory bulb)로부터 직접 투사를 받아들이고, 후결절(olfactory tubercle)이라 불린다. 인간에서의 후각투사(olfactory projection)는 이 상겉질(조롱박 겉질; piriform cortex)에 인접한 이 부위의 가쪽 부분에만 한정된다(그림 22-1 참조).

뒤쪽 줄무늬체와 담창구 (Dorsal Striatum and Pallidum)

꼬리핵(caudate nucleus)은 가쪽 뇌실(측뇌실, lateral ventricle)의 바닥을 차지하고 있다(그림 17-1B, 17-2, 17-3). 꼬리핵의 머리쪽 끝부위 팽창부는 **머리(두부, head)**를 형성한다(그림 17-1A, 17-2). **체부(body)**는 시상의 뒤가쪽(dorsalateral) 뒤쪽(backward)으로 지나가고(그림 17-1B, 17-3) 점점 가늘어지면서 **꼬리(tail)**를 형성하는데, 관자엽을 향해 가쪽 뇌실의 아래뿔을 따르다가 편도(amygdala)

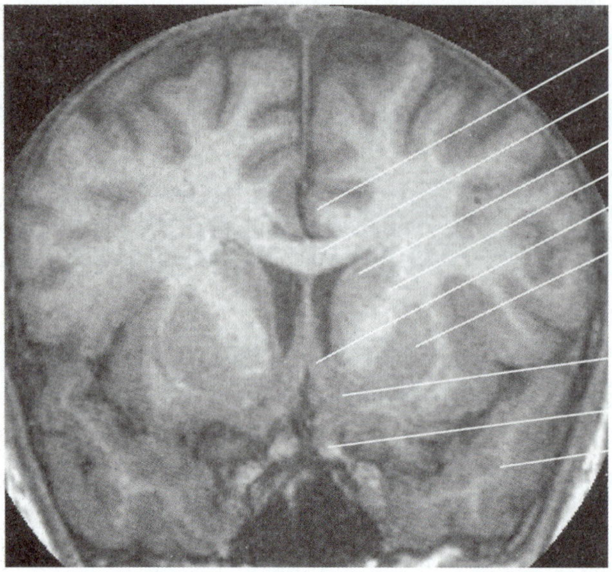

■ **그림 17-2.** T1-weighted(훼손 경사 에코) 자기공명영상. 신경학적으로 정상 성인의 관상 장면 사진은 대뇌반구 이마엽의 뒤쪽 줄무늬체(꼬리핵과 조가비핵)과 안쪽 줄무늬체(중격의지핵, 앞구멍물질)를 보여주고 있다. 그림 17-1A와 비교.

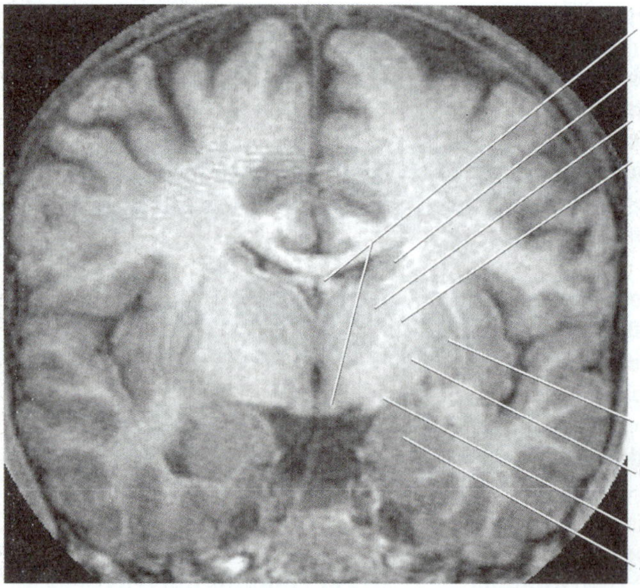

■ **그림 17-3.** T1-weighted(훼손 경사 에코) 자기공명영상. 신경학적으로 정상 성인의 이 관상면 사진은 뒤쪽 줄무늬체(꼬리핵과 조가비핵)와 대뇌바닥핵의 담창구를 보여주고 있다. 그림 17-1B와 비교.

부근에서 종지한다.

조가비(putamen)와 담창구(globus pallidus)는 속섬유막(내낭, internal capsule)의 가쪽 면으로 끼어 들어간 엄지손가락 크기의 **렌즈핵(lenticular nucleus)** 또는 **수정체핵(lentiform nucleus)**을 함께 형성한다(그림 17-1B, 17-3). 속섬유막의 섬유들은 꼬리핵으로부터 렌즈핵을 분리시킨다. 하지만 속섬유막의 앞 돌출부에서의 세포간 다리(cell bridge)가 꼬리핵과 조가비핵을 결합시키는 머리쪽 부위(cephalic part)는 분리되지 않는다. 앞부분을 관통하는 세포다리에 의해 서로 연결되어있는 꼬리핵의 두부 부위를 제외하고 꼬리핵은 속섬유막의 섬유들에 의해 렌즈핵과 분리되어 있다.

조가비(putamen)는 렌즈핵의 가쪽 부분을 이루고, 치밀하게 채워진 수많은 작은 신경들로 꼬리핵과 같은 조직학적 외형을 보인다. 렌즈핵의 안쪽에 있는 담창구(창백핵, globus pallidus)는 많은 유수섬유로 횡단하는 큰 세포로 드문드문 분포되어 있다. 이 유수 섬유다발은 이름에서 결정된 특징처럼 담창구의 창백한 외형의 원인이 된다. 세포의 드문드문한 층판은 조가비로부터 담창구를 분리시키고, 유사한 층판은 담창구를 **가쪽 담창구(globus pallidus pars externa)**와 **안쪽 담창구(globus pallidus pars interna)**로 나눈다.

대뇌겉질내에서의 뒤쪽 줄무늬체와 담창구 연결(Connections of the Dorsal Striatum and Pallidum with the Cerebral Cortex)

줄무늬체는 바닥핵으로부터 주요 정보 입력을 받아들인다. 대뇌겉질, 시상 그리고 흑색질이 구심성 정보를 제공한다.

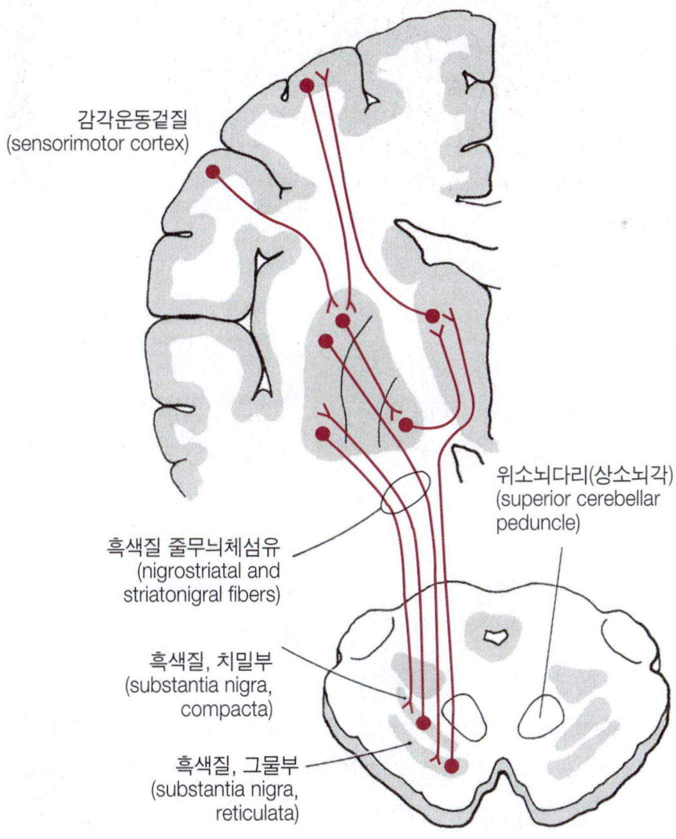

■ **그림 17-4.** 조가비핵을 통한 직접회로와 줄무늬체와 흑색질 치밀부와의 연결. 이 도해에서 보여주는 줄무늬체 섬유들은 조가비핵에서 나오지만, 대부분의 줄무늬체 섬유들은 꼬리핵에서 나온다. C=꼬리핵; cc=뇌들보; GPe=바깥창백핵(담창구) ; GPi=안쪽 창백핵 ; P=조가비; VL=시상 앞가쪽 핵.

뒤쪽 줄무늬체(조가비와 꼬리핵)는 동형겉질로부터 유입되는 흥분성 정보를 받아들인다[The Dorsal Striatum (Putamen and Caudate) Receives Excitatory Input from the Isocortex]

축삭은 동형겉질의 모든 영역에 있는 신경원으로부터 뒤쪽 줄무늬체로 투사한다. 그러나 대부분은 이마엽과 마루엽으로부터 뒤쪽 줄무늬체로 대량으로 투사된다. 일차운동겉질(4영역), 앞운동겉질(가쪽 6영역), 보조운동겉질(안쪽 6영역) 그리고 몸감각겉질(3, 1 그리고 2영역)은 조가비로 우선적으로 투사한다(그림 17-4). 이와는 대조적으로 앞이마 눈영역(frontal eye field), 그리고 이마엽과 마루엽에서의 연합 영역은 꼬리핵으로 대량으로 투사한다. 이들 투사섬유들은 **국소 순서적 배열(topographic organization)**을 갖는다.

동형겉질로부터 줄무늬체로의 투사되는 신경원은 신경전달물질인 **글루탐산염(glutamate)**을 사용하며 강한 **흥분(excitation)**을 준다. 대뇌겉질 신경원의 자극은 흥분성 연접후 전위(excitatory postsynaptic potential)를 일으켜서 줄무늬체 신경원(striatal neuron)의 연쇄반응을 유발시키고, 억제성 연접후 전위가 뒤따라 일어난다. 흥분성 연접후 전위는 흥분성 글루타메이트성 겉질 구심성 섬유로부터 발생하고, 억제성 연접후 전위는 줄무늬체의 감마아미노부티르산성[gamma-aminobutyric acid(GABA) ergic] 중간신경원으로부터 발생한다.

뒤쪽 줄무늬체는 흑색질 그물부와 담창구를 억제한다(The Dorsal Striatum Inhibits the Substantia Nigra Reticulata and the Globus Pallidus)

줄무늬체(선조체)의 신경원 집단은 흑색질 그물부(substantia nigra pars reticulata)와 담창구의 바깥쪽과 안쪽으로 투사한다. 이 투사섬유들은 동형겉질에서 뒤쪽 줄무늬체로의 **국소 순서적 배열**, 줄무늬체에서 담창구-흑색질 그물부로의 국소 순서적 배열, 담창구-흑색질 그물부의 핵들로부터 시상으로의 국소 순서적 배열로 이어진다.

줄무늬체에서 바깥쪽 담창구로 투사하는 신경원은 신경전달물질인 **GABA**와 **엔케팔린(enkephalin)**을 이용하여 **억제(inhibition)**한다. 줄무늬체에서 안쪽 담창구와 흑색질로 투사하는 신경원들도 억제를 하지만, 신경전달물질을 **GABA**와 **물질 P(substance P)**을 사용한다. 줄무늬체내의 많은 중간신경원은 신경전달물질인 **아세틸콜린(acetylcholine)**을 사용하여 **흥분(excitation)**을 일으킨다.

흑색질과 담창구는 시상에 영향을 준다(The Substantia Nigra and Globus Pallidus Influence the Thalamus)

바닥핵으로부터 기원하는 원심성 섬유의 대부분은 안쪽 담창구와 흑색질 그물부로부터 나온다. 안쪽 담창구와 흑색질 그물부는 **시상아래(시상하부 subthalamus)**라고 불리는 꼬리쪽 안쪽 간뇌 영역(caudal ventral diencephalon area)에서 발달한다. 발달이 진행되면서 속섬유막(내낭, internal capsule)의 섬유들은 안쪽 담창구와 흑색질 그물부 사이를 지나가서 이 구조물들을 분리한다. 그렇지만 이 구조물들의 연결과 기능은 동시에 발전한다. 이 안쪽 담창구와 흑색질 그물부 핵들로부터의 원심성 섬유들은 속섬유막의 안쪽을 가로질러 나와 불확정 구역(zone incerta)을 감싸고, 소뇌핵에서 시상으로 가는 신경섬유와 합류하는 **시상다발(thalamic fasciculus)**로 간다(그림 17-5). 안쪽 담창구와 흑색질 그물부로부터의 섬유들은 **섬유판속핵[수질판내핵, intralaminar nucleus**; 중심정중핵(centraomedian nucleus) 포함]과 연접하고, 시상의 **앞가쪽 핵(복외측핵, ventral lateral nucleus)**, **앞쪽 앞핵(복전측, ventral anterior nucleus)** 그리고 **안쪽 뒤핵(내배측, mediodorsal nucleus)**과 연접한다. 수질판속핵의 축삭들은 줄무늬체로 되먹임(feedback)을 한다(그림 17-5에서 표시 안 됨). 하지만, 앞가쪽(ventral lateral) , 앞앞쪽(ventral anterior) 그리고 안뒤

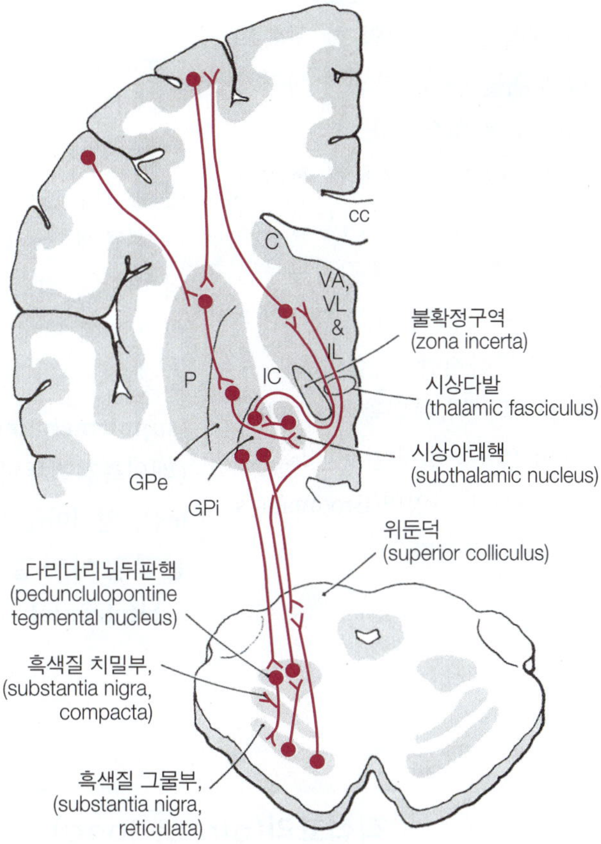

■ **그림 17-5.** 시상아래핵을 통한 간접 회로; 안쪽 담창구와 흑색질 그물부로부터 위둔덕(superior colliculus)과 중뇌 덮개로의 원심성 섬유들을 보여주고 있다. C=꼬리핵; GPe=가쪽 창백핵; GPi=안쪽 창백핵; ic=속섬유막; IL=시상의 섬유판속핵; P=조가비; VA=시상의 앞쪽 앞핵; VL=시상의 앞쪽 가쪽 핵.

쪽(내배측핵, mediodorsal) 핵의 축삭들은 이마엽 겉질로 투사를 하여 "바닥핵 회로(basal ganglion loop)"를 완성시킨다(그림 20-4).

직접 회로는 시상겉질에서 대뇌겉질로 투사되는 것을 흥분시킨다(The Direct Loop Disinhibits (Excites) Thalamocortical Projections to the Cortex)

동형겉질(isocortex)과 기능적으로 관련된 여러 영역(그림 17-4에서의 조가비)에서의 흥분성 글루타메이트성 섬유는 뒤쪽 줄무늬체의 특정 부위에 집중시키는 **직접회로(direct loop)**라 불리우는 이 단순 회로의 예를 그림 17-4에서 제시하였다. 줄무늬체 부위의 GABA성 신경원은 안쪽 담창구와 흑색질 그물부의 구별된 부위의 신경원들로 투사하여 억제시킨다. 그 이후에, 이 부위는 시상의 구별된 목표물을 억제하기 위하여 GABA성 투사를 한다.

GABA성 창백시상 투사섬유(GABAergic pallidothalamic projection)와 흑색시상 투사섬유(nigrothalamic projection)의 줄무늬체성 억제(striatal inhibition)는 시상겉질 글루타메이트성 세포(thalamocortical glutamatergic cell)에 대한 이 투사섬유들의 억제성을 제거한다. 억제성 투사에 대한 억제(inbition of inhibiting projection)를 의미하는 **탈억제(disinhibition)**라는 용어는 위와 같은 결과를 뜻한다. 시상 신경원의 탈억제는 회로(loop)의 기원인 대뇌겉질의 넓은 부위내에서의 흥분을 일으킨다. **직접회로를 통하여, 기능적으로 관련된 여러 겉질 영역들로부터의 정보들은 바닥핵의 한 구획으로 집중하여 여러 겉질 부위들 중 한 부위에 회귀성 흥분(recurrent excitation)을 일으킨다.**

그림 17-4에 도식된 직접회로는 조가비를 통하여 이동한다. 이 회로는 일차운동겉질, 일차몸감각겉질, 운동앞겉질, 보조운동겉질을 포함한 감각운동겉질(sensorimotor cortex)에서 기원한다. 이들 영역 모두는 정보를 조가비로 제공하지만, 직접회로의 유출(outflow)은 시상의 앞가쪽 핵(복외측핵, ventral lateral nucleus of thalamus)의 특정 부분에만 도달하고, 이 핵들을 통해 주로 브로드만 6영역(Brodmann's area 6)의 보충 운동 영역에 투사한다.

바닥핵 회로는 다른 영역의 대뇌겉질 기능을 조정한다(Basal Ganglia Loops Modulate Function in Different Regions of the Cerebral Cortex)

뒤쪽 줄무늬체(배측선조체, dorsal striatum)로부터 발생하는 4개의 바닥핵 회로와 앞쪽 줄무늬체(복측 선조체, ventral striatum)로부터 발생하는 한 개의 바닥핵 회로는 이 회로들이 조정하는 겉질 영역의 기능에 의해 구별되어진다. 뒤쪽 줄무늬체로부터 발생하는 4개 회로의 목표 겉질은 **보조운동 영역(supplementary motor area), 뒤가쪽 앞이마겉질(배외측전전두피질, dorsolateral prefrontal cortex), 앞이마눈 영역(frontal eye field)** 그리고 **가쪽눈확앞이마겉질(외측안와전두겉질, lateral orbitofrontal cortex)**이 해당한다. 추론해보면 이

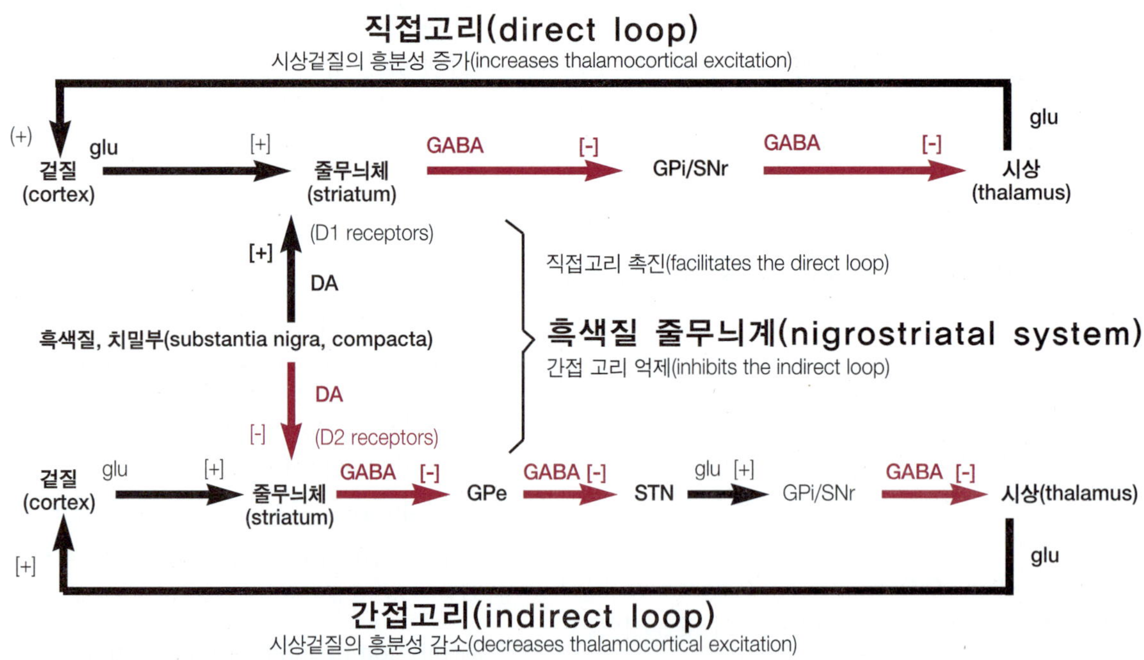

■ **그림 17-6.** 도파민성 흑색질-줄무늬체 투사(nigrostriatal dopaminergic projection)는 바닥핵의 직접 회로와 간접 회로에 상호 반대적 영향을 끼친다. 하지만 시상겉질 투사(thalamocortical projection)에 실질적 흥분성 영향을 동일하게 끼친다. 도파민은 직접 회로를 제어하는 줄무늬체 세포의 D1수용기에 작용하여 직접회로(흥분성 회로)를 촉진시키지만, D2 수용기에 작용하여 간접 회로(억제성 회로)의 세포들을 억제시킨다. DA=도파민; GABA=gamma-aminobutyric acid; glu=글루타메이트; GPe=가쪽 창백핵; GPi=안쪽 창백핵; SNr=흑색질 그물부; STN=시상아래핵.

들 회로들은 각각 운동(motor), **인지/실행(cognitive/ executive)**, **눈운동(oculomotor)**, **감정/사회성(emotional/social)** 기능으로 표현되어질 수 있다.

이들 회로들은 기능적으로 그리고 해부학적으로 구별되어 있지만, 회로들은 분리되거나 고립되지 않은 통합된 신경경로이다. 각각의 회로는 줄무늬체의 구획(예, 조가비, 꼬리핵의 머리부, 꼬리핵의 몸통부 등), 안쪽 담창구-흑색질 그물부 그리고 시상(앞가쪽 핵, 앞쪽 앞핵 그리고 안쪽 뒤핵)을 통하여 지나간다. 각각의 수준마다(특히, 겉질과 시상 수준), 독립적인 목표 부위 사이에서의 내적 상호연결 섬유들은 회로들이 서로 맞물려 있다.

간접적 회로들은 시상겉질 신경원을 억제한다(An Indirect Loop Inhibits Thalamocortical Neurons)

바닥핵 회로들 각각은 직접회로와 **간접회로(indirect loop)** 섬유들로 모두 이루어져 있다. 간접회로는 시상아래핵들이 안쪽 담창구의 유출에 영향을 주는 것을 통하여 직접회로의 옆가지로 보여질 수 있다(그림 17-5와 17-6). 줄무늬체성 원심성 섬유들은 **담창구의 가쪽 분절(external segment of the globus pallidus)**에 도달하고, 연접성 교합(synaptic articulation)이후 담창구 원심성 섬유들은 **시상아래핵(subthalamic nucleus)**에 이르기 위하여 속섬유막(내낭)의 뒤쪽 가지를 가로지른다. 시상아래핵들의 신경원들은 주로 담창구의 양쪽 안쪽 분절과 흑색질 그물부로 **흥분성 글루타메이트성 섬유(excitatory glutamatergic fiber)**를 투사하고, 이 담창구의 양쪽 안쪽 분절과 흑색질 그물부는 시상으로 GABA성 투사섬유를 흥분시켜 시상을 억제한다. 또한 이 시상아래핵들은 대뇌겉질로부터 직접적 입력을 받는다. **이 간접회로 활성의 최종적 결과는 시상겉질 활동을 감소시키는 것이다.**

도파민성 흑색질-줄무늬체 연결섬유들은 직접회로와 간접회로를 조정한다 (Dopaminergic Nigrostriatal Connection Modulate the Direct and Indirect Loops)

흑색질 치밀부(substantia nigra compacta) 세포들은 **도파민(dopamin)**을 생성한다. 안쪽 줄무늬체로 투사되는 이들 투사섬유들은 직접회로와 간접회로 모두를 통해 대뇌겉질의 활동을 항진시킨다. 이는 흑색질-줄무늬체 도파민성 정보입력(nigrostriatal dopaminergic projection)을 받아들이는 줄무늬체 수용기 종류들의 차이로 발생한다. 도파민성 투사섬유들은 D1 수용기를 통해 직접(**흥분성**)회로의 줄무늬체 섬유들을 흥분시키고, D2 수용기를 통해 **간접(억제성)**회로의 줄무늬체 섬유를 **억제**시킨다(그림 17-4와 17-6).

뇌줄기와 담창구(창백핵) 연결 (Connections of the Pallidum with the Brain Stem)

안쪽 담창구-흑색질 그물부와의 투사는 뇌줄기로 하행하여, 뇌줄기의 **위둔덕(상구, superior colliculus)**과 다리다리뇌뒤판핵(교뇌각피개핵, pedunculopontine tegmental nucleus)에 종지한다(그림 17-5). 흑색질 그물부에서 **위둔덕(상구, superior colliculus)**으로의 투사는 도약 눈운동(saccadic eye movement)의 조절에 기여한다(19장 참조).

다리다리뇌뒤판핵은 각성상태(state of arousal)와 기초적 운동 양식을 조화시키는 뇌줄기 부위에 속한다. 이 핵들은 수면(sleep)과 각성(wakefulness) 상태 모두에서 빠른 눈운동(rapid-eye movement) 중 몸통과 팔다리 근육 그리고 눈운동에 영향을 주는 뇌줄기 그물체(망상체)로 투사하는 **콜린성 신경원(cholinergic neurons)**을 포함하고 있다. 또한 다리다리뇌뒤판핵 신경원은 광범위한 대뇌겉질 활동으로 인한 각성(arousal)을 유발시키는 앞뇌(전뇌,

forebrain) 바닥(마이네르트 바닥핵, basal nucleus of Meynert)에서의 다른 콜린성 신경원을 향해 부리쪽으로 투사한다. 그리고 이 투사 신경원은 시상 앞쪽과 가쪽 부분으로의 연결을 통해 감각과 운동처리(processing)에 영향을 준다. 그리고 대뇌다리다리뇌뒤판그물핵 신경원은 흑색질 치밀부(substantia nigra compacta)를 포함한 바닥핵의 다른 부분도 흥분시킨다(그림 23-1 참조).

안쪽 줄무늬체와 담창구
(Ventral Striatum and Pallidum)

이전에 언급된 뒤쪽 줄무늬체의 회로는 이마엽, 마루엽, 뒤통수엽과 가쪽 관자엽의 운동 영역, 감각 영역 그리고 연합 영역으로부터의 정보 입력을 받아들인다. 이들은 모두 동형겉질 영역(isocortical area)들이다. **이형겉질(allocortex)**, 또는 **가장자리엽(변연엽, limbic lobe)** 그리고 관자엽의 안쪽 영역은 **안쪽 줄무늬체(복측 선조체, ventral striatum)**로 투사하고, 이 안쪽 줄무늬체는 **중격의지핵(nucleus accumbens)**과 **앞구멍물질(전유공물질, anterior perforated substance)**을 포함한다(그림 17-1A). 안쪽 줄무늬체는 **둘레겉질(변연피질, limbic cortex)**을 조정하는 5개의 바닥핵 회로 중 5번째 바닥핵 회로를 구성하고, 감정(emotion)과 관련된 동기화 기능(motivational function)과 내장 기능(visceral function)에 참여한다.

일반적으로, 안쪽 줄무늬체와 담창구의 회로는 뒤쪽 회로와 나란히 나간다. 뒤쪽 줄무늬체처럼, 안쪽 줄무늬체는 대뇌겉질뿐만 아니라, 시상 섬유판속핵(수질판내핵, intralaminar nucleus)으로부터 구심성 신경섬유를 받아들이고, 흑색질 그물부, 담창구 그리고 담창구 안쪽 확장부위인 **안쪽 담창구(복측창백핵, ventral pallidum)**로 투사한다. 직접회로와 간접회로를 통해, 이 안쪽 담창구 부위는 앞띠이랑(전대상회, anterior cingulate gyrus)과 안쪽 눈확앞이마이랑(안와전두회, orbitofrontal gyrus)을 조정하는 시상의 앞쪽 앞핵(ventral anterior nucleus) 그리고 안쪽 뒤핵(mediodorsal nucleus)에 있는 특정 부위를 제어한다(그림 20-4 참조). 안쪽 담창구와 중격의지핵(nucleus accumbens) 모두 정보 입력을 대뇌다리다리뇌뒤판그물핵(pedunculopontine tegmental nucleus)으로 전달한다.

또한 안쪽 줄무늬체는 중뇌의 도파민성 세포군과의 상호연결을 하면서 뒤쪽 줄무늬체와 평행하게 나가지만, 안쪽 줄무늬체의 도파민성 신경원 회로 대부분은 흑색질 치밀부의 안쪽 핵 영역인 **앞쪽 피개 영역(ventral tegmental area)**에 주둔한다. 흑색질 줄무늬체 신경섬유와 평행하게 나가면서, 이 안쪽 피개 영역은 중격의지핵(nucleus accumbens)과 앞구멍물질(전유공물질, anterior perforated substance)을 향해 뒤로 투사한다. 또한 흑색질 치밀부의 몇몇 안쪽 세포들과 함께 이들 도파민성 신경원들은 깊숙이 그리고 직접적으로 대뇌겉질 특히, 이마엽과 가장자리엽에 영향을 주는 투사섬유를 보낸다. 이것이 **중겉질 도파민성 체계(mesocortical dopaminergic system)**이다(그림 23-2 참조).

안쪽 줄무늬체와 담창구는 동기(motivation), 기분(mood), 감정(affect)과 사회적 행동(social behavior), 그리고 감정과 관련된 내장 기능에 참여한다. 이들 구조물들은 또한 약물 남용의 중독과 관련된 행동에도 참여한다.

기능과 기능이상
(Function and Dysfunction)

이 장에서 전에 서술한 바닥핵은 대뇌겉질에서 바닥핵으로 그 다음 시상으로 주행하였다가 대뇌겉질로 돌아가는 일련의 평행신경 경로에 관여하는 것으로 보여질 수 있다. 이 경로는 복합적 앞뇌 구조물로부터의 정보들을 수집하고, 바닥핵을 통하여 정보들을 처리하고, 이 처리된 정보를 대뇌겉질로 다시 보낸다. 이 경로는 동작 제어와 특정 사고 기능(cognitive function)에 참여한다.

바닥핵 신경원의 생리적 특성 (Physiologic Properties of Basal Ganglia Neurons)

실험동물의 다양한 운동 수행 중 바닥핵 신경원 활동 기록에서 새줄무늬체(신선조체, neostriatum)의 단일세포 흥분 발사가 반대쪽 다리 또는 팔의 동작과 직접적으로 서로 관련되어 있다고 밝혀졌다. 동작과 관련된 신경활동은 항상 동작과 같은 시간 또는 동작이후의 약간의 시간에 발생한다. 또한 신경활동은 학습된 신호 그리고 행동 양상(behavioral context)과 행동 동기와 관련이 있다. 이런 연구들로 바닥핵은 동작의 진행을 감시하고 학습된 운동 계획의 연속성과 자동적 실행에 참여한다.

바닥핵은 동작의 순서를 조절하고 사고에 영향을 준다(The Basal Ganglia Regulate Sequences of Movement and Influence Cognition)

바닥핵(기저핵)에 의해 영향을 받은 동작들은 자세와 관련된 동작, 자발적 움직임(예, 보행 시 팔 흔들림) 그리고 눈운동을 포함한 몸통과 팔다리의 숙련된 자발적 동작들이 있다. 또한 바닥핵은 앞이마겉질내의 핵들과 연결하는 회로를 통해 중계되는 기능인 사고(cognition)에도 참여한다.

질환(Diseases)

인간의 바닥핵 질환은 동작을 시작하기의 어려움, 진행중 동작의 정지 또는 지속 장애, 근 긴장도이상(경축, rigidity), 그리고 불수의적 동작(떨림 또는 무도증)을 일으킨다. 이 장애들은 3가지의 기능적 범주로 나눌 수 있다: (1) 파킨슨증(parkinsonism); (2) 발리즘(ballism), 무도증(chorea) 그리고 무정위 운동증(athetosis)을 포함한 과운동성 동작 장애(hyperkinetic movement disorder); (3) 근육긴장이상(dystonia). 파킨슨증은 흑색질의 퇴행 또는 줄무늬체의 도파민성 신경전달물질 간섭으로 발생한다. 과운동성 동작 장애는 줄무늬체 또는 시상아래 기능이상으로부터 발생한다. 근육의 긴장이상은 바닥핵의 다른 구성 부분의 장애를 동반하지 않고 담창구의 기능이상으로부터 일어난다.

파킨슨증

일반적인 신경퇴행성 장애인 **파킨슨병(parkinson's disease)** 또는 진전 마비(paralysis agitans)는 특히 노인들에게 발병한다. 신경병리적 변화는 잔류 신경원의 포함체(**루이소체, Lewy bodies**)를 동반한 흑색질과 청반반점(locus ceruleus)에서의 퇴행(신경 소실과 탈색소)이다. 흑색질의 병리적 변화들은 줄무늬체로 투사하는 도파민성 신경원을 침범하여 꼬리핵과 조가비에서의 도파민 고갈을 초래한다. 도파민 고갈은 직접 경로와 간접 경로 모두 시상겉질 투사섬유의 영향과 함께 줄무늬체 투사 신경원의 활동에 복합적 변화를 일으킨다. 직접 경로에서는, D1 수용기의 감소된 흑색질 줄무늬체 억제(inhibition)는 담창구의 안쪽 구획(internal segment) 신경원의 줄무늬체성 억제를 **감소**시킨다. 결과적으로 시상겉질 신경원의 담창구시상신경(pallidothalamic)과 흑색질 시상신경(substantia nigra reticulata) 억제는 강화된다.

마지막 결론은 시상겉질(thalmocortical) 투사섬유 때문에 대뇌겉질의 흥분성이 감소하게 된다. 이러한 간접전도로상에서 **감소**된 D2 수용기의 흑색질 줄무늬체(nigrostriatal) **억제**는 담창구의 외부에 있는 신경원억제를 증가시킨다. 이는 가쪽 구획의 담창구 신경원이 시상아래핵 신경원에 대한 억제성 영향을 감소시킨다. 그러므로 시상아래 투사섬유가 담창구의 안쪽 구획과 흑색질 그물부에 미치는 흥분성을 항진시킨다. 결론적으로 시상겉질 신경원의 담창시상 억제와 흑색질 시상 억제는 항진된다. 최종적 결과로 시상겉질 투사섬유에 대한 대뇌겉질 흥분성이 감소된다.

파킨슨병 환자들은 **운동완서증(운동완만증, bradykinesia**, 동작의 느림), 경직(rigidity), 보행 불안정, 떨림(항상 먼저 한쪽에 발생하였다가 추후에 다른 쪽에도 침범)이 발달한다. 이들 증상들은 레보도파(levodopa, 도파민 제재) 복용으로 회복된다. 운동완서증은 서기, 걷기, 먹기, 쓰기를 포함한 가장 기초적인 수의적 동작 시작하기와 수행하기에 어려움과 함께 두드러지게 나타난다. 환자 얼굴의 주름살은 점점 부드러워지고, 표현은 굳어지고(가면 얼굴, masked face), 얼굴은 무의식적인 감정 반응에 대한 표현이 적어진다. 환자는 머리와 어깨를 구부정하게 서고, 짧고 질질끄는 걸음으로 걷는다. 팔은 보행 시 옆에 머물러 있고, 다리와의 율동에 따른 자동적인 흔들림이 없어진다. 환자들은 첫 걸음을 일으키려는 시작에 어려워하지만, 일단 걸으면 걷는 속도는 점점 빨라진다. 그리고 환자들은 도착 지점에 도착하여도 멈추기가 어렵다. 이러한 보행이상을 **촘촘 보행(가속 보행, festinating gait)**이라고 한다.

팔다리의 경직(rigidity, 예, 수동적 동작에 대한 증가된 저항)은 파킨슨병 환자 대부분에서 나타날 수 있고, 자주 **톱니바퀴형 경직(cogwheel rigidity)**으로 나타난다. 검사자가 환자의 팔다리를 수동적으로 굽힘과 폄시킬 때, 수동적 동작 방향에서 갑자기 증가된 저항이 나타나고, 동작을 계속하면 톱니바퀴 방식처럼 연속적으로 반복된다. 근신장(심부건) 반사는 항상 정상이다. 파킨슨병의 **떨림(진전, tremor)**은 환자가 앉아서 쉴 때 특히 발생하고, 알약 굴리기(pill-rolling) 동작 형태로 손가락과 손목의 굽힘(굴곡)-폄(신전) 움직임을 초당 4에서 6주기로 나타난다.

파킨슨병의 치료는 줄무늬체 도파민성 활동을 항진시키는 약물을 복용하는 것이다. 레보도파(levodopa)와 카르비도파(carbidopa)의 혼합 처방이 포함된다. 카르비도파는 레보도파에 의한 비활성 간(hepatic inactivation)을 예방한다. 다양한 혼합 약물들은 이 약물의 부작용들을 극복하기 위하여 발전되어오고 있다.

담창구 또는 시상의 앞가쪽 핵(ventrolateral nucleus)에서의 병터(환부) 치환술인 외과술은 파킨슨병의 증상을 치료하기 위하여 과거에 광범위하게 사용되었었다. 레보도파의 유용성으로 외과적 접근법은 사용하지 않게 되었지만, 레보도파에 대한 적은 반응성과 장시간의 복용에 대한 사례들로 인하여 외과적 접근에 대한 장점이 다시 부각되고 있다. 더구나 도파민성 약물들은 시간에 따라 악화되는 두드러진 불수의적 동작(운동이상증, dyskinesia)을 일으키고, 운동이상증을 유발시키지 않고 증상을 향상시키기 위해 충분한 약물량을 결정하는 것은 질병이 지속되면서 점차적으로 어려워진다. 현재, 외과적 접근은 바닥핵 또는 시상 병터 치환술과 시상아래핵에 대한 만성 자극을 위한 자극 전극 삽입술이 있다. 시상아래핵의 고주파수 자극은 이 시상아래핵 신경원을 억제하여 안쪽 담창구와 흑색질 그물부의 흥분을 감소시킨다. 이 두 가지 접근은 질환 말기의 파킨슨병 증상을 이롭게 하는 것으로 보인다. 도파민을 발생시키는 태아 조직의 줄무늬체 삽입술이 시도되고 있지만 결과는 일반적으로 실망적이다.

파킨슨증에서 중증의 형태는 정맥내 기분전환 약물(intravenous recreational drug)을 투약하는 젊은이에게 나타난다. 합성 헤로인 유사 합성물들의 부적절한 조합은 1-methyl-4-phenyl-1,2,3,6-tetrahydropyridine(MPTP)의 생성을 일으키고, 이 MPTP는 흑색질의 도파민성 신경원에 대하여 중증의 퇴행을 일으킨다. 또한 진행성 핵상 마비(progressive supranuclear palsy)와 다계통 위축(multiple system atrophy)을 포함한 다른 신경퇴행 질환들은 파킨슨증을 일으킬 수 있다. 파킨슨증의 한 형태는 바닥핵을 침범하는 다발성 소형경색(multiple small infarction)의 결과이다.

과운동성 동작 장애

과운동성 동작(hyperknetic movement) 장애는 **발리즘(ballism)**, 무도증(chorea) 그리고 무정위 운

동증이 있다. 이 장애는 시상아래핵들의 감소된 활동으로 이루어진 병리생리적 기전을 갖는다. 감소된 시상아래핵 기능은 시상의 구조물 파괴로 인해 일어날 수 있다. 경증의 뇌졸중이 시상 구조물에 침범할 때 편측 팔과 다리를 연속적으로 내던지는 동작인 **편무도증(편측 발리즘, hemiballismus)**을 일으킨다. 시상아래핵 신경원의 기능이상은 담창구와 흑색질 그물부의 안쪽 구획에서의 시상아래 흥분의 소실을 유발시킨다. 이 결과는 대뇌겉질에 대한 흥분성을 과도하게 항진시키는 시상겉질 신경원의 **탈억제(disinhibition)**이다.

바닥핵 질환으로 인해 발생될 수 있는 동작 장애인 **무도병(chorea)**은 "피아노 치기(piano-playing)"와 같은 손가락 굽힘과 폄, 견관절과 고관절의 올림(거상, elevation)과 내림(하상, depression), 다리의 교차와 비교차, 그리고 얼굴의 찡그린 동작을 포함한 빠르고 불규칙적인 동작 변동으로 이루어져 있다. **시든햄 무도증(Sydenham's chorea)**은 류마티즘 열(rheumatic fever)의 합병증으로 소아에게 발병하지만 자가-억제성(self-limited)이며 완전하게 완치된다. 상염색체 우성 소질로 유전되는 질환인 **헌팅턴병(Huntington's disease)**은 중증의 우울증과 함께 종종 나타나고 불수의적 무도증성 동작과 진행성 치매를 포함하여 진행된다. 이 헌팅턴병은 유년기에 시작될 수 있지만 유년기에서는 무도증성 동작보다 저운동성 동작(hypokinetic movement)과 근육긴장이상 동작(dystonic movement)으로 더욱 나타난다. 헌팅턴병의 원인인 유전자 좌위(genetic locus)는 발견되었고, 유전자 물질인 헌팅턴(huntingtin)으로 밝혀졌다. 신경병리적 특징은 바닥핵, 특히 꼬리핵과 조가비에서의 퇴행성 변화가 두드러진다. 이는 줄무늬체 GABA성 신경원의 심한 파괴(profound destruction)로 기인된다. 이런 변화는 담창구 가쪽 구획의 신경원 탈억제를 유발한다. 담창구 가쪽 구획 신경원은 시상아래 신경원을 과도하게 억제시키고, 담창구의 안쪽 구획과 흑색질 그물부에 대한 흥분성 구동을 감소시킨다. 이로써 시상겉질 신경원의 탈억제를 유발한다.

반무도증(hemichorea)은 신체의 한쪽에만 제한된 무도 형태 동작이다. 항상 반대쪽 바닥핵의 혈관성 손상으로 발생한다. 이 장애는 항상 중년에 갑작스레 발병하고, 침범된 팔다리의 약증은 불수의적 동작을 종종 동반한다.

무정위 운동증(athetosis)은 팔다리와 몸통 그리고 목에 벌레 형태의 느리고 몸을 비트는 동작인 운동 장애로 나타난다. 무정위 운동증은 종종 뇌성마비에서도 발생하고, 출산 시 저산소증과 허혈의 결과로 인한 뇌 손상으로도 발생한다. 병리적 변화는 대뇌겉질과 바닥핵에서 나타난다. **틱(tics)**은 항상 불특정 원인으로 반복적 동작 또는 발성으로 나타난다. 반복적 동작은 반복적인 눈깜박거림, 얼굴, 몸통 또는 팔다리의 연축(twitching), 헛기침(clearing of the throat), 그리고 말 만들기(word production) 등이며, 포착하기 힘들지만 명확한 동작으로 나타난다. 틱은 바닥핵 장애로 발생하고, 증가된 도파민성 흑색질 줄무늬체 활동이 이런 동작 장애의 원인이 된다. 투렛 증후군(Tourette's syndrome)은 발성과 함께 반복적 틱으로 이루지고 항상 유년기에 시작하며 때때로 나이가 들어가면서 감소되거나 사라진다.

근육기능이상

근육기능이상(dystonia)은 유년기에 종종 발병하는 자세와 동작 장애이고, 몸통과 팔다리의 고정된 자세 또는 상대적으로 고정된 자세가 특징적이다. 어떤 근육의 기능이상은 무정위 운동증과 근육기능이상의 혼합이 동시에 일어난다. 근육기능이상의 가장 보편적인 원인의 하나는 임신 기간 또는 출산 전후 뇌에 대한 저산소성 또는 허혈성 손상으로 인한 저지 또는 미숙과 관련된 장애인 **뇌성마비(cerebral palsy)**이다. 아이들이 성장과 발달하면서 경직과 경직의 다양한 정도, 무정위 운동증 그리고 근육기능이상을 보이며 지연성 발달지표(delayed developmental milestone)를 자주 보인다. 무정위 운동증 종류의 비정상적 불수의적 동작에 따라, 뇌성마비의 일반적인 형태는 경직(팔의 굽힘, 다리의 폄)과 **중복 무정위 운동증(double athetosis)**과 함께 양측성 편마비 자세, 그리고 모든 팔다리의 굴곡 시 중등도의 고정된 자세를 동반한 양측성 편마비 자세가 있다. 또 다른 근육기능이상인 변형 **근육기능이상증(dystonia musculorum deformans)**은 유전적 우성 질환 또는 산발성 질환으로 유년기에 나타난다. 느리게 진행되는 이 질환은 팔과 다리 사용의 점진적 어려움을 동반하면서, 여러 사례에서 완전 부동을 유발시키는 팔다리의 비틀림(contortion)을 일으킬 수 있다. 근육기능이상은 신체의 국소적 부위 또는 전신적 형태로 성인에서도 발생할 수 있다, 근육기능이상의 가장 빈번한 국소적 형태는 **연축성 사경(spasmodic torticollis** 또는 wryneck)이다. 근육기능이상의 근육에 대한 보툴리눔 독소(botulinum toxin) 주입은 많은 국소 근육기능이상의 증상을 완화시키는 데 매우 효과적이라고 증명되었다.

사례연구 결과(Case Follow-up)

이 장의 시작 부분에서 서술한 환자는 바닥핵의 질병으로 인한 운동 장애를 가지고 있다. 병력과 소견은 파킨슨병의 특징들이다. 환자가 처음 진단을 받았을 때 증상은 경미하였기에 치료는 단지 물리치료와 능동 운동이었다. 2년이 지난 후 오른쪽 팔다리의 진행성 발병은 환자의 사업 활동을 방해하기에 신경과 전문의는 레보도파와 카르비도파 혼합 처방을 하였다. 이 약물은 거의 증상을 완화시켰고 환자는 사업, 레저와 가족과의 활동을 지속할 수 있었다. 진단 이후 10년간 환자는 잘 지내오고 있다.

18

시각
Vision

사례연구(Case Study)

25세의 여성이 교차로를 건널 때 이미 교차로로 진입한 오른쪽 차량을 보지 못하고 교통사고가 발생했다. 이 여성은 왼쪽 또는 오른쪽 길모퉁이를 지나갈 때 종종 벽에 부딪친다. 그리고 이 여성은 골프 게임을 하는 것이 점점 어려워진다는 것을 인지하고 신경과 의사에게 찾아가 그녀의 시야(visual field)에 이상이 있다는 것을 알았다. 이 여성의 중심시력(central vision)은 보존되어 있지만, 두 눈의 바깥쪽 시야(temporal field)에서 움직이는 물체를 볼 수 없었다.

신경계의 어느 부분에 문제가 있는가? 이 문제의 원인은 무엇이고, 치료가 가능한가?

개략적인 시각 경로
(Overview of the Visual Pathways)

시각(vision)이 일어나기 위해서는 물체로부터 반사된 광선(ray of light)이 눈에 도달해서, 굴절이 일어나는 **각막(cornea)**과 **수정체(lens)**를 지나 망막(retina)에 영상이 형성되어야 한다. 수정체의 광학적 특성은 망막의 시야 투영(projection)이 역전(invert)되고 반전(reverse)된다; 그러므로 영상은 위가 아래로(inverted) 뒤집어지고, 왼쪽을 오른쪽으로 돌려놓는다(reversed). 그래서 상위 절반의 시야에 들어오는 빛은 망막의 하위 절반에 투영되고, 하위 절반의 시야에 들어오는 빛은 망막의 상위 절반에 투영된다. 이와 유사하게 왼쪽 절반의 시야에 대한 빛은 왼쪽 망막의 오른쪽 절반(비측 반, nasal half)과 오른쪽 망막의 오른쪽 절반(측두 반, temporal half)에 투영된다(그림 18-1, 채색된 선). 그리고 이 정보는 오른쪽 대뇌반구를 따라 지나간다. 오른쪽 절반의 시야도 반전이 일어난다. 뇌 안에서의 전체 시각 경로 구성은 주변(periphery) 시각 체계를 따른다. 그래서 오른쪽 대뇌반구는 왼쪽에 있는 물체의 역전된 영상을 받아들인다. 뇌의 다른 구성 조직들이 영상이 역전되고 반전된 위치를 일치시킨다. 그러므로 이마엽(전두엽)의 운동 영역과 마루엽(두정엽)의 체성감각 영역(somesthetic area)은 신체 부분의 역전되고 반전된 표현 정보를 가지고 있다.

망막(Retina)

빛은 막대세포와 원뿔세포를 과분극시킨다(Light Hyperpolarizes Rods and Cones)

인체의 **망막(retina)**은 앞뇌(전뇌, prosencephalon)에서 생긴 눈소포(optical vesicle)로부터 발달한다. 그러므로 망막은 중추신경계의 확장부위로 파생된다. 망막은 2종류의 관수용기를 가지고 있다: **막대세포(간상세포, rods)**와 **원뿔세포(추상세포, cones)**.

원뿔세포는 색각(color vision)을 중재하고 높은 시력(visual acuity)을 제공한다. 막대세포는 광각(light perception)을 중재한다; 이 막대세포들은 야간 시각(nocturnal vision)에 주로 기능을 하고 뛰어난 대비 자각(perception of contrast)과 함께 낮은 시력을 제공한다. 망막은 막대세포와 원뿔세포와의 전체 비율이 20대 1로 이루어져 있다. 그러나 높은 시력에 익숙한 망막의 특수 부위에 있는 **황반(macula)**내의 **중심오목(중심와, fovea centralis)**은 원뿔세포에만 있지만, 망막의 주변에는 주로 막대세포가 이루고 있다.

막대세포와 원뿔세포 모두 빛의 광자를 잡는 시각색소(visual pigment)를 보유하고 있기 때문에 빛에 대한 반응을 한다. 막대세포는 **시홍소(rhodopsin)**라는 한 종류의 색소만을 가지고 있는 반면, 원뿔세포는 **요돕신(iodopsin)** 색소의 3가지 형태를 보유하

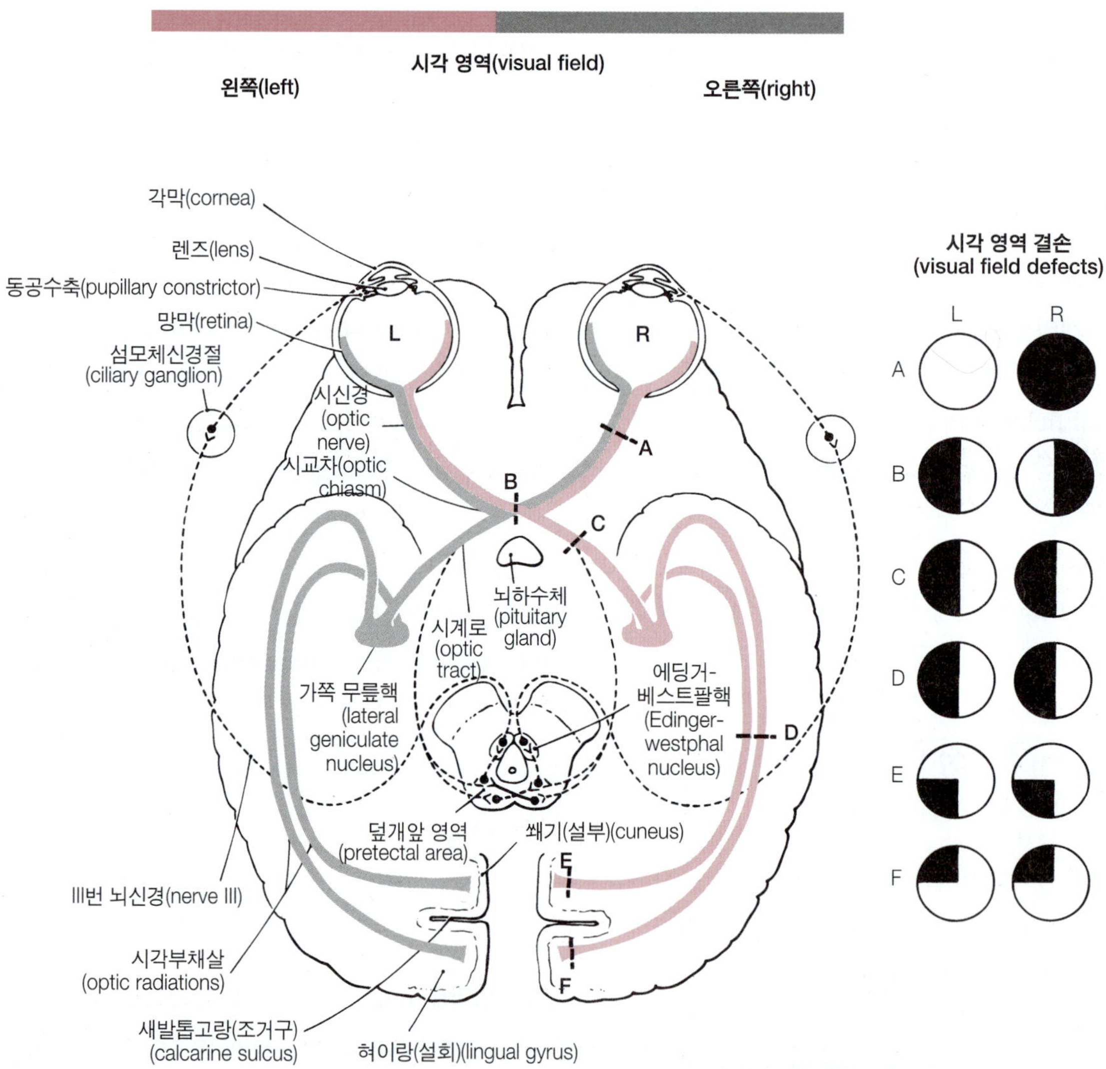

■ **그림 18-1.** 시각 경로는 왼쪽 시야로부터 오른쪽 시각겉질(*채색한 선*)으로의 정보와 오른쪽 시야로부터 왼쪽 시각겉질로의 정보를 수송한다. 눈에서 시각겉질로의 경로를 따라 발생하는 손상(A부터 F)들은 시야의 결손을 일으킨다. 이에 따른 시야의 결손은 시야의 도해에서 *검정 부분*으로 표시하고 있다. 이 도해는 빛에 대한 동공수축 반사를 중재하는 덮개앞부분(전피개; pretectum)과 뇌신경 Ⅲ을 통한 경로 또한 보여주고 있다. 이 반사 경로는 19장에서 기술되어 있다.

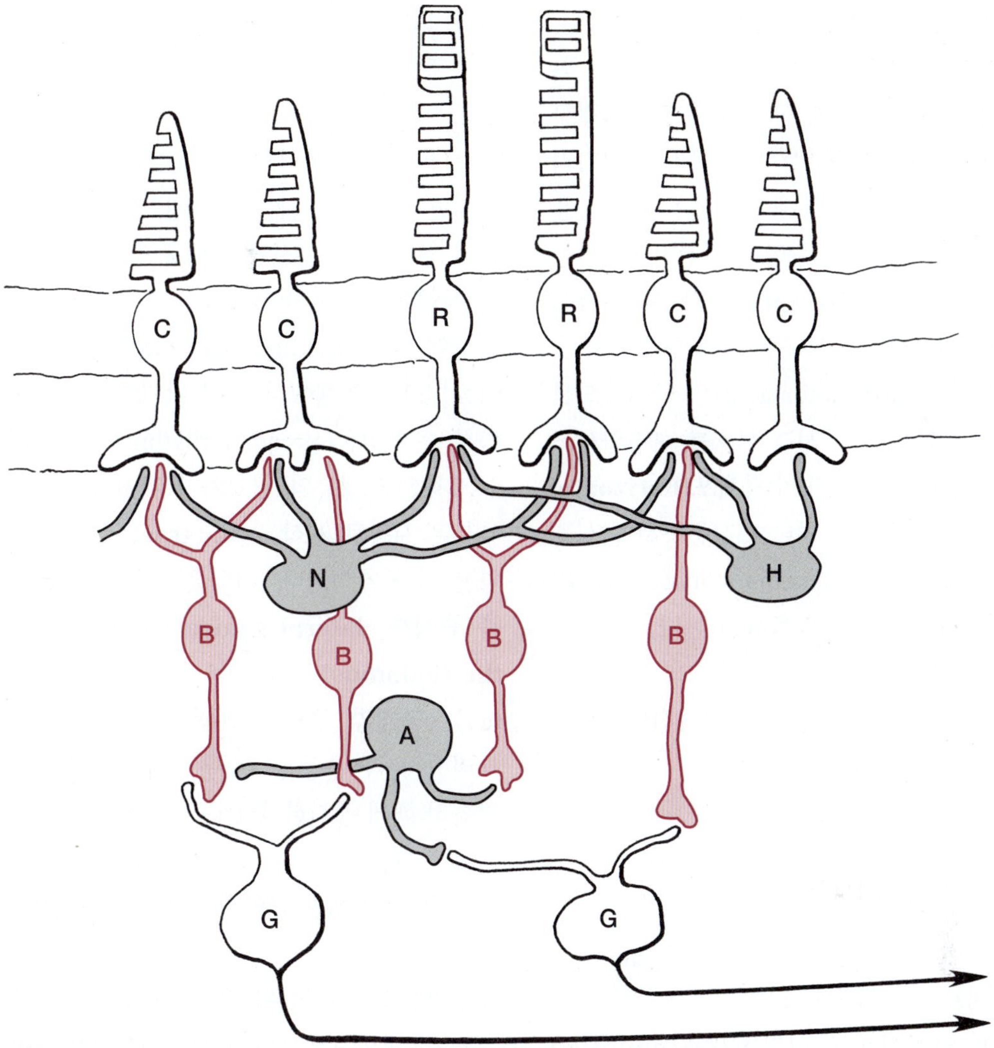

■ **그림 18-2.** 망막회로망을 형성하는 6가지 종류의 기본세포. A=무축삭 세포; B=양극성 세포; C=원뿔수용기세포; G=신경절세포; H=수평세포; R=막대수용기세포.

고 있다. 요돕신의 각각의 종류들은 가시광선 스펙트럼의 각각의 다른 부분(예, 다른 색깔의 빛)에서 최대로 흡수한다. 막대세포와 원뿔세포 모두에서의 시각 색소에 의한 빛 흡수는 색소 분자들을 이성화시킨다. 이성화(isomerization) 반응에 의해 시작한 화학 반응의 연속 단계는 수용기 세포막의 나트륨 전도성을 감소시켜, 세포 전체의 느린 과분극(slow hyper- polarization) 또는 단계 전위(graded potential)를 일으킨다. 대부분의 망막세포들은 단계 전위를 이용해 정보를 전달한다. 하지만 중추신경계의 다른 신경원 대부분은 정보를 전달하기 위하여 활동전위(action potential)를 이용한다.

막대세포와 원뿔세포는 양극성 세포를 통해 망막신경절세포에 영향을 준다

그림 18-2에는 망막의 기본세포 종류와 상호연결에 대한 단순한 모형이 제시되어 있다. 여러 **막대세포**들의 활동은 **무축삭세포(amacrine cell)** 중재 신

경원을 통해 **신경절세포(ganglion cell)**에 영향을 주는 단일 **양극성 세포(bipolar cell)**로 수렴된다. 이와 대조적으로 원뿔세포들은 단독으로 그리고 직접적으로 **양극성 세포**를 통해 신경절 세포로 연결한다. 이들 세포들이 단계 전위를 발생시키는 전기적 연접과 화학적 연접 모두를 통해 세포들은 상호작용을 한다. 화학적 연접에서의 수많은 신경전달물질들이 밝혀졌다. **수용기 세포(receptor cells)**와 **양극성 세포(bipolar cells)**들 대부분은 화학적 연접에서 흥분성 아미노산(excitatory aminoacid)인 글루타민산염(glutamate)을 사용하고, 시각 신호를 신경절세포로 전달한다. 중재 신경원인 **수평세포(horizontal cells)**와 무축삭세포는 모든 방향으로 동등하게 신호를 전달하고 GABA(gamma-aminobutyric acid)의 방출에 의한 억제성 활동을 명확하게 한다. 또한 이 중재 신경원들은 도파민, 아세틸콜린 그리고 다양한 신경 펩티드를 포함한 다른 중요한 신경전달물질들을 함유하고 있다.

시각 경로(Visual Pathways)

시신경의 망막 신경절세포 축삭은 사이뇌(간뇌)와 중뇌로 투사한다

막대세포와 원뿔세포를 **신경절세포(ganglion cell)**로 연결하는 기능적 회로는 망막에 비쳐진 영상의 색채와 대비에 대한 정보를 처리한다. 그러므로 신경절세포에 의해 발생된 활동 전위는 시각 영상에 대한 처리된 정보를 시상과 뇌줄기(뇌간)로 제공한다. 신경절세포의 축삭들은 **시신경(optic nerve)**의 첫 번째 부분인 **시신경두(optic nerve head)**를 형성하기 위하여 모여든다. 신경이 눈에서 나온 이후 수초화(myelination)가 일어난다(그림 18-1).

양쪽 눈으로부터의 시신경 섬유들은 나비뼈(접형골, sphenoid bone)의 터키안(sells turcica) 앞쪽 부위의 위에 위치하는 **시신경 교차(optic chiasma)**를 형성하기 위하여 합쳐진다. 시신경 교차는 뇌하수체(pituitary gland) 바로 위에 위치한다. 섬유들의 십자형 교차(decussation)는 시신경 교차에서 부분적으로 일어난다. 각각의 망막에서의 코쪽 반(nasal half)으로부터의 섬유들은 교차한다; 관자 반(temporal half)으로부터의 섬유들은 시신경 교차에 도달하지만 교차하지 않고 지나간다. 시신경 교차 수준에서 얼마 안되는 신경절 세포 축삭들은 **시상아래부(시상하부, hypothalamus)**의 **시각교차위핵(시교차상핵, suprachiasmatic nucleus)**에 종지한다. 이 시각교차위핵에서 주위 밝기와 어둡기의 주기가 하루 주기 리듬(circadian rhythm)을 결정한다.

교차성 코섬유와 비교차성 관자섬유 축삭들의 대부분은 **시각로(시삭, optic tract)**를 따라 시신경 교차를 지나 계속된다. 시삭은 시상의 **가쪽 무릎핵[외측 슬상핵, lateral geniculate nuclei(LGNs) of the thalamus)**, **위둔덕(상구, superior colliculus)**, **덮개앞 구역(시개전방, pretectal area)]**, 그리고 시각 운동성 눈 움직임에 참여하는 시삭의 연속적 핵에 종지한다(19장 참조).

가쪽 무릎핵은 망막위상적으로 편성된 정보입력을 수용한다

수많은 시각로섬유들은 LGN에 종지한다. 각각의 LGN이 망막으로부터 정보입력을 받아들일 때, 반대쪽의 시각 절반 영역(visual half-field)을 표상하기 위하여 **망막위상 방식(retinotopical pattern)**으로 순차적으로 입력된다. 즉, 망막 주변 부위의 신경절세포들은 LGN의 주위 신경원으로 질서정연하게 투사한다. 그럼에도 불구하고 LGN은 시야의 모든 부분들에 대한 충분한 재현을 하지 못한다; 중심오목(중심와, favea)에 담아지는 중심시야(central visual field)는 주변(periphery) 시야보다 넓은 표상(representation)을 갖는다. 이는 중심시야에서의 광 수용기의 밀도가 높은 특성 때문이다.

각 LGN은 6층으로 된 신경원이 있고, 각 층은 하나의 눈에서 올라온 정보만 받아들인다. 같은 쪽 눈에서 시작된 시계로 섬유는 6개의 층 중에서 2, 3, 5번 층과 관련이 있다; 반대쪽 눈에서 올라온 시계로 섬유는 나머지 세 개의 층–1, 4, 6번과 관련있다. 따라서 LGN 세포는 양눈(binocular)의 수용대가 아니다.

위둔덕은 시각겉질, 소뇌 그리고 눈운동 체계에 영향을 주기 위하여 망막 정보입력을 사용한다

위둔덕(상구, superior colliculus)은 동측성 시각로로부터 망막위상적으로 직접적이고 체계적인 정보입력을 수용한다. 또한 위둔덕은 시각겉질의 신경원과 상호연결을 한다. 시각 정보 입력을 수용하는 위둔덕의 신경원은 각각 덮개다리뇌로(시개교뇌로, tectopontine tract)와 덮개척수로(시개척수로, tectospinal tract)를 이용하여 다리뇌와 척수의 단일 운동신경원으로 투사한다. 시개교뇌 투사섬유들은 시각 정보를 소뇌로 중계하고 중심곁다리뇌그물체(방정중 교뇌망상형성체, paramedian pontine reticular formation)를 통해 안구 움직임 조절에 참여한다(19장 참조). 시개척수로는 시각적 정보 입력에 대한 머리(두부)와 목(경부) 움직임의 반사적 조절을 중재한다.

중뇌의 시개 앞 영역은 동공 반사를 중재한다

동공 반사의 중재에 중요한 부위인 **덮개앞 영역(시개전방, pretectal area)**은 중뇌가 시상과 합쳐지는 위둔덕의 부리 바로 앞에 위치한다. 시개전방은 시삭으로부터의 정보를 수용한다(그림 18-1). 그리고 시개전방 신경원은 중뇌(mesencephalon)로 투사하고, 양쪽의 눈운동 복합체 구성 성분인 **에딩거-베스트팔핵(Edinger-Westphal nucleus)**에 도달한다. 에딩거-베스트팔핵에 있는 절전 부교감신경원(preganglion parasympathetic neuron)은 뇌줄기에서의 3차 뇌신경과 함께 섬모체 신경절(ciliary ganglion)의 신경원으로 투사한다. **섬모체 절후섬유(ciliary postganglionic fiber)**는 렌즈핵의 모양을 조절하는 동공수축근육(pupillary constrictor muscle)과 모양체 근육(ciliary muscle)으로 투사한다. 시개앞에 의해 중재하는 이 반사들은 19장에서 기술하였다.

시각방사와 시각겉질
(Optic Radiations and Visual Cortex)

LGN의 신경원들은 **무릎새발톱로[슬상조거로, geniculocalcarine tract(시각방사, optic radiations)]**를 형성하는 신경원의 근원이다. 이 무릎새발톱로는 뒤통수엽(후두엽)의 일차시각 영역으로 투사한다. 각각의 LGN 가쪽 부위로부터 나오는 섬유들은 초기에 앞아래쪽으로 진행한다. 그 후 뾰족한 고리 모양을 형성하면서 뒤로 구부러지고, 가쪽 뇌실 아래뿔(하각) 가쪽 벽의 관자엽(측두엽)을 지나 뒤통수엽(후두엽)을 향해 뒤로 지나가는 편평한 띠를 형성한다. LGN의 중간 부분 섬유들은 LGN 가쪽 부분 섬유와 인접해서 주행하지만, 가쪽 뇌실 아래뿔 꼭대기를 향해 구부러지지 않는 직접적인 경로가 나아가서 뒤통수엽 뒤쪽으로 주행한다. 뇌실의 가쪽 벽과 새발톱겉질(calcarine cortex)으로의 시각부채살 위치는 그림 18-3의 자기영상 사진에서 보여진다.

시각방사를 수용하는 겉질 영역은 **뒤통수엽(occipital lobe)**의 안쪽에 있는 **새발톱고랑[조거구, calcarine fissure(sulcus)]**을 둘러싼다. 새발톱고랑의 위이랑인 **쐐기소엽**은 양쪽 망막의 상위 사분의 일(upper quadrant) 동측성 시야로부터의 시각 자극을 수용한다(이는 하위 사분의 일의 반대쪽 시야도 같다). 새발톱고랑의 아래이랑인 **혀이랑(설회, lingual gyrus)**은 망막의 하위 사분의 일로부터의 자극을 수용한다(그림 18-4). 또한 **일차시각겉질(primary visual cortex)** 또는 **V1**(브로드만 영역 17)은 겉질의 조직학적 구분에 의해 회색질내에서 백색질의 수평줄(젠나리선, the line of Gennari)로 나타나기 때문에 **줄무늬겉질(선조피질, striate cortex)**

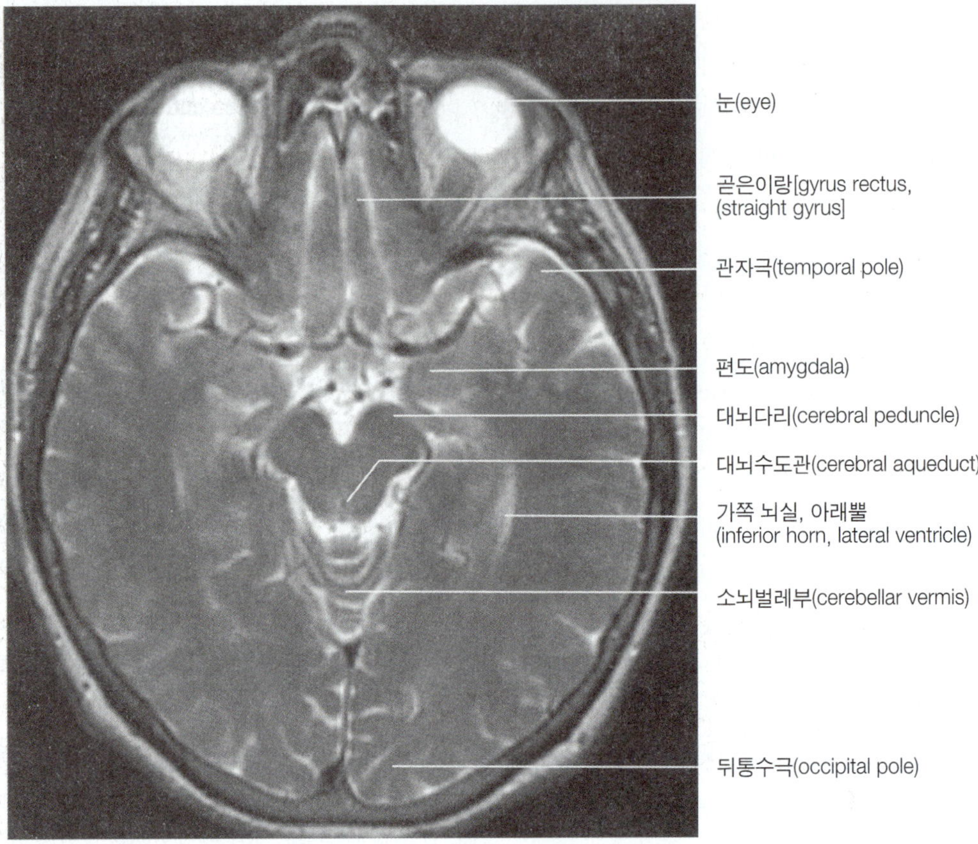

■ **그림 18-3.** 신경학적 정상 성인에서의 축면 T2-weighted 자기공명영상. 가쪽 뇌실의 가쪽 벽에서의 시각부채살(optic radiation)과 뒤통수엽 안쪽 표면의 시각겉질의 위치를 보여주고 있다.

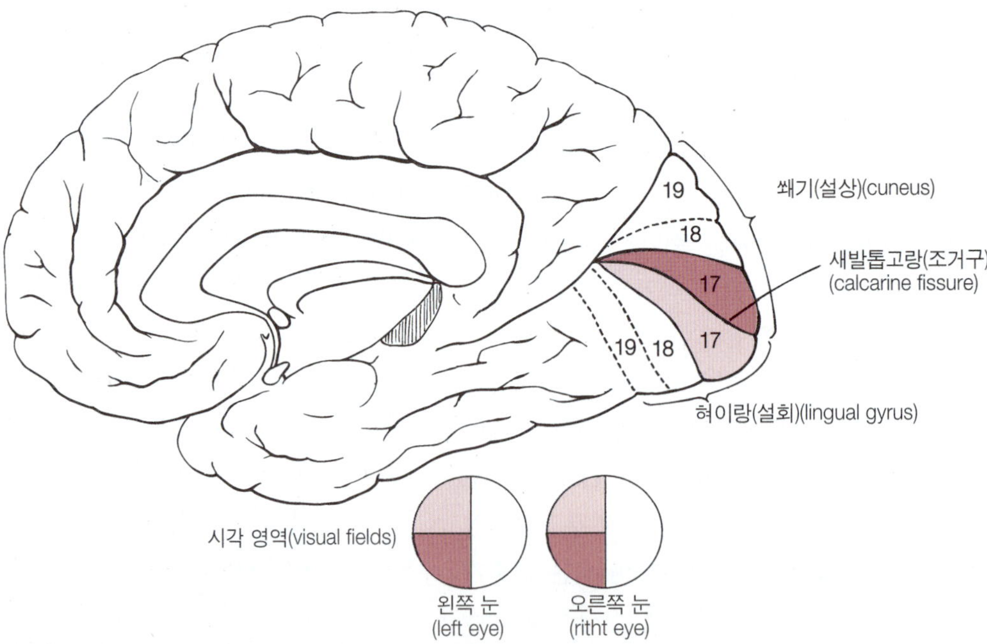

■ **그림 18-4.** 오른쪽 뒤통수엽 안쪽 표면에서의 시각겉질. 대뇌 영역은 각각의 안구에서 왼쪽 반 시야(left half of visual field)의 자극으로부터 입력을 받아들인다.

이라고도 불린다. 겉질세포층의 4층에서의 수많은 수초화 섬유들에 의해 만들어지기기 때문에 이 줄(stripe)은 육안으로 볼 수 있다.

LGN에서 겉질로의 섬유들은 **국소인식 배열(topographic arrangement)**을 유지하기 때문에, 겉질의 인식 영역은 망막 지도(retinal map)를 갖는다. 상위 사분의 일의 왼쪽 절반의 시야로부터의 정보는 하위 사분의 일의 오른쪽 망막에 투영된다. 이 사실로부터, 이 정보는 오른쪽 LGN의 가쪽 부위를 지나 새발톱고랑 아래의 오른쪽 시각겉질에 도달한다(그림 18-1과 18-4). 사분의 일 시야의 중심 부분(중심와, fovea)에서 수용된 정보는 뒤통수극(후두극, occipital pole) 17 영역의 뒤쪽 부위에 투사한다. 주변(periphery) 망막 정보는 17 영역의 앞쪽 부위에 투사한다.

17 영역을 둘러싼 영역 18과 19는 **시지각(visual perception)**(예, 시각감각 처리)에 참여한다. 또한 영역 18과 19는 이마엽(전두엽)과 뇌줄기(뇌간)와의 연결을 통하여 시각적 유도 단속 눈운동(visually guided saccade), 눈 추적 동작(eye pursuit movement), 눈조절(초점 조절, accommodation) 그리고 눈모음(눈폭주, convergence)에 대한 신경경로에 관여한다. 영역 18과 19 모두 단봉 시각연합겉질의 구성 성분인 **근위시각연합 영역(visual association area)**을 구성한다.

시각 경로에서의 정보 처리 (Information Processing in the Visual Pathways)

신경절세포, 가쪽 무릎체핵 세포 그리고 시각겉질의 수용대 특성(Receptive Field Characteristics of Ganglion Cells, Lateral Geniculate Nucleus Cells, and Visual Cortex)

빛이 망막을 부딪칠 때 망막 신경절세포는 반응한다. 망막의 특이적이고 작은 부위에 초점을 맞춘 광점은 이 세포들의 가장 효율적인 자극이다. 빛으로 자극될 때 신경절세포 활동 흥분(firing)을 최대로 자극하거나 억제시키는 망막의 **특수 부위인 수용대(감수 영역, receptive field)**를 각각의 **신경절세포(ganglion cells)**는 가지고 있다. 신경절세포는 두 종류가 있다: **중심작동(on-center)**과 **중심억제(off-center)**. 중심작동세포는 중심 흥분성 영역과 주위 억제성의 특징을 갖는 수용대를 가지고 있다. 수용대 중심 부분에 광선의 초점을 집중하여 반짝이면 이 중심작동세포를 흥분시키고, 수용대 중심 부분 주위의 도우넛 모양 부위에 광선을 반짝이면 이 중심작동세포를 억제시킨다. 중심억제 신경절세포는 중심작동세포의 반대적 특성을 갖는다; 수용대의 중심 부분에 빛을 비추면, 중심억제세포를 억제시키고 주위 부위에 조명은 중심억제세포를 흥분시킨다. 넓게 흩어진 빛은 신경절세포들을 흥분시키지 못한다. 그러므로 신경절세포들은 주로 빛 대비(contrast)에 반응한다.

신경절세포와 유사하게 LGN의 신경원은 빛의 작은 광점에 반응하고 중심작동과 중심억제 수용대를 보인다. 이들 신경원들 또한 흩어진 조명에 대해 반응하지 않는다고 밝혀졌다.

줄무늬겉질(선조피질) 신경원은 LGN 신경원보다 더욱 복잡한 반응을 갖는다. 빛의 작은 광점은 신경방전(neuronal discharge)에 최소한의 영향을 미친다; 겉질세포의 흥분에 필요한 빛은 선형 특성(예, 단선, 줄기 또는 명확한 분리 윤곽)을 지닌 빛과 어둠의 대비적 영역을 가져야 한다. 또한 이 선형 자극들은 시야에 특정 방향성을 지녀야 한다. 각각의 선 신경원의 경우, 망막의 특정 부분에 비춰진 수직적 빛줄기는 효과적이지 않다. 그러나 수직에 대한 특정 각도로 망막의 동일 부위에 비춰진 비스듬한 빛 줄기가 신경 방전을 최대로 변경할 것이다.

시각겉질은 기능적으로 겉질 표면에서 백질로 주행하는 좁고 수직적 신경원 원주(column)로 이루어져 있다. 각각의 신경원 원주내에서 모든 신경원은 수용대와 정확하게 일치하는 위치와 동일한 방향으로의 빛줄기에 반응하지만, 두 눈 중 단지 한쪽 눈에서만 주로 반응한다. 이 **안구우위 원주(ocular dominance columns)**는 한 줄로 놓여 있기에 일련의 주변 원주들을 가로지른다. 신경원들은 시각 자극의 회전 이동축에 따라 연속적으로 반응한다. 주변 줄 또는 띠의 신경원은 수용대 특성을 지니고 있지만, 다른 쪽 눈의 자극에 주로 반응한다. 줄 주위 겉질(peristriate cortex, 영역 18과 19)에서의 신경원들 또한 빛의 가장자리에 반응한다. 하지만 이들 신경원들은 대부분의 줄 신경원보다 활성화되기 위하여 더욱 복잡한 자극이 요구된다.

두 종류의 망막 신경절 세포는 다른 시각 정보를 거대세포 흐름과 소세포 흐름을 통해 시각겉질로 투사한다

시각 정보에 대한 여러 개의 독립적인 흐름들이 망막에서 LGN으로 흐르고 줄무늬겉질로 이어져 흐른다. 각각의 정보를 처리하는 LGN 신경원을 토대로 하여 2가지의 주요 흐름들이 명명되었다. **거대세포 흐름(magnocellular stream)**은 LGN의 거대세포층(1과 2층)으로 투사하는 망막신경절세포층의 큰 세포[**Y세포(Y-cells)**로 불림]에서 시작한다. LGN의 거대세포층은 4층(layer IV)의 특정 부분에 종지하는 줄무늬겉질로 주행한다. 줄무늬겉질(VI)로부터 발생하는 이 흐름은 시각연합겉질을 통해 뒤쪽 관자겉질과 뒤쪽(dorsal) 마루겉질로 투사한다. 거대세포 흐름의 겉질 신경원 대부분은 동작, 방향(orientation) 그리고 대비(contrast)에 반응하지만, 특히 어스레한 조명(dim illumination)에서 반응한다. 거대세포 흐름은 색(color)에 반응하지 않는다. 그러므로 거대세포의 흐름은 시공간(visual space)에서의 움직이는 물체의 위치를 빠르게 결정하는 데 필요한 정보를 처리한다.

소세포 흐름(parvocellular steam)은 LGN의 소세포층(3층에서 6층)으로 투사하는 망막신경절 층의 작은 세포[**X세포(X-cells)**로 불림]에서 시작한다. 소세포층은 밝은 조명에서의 물체색과 모양에 대한 정보를 선조겉질로 투사한다. LGN으로부터의 소세포 흐름은 겉질 IV의 다른 부위에 종지하고 난 후, 기능적으로 다른 2종류의 대뇌겉질 신경원으로 투사한다: 모양과 방향에 감응하는 대뇌겉질 신경원 그리고 색에 감응하는 대뇌겉질 신경원, 윤곽과 색채 분석에 대한 경로는 시각연합겉질들을 통해 아래 관자겉질로 투사한다.

시각 경로를 방해하는 병변의 효과(Effects of Lesions Interrupting the Visual Pathway)

시야 결손 검사 (Testing the Visual Fields for Defects)

시야(visual field)는 시야측정법(perimetry)으로 정확하게 측정할 수 있다. 또한 시야는 **대면방식(confrontation method)**을 이용하여 사무실 또는 침대 머리맡의 **암점(scotomas)**으로 검사할 수 있다. 이 방법은 환자와 검사자가 서로 마주 앉고, 환자는 **왼쪽 눈**을 검사자는 **오른쪽 눈**을 가린다. 환자의 오른쪽 눈을 검사자의 왼쪽 눈에 시선을 고정한다. 이 방식의 검사는 검사자의 코쪽과 관자쪽 시야와 환자의 코쪽과 관자쪽 시야를 대조할 수 있다. 그런 후, 검사자는 3mm 또는 4mm의 흰색 공을 보여주고, 환자와 검사자의 중간 지점이지만 정상적 주변 시각에서 벗어난 지점에서 시작한다. 검사자는 물체를 시선(line of vision)을 향해서 천천히 움직이며, 조사자가 물체를 보는 지점을 대비하여 환자가 물체를 보는 지점을 기록한다. 모든 4종류의 사분의 일 시야 부분에 대한 이 검사 과정을 반복한 후, 검사자는 환자의 시야 크기를 측정한다. 환자의 맹점(blind spot)은 모든 방향에서 그려지고 조사자의 맹점과 비교한다. 그리하여 암점(scotomas)을 찾아낼 수 있다. 검사자는 이 검사로부터 얻어진 정보를 환자의 시야를 종이에 그린다. 규정에 의해 검사자는 환자의 관점에서 시야를 그린다. 그런 후 검사자는 환자의 왼쪽 눈 검사를 동일한 방법으로 실시한다.

또한 시야를 검사하는 이 대면방식은 큰 결손의 시야에 대하여 빠르게 선별하는 데 사용할 수 있다. 이 같은 경우에, 환자와 검사자는 마주보고 앉아 환자는 왼쪽 눈을 가리고 검사자는 오른쪽 눈을 가린다. 환자의 오른쪽 눈은 검사자의 왼쪽 눈에 시선을 고정한다. 그리고 검사자는 각각의 사분의 일 시야에서 집게손가락으로 빠르게 움직이며 손가락의 움직임이 일어나는 순간을 말하라고 한다. 또한 검사자는 각각의 사분의 일 시야에서 보여지는 손가락의 수를 세라고 한다.

경로의 다른 부분에서 발생한 병변은 다른 시야 결손을 일으킬 수 있다

그림 18-1는 A에서 F 부위에서의 병변 시 환자가 경험하는 시야 결손을 보여주고 있다. 시신경의 부분 손상이 일어날 때 시야는 좁아질 수 있다. 종종 시야의 기능이상은 상위 사분의 일 시야를 제한하는 비측과 측두측 시야의 전체 또는 부분적 시야결손을 보이거나 하위 사분의 일 시야를 제한하는 비측과 측두측 시야 결손으로 나타나는 수평적 양상(latitudinal pattern)을 나타낸다. 황반부위(macular region)의 섬유들에 발생하는 시신경 손상은 시야 중심 부분의 부분적 또는 완전 시각 소실을 일으킨다; 다시 말하자면, **중심성 암점(central scotoma)**을 일으킨다. 시력(visual acuity)과 색각(color vision) 또한 침범받을 수 있다. 반점 표현부위(macular representation)의 주변 시신경 손상은 **부중심성 암점(paracentral scotoma)**을 일으킨다. 시신경의 완전 파괴는 침범된 눈의 완전 실명을 일으킨다(그림 18-1의 병변 A)

시신경 교차(optic chiasm) 병변은 종종 뇌하수체 종양(뇌하수체 선종, adenoma)으로 인한 아래쪽 압박 또는 머리인두종(두개인두종, craniopharyngioma)으로 인한 상위 압박으로 발생한다. 관자쪽 시야로부터의 정보를 보내는 각각의 코 망막 교차성 섬유들은 전형적으로 **양관자쪽 반맹증(양측두성 반맹증, bitemporal hemianopia)**으로 알려진 양쪽의 관자쪽 시야 소실로 초기에 침범받게 된다(그림 18-1의 병변 B). 반맹(hemianopia)은 수직적 중앙선(경선, meridian)에 관한 시야 결손을 의미한다.

오른쪽 눈의 코 망막과 왼쪽 눈의 관자 망막으로부터의 섬유를 침범하는 오른쪽 시신경 경로 병변은 오른쪽 눈의 관자쪽 시야와 왼쪽 눈의 코쪽 시야 결손을 일으킨다(그림 18-1의 병변 C). 양 눈의 왼쪽 시야를 침범하는 손상은 왼쪽 **동측성 반맹증(homonymous(동일면) hemianopia)**이라고 불린다. 시방사(optic radiation)의 병변은 항상 동측성 반맹증을 일으킨다(그림 18-1의 병변 D); 하지만 섬유다발이 갈라져 있는 앞쪽 관자엽 병변은 두드러지게 상위 시야 결손을 일으킬 수 있다.

종종 오른쪽 뒤통수엽(후두엽)의 전체 일차시각겉질을 파괴하는 병변들은 왼쪽 동측성 반맹증을 일으킨다. 시력은 다른 반시야(hemifield)에서 손상받지 않고 보존된다. 시야 소실이 서서히 일어난다면, 환자들은 반맹증을 인식할 수 없을 수도 있다. 다른 실명 반시야에서의 중심 5°에서 10°의 시각을 보존하는 **황반부 잔존(macular sparing)**은 뒤통수엽 손상 환자들에게도 종종 나타난다. 이 경우는 뒤통수겉질의 광범위한 반점 표현 부위에서의 불완전한 파괴를 설명한다.

쐐기(설부, cuneus)는 망막의 상위 반쪽(하위 시야)으로부터 시각 정보 입력을 받아들인다. 그리고 설회(lingual gyrus)는 망막의 하위 반쪽(상위 시야)으로부터의 자극을 수용한다(그림 18-1과 18-4). 그러므로 오른쪽 혀이랑(설회)에 한정된 병변은 각각의 망막 오른쪽 하위 반쪽으로부터의 정보를 차단하여, 각각 눈의 왼쪽 상위 1/4 시야에서의 시야 결손으로 나타나고, 왼쪽 상위 4분맹(left superior quadrantanopia)에 해당한다(그림 18-1의 병변 F)

제한적이거나 터널성 시야는 기질적 질환(organic disease)이 없는 사람에게서 나타날 수 있다. 압박성 시야(constricted visual field)는 **전환 반응(conversion reaction)**으로부터 발생한다. 전환 반응은 침범된 환자들이 시야 결손이 정신 신경증(psychoneurosis)으로 인한 것이 아닌 기질적 질환으로 발생한다고 믿는다. 터널성 시야는 또한 꾀병(malinger) 환자에게서 보여지고, 이런 경우는 이 증상의 환자들은 검사 결과를 위조하여 항상 재정적 지원을 받으려고 한다. 이 두 장애에서 침범된 환자들은 압박성 시야를 겪고 있다고 주장하지만, 환자들은 물체 위에서 비틀거리지 않거나 비틀거리는 것을 피하기 위하여 주위를 살핀다. 하지만 심각한 기질적 시각 소실 환자들과 다르다. 전환 반응과 꾀병에 대한 시야 검사는 항상 일치하지 않고, 시각 소실의 비생리적 유형(nonphysiologic pattern)으로 나타난다.

사례연구 결과(Case Follow-up)

이 장의 시작 부분에서 기술한 여성은 시신경 교차에 영향을 주는 질병으로 인해 발생한 양관자쪽 반맹증(양측두성 반맹증, bitemporal hemianopia)을 가지고 있다. 영상기법은 뇌하수체가 시신경 교차를 압박한다는 소견이 보인다. 신경외과적으로 종양을 제거한 결과 이 여성은 완전하게 시야가 회복되었다. 초기에는 뇌하수체 손상으로 인하여 보충적 호르몬 치료가 필요하였고, 추후에 모든 약물은 중단할 수 있었고, 잘 유지하고 있다. 여성은 더 이상 차량사고가 일어나지 않아 즐거워하고, 특히 골프를 할 때 시력이 이전보다 나아가고 있다는 것을 행복해 한다.

19

시반사와 눈의 움직임
Optic Reflexes and Eye Movements

사례연구(Case Study)

25세된 여성은 2일 동안 오른쪽 눈의 시력이 감소하면서 찌르는 듯한 통증이 수반되었다. 둘째 날 오른쪽 눈은 겨우 읽을 수 있을 정도가 되었다. 그녀는 안과의사를 찾아갔고 안과의사는 그녀를 신경과에 의뢰하였다. 신경과 의사는 오른쪽 눈이 정상적인 왼쪽 눈과 비교하여 확연히 시력이 감소된 것을 찾아냈다. 오른쪽 동공의 반경은 4mm이었고 왼쪽 동공의 반경은 3mm이었다. 오른쪽 눈에 빛을 반짝이면 양쪽 동공에서 약간의 수축이 발생하였고 왼쪽 눈에 빛을 반짝이면 양쪽 동공에서 빠른 수축이 발생하였다. 눈의 기저부(눈의 하부 부위)에 대한 검안경 검사는 비정상적인 것이 나타나지 않았다. 검사에서 비정상적인 문제가 없었다.

이 질환은 어느 부위의 문제로 인한 것일까? 이것은 어떤 종류의 과정으로 인한 것일까?이 여성은 시력을 다시 회복할 수 있을까?

대광 반사(Light Reflexes)

빛이 비쳐지면 정상적인 동공은 즉각적으로 축소하고, 빛이 제거되면 동공은 확대된다. 망막(retina)의 막대세포(간상세포)와 원뿔세포(추상세포)는 이러한 **직접 빛 반사(direct light reflex)**의 감각반응기의 역할을 한다. 구심성 회로(afferent pathway)는 망막, 시각섬유, 시신경로를 거쳐 가쪽 무릎핵(외측 슬상핵, lateral geniculate nuclei)에 도달한다. 그러나 이 핵에 들어가는 대신 동공반사 섬유(pupillary reflex fibers)는 위둔덕(상구, superior colliculus)으로 방향을 바꾸어서, **시개앞 영역(pretectal area)**으로 알려진 위둔덕의 부리 부위에서 끝난다(그림 18-1). 사이신경세포는 이 부위에 위치하여 대뇌수도(cerebral aqueduct)의 덧눈돌림신경핵(Edinger-Westphal nucleus) 주위로 보낸다. 부교감신경의 군은 눈돌림신경핵(동안신경핵)의 부리부위의 분지이다. 원심성 회로는 중뇌의 눈돌림신경과에 있는 **덧눈돌림신경핵(Edinger-Westphal nucleus)**에 있는 세포에서 시작하고 부교감신경의 **모양체 신경절(ciliary ganglion)**에서 끝난다. 신경절후섬유는 신경절에서부터 나와서 눈동자로 들어가서 홍체의 조임근(괄약근, sphincter muscle)을 지배한다. 이 조임근은 동공을 축소시킨다. 한쪽 눈에 빛이 비쳐지면 같은 쪽 눈의 동공축소뿐만 아니라, 반대쪽 눈의 동공도 축소도 일어나는 **동감성 대광반사(consensual light reflex)**가 발생한다. 덮개 앞(pretectum)에서 교차하여 반사를 전달한다(그림 18-1).

망막이나 시신경의 심한 손상으로 인한 질환은 직접 빛 반사(direct light reflex)를 감소시킨다. 완전한 시력 손실을 발생시킬 수 있을 만큼의 심한 손상은 직접 빛 반사(direct light reflex)와 동감성 대광 반사(consensual light reflex) 둘 다를 소멸시킨다. 가쪽 무릎신경핵, 시각부채살(시각방사, optic radiation) 또는 한쪽의 시각겉질의 손상은 시각반사에는 관련이 없다. 양쪽 뒤통수부(후두부)에 있는 일차 시각영역의 완전한 파괴에 의한 겉질맹도 직접 빛 반사(direct light reflex)와 동감성 대광 반사(consensual light reflex)는 남아있다. 대광 반사(light reflex)에 대한 원심성로는 눈돌림신경핵, 눈돌림신경, 모양체 신경절, 또는 동공의 조임근의 손상에 의해 방해받는다. 직접 빛 반사뿐만 아니라 동감성 대광 반사(consensual light reflex)도 대광 반사(light reflex)의 원심로 쪽에 방해받은 쪽에 손상을 받는다.

동공 빛 반사(pupillary light reflex)는 진단에 대한 주요한 정보를 준다. 환자의 한쪽 눈에 빛을 비추면 대체로 직접적인 아닌 반응이 나타난다. 반사의 구심성(반응기) 돌기는 손상을 받지 않았고 원심성(효과기) 돌기는 손상이 있는 눈을 검사했을 때이다. 눈에 빛을 비출 직접적이 아닌 동감성 반사가 일어난다. 그러나 빛은 반대편 눈에 직접 그리고 동감성 반응을 일으킨다. 반사의 구심성 돌기는 검사한 첫 번째 눈에서 손상받았다. 일반적으로 이러한 결과는 망막이나 시신경의 손상 때문에 생긴다.

근점 반응와 관련된 반사들 (Reflexs Associated with the Near-Point Reaction)

물체를 얼굴 가까이 눈으로 가져가면 3가지의 반응이 협력적인 작용을 일으킨다.

1. **집중(convergence)**. 안쪽 곧은근(내직근)은 두 눈을 정중선 쪽으로 움직여서 이미지가 각각의 망막 중심오목(황반 내에서 가장 예민한 곳)에 집중되게 한다. 집중없이는 복시(두 개로 보이는 것)가 일어난다.
2. **조절(accommodation)**. **모양체근(ciliary muscles)**의 수축으로 수정체는 두꺼워진다. 이 반응은 망막중심오목에 예리하게 이미지를 집중하게 한다. 모양체절의 신경절후 부교감신경 신경원은 모양체근과 동공조임근을 지배한다.
3. **동공수축(pupillary constriction)**. 동공수축은 시야 보조자로 초점의 깊이를 조절한다. 동공반응은 빛 반사로부터 분리된 과정에서의 집중과 조절이다. 왜냐하면, 동공수축은 조명의 변화없이 일어난다. 더욱이 동공수축은 집중이 일어나지 않을 때 조절과 동반한다. 그리고 수정체가 조절을 제거하면 집중을 동반한다. 동공반응의 회로는 시신경, 시회로, 가쪽 무릎핵(외측 슬상핵), 시각부채살(optic radiations), 뒤통수부겉질, 겉질덮개투사(corticotectal projections), 위둔덕(superior colliculus), 덧눈돌림신경핵(Edinger-Westphal nucleus), 눈돌림신경(동안신경, oculomotor nerve), 모양체 신경절을 지나면서 조절과 집중을 중재한다.

멀리 있는 것에서 가까이에 있는 물체로 변화하는 응시나 멀리에서 얼굴 가까이로 움직이는 물체를 눈으로 따라갈 때 일반적으로 모든 세 가지 반응이 일어난다. 바투보기(near reflex) 반응은 고정의 변화나 멀리에서 가까이로 물체를 눈으로 따라갈 때 불수의적으로 발생한다. 그래서 멀리 있는 목표물을 처음 볼 때는 수의적으로 작용하고 가까이 있는 목표물을 응시할 때는 조절, 집중, 동공의 크기가 불수의적으로 변화한다. 반사는 과제의 집중을 요구한다. 왜냐하면, 반사는 어떤 사람이 멀리에서 가까이로 촛점을 변화시키는 과정에서 일어나지는 않고 과제에 대한 집중에 실패하거나 초점이 흐릴 때 나타난다. 임상적인 검사에서 시험관은 바투보기 반응

(near reaction)에 대한 과제 자극을 제공한다. 바투 보기에 대한 반응은 시각, 고유수용성 회로(pathways)에 입력을 제공할 수 있다. 그래서, 시각장애 환자에서는 반사가 시작되어 얼굴 앞에 한 손을 두면 손에 촛점을 맞춘다.

동공 기능의 장애 (Disorders of Pupillary Function)

아디 강직동공(Adie's Tonic Pupil)

양성의 **아디 강직동공(Adie's tonic pupil)**은 한 쪽의 팽창된 동공으로 이루어진다. 이것은 주로 20대와 50대 사이에 발생하고 여성에게서 많이 발생한다. 아디 강직동공의 많은 사람들은 심부건 반사가 일어나지 않는다. 시간이 지나면서 동공이 작아지고 Argyll Robertson pupil와 비슷하다. 아디 강직동공은 빛에 대해 수축이나 부분적 수축이 되지 않는다. 목표물 근처에서는 수축이 좀 더 좋고 원거리에서는 병리학적인 느린 팽창이 일어난다. 동공은 약물에 의해 정상적으로 **동공축소(miosis)**(동공의 수축)와 **동공산대(mydriasis)**(동공의 팽창)는 반응한다. 아디 강직동공은 0.1%의 필로카르핀(pilocarpine)을 천천히 주입하면 수축하나 정상적인 동공에서는 이 약에 반응하지 않는다. 필로카르핀의 반응은 과민감각을 의미한다.

아디 강직동공은 모양체절이나 신경의 부교감신경 신경절후섬유 부위의 문제이다. 바이러스성 감염은 장애의 원인이고 안구의 암종이나 수술과도 관련이 있다.

아가일 로버트슨 동공(Argyll Robertson Pupil)

아가일 로버트슨 동공(Argyll Robertson pupil)은 작고 불규칙한 동공으로 빛에 반응하지 않고 조절에 반응하지 않는다. 아트로핀(atropine)이나 코카인(cocaine)의 투여에 대한 반응으로 동공팽창이 일어나거나 그렇지 않으면 홍채 수축이 일어난다. 시작할 때 중추신경계 매독에 관하여 서술하였다. 아가일 로버트슨 동공은 진성 당뇨병과 같은 다른 장애로 인하여 발생하는 경우가 많다. 아가일 로버트슨 동공의 반응에 대한 원인이 되는 부위는 확실하지가 않다. 이전에는 대뇌중뇌수도 주위의 회색질 부위의 문제라고 생각했으나 최근에는 모양체절이나 홍채의 손상으로 추정한다.

눈 움직임(Eye Movements)

다섯 가지 눈 움직임에 대한 하부 체계는 중심와에 보이는 물체를 보는 데 관여한다. 최상의 해상도를 제공하고 물체나 관찰자가 움직일 때 해상도를 유지한다. 이러한 하부 체계는 아래와 같다.

1. **홱보기(saccades)**, 중심오목(중심와)에 물체가 위치하도록 하기 위한 빠른 동향 눈 움직임.
2. **추종시(pursuit)**, 움직이는 물체를 추적하고 중심오목에 유지하는 느린 동향 눈 움직임
3. **이향(vergence)**, 가깝거나 멀리서 움직이는 목표에 나란히 두 눈의 중심오목이 유지되도록 동향이나 이향의 눈 움직임.
4. **안뜰-안구 반사(vestibulo-ocular reflex)**, 안뜰(전정)신호를 이용하여 관찰자의 머리가 움직일 때 같거나 반대 방향의 눈의 움직임.
5. **눈 운동(optokinetics)**, 움직일 때 안뜰체계에 부가되는 이미지에 대한 동작의 눈 머리가 가만히 있을 때

이러한 하부 체계는 뚜렷이 다른 기능적 특성과 나누어진 신경학적 센터를 통한 분리된 통로를 가진다. 따라서, 신경해부학적으로 중복될지라도 각각 자극되어지고 손상되어진다.

홱보기(Saccades)

홱보기 하부체계(saccadic subsystme)는 중심오목에서 빨리 그리고 급작스러운 목표물에 대한 것의

고정을 정립한다. 이러한 체계는 시야 내에 있는 하나의 목표물에서 다른 목표물로 보는 것을 통하여 임상적으로 평가할 수 있다.

확보기는 몇 가지 종류가 있다. **수의적 홱보기(volitional saccades)**는 기억되어 있는 장소나 곧 나타날 것 같은 목표물을 직접적으로 눈을 맞추는 것이다. 소리와 같은 비시각적인 자극에 자동적으로 이루어지는 것은 **반사적 홱보기(reflexive saccades)**이다. **수의적 시각적 안내 홱보기(volitional visually guided saccades)**는 시야 내에서 특정적인 목표물에 대한 보기를 위한 것이다. 새로운 목표물이 망막 위에 자동적으로 보이면 시각적 안내 홱보기가 발화된다.

이마엽 시각 영역(frontal eye fields)은 앞중심이랑(전중심회)의 브로드만 영역 6번과 8번 영역으로, 수의적 반사적 홱보기가 시작된다. 뒤통수-관자겉질의 **관자시각 영역(parietal eye fields)**은 수의적 반사적 홱보기를 중계한다. 뿐만 아니라 이마엽과

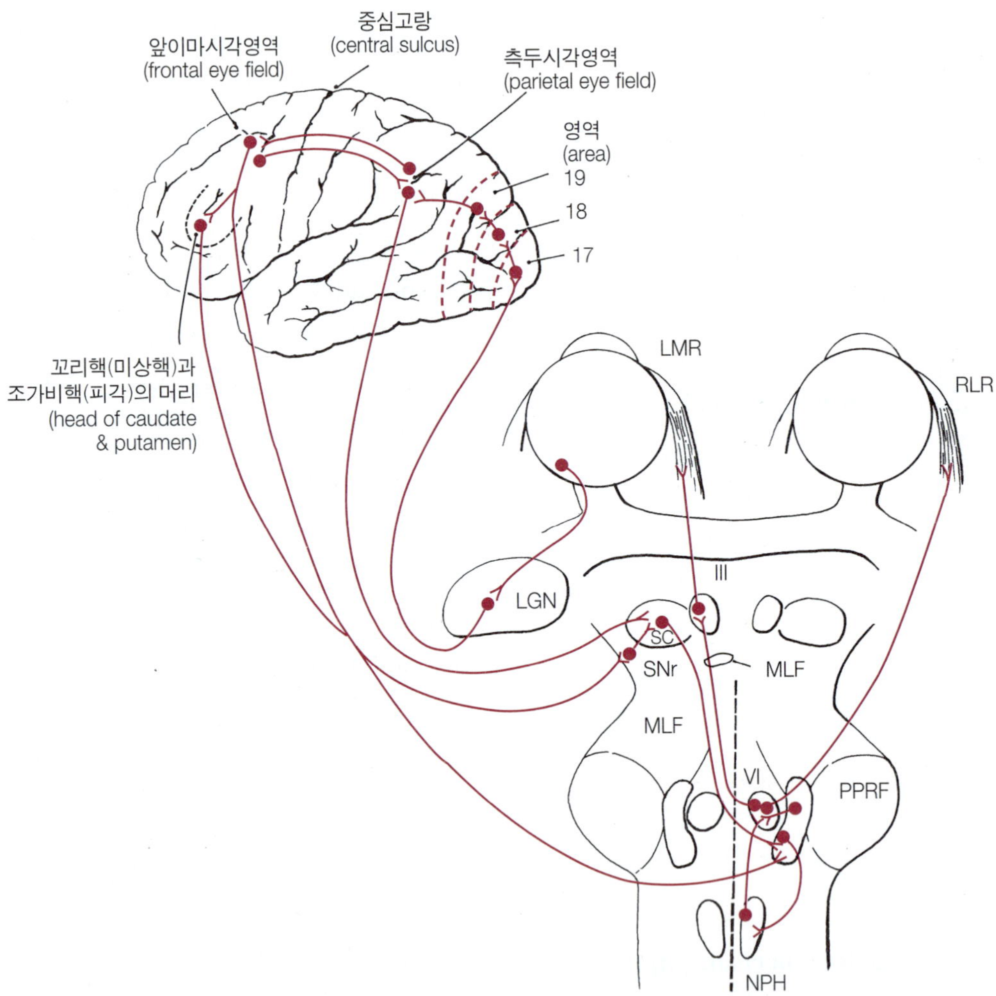

■ **그림 19-1.** 시각적인 가이드와 비시각적인 가이드인 홱보기를 위한 경로들. 왼쪽 뇌편마비에서 볼 수 있는 오른쪽으로의 수평적인 눈 움직임만을 나타낸 그림. LGN=가쪽 무릎핵; LMR=왼쪽 안쪽 곧은근; MLF=안쪽 세로섬유다발 ; NPH=혀아래신경핵 발원지; PPRF=정중곁 다리뇌그물체; RLR=오른쪽 가쪽 곧은근; SC=위둔덕; SNr=그물체의 흑색질; Ⅲ=눈돌림핵; Ⅵ=갓돌림핵.

관자엽의 시각 영역 사이를 연결하기 때문에 다른 홱보기가 시작하는 것에 영향을 준다.

두 가지의 시각적인 가이드가 안내하는 것과 비시각적으로 가이드가 안내하는 홱보기는 대뇌겉질로부터의 신경학적인 활동을 **반대쪽의 정중곁다리뇌그물체(방정중교뇌망상체, paramedian pontine reticular formatio; PPRF)**로 내려온다(그림 19-1). 앞이마시각 영역으로부터의 자극은 정중곁 다리뇌그물체로 내려오고, 자극은 관자시각 영역으로부터 **위둔덕(superior colliculus)**에서 연접을 이루어서 정중곁다리뇌그물체 앞에서 움직인다. 이마(전두)시각 영역에서부터의 중요한 내림로는 꼬리핵(미상핵, caudata nucleus)과 조가비핵(피각)과 인접하여 갈라져서 위둔덕의 흑색질 그물체에서 긴장억제에 영향을 준다(그림 19-1).

수평적인 홱보기

수평적인 홱보기(그림 19-1)를 위해, 정중곁다리뇌그물체의 발화세포는 VI뇌신경인 **갓돌림신경(외전신경, adbucens nucleus)**에 신호를 보내고, 갓돌림운동 신경원과 게재신경원으로의 신경로를 활성화된다. 수평적인 홱보기를 위한 신호는 갓돌림운동 신경원을 거쳐서 가쪽 곧은근(외직근)으로 간다. 갓돌림 사이 신경원을 거쳐 **안쪽 세로다발(내측 종속, medial longitudinal fasciculus)**을 거쳐 반대편의 제3뇌신경(내측직하핵)의 눈돌림핵으로 간다. **혀밑앞핵(전설하핵, nucleus prepositus hypoglossi)**으로부터 갓돌림핵으로 유입되어(그림 19-1) 머리와 눈의 자세에 대한 정보를 주고 홱보기의 마지막에서 눈에서 목표를 유지한다.

수직적인 홱보기

수직적인 홱보기를 위하여(그림 19-1에 나타나 있지 않음) 정중곁다리뇌그물체와 같은 통로를 사용한다. 그러나 정중곁다리뇌그물체 세포로부터의 신호는 중뇌에서의 추가적인 전달 후에 운동신경세포에 도달한다. 이 전달은 안쪽 세로섬유다발과 사이질의 카잘핵으로 간다. 이러한 핵은 중뇌 입구의 피개에 있다. 이러한 사이질핵은 눈돌림핵의 하부핵에서 활차핵과 연결하여 수직과 염전된 홱보기를 관리한다.

홱보기 통로의 손상의 효과

인간에게 홱보기 통로의 손상은 홱보기의 범위가 너무 좁거나**(hypometric)** 너무 느리거나 부정확**(dysmetruc)**하거나 시작이 늦거나 완전히 손상받는 원인이 된다**(saccadic palsy)**. 대뇌반구의 넓고 급성인 손상은 손상부위 반대편 방향의 없거나 작고 느린 홱보기의 원인이 된다. 눈은 종종 손상부위 쪽으로 벗어난다. 다른 통로가 보상하기 때문에 장애는 일시적으로 일어난다. 바닥핵(기저핵)의 손상은 느리고, 작고 긴 잠복기의 홱보기나 심한 홱보기를 나타나게 하여 목적적인 활동을 방해한다(홱보기 방해)**(saccadic intrusions)**. 다리뇌의 손상은 대뇌 손상과 유사한 방해의 원인이나 손상받은 쪽의 눈의 움직임에는 영향을 주지 않는다. 소뇌의 손상은 작고 운동거리 조절이상 홱보기와 원심성 시선 맞추기를 유지하는 것에 어려움을 가진다.

추종시(Pursuit Movement)

추종시 하부체계(pursuit subsystem)는 느리게 움직이는 목표물들을 고정시킬 때 사용된다. 이것이 실패하면 홱보기에서 목표물들을 따라잡는 것이 필요하게 된다.

추종시 통로

시각은 관자뒤통수 결합으로 입력되면 추종시 움직임이 시작된다(그림 19-2). 외부 줄무늬겉질(선조피질)의 이 영역은 움직임의 속도와 방향에 대한 정보를 17, 18, 19번 영역인 **시각겉질(visual cortex)**로부터 받는다. **중간관자겉질(middle temporal cortex)**과 겉질다리뇌(피질교뇌, cortico pontine) 섬유로부터 같은 쪽의 뒤가쪽 다리뇌핵(dorsolateral

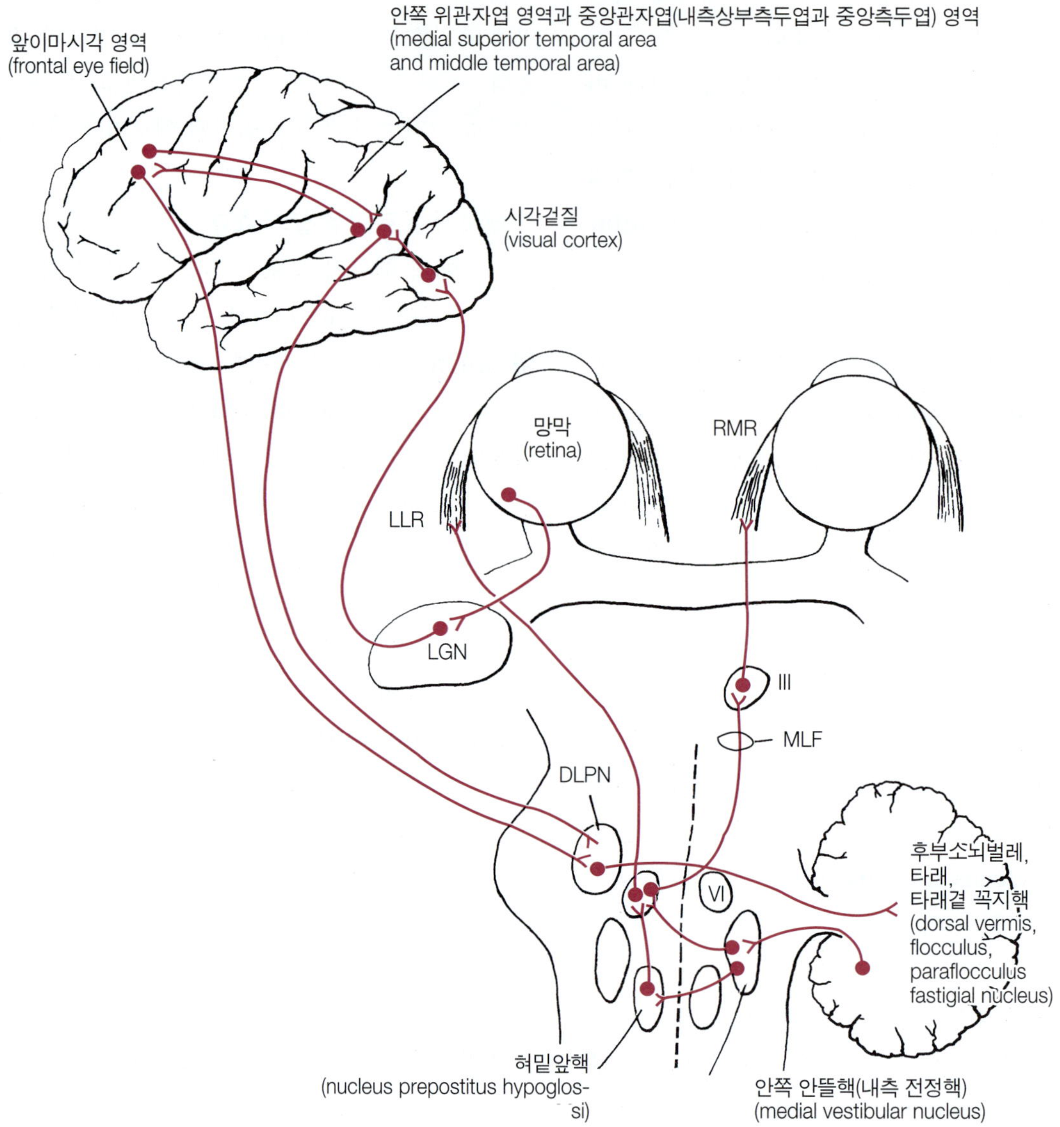

■ **그림 19-2.** 눈의 수평적 홱보기의 경로들, DPLN=뒤가쪽 다리뇌핵; LGN=가쪽 무릎핵; LLR=왼가쪽 곧은근; MLF=안쪽 세로섬유다발; RMR=오른쪽 안쪽 곧은근; Ⅲ=눈돌림핵; Ⅵ=갓돌림핵.

pontine nuclei)으로 방사된다. 추종시 움직임을 위한 통로는 작은**뇌벌레(vermis)**와 **타래(flocculus)**, **안뜰핵(전정핵, vesibular nuclei)**, 특히 안쪽 안뜰핵, 그리고 **혀밑앞핵(nucleus prepositus hypoglossi)**이다. 수평적인 추종시 움직임은 안쪽 안뜰핵에 있고 반대쪽 갓돌림핵에서 VI번 뇌신경을 활성화시켜 안쪽 III번 뇌신경의 직하핵을 통해 안쪽 세로다발로 간다.

추종시 통로의 손상

추종시 통로의 손상은 물체의 움직임을 중심오목 **(망막미끄러짐, retinal slip)**에 맺지 못하게 하여 추종시 대신 홱보기를 하게 한다. 환자가 목표물을 쫓아가는 것으로 작은 홱보기를 연속적으로 하게 하는데, 홱보기적인 추종시(saccadic pursuit)라 한다.

안뜰-눈 하부 체계
(Vestibulo-ocular Subsystem)

구조

안뜰-눈 하부 체계(vestibulo-ocular subsystem)는 머리를 움직이는 동안 중심오목에서 이미지가 벗어나는 것을 방지한다. 이것을 **이미지 미끄러짐(image slip)**이라고 한다. 안뜰-눈 하부 체계를 위한 통로는 **안뜰핵(전정핵, vestibular nuclei)**으로 이어지는 **반고리관(반규관, semicircular canals)**의 융모에서 받은 신호에 의해 시작된다. 여섯 개의 반고리관은 눈을 움직여서 반고리관과 같은 선상에 위치하게 하는 눈의 바깥 근육을 조절한다. 세 개의 근육쌍은 가쪽 곧은근(외측 직근)과 안쪽 곧은근(내측직근), 아래경사근(하사근)과 위경사근(상사근), 위곧은근(상직근)과 아래곧은근(하직근)이다.

수평적인 반고리관은 수평면에서의 움직임을 조절하고, 각 관은 머리의 반대편의 눈의 움직임을 일으킨다. 앞쪽의 관들은 뒤쪽의 관들과 반대편에서 자리잡고 있다: 머리를 아래로 떨어뜨리면, 각가속도가 앞쪽의 관을 자극한다. 반대편 뒤쪽의 관은 억제된다. 반대도 마찬가지이다. 앞쪽의 관이 자극되면 관과 나란하게 면에서 눈이 올라온다. 앞쪽의 관이 자극은 반대편 아래경사근(inferior oblique)과 같은 편의 위곧은근의 수축을 유도하여 눈을 위로 향하게 하다. 같은 선상에서 각가속도가 발생하나 반대편에서는 같은 쌍의 같은 면에서는 되면, 눈은 아래로 내려질 것이다. 뒤쪽 관의 자극은 눈을 아래로 내리고 반대쪽 아래곧은근과 같은 쪽 위곧은근의 흥분에 의한다. 이러한 작용이 되려면 각 세반 고리관과 같은 쪽의 안뜰핵의 신경이 쌍으로 흥분해야 한다. 그리고 다른 안뜰신경은 억제시켜 길항근의 쌍에 작용한다.

비정상의 검사와 확인

임상가들은 머리의 운동이나 신체의 회전 또는 바깥귀의 이도에 차갑거나 따뜻한 물을 넣어서 안뜰 수용기를 자극하여 안뜰-눈 하부체계를 평가한다. **머리 흔들기 시력 검사(head shaking acuity test)**는 환자의 각성 상태가 눈이 전 범위에서 움직임이 가능한 정도여야 한다. 환자는 스넬렌 시력표(Snellen visual acuity card)의 가장 작은 선을 확인하고 머리를 빨리 흔들고 반대편으로 같은 선을 읽는다. **시력이 떨어지는 것(fall in acuity)**은 안뜰-눈 하부체계의 결손을 알 수 있다. 안뜰-눈 체계 또 다른 검사로는 눈 머리 검사(oculocephalic test), **인형 눈(doll's eye)** 또는 **인형 머리(doll's head)** 검사인데, 이들 검사는 깨어있거나 혼수 상태의 환자에게 할 수 있다. 깨어있는 동안 목표물에 고정하고 검사자는 환자의 머리를 수평적 · 수직적으로 움직인다. 환자에게서 안뜰-눈 반응이 완전하면, 머리가 움직이는 반대편으로 눈을 움직여서 목표물에 고정한다. 눈 머리 검사 때 큰 범위의 눈의 움직임은 수의적인 움직이기보다는 중뇌의 부리에서의 응시마비가 있음을 보여주는 것이다. 이를 **위핵응시마비(supranuclear gaze palsy)**라고 한다. 혼수 상태의 환자에서 정상적인 눈머리 반응은 수질에서 시작하여 중간뇌까지의 안뜰시각 경로(vestibulo-ocular pathway)에서 반응하고 시각운동핵(ocular motor nuclei)과 사이신경세로를 연결한다.

안뜰시각 반사 장애의 두드러진 증상은, **동요시(oscillopsia)**, 즉, 눈의 비정상적인 움직임을 포함한다. 안뜰시각 경로의 양쪽 손상 후에 눈의 움직임에 대한 반응이 없다. 그리고 환자는 눈이 "산란하다" 또는 "흐릿하다"라고 불평한다. 안뜰시각 경로의 완전한 파멸은 양측성인 경우로 환자는 목동맥(경동맥) 맥박과 함께 작은 머리 움직임에 대한 수정도 할 수 없다. 한쪽의 안뜰시각 경로에만 문제가 있다면, 안뜰체계는 균형이 맞지 않고 환자는 **안구진탕증**이라고 불리는 리듬감있는 동요로 발전한다. 환자는 동요시, 현기증, 또는 불균형을 보고한다.

이향운동(Vergence)

이향운동의 하부체계(vergence subsystem)인 집중(convergence) 또는 분산(diverges)은 가까이 있거나 멀리있는 움직이는 물체나 물건의 이미지를 중심오목에 유지시켜 준다. 임상가들은 가까이 있거나 가까이 있는 목표물에 초점을 맞추는 것에 집중(convergence) 또는 분산이 있는 환자를 평가한다. 이향운동 하부체계의 활동은 흐릿한 이미지 또는 망막 부위의 부합하지 않는 이미지로 인한 것이다. 뒤쪽 관자(posterior temporal), 선조외(peristriate) 앞이마겉질의 신호는 중뇌의 이향운동 세포에 투사되어서 III, VI 뇌신경으로 간다. 일반적으로 중뇌나 사이뇌(간뇌)에 영향을 받는 이향운동 체계의 손상은 충분하지 않거나 지나치게 심한 집중이나 분산 또는 심한 조절을 초래한다.

눈운동 움직임(Optokinetic Movements)

눈운동 하부체계(optokinetic subsystem)는 일정한 속도에서 머리의 움직임이 일어나는 동안 망막 미끄러짐에 대한 반응으로 눈 움직임이 일어나는 것이다. 안뜰-시각 하부체계는 머리의 속도에 대한 반응으로 눈의 움직임을 만들어 낸다. 그러나 분명하지 않다. 왜냐하면 안뜰 수용기의 자극은 세반고리관의 내림프액은 머리의 움직임으로 균형을 잡을 때 중단된다. 이 부분에서 대상적인 눈 움직임으로 시야가 유지될 때 망막 미끄러짐은 계속된다. 이것을 눈운동 움직임이라고 한다. 임상적인 검사에서 이러한 눈운동 움직임은 연속적으로 움직이는 이미지(시야에 있는 것이 틀림없는)를 제공하고 환자에게 이미지의 초점을 맞출 수 있는지 물어보고 눈운동 움직임을 위한 눈을 관찰하여야 한다.

중뇌에 있는 시각 트랙에 따라 핵의 연속인 **시각 트랙 핵군(nucleus of the optic tract)**과 **부시각 시스템 핵(nuclei of the accessory optic system)**은 망막 신경절세포 축삭으로부터 시각 입력을 받아서 소뇌와 **직접 눈운동 경로(direct optokinetic pathways)**에 있는 안뜰핵에 투사한다. 부시각 시스템 핵은 관자-뒤통수겉질의 교대 연결인 추종시 경로와 연결된다(그림 19-2). 이것이 **간접적인 눈운동 경로(indirect optokinetic pathway)**이다.

편측의 눈 운동로의 손상은 환자 앞에서 테이프나 끈을 움직일 때 발생하는 **눈 흔들림(optokinetic nystagmus)**이 감소되어 나타난다. 오른쪽에서 수직으로 끈을 움직일 때 발생하는 정상적인 반응은 오른쪽에서는 부드러운 추종시가 발생하다가 오른쪽 눈의 움직임이 한계에 다다르면 왼쪽에서는 홱보기가 발생하는 것이다. 편측 대뇌겉질 손상이 있는 환자는 목표물이 손상받은 부위의 가쪽에서 움직일 때 눈운동 눈떨림이 발생하지 않는다.

사례연구 결과(Case Follow-up)

이 장의 시작 부분에서 기술한 여성은 오른쪽 시신경에 손상을 가지고 있었다. 이 결과 오른쪽 눈의 시력이 떨어졌고 불량한 초점, 빛에 대한 반사가 감소하였다. 양쪽 눈의 빛에 대한 정상적인 동공 반사는 오른쪽 눈에 비하여 왼쪽 눈이 우세하게 나타났다. 추가적인 병력으로 2년 전 왼쪽눈에 이와 유사한 증상이 있었다. 그녀의 눈 상태는 3개월 후 쯤 나타났다. MRI에서 그녀의 뇌 백질 부위에 많은 손상이 있는 것을 알게 되었는데 오른쪽 시신경 뒤부분의 시신경 교차의 앞부분에 손상이 있는 것을 알게 되었다. 진단명은 다발성 경화증으로 베타인터페론 약을 처방받았다. 그녀의 시력은 6주 후에 완전히 좋아졌고, 2년 이후에도 아무 증상이 없었다.

20

대뇌겉질과 시상겉질의 연결
Cerebral Cortex and ThalamoCortical Connections

사례연구(Case Study)

55세 된 남성은 일을 하는 동안 갑자기 그의 오른쪽 팔과 다리가 힘이 없어지는 것을 느꼈다. 그는 동료에게 그의 증상에 대하여 설명하려고 했을 때, 그는 짧은 단어나 문장만 매우 느리게 말할 수 있었다. 그는 자신의 의사소통 장애와 갑자기 팔, 다리에 힘이 없어진 것에 대해 당황스러웠다. 그의 동료들은 그를 즉시 병원으로 데려갔고 신경과 의사는 장애에 대해 진료했다. 검사과정에서 그는 겨우 "힘이 없다" 또는 "머리는 아프지 않다"와 같은 한 단어나 문장만 말할 수 있었으나 "왼쪽 둘째 손가락으로 오른쪽 귀를 만진 뒤에 눈을 감고 입을 벌려 보세요" 와 같은 복잡한 과제를 수행하고 그 말을 이해할 수 있었다. 오른쪽 얼굴의 하부가 약해지고 오른쪽 팔과 다리는 25% 가량의 근력만 남았다. 왼쪽과 비교하여 오른쪽의 심부건 반사도 감소되었다. 감각검사에서 찌르기, 가벼운 터치, 냉, 진동감각과 자세감각은 비정상으로 나타나지 않았다.

이 환자의 신경계의 어떤 부위의 문제로 그의 언어가 어렵고 오른쪽이 약해졌을까 ? 이것의 원인은 무엇일까? 치료는 가능할까?

대뇌겉질(Cerebral Cortex)

인간의 뇌는 많은 수의 지식과 인지적인 기능들을 담당할 수 있는 능력을 가지고 있다. 이러한 기능들을 수행할 때 **대뇌겉질(cerebral cortex)**에 있는 신경계의 많은 부분들이 상호작용하고 활동하는 것이 요구된다. 기억을 저장하고 상기해내기 위해 대뇌겉질의 많은 영역들이 참여한다. 언어의 이해와 실행 및 음악과 수학적 능력과 같은 특별한 능력을 위해 필요하다. 주위집중, 몇 가지 양식들로부터 입력된 감각의 통합뿐만 아니라, 모든 감각의 지각과 인지과정, 사람, 물건, 장소에 대한 인식을 제공하는 과정들에 참여한다. 대뇌겉질은 손가락과 손운동, 발성과 같은 복합적인 운동활동, 복잡한 행동의 계획과 실행에도 필요하다.

대뇌겉질은 대뇌반구 표면의 회색질 부분이다. 어느 정도의 한계가 있지만, 시상은 대뇌겉질에 정보를 입력하고 겉질시상로는 시상겉질 연결을 교환한다. 이 단원은 시상의 구조와 시상겉질의 관계에 대해 자세하게 알아볼 것이다.

대뇌겉질 세포층: 대뇌겉질 영역들간의 구조와 기능의 관계에 대한 기초(Cortical Cell Layers: The Basis for Structure and Function Relationships within and between Cortical Areas)

세포들은 빽빽하게 대뇌겉질의 이랑과 고랑의 등고선을 따라 층으로 정리되어 있다. 대뇌겉질은 세포층의 숫자의 차이에 따라 나눌 수 있다. **같은겉질(등피질, isocortex)**은 6층; **이종겉질(allocortex)**은 3층; 같은겉질과 이종겉질 사이에 있는 구역인 **중간겉질(mesocortex)**은 3층에서 6층으로 다양하다. 중간겉질(mesocortex)의 구역에서 같은겉질의 경계부위는 5~6층이고, 중간겉질(mesocortex)에 근접한 이종겉질은 3~4층이다. **코르티코이드(corticoid)** 또는 겉질과 비슷한 부위는 겉질의 신경화학적 특징들과 신경학적 연결 특성을 가진다. 그러나 코르티코이드 부위는 명확하게 구분하기 어려운 세포층으로 되어있다.

같은겉질(isocortex)

같은겉질의 6개 층은 세포종류와 연결이 다르다.

인간의 뇌에서 대뇌겉질의 대부분은 같은겉질이다. 표면에서부터 심부로 가면서 같은겉질의 세포층은 명명되어진다: **1층. 분자층(molecular), 2층. 바깥과립층(external granular), 3층. 바깥피라미드층(external pyramidal), 4층. 속과립층(internal granular), 5층. 속피라미드층(internal pyramidal), 6층. 뭇세포층(multiform 또는 방추체; fusiform)**. 이러한 이름들은 각 층에 주로 많은 세포의 종류 및 크기, 모양과 관계가 있다. 세포의 크기와 모양은 세포들이 받거나 주는 연결과 관련이 있다. 매우 작은 세포(모래알과 같이)들이 과립층을 채우고 있다. 피라미드층은 피라미드 모양의 큰 신경세포로 구성되어 있고 뭇세포층은 다양한 종류의 세포로 이루어져 있는데, 대부분 방추모양이다.

겉질부터 시작하는 방사상 패턴의 섬유는 겉질의 세포층간의 연결을 만들고, 수직기둥(vertical column)을 구성한다. 겉질로 가는 구심성 섬유는 표면쪽으로 주행한다(수직기둥의 길이를 따라). 구심성 섬유에는 작은 별(별모양)세포가 분포하는데, 이것은 어느 층에서나 볼 수 있지만 특히 과립층(2, 4층)에 많이 분포한다. 시상에서부터 들어오는 입력은 주로 4층으로 간다. 별세포는 개재신경세포로 수직기둥(vertical column) 내에서 다양한 모양의 짧은 축삭의 연결을 만든다.

여러 층에 있는, 특히 3층의 피라미드 세포의 원심성 투사는 **겉질의 수직기둥(vertical column)**과 협응한다. 이러한 투사는 **뇌들보(뇌량, corpus callosum)**를 통한 대뇌반구간의 연결로 기능적 겉질 연락망의 기반을 제공하는 대뇌반구간의 **협조섬유(association fibers)**이다. 겉질하 기둥들(columns)의 출력은 5층에서 나오는 피라미드 세포이다. 이러한 세포들은 바닥핵(기저핵), 뇌줄기, 척수 그리고 겉질하에 있는 시상핵에 방사되어서 광범위한 겉질 연결을 이룬다. 6층 세포들은 시상핵의 뒤쪽으로 가서 제한된 특정적인 겉질 영역에 입력을 제공한다.

세포층의 두께와 관련이 있는 다양한 같은겉질의 기능적 부위

여섯 개의 겉질층의 두께는 각 층의 겉질의 각기 다른 층의 부위에 있는 신경세포체의 밀도와 관련이 있다. 20세기 초반에 이르러 이러한 조직학적인 차이는 기능적인 차이를 반영한다는 것을 생각하게 되었다. 이때, 브로드만은 겉질의 부위 전체를 52개의 세포 구조학적으로(cytoarchitecturally) 디자인 하였다. 이를 바탕으로 기능적인 차이로 인식하게 되었고 겉질의 표준적인 해부학적 명명법(anatomic nomenclature)의 부분으로서 숫자가 확인되어진다(그림 20-1과 20-2).

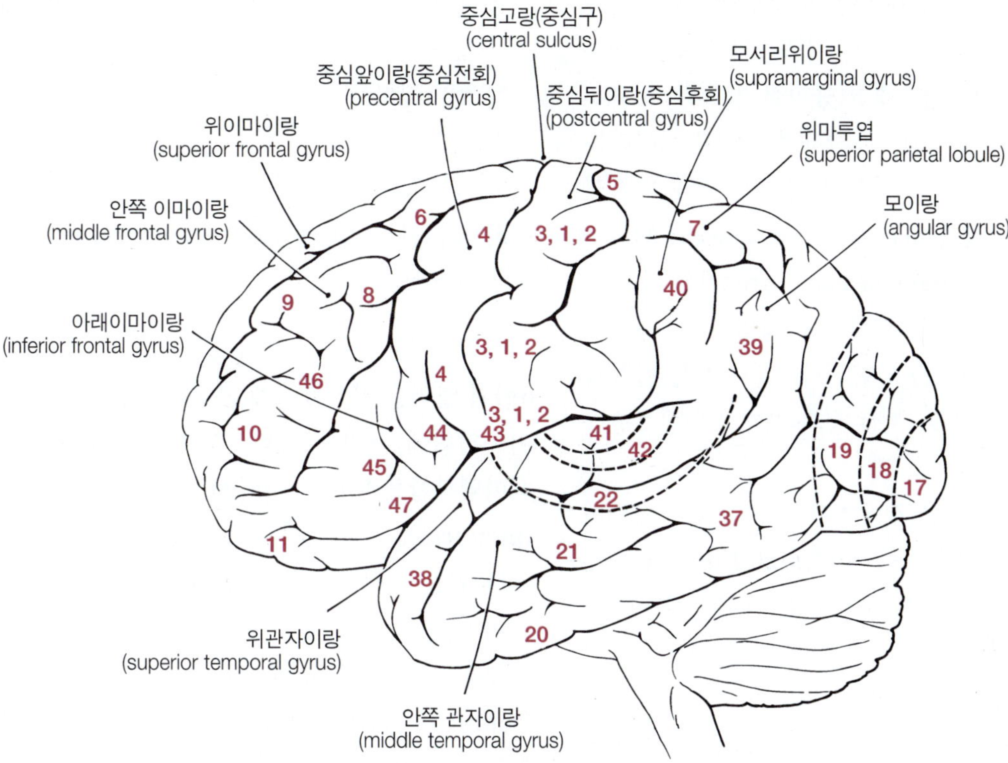

■ **그림 20-1.** 뇌의 가쪽면, 대뇌겉질의 브로드만 영역을 나타내고 있다.

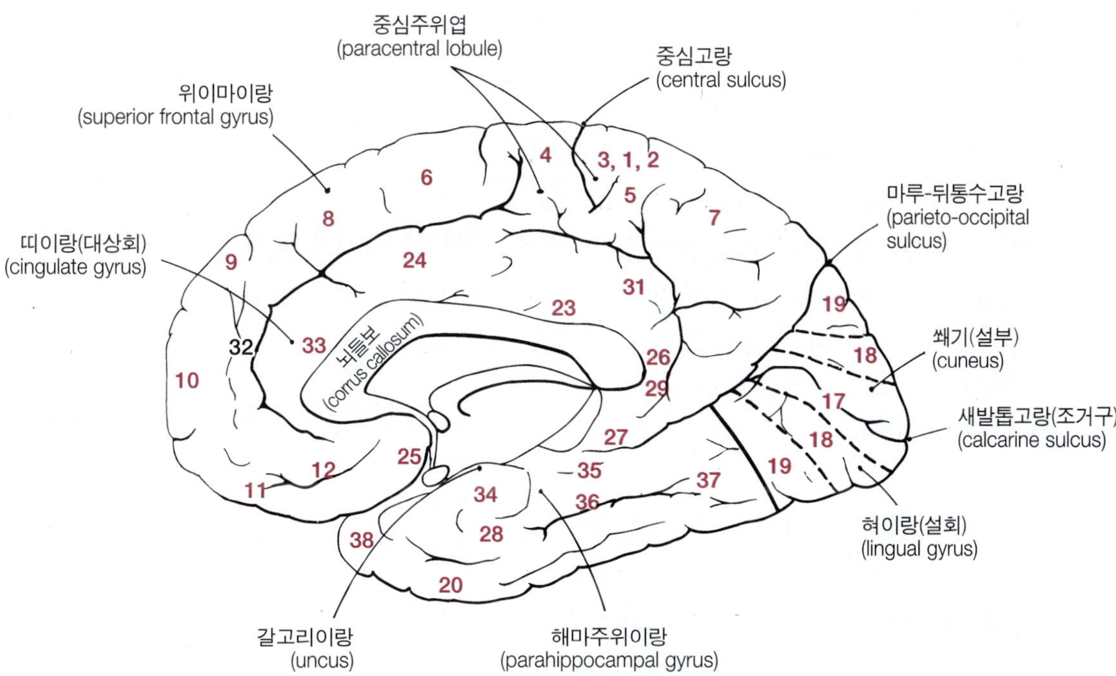

■ **그림 20-2.** 대뇌반구의 안쪽면으로 대뇌겉질의 브로드만 영역을 나타내고 있다.

상동기관 같은겉질(homotypic isocortex)이라는 용어는 여섯 개의 잘 발달된 세포층의 원형(homotypic) 패턴 모양의 **같은겉질(등피질, idiotypic isocortex)** 부분을 이룬다. 유전자적 같은겉질이라는 용어는 상동기관 패턴으로부터 차이에 의해 디자인 된다. **일차운동 영역(primary motor area; MI)**과 **일차감각 영역(primary sensory areas)**은 유전적 겉질로 구성되어 있다. 일차운동 영역은 큰 층인 5층과 얇은 2층과 4층을 포함한다. 일차시각, 몸감각 청각 영역은 두꺼운 2, 3, 4 층과 반대로 얇은 5층을 포함한다.

겉질의 연합 영역은 상동기관 같은겉질로 이루어져 있다. **일양식연합 영역(unimodal association area)**은 일차 영역에 둘러싸여 있다(근접해 있는). 이러한 영역들은 오로지 하나의 감각 양식(시각, 청각 또는 몸감각 연합 영역)만 지나거나 운동프로그램밍(운동연합 영역)을 독점적으로 다룬다. 일형태 감각 연합 영역의 손상은 기본적인 감각에 나타나는 감각 지각에 복합적인 손상을 가져온다.

이종연합 영역(heteromodal association areas)은 다양한 일형태 영역으로부터 입력을 받는다. 따라서, 이종연합 신경세포는 감각 또는 감각운동 우연성을 다룬다. 어떤 경우에는 동기 중요성의 자극에 대한 반응으로 발화한다. 이종연합 영역은 앞이마엽(전전두엽) 영역에서 볼 수 있고 뒤통수마루엽과 관자엽의 뒤통수부에서 볼 수 있다. 관자엽(측두엽)의 이종연합 영역은 대뇌반구의 안쪽, 가쪽 표면의 마루엽(두정엽)으로부터 나온 것을 포함한다. 이종 영역의 손상은 인지와 정서적인 요소에 영향을 주는 복잡한 손상을 초래한다.

중간겉질, 이종겉질 그리고 부신겉질 영역(mesocortex, allocortex, and corticoid areas)

중간겉질(mesocortex)은 대뇌반구의 안쪽과 바닥부를 둘러싸고 있는 **둘레계주변(paralimbic)**을 포함한다. 5가지의 둘레계 주위부는 아래와 같다.

1. 띠복합체(띠이랑, 후뇌들보팽대 지역, 뇌들보밑 구역, 종점 부근 이랑)
2. 해마옆이랑
3. 관자기둥
4. 대뇌섬(insula)
5. 꼬리안구이마겉질(caudal orbitofrontal cortex)

중간겉질은 3~6개 층의 신경세포를 가지고 있다: 6번째 영역은 같은겉질에 근접해 있고 3번째 영역은 이종겉질에 근접해 있다. **이종겉질(allocortex)**은 **해마옆복합체(hippocampal formation)**와 **조롱박(piriform)** 또는 **원시후각겉질(primary olfactory cortex)**을 포함한다. 이종겉질 영역에는 3개의 세포층이 있다.

부신겉질 영역(corticoid areas)은 **사이막 영역(septal region)**(종말판옆이랑의 깊은 곳), **해면질 무명(substantia innominate)**과 **편도복합체(amygdaloid complex)**의 부분이다. 이러한 부위는 앞뇌(전뇌)의 바닥부에 있고 간단한 여러 종류의 겉질을 포함한다. 그러나 이것은 신경전달물질과 다른 겉질 영역의 연결 특성에 의해 나누어진다. 이종겉질과 부신겉질 영역 함께 둘레 끝뇌(종뇌)를 형성한다(12단원 참조).

겉질의 네트워크와 정보처리 (Cortical Networks and Information Processing)

대뇌겉질에서의 **정보처리과정은 네트워크(parallel processing in large-scale functional networks)**의 개념으로 이해하고 있다. 이러한 시각으로 접근하는 것은 일차감각으로부터 운동 영역과 연합하는 정교한 반사궁의 방식과 같은 연속적이며 한 방향적인 처리의 개념을 이해하는 데 아주 유용하다. 영장류 겉질에서의 해부학적인 연결에 대한 지식과 인간

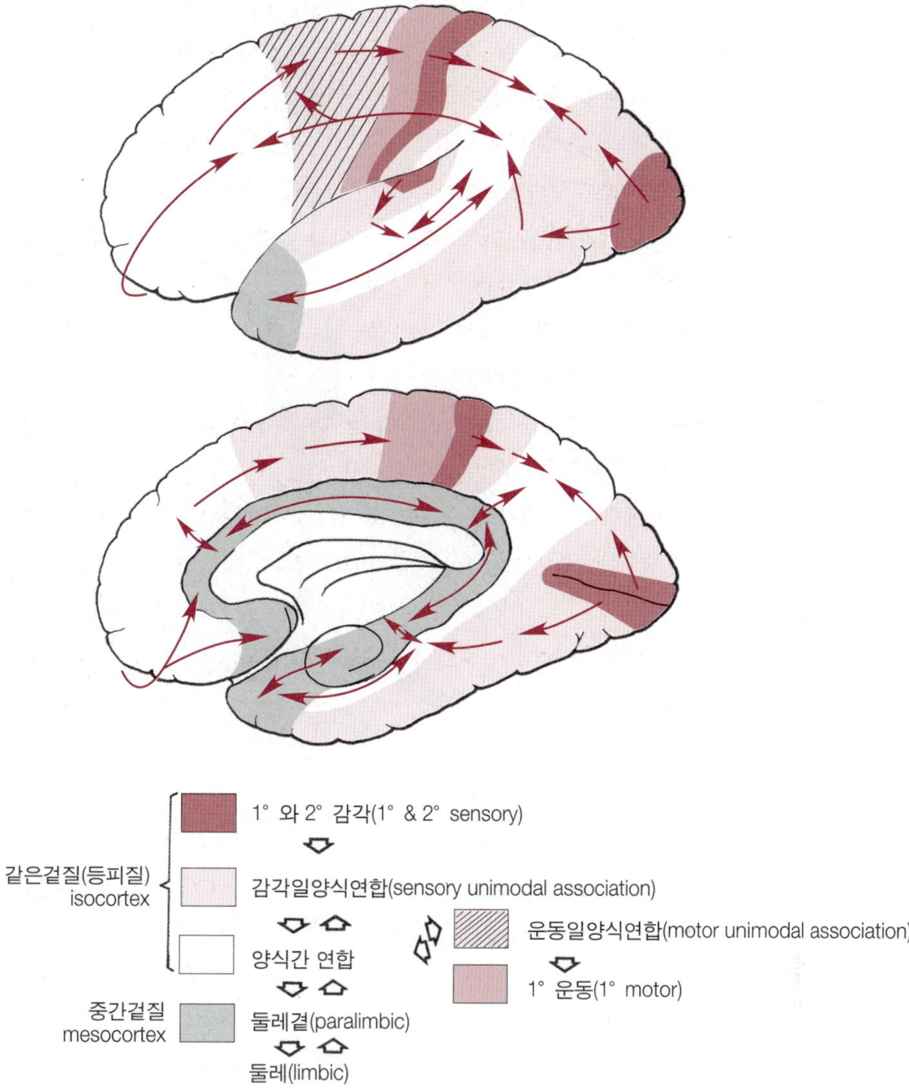

■ **그림 20-3.** 대뇌겉질에서의 정보 흐름에 대한 간략하게 나타내었다. 이 그림은 주로 감각정보의 한방향으로의 흐름을 비교한다. 기본적이고 동형모델 연합 영역 지역은 이종형태 모델 연합, 둘레주변계와 둘레지역 사이와 강하게 통합 처리한다. 장기 기억 과정내에서 활성화의 흐름은 모든 수준에서 양방향으로 작용한다(Adapted from Mesulam, MM: Principles of Behavioral and Cognitive Neurology, ed 2. Oxford University Press, New York, 2000).

이미지 연구들로부터의 다양한 겉질 영역의 활동 패턴, 큰 규모의 기능적 네트워크들의 병렬처리의 개념을 가지고 있다. 이 겉질 기능의 모델은 이형양식(heteromodal) 연합 영역은 일양식(unimodal) 감각 연합 영역뿐만 아니라 학습, 기억, 동기부여와 관련이 있는 둘레계(변연계, limbic system)와 둘레계 주변부와도 연결한다(그림 20-3). 이 결과는 겉질 네트워크의 다양한 노드(node)의 동시 활성과 인지적인 과제 중 겉질아래부 구조와 연관성에 개념을 두고 있다.

언어, 집중, 학습과 기억, 얼굴-물체 인지와 행동에 대한 네트워크들은 분리되어 있지만 서로 겹쳐져서 관련성을 가지고 있다. 기능적인 이미지 연구들은 이러한 네트워크들의 정상적인 기능뿐만 아니라, 신경학적 정신학적인 장애에 대하여 명확히 하는 데 도움을 주었다. 이러한 연구들은 특정적인 겉질 영역과

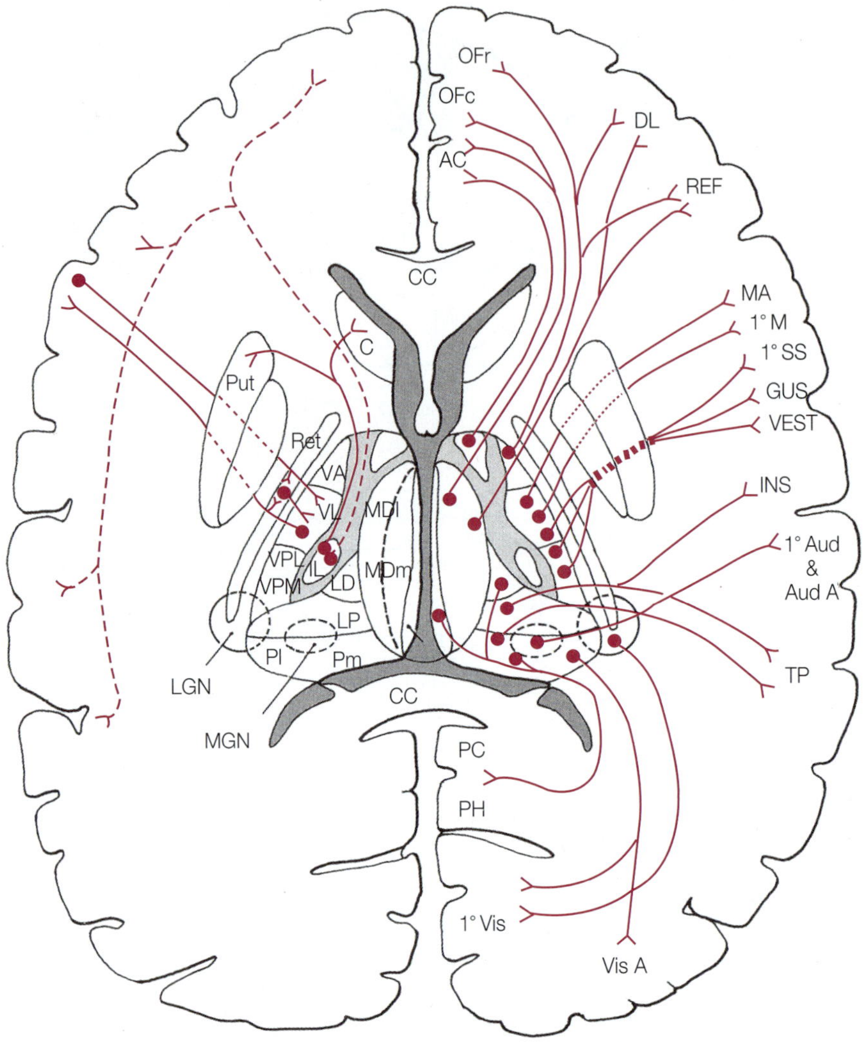

■ **그림 20-4.** 시상의 핵 그룹간의 관계에 대한 도식도. *(오른쪽)* 앞쪽, 안쪽, 앞쪽과 가쪽 핵 그룹의 지형적 시상겉질 방사. *(왼쪽)* 하나의 핵에서의 시상겉질과 겉질시상의 연결에서의 그물핵의 관계를 예로 보여주고 있다. 판속핵은 줄무늬체로 방사(안쪽 줄무늬체를 포함)하고 이마, 마루, 관자엽으로 분산한다. 밝게 표시된 지역은 안쪽 수질층판이다. A=앞핵그룹; AC=앞띠이랑 영역; Aud=청각겉질; Aud A=청각연합겉질, C=꼬리; cc=뇌들보(뇌량); DL; 뒤가쪽 앞이마겉질; FEF=이마눈 영역; Gus=미각겉질; IL=속판핵; INS=대뇌섬; LD=가쪽 뒤핵; LGN; 바깥무릎핵; LP; 가쪽 뒤핵; M=운동겉질; MA=운동연합겉질; MDl=안쪽 뒤핵의 가쪽부분; MDm=안쪽 뒤핵의 안쪽 부분; MGN=안무릎핵; Mi=정중핵; OFc=꼬리눈확이마겉질; OFr=부리눈확이마겉질; PC=뒤띠이랑; PH=해마곁겉질; Pl=바깥시상베게; Pm=안쪽시상베개; Put=조가비핵; Ret=그물시상핵; SS=몸감각겉질; TP=관자마루연합겉질; VA=앞쪽 앞핵; VEST=안뜰(전정)겉질; Vis=시각겉질; VisA=시각연합겉질; VL=앞쪽 가쪽 핵; VPL=앞쪽 뒤가쪽 핵; VPM=앞쪽 뒤안핵. (Adapted frome Nieuwenhuys, R, Voogd, J, and van Huijzen, C: The Human Central Nervous system, ed 3. Springer-Velag, New York, 1988).

시상, 바닥핵(기저핵)(17장 참조), 소뇌(16장 참조)의 특정적인 부분과의 협력에 대해 증명하였다.

시상(Thalamus)

사이뇌(간뇌, diencephalon)는 달걀 모양의 회색질 덩어리로 중간뇌의 부리장식 모양으로 생긴 뇌이다. **시상(thalamus)**은 **시상아래(subthalamus)**(시상아래핵은 17장의 바닥핵 부분에 설명되어 있다), 시상아래와 시상위로 크게 나눌 수 있다. **시상아래(hypothalamus)**와 **시상위(epithalamus)**는 21장의 둘레계에 설명되어 있다.

제3뇌실(third ventricle)은 시상의 왼쪽 반부터 오른쪽 반까지 분리되어 있다. 맥락띠(telachoroidea)는 뇌실의 지붕을 형성하고 아래에는 맥락막이 있다. 전체는 아니지만 대부분 인간의 뇌는 **시상간교(massa intermedia)** 또는 **시상사이붙음(시상간유착, interthalamic adhesion)**이라 불리는 작은 부위가 두 개의 시상의 절반과 연결한다.

안쪽 수질층판(internal medullary lamina)은 세 개의 똑같지 않은 각각의 대뇌반구의 시상을 나눈다(그림 20-4). 이 수초화된 섬유띠는 **앞핵 그룹(ventral nuclear groups)**으로부터 **안쪽** 그리고 **가쪽핵 그룹(medial** and **lateral nuclear groups)**으로 구분한다. 그리고 **앞핵 그룹(anterior nuclear group)**을 에워싸서 부리모양 장식으로 된 것을 두 갈래로 나눈다. 안쪽 수질판은 중심정중과 **봉합판속핵(intralaminar nuclei)**으로 봉합된다. 세포의 얇은 시트는 **시상그물핵(thalamic reticular nucleus)**을 형성하여 시상의 가쪽 벽을 만든다. 다른 좁은 띠는 **정중선핵(midline nuclei)**을 만들고 시상의 안쪽핵에 위치하여 제3뇌실에 근접한다.

시상은 모든 종류의 말초신경수용기, 바닥핵, 소뇌와 대뇌겉질로부터의 신경활동을 전달하는 곳이다. 그물핵을 제외한 모든 시상핵은 대뇌겉질(시상겉질섬유)로 투사하고 투사한 부위한 동일한 겉질영역정보를 받는다(겉질시상 섬유).

시상겉질 연결
(Thalamocortical Connections)

시상겉질 연결의 지형적 패턴
(Topographic Pattern of Thalamocortical Connections)

시상과 겉질 사이의 광범위한 상호교대 연결 패턴은 기본적으로 국소 분포에 따른다. 시상의 부리안쪽(rostro medial)과 꼬리가쪽(caudo lateral) 부분은 대뇌겉질의 교신 부위와 상호연결된다. 그러나, 이 지형적 조직내에서 각각의 시상핵(또는 좀 더 정확하게 말하자면, 시상핵의 하부구조)은 특정적인 양식을 이종양식 또는 둘레주변과 둘레겉질 부위에 각각 연결되어진다.

그림 20-4는 시상의 관계성을 지형패턴으로 모식도를 나타낸 것이다. 총괄하여, 중뇌, 둘레와 둘레주변부 겉질 영역을 연결하는 시상의 앞쪽, 안쪽 핵은 앞이마겉질의 이형모델이다. 앞쪽 시상핵은 이마엽(운동겉질), 마루엽(몸감각, 맛, 안뜰), 관자엽(청각겉질)과 뒤통수엽(시각겉질)과 같은 특정정인 영역으로 부리에서 꼬리방향으로 투사한다. 가쪽 핵 그룹의 핵은 뒤마루엽과 관자엽의 이형겉질과 시각을 위해서는 동형 연합겉질과 상호연결을 한다.

속섬유막(internal capsule)

시상겉질 섬유 체계는 대뇌겉질의 구심성 섬유와 원심성 섬유 전체의 한 부분을 구성하고 있다. 대뇌겉질의 아래, 대뇌반구의 **수질의 방사관(corona radiata)**에서 이러한 시작한다. 대뇌겉질의 아래에, 이러한 오름섬유와 내림섬유는 반구의 수질에 있는 대뇌부채살을 형성한다. 그것들은 이마엽으로부터 앞쪽으로 빠르게 흐르기 때문에 대부분의 부리쪽의 섬유는 **속섬유막의 앞다리뇌그물(anterior limb of the internal capsule)**을 형성하기 위해서 꼬리핵 머리와 렌즈핵의 부리쪽 끝부분 사이로 흘러내린다. 꼬리 모양으로, 사상과 렌즈핵 사이를 지나는 섬유는 **속섬유막의 뒷다리뇌그물(posterior limb of the internal capsule)**을 형성한다. 뇌실사이구멍(뇌실간공, interventricular)의 정도에서, 앞다리뇌그물과 뒷다리뇌그물 사이의 이행은 속섬유막의 **무릎(genu, knee)**을 차지한다(그림 20-5와 20-6). 겉질척수로의 내림섬유는 속섬유막의 뒷다리뇌그물을 지나간다. 머리의 근육을 통제하는 겉질핵섬유는 부

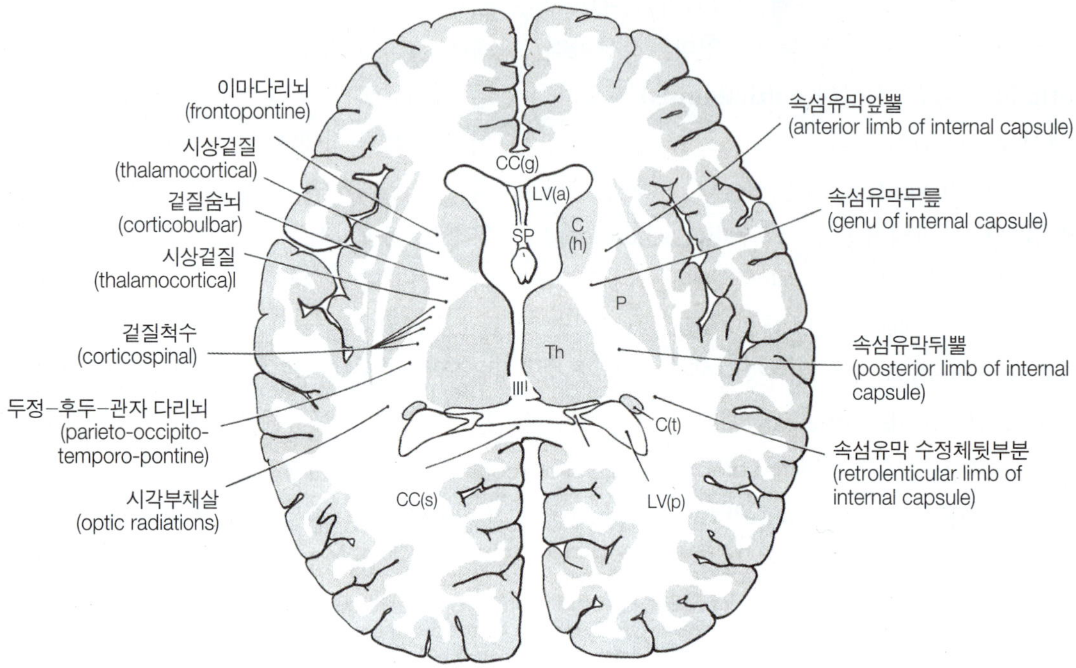

■ **그림 20-5.** 수직면에서의 대뇌 속섬유막 섬유의 위치(*오른쪽*)와 주머니를 만드는 다양한 묶음(*왼쪽*). CC(g)=뇌들보, 무릎; CC(s)=뇌들보, 팽대; C(h)=꼬리, 머리; C(t)=꼬리, 꼬리; f=뇌활; LV(a)=가쪽 뇌실, 앞뿔; LV(p)=가쪽 뇌실, 뒤뿔; P=조가비핵; SP=중격; Th=시상; Ⅲ=제3뇌실.

리쪽에서 겉질척수섬유로 간다. 팔의 운동섬유는 부리쪽을 지나 다리로 간다. 이마엽으로부터 흐르는 섬유는 피라미드 섬유(예, 중간, 바깥쪽과 뒤쪽 안쪽 시상핵의 연결)와 다르게 속섬유막의 앞다리뇌그물을 만든다. 마루엽과 함께 앞쪽 시상을 연결하고 있는 섬유는 속섬유막의 뒷다리뇌그물을 차지한다. 시각로부채살 섬유는 **속섬유막 수정체 뒷부분(retrolenticular portion of the internal capsule)**을 차지한다(예, "뒤쪽" 렌즈핵)(그림 20-5와 18-3). 청각방사섬유는 **속섬유막의 렌즈핵밑 부분**을 통해서 투사된다(예, "아래" 렌즈핵), 그것은 그림 20-5에서 보여지는 뇌절편 안에서의 구분면 아래에 있다.

겉질아래영역과 신겉질영역의 연결과 시상핵 (Thalamic Nuclei with Subcorical and Diffuse Cortical Connections)

시상의 **정중선핵(midline nuclei)**은 제3뇌실 주변에 있는 작은 핵인 신겉질로 구성되어 있다. 그것들은 주위둘레(변연)겉질과 둘레겉질로 나오며, 바닥핵과 앞줄무늬체의 둘레겉질 부분으로 투사된다.

섬유속판핵(수판내핵, intralaminar nuclei)군은 제2심실 주변에 새겉질, 작은핵으로 구성되어 있다. 그것들은 주위둘레겉질과 둘레겉질에 투사한다. 앞줄무늬체, 바닥면의 가장자리부분으로 투사한다. 겉질층내핵은 겉질층내에 신경세포의 수많은 작은 새겉질다발로 구성되어 있다. 층의 머리측면에서 두 개의 외접원으로 되어있는 섬유판속핵은 상세하게 설명되어질 수 있다: 앞쪽 뒤핵에 가까이 있는 **중심정중핵(centromedian nucleus)**과 중심정중핵 안쪽에 위치한 **다발옆핵(parafascicular nucleus)**이다. 정중핵과 같이, 섬유판속핵군은 바닥핵의 순환과 연결된다. 중심정중핵은 담창구와 대뇌의 4부분으로부터 섬유를 받고, 조가비핵(피각)으로 투사된다. 다발옆핵은 대뇌의 6부분으로부터 섬유를 받는다. 그것의 축삭은 꼬리핵(미상핵)으로 투사한다. 게다가 중심정중세포와 다발옆핵세포 그룹은 지형적

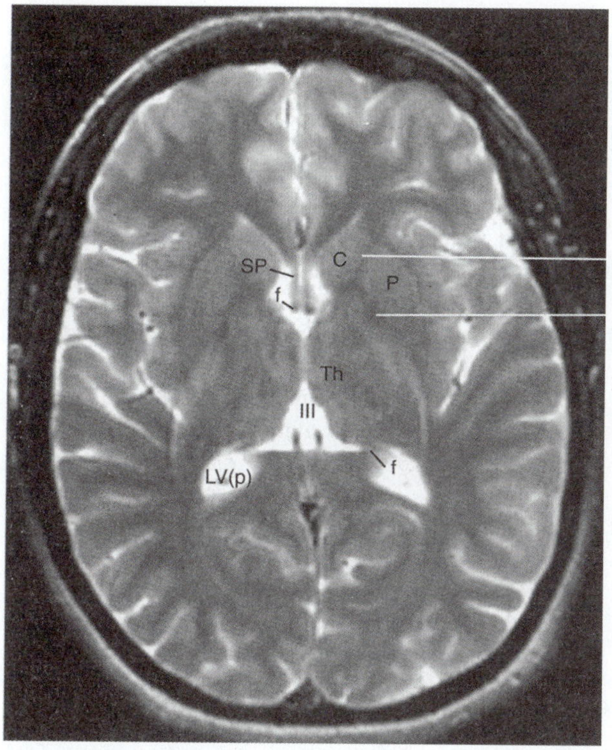

■ **그림 20-6.** 신경학적으로 정상인 성인의 가로단면 T2 강조영상의 MRI 이미지. 그림 20-5와 비교하기.

으로 겉질의 운동성에 중요한 이마엽과 마루엽으로 방사되어 형성된다. 섬유속판핵은 오름섬유의 그물체 활성시스템의 부리쪽 확장을 나타낸다. 그들은 뇌줄기그물체와 척수의 앞-바깥 체계로부터 좌우대칭으로 정보를 받는다(6장 참조).

사실상 시상아래부로부터 얻은 것은, **시상그물핵 (thalamic reticular nucleus)**은 바깥섬유판(외수질판핵, external medullary lamina)핵과 속섬유막의 뒷다리뇌그물 사이에 끼여있는 얇은 층으로 구성되어있다. 시상핵 사이의 유일한 것은 그것이 척수로 투사하지 않는다는 것이다. 하지만 오히려 그것은 섬유를 시상핵, 뇌줄기그물체, 다른 시상그물핵의 부분으로 보낸다. 거의 모든 시상의 겉질의 원심성 섬유들은 부산물을 신경세포에 전달하기 때문에 세포의 옆을 무조건 지나야 한다. 동일하게, 시상핵으로의 겉질시상의 투사는 부산물의 가지들이 그것의 세포와 시냅스를 이루는 그물핵을 지나가야 한다. 따라서, 겉질로 직접적으로 연결되지 않더라도, 그물핵은 시상겉질 활동과 겉질시상의 활동을 감시한다. 여전히 확실하지 않음에도 불구하고, 그것의 기능은 시상의 활동의 조절과 관련있다고 나타낸다. 많은 시상그물핵 신경세포들은 거의 활동을 억제하도록 하는 감마아미노뷰티르산을 포함한다.

기능적인 겉질 부분
(Functional Cortical Regions)

시상세포 그룹의 외부, 앞쪽, 중심, 배쪽(복측), 가쪽 각각의 핵의 세부적인 연결은 그들의 겉질대상과 관련하여 다음 장에서 설명되어진다.

주요한 운동과 운동 연합 영역
(Primary Motor and Motor Association Areas)

M1은 브로드만의 영역 4와 일치한다. 대뇌반구의 볼록한 곳에 중심앞이랑에 위치하고 있는, 그것은 가쪽에서 실비우스열에서부터 안쪽으로 뇌반구

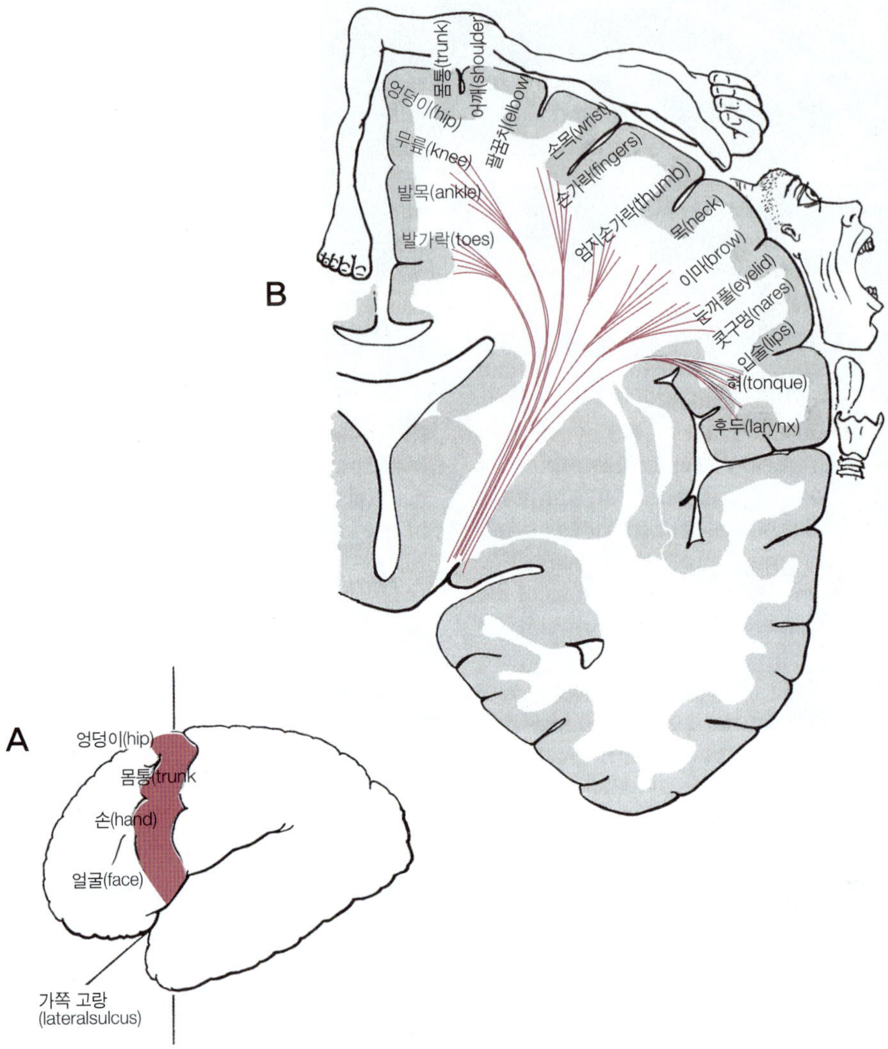

■ **그림 20-7.** (A) 왼쪽 대뇌반구의 가쪽면. 중심앞이랑이 진하게 되어 있다. 그리고 팔운동 신경세포의 구조가 나타나 있다. (B) X 에서 X' 를 연결한 관상면에서 볼 수 있는 반대쪽 신체운동 영역을 자세하게 나타내었다(Adapted from Penfield, W, and Rasmussen, H: The Cerebral Cortex in Man. Macmillan, New York, 1950).

열까지 이어진다. M1의 신경세포는 겉질척수로와 겉질뇌줄기로를 통해서 운동시스템에 직접적으로 영향을 준다. 간접적으로 그들의 투사는 적핵으로 투사되고 그물핵으로 투사된다(8장). 이러한 신경세포들 또한 투사한다. 이러한 신경세포는 투사받고, 그것을 되돌려보내고, 그것들로부터 영향을 받는, 소뇌(16장)와 바닥핵(17장)을 통한 되풀이되는 고리를 형성한다. M1은 신경세포의 몸순서 분배를 포함한다; 즉, 신경세포의 배열은 척수와 뇌줄기에서 그들의 종말 명령을 반영하는 순서를 말한다(그림 20-7). 그럼에도 불구하고, 동일하지 않은 양의 겉질은 다양한 몸의 부위를 자극한다. 몸의 부위들의 적절하거나 섬세한 움직임 능력은 많은 겉질영역을 차지하는 것으로 나타난다. 대운동은 겉질의 작은 영역만을 차지한다.

몸순서 배열과 더불어, 주요한 운동겉질의 조직은 방사상으로 배열되어 있는 신경세포의 기둥을 포함한다. 각각의 수직적인 기둥들은 하나의 관절에 기능적으로 작용하는 근육들을 포함한다. 이러한 기관과 함께, 겉질의 기둥은 각각의 근육이 아닌 동작을 나타낸다. 이러한 다발 안에 있는 각각의 신경세포는 각각의 근육을 자극한다; 따라서 기둥 사이에 다른 조합의 신경세포의 다발은 각각의 근육을 반복적으로 자극한다. 겉질척수로에서 축을 가지고 있는 운동겉질 신경세포는 상체의 먼쪽부(원위부) 근육의 통제에 주로 기능한다.

주요한 운동겉질은 상반되게 시상의 **앞쪽 가쪽 핵의 꼬리쪽[caudal(posterior) part of the ventral lateral nucleus]**을 연결한다. 이 앞쪽 가쪽 핵의 부분은 그것의 주요한 입력을 소뇌심부핵으로부터 받는다.

M1의 병변은 일시적인 저긴장과 함께 반대쪽에 일어나는 근육계 부전마비와(예, 수동적인 조작에서의 저항의 감소) 감소된 근력의 반사작용으로 나타난다. 몇 주 안에, 근육의 힘은 부분적으로 회복되며, 영향을 받는 근육계는 경직으로 발전한다(예, 수동적인 조작의 저항이 증가한다). 근육의 힘 반사작용은 강화되며, 과도한 발바닥쪽 폄 반응이 나타난다(**바빈스키의 사인**). 만성적인 질환이 있는 상태에서, 영향을 받은 손과 손가락은 동작의 저하를 보이며 손을 사용하는 능력이 소실되는 것이 보인다. 이것은 운동실행증인데 다음 단원에서 설명될 것이다.

계획하고 있는 운동에 기여하게 되는 **운동연합겉질(motor association cortex)**은 브로드만의 영역 6과 8과 44의 영역으로 구성되어 있다. 운동연합겉질은 운동 영역(MII), 운동앞 영역, 안구 영역, 브로카의 영역의 뒷부분을 포함한다.

앞엽(전엽) 중앙 표면의 영역 6에 위치한 MI, MII의 앞부분에는 동물과 인간의 전기적 자극에 의해 밝혀진 바와 같이 완전한 인체 움직임의 표현(somatotopic representation)을 포함한다. MII는 사전 계획 세우기와 연속적인 움직임, 특히 신체 양쪽 모두를 포함하는 움직임에 관여한다. 영상검사는 사람이 어떠한 움직임 없이 움직임에 관해 생각할 때 이 영역이 활성화된다는 것을 증명하였다.

브로드만 영역 6번의 **운동앞 영역(전운동 영역, premotor area)**은 뇌반구의 옆쪽 측면에 있는 영역 4의 바로 앞에 있다. 운동앞 영역과 MII 두 곳 모두의 신경세포는 감각의 일양식(unimodal)과 이종양식(heteromodal)의 연합으로부터 정보를 받는다. 이 영역은 감각자극에 반응하지만, 그 반응은 자극의 감각 특성보다는 운동의 종류에 의해 반응한다. 이 두 영역은 일차운동 영역과 바닥핵으로 방사하고 축삭돌기들은 겉질척수로와 다리뇌소뇌로 방사한다.

운동연합 영역의 부분들은, **이마시각 영역(frontal eye fields)**으로 대뇌반구의 가쪽 표면에 있는 안뜰중앙고랑(전정중앙구)과 꼬리부분에 인접한 위와 가운데앞이마이랑(정중전두회)에 있다. 이러한 부위의 자극은 반대쪽 눈의 편향과 관계가 있다. 이 지역은 정중 눈 영역과 훽보기와 추종시 뿐만 아니라 눈의 이향과 모든 수의적인 것에 관여하는 시각 영역과 상호연결된다(19장 참고). 운동연합 영역의 일차시상핵은 **앞쪽 가쪽 핵의 구강관련 부위(oralis portion of the ventral lateral nucleus)**로 창백핵과 그물체의 흑질로부터 받는 크고 작은 구성요소를 포함한다.

공급과 운동앞겉질의 손상은 약화로 인한 운동의 결함을 가져온다. 6영역의 손상을 가진 실험동물에서 하지의 교대적 능력과 여러 가지 다른 감각 입력에 대한 신체 운동반응을 상실한다. 운동 수행 시 시각적 안내 또한 장애를 가지기 시작한다. 편측으로 이마시각 영역의 손상은 훑어보기(scanning)와 시각 환경내에서의 반대편 쪽의 탐색에 결함을 준다.

일차감각과 일양식감각연합 영역
(Primary Sensory and Unimodal Sensory Association Areas)

몸감각, 청각과 시각을 위한 감각 영역은 마루, 관자, 하부의 같은겉질(등피질)에서 넓은 부위를 차지한다. 구조와 기능과의 관계에 대한 연구에서 구조에 대한 우리들의 견해를 빠르게 변화시켰다. 이 토

의의 목적은 이전에 일차와 이차로 지칭되었던 두 영역 모두 **일차감각겉질(primary sensory cortex)**이라는 용어로 묘사된다는 것을 말하는 것이다. 이러한 부위는 각각 수용기 표면(신체벽, Corti의 구조, 망막의 각각) 지형도에 포함된다. 일양식감각 영역에 근접한 세포들은 기본적으로 다른 반응을 나타내지만, 그들의 지형적인 구조에서는 같이 포함된다. 영장류에서 이러한 일양식(unimodal) 영역의 몸감각, 청각과 시각 수용기 표면에 대한 수많은 반복적인 자료가 있음에도 불구하고 지형적인 분석은 적고 각각의 자극의 증가와 카테고리의 특징은 발췌되어 있다.

안뜰과 미각겉질은 대뇌덮개의 같은겉질(등피질)과 중간겉질 영역 사이에 위치하는데 이 지역은 마루 몸감각 겉질과 대뇌섬겉질이 통합된다. 이러한 부위의 자세한 구조와 기능은 몸감각, 시각, 청각 영역보다 덜 규명되어졌다. 후각겉질은 이종겉질(3개층)로 대뇌반구의 앞쪽 표면에 있다. 이것이 조직과 연결하는 패턴은 다른 감각 영역보다 확실하게 다르다.

일차몸감각과 일양식 몸감각연합 영역

일차몸감각 영역(**primary somatosensory area; SI**)은 중심뒤이랑(중심후회)에 있는 브로드만 영역 3과 1, 2를 포함한다. 이것은 겉질덮개와 뒤쪽 섬에 있는 이차 영역(**secondary area; SII**)과 연결된다. 이러한 영역들은 **앞쪽 뒤가쪽 핵(복후외측핵, ventral posterolateral nucleus)**의 뒤쪽 부분과 시상의 **앞쪽 뒤안쪽 핵(복후내측핵, ventral posteromedial nucleus)**으로부터 투사되어진다. 앞쪽 뒤가쪽 핵은 안쪽 섬유띠와 척수시상로로부터 정보를 전달받고 앞쪽 뒤안쪽 핵은 삼차시상로로부터 정보를 전달받는다. 이러한 시상핵들의 많은 세포들은 자극에 대하여 장소와 특정적인 도구 둘 다에 대하여 반응하고, SI의 기능적 구조는 이러한 특성을 반영한다. SI의 인체 계측적 구조는 근접한 MI의 거울 이미지가 된다. 근방추는 상행하여 3a 지역(중심열의 깊은 곳에 있는, 가장 부리쪽 3지역)의 신경세포를 활성화한다. 표재감각은 3b지역(3a 지역의 꼬리쪽)과 2지역의 관절수용기를 자극한다. 촉각 탐색은 이러한 지역의 신경세포를 강하게 자극한다. SII 지역의 세포들은 넓은 수용 영역을 가지고 있고, 터치, 압각, 팔다리의 위치, 신체 양쪽으로부터의 통증에 반응한다. SI의 손상은 '겉질감각'이나 촉각 감소의 손상을 초래한다. 이러한 손상은 두 점 식별감각, 자세감각, 입체감의 결함까지 포함한다. SI의 손상을 가진 사람들은 감각(터치, 통증, 온도 등)의 일차적인 도구들의 인식 능력들에 의해 어느 정도는 담당되어지지만 빈약한 위치감을 나타낸다.

몸감각 일양식연합 영역(somatosensory nuimodal association area)은 상정중소엽(5 지역과 7지역의 앞쪽 부분)에 위치한다. 이 지역의 대부분의 신경세포들은 몸감각 자극에만 반응한다. 이들 신경세포들은 **시상의 가쪽 뒤핵(lateral posterior nucleus of the thalamus)**들과 상호연결한다, 이 지역은 터치에 대한 국소감각, 신체 표면을 통한 환경의 탐색, 개인적 또는 개인적 범위를 벗어나는 환경의 통합, 몸환경의 기억을 담당한다. 이 지역의 신경세포는 7지역의 뒤쪽 부분과 하정중엽의 이종양식 연합 영역으로 투사된다.

일차청각과 일양식 청각연합영역

횡단하는 관자이랑(Heschl's 이랑)은 가쪽 틈새내에 위치하고 위관자이랑의 위쪽 부분으로 연결된다. 브로드만 영역 41, 앞쪽 이랑은 **일차청각 영역(AI)**과 교신한다. 42 지역은 **이차청각 영역(AII)**으로, 41 지역의 뒤쪽에 위치하며 관자면에 근접한 뒤쪽 가로 이랑을 차지한다. 이러한 지역들은 **안쪽 무릎핵(내측슬상핵, medial geniculate nucleus)**에서부터 청각방사를 통해 청각정보를 받는다. AI은 음성톤을 구조화한다 : 저주파 소리는 고주파 소리보다 좀 더 부리쪽과 가쪽에서 받는다. AI의 신경세포들은 주파수뿐만 아니라 소리의 위치측정에도 반응한다. 오름청각로는 뇌줄기에서 많은 교차가 이루어진다: 따라서 각 대뇌반구의 AI지역은 양쪽 귀로부터 정보를 받지만, 같은쪽의 귀보다 반대쪽의 귀에서 오는 입력에 좀 더 비중을 둔다. AI의 한쪽만의 손상은 임상에서 발견할 수 없고 청각 유발전위나 소리 세기 듣기 검사와 같은 특수한 검사로서 밝힐 수 있다. 완전한 겉질청각손상은 AI 지역의 양쪽 손상과 양쪽 대뇌반구의 청각연합 영역 부위의 손상에 의해서 일어난다.

청각 일양식 연합 영역(auditory unimodal association area)은 위관자이랑의 22 지역에 위치한다. 일차청각겉질로서, 이 지역의 신경세포들은 **안쪽 무릎핵(medial geiculate)**과 상호연결하고 소리 자극에만 반응한다. 이 신경세포들은 소리 주파수와 연속성, 패턴을 판별한다. 그 지역은 또한 청각 정보의 기억에도 참가한다. 이 지역의 신경세포들은 앞이마(전전두)와 관자마루(측두두정) 지역의 겉질에 있는 이종양식 연합영역에 방사하고 또한 관자엽(측두엽)의 둘레계와 둘레주위계에도 방사한다.

인간에게서, 청각연합 영역의 양측성 손상이나 왼쪽 한쪽의 손상은 베르니케(Wernicke's) 영역과 22 지역과의 연결을 차단하여 **순수청각 장애(pure word deafness)**를 초래한다. 이 장애를 가진 환자는 이해를 못하거나 반복적으로 말하지만 환경적인 소리(그들이 농아가 아니라는 것을 밝혀준다)에는 적절한 반응하고 글씨를 읽고 이해할 수 있다(실어증이 아니라는 것을 밝혀준다).

일차시각과 일형태 시각 연합영역

줄무늬겉질(17 영역)은 새발톱고랑의 둑들을 따라 안쪽으로 뒤통수극으로 확장되어 **일차시각겉질(prymari visual cortex)**을 형성한다. 이 지역은 망막으로부터 **가쪽 무릎핵(외측슬상핵, lateral geniculate nucleus)**을 통하여 시각 입력을 받는다. 각 대뇌반구의 줄무늬 지역은 양안시야의 반대쪽 반으로부터 정보를 받는다. 줄무늬겉질의 뒤쪽 부분, 설상부에서 반대쪽의 하부 시야 절반의 자극에 반응한다. 줄무늬겉질의 앞쪽 부분, 혀이랑(설회)에서 반대쪽의 상부 시야 절반의 자극에 반응한다. 줄무늬겉질의 신경세포들은 두 눈의 상동 영역으로부터의 정보를 통합하고 물건의 모양뿐만 아니라 색깔, 크기, 위치, 움직임의 방향에 반응한다. **이차시각겉질(secondary visual cortex)**, 브로드만 영역 18은 줄무늬겉질을 둘러싸고 있다. 이것은 또한, 반대쪽 시야를 표시한다. 인간에게서, 줄무늬겉질의 부분적인 손상은 겉질의 망막 구조를 반사하는 손상으로 시야의 결손을 초래한다(18장 참조). 줄무늬겉질의 완전한 양측성 파괴는 겉질성 시각 장애를 초래한다. 이 상태는 동공 대광 반사가 여전히 남아있지만 환자에게 시각은 쓸모가 없다. **겉질성 시각장애(cortical blindness)**를 가진 어떤 환자는 볼 수 있다고 주장하나, 확실히 그들은 볼 수 없다. 이러한 상태를 **안톤 증후군(Anton's syndrome)**이라고 하고 17 영역과 줄무늬 주변의 파괴로 인한 손상으로, 일형태 시각연합겉질에서는 18, 19 영역이다.

시각일양식 연합 영역(visual nuimodal association area)은 줄무늬주변겉질(영역 18, 19)과 앞과 옆관자이랑(temporal gyri)의 영역 모두를 포함한다(영역 20, 21, 37). 시각 일형태 연합 영역의 신경세포는 시각적인 자극에만 오직 반응하며, 형태, 움직임, 그리고 색깔과 같은 복합적인 측면의 시각적 반응에도 반응할 수 있다. 뒤통수-관자-마루 연결부위(영역 19, 37, 39)에 위치한 중간 관자 시각 부위는 운동 자극의 속도와 방향을 분석한다(19장). 이 영역은 **시상베개(pulvinar)의 앞과 옆**으로부터 오는 시상의 정보를 받아들인다(그림 20-4, 20-8). 실험동물에서, 이 영역의 병변은 깊은 사고와 거리 판단, 움직임, 공간 지남력, 그리고 색상 구별 역치 손상의 결과를 보인다. 인간에서 영역 20, 21, 37의 손상은 물체의 특정 범주에 영향을 미치는 시각적 자극의 호칭을 구별하는 데 결핍을 보인다. 예를 들면, 한 환자가 어떤 도구를 쉽게 인식하고 그 이름을 말할

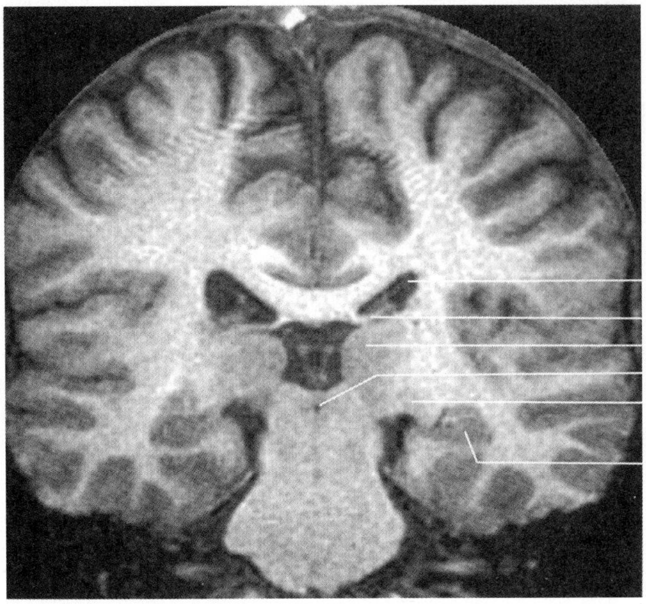

■ **그림 20-8.** 신경학적으로 정상인 성인을 T1 강조영상으로 촬영한 MRI 이미지. 이 관상면은 가쪽 무릎핵과 뒤쪽 시상에 있는 시상베개를 보여주고 있다.

수 있을지는 모르나, 음식과 동물의 종류를 정확하게 알아내는 것은 할 수 없을 것이다.

일차안뜰 영역(primary vestibular area)

실험적인 증거는 **몸감각겉질부의 경계 영역(areas at the boundaries of the somatosensory cortex)**에 위치한 **3a**와 **2V**가 안뜰기관의 자극에 반응한다는 것을 밝혔다. 이 운동감각겉질부의 두 영역은 근방추(muscle spindle) 자극과 관절 움직임에 관한 정보 또한 각각 받아들인다. 그들은 **앞쪽 뒤옆 시상핵과 앞쪽 옆시상핵(ventral posterolateral andventral lateral thalamic nuclei)**이 서로 연결되어 있다. 중력과 가속의 의식적인 감각과 관련된 다른 영역은 두정섬(parietoinsular)의 접점부위에 위치한 SII 영역과 뒤쪽 마루엽의 영역 7의 일부분을 포함한다.

일차미각 영역(primary taste area)

일차미각 영역(primary taste area) 또는 미각겉질 영역은 마루덮개(두정판개, parietal operculum)와 앞쪽 대뇌섬겉질 부근(Brodmann 영역 43, 그림 20-1)에 위치한다. 이 영역은 혀의 같은 쪽 부분으로부터 **시상 앞쪽 뒤중간 핵의 소세포 분지(parvocellular division of the ventral posteromedial nucleus of the thalamus)**를 통과한 미각정보를 받아들인다(그림 20-4)

일차후각 영역(primary olfactory area)

그 이름에도 불구하고, **일차후각 영역(primary olfactory cortex)**은 연결 패턴에 관하여 이미 밝혀졌던 감각영역과 다르다. 부동겉질(allocortex)의 이 영역은 후각신경구로부터 처리된 후각 신호를 받아들이고, 이 신호들을 다른 둘레영역으로 전달한다. 일차후각 영역은 또한 후각 신호를 전달한다. 일차후각겉질은 또한, 후각 신호를 **가쪽 눈확이마겉질(외측안와전두피질, lateral orbitofrontal cortex)**과 **대뇌섬(insula)** 부분에 직접적으로 전달할 뿐만 아니라 대세포나 **시상의 정중뒤핵의 안쪽 부분**에도 전달한다. 이것은 같은겉질(등피질)의 눈확이마 영역과 상호연결된다. 부동겉질 일차후각 영역은 시상겉질-겉질시상이 한 세트로 다른 비슷한 감각계들처럼 입력을 제공하고 연결된다. 일차후각 영역으로부터 시상을 통해 눈확이마겉질로 가는 신경로에 손상을 가진 실험동물에서 복합적인 후각을 구별하는 것에 문제를 보인다.

이종양식 연합 영역 (Heteromodal Association Area)

MI, MII, SI과 SII와 일양식 연합 영역은 정보 전달과정에서 신호 도구로서만 참여한다. 정보 전달과정에서 이종양식은 여러 가지 다른 감각 도구들이 수렴하여 하나의 신경세포를 활성화시킨다. 이종양식 지역의 많은 신경세포는 또한, 특정한 운동을 활성화하는 동안 흥분률이 변화하고 지시사항을 찾고, 이러한 신경세포들은 복합적인 감각 입력과 운동 출력을 통합한다. 연합 영역내에서 두 주요한 이종양식 연합 영역은 상호연결을 통한 네트워크를 형성하여 언어를 포함한 다양한 인지 과정을 위한 기초를 만든다. 또한, 이종양식 겉질은 둘레계 주변과 둘레계 구조들과 광범위하게 연결하여 학습, 기억, 분위기, 동기에 관여한다. 이종양식 영역의 손상은 인지적인 결함과 감정적인 혼란이 뒤섞인 복합적인 신경학적 장애를 이끌어낸다. 두 가지 주요한 이종형태 연합 영역은 (1) 관자마루 영역(측두두정 영역) (2) 앞이마 영역(전전두 영역)이다.

관자마루 연합 영역

관자마루(측두두정) 이종양식 연합 영역(temporoparietal heteromodal association)은 중간 꼬리쪽 위관자이랑에서부터 아래마루엽과 위마루엽의 뒤쪽까지 확장되어 줄무늬겉질에 위치한다. 이것은 뒤마루겉질의 가쪽과 안쪽 표면과 안쪽에 있는 관자엽의 뒤쪽 부분을 포함한다. 이 줄무늬겉질은 가쪽 관자엽의 청각겉질과 앞마루엽의 겉질, 뒤통수엽의 시각겉질, 대뇌반구의 안쪽 표면의 둘레주변겉질과 인접해 있다. 관자마루 연합겉질은 이러한 인접한 모든 겉질로부터 입력을 받고 둘레주변겉질에서 입력과 출력을 관계한다. 이 세포들의 활성화는 이러한 연결을 반영하는데, 이는 이 지역내의 많은 신경세포들은 하나의 감각도구로 반응하고 인접해 있는 신경세포들은 또 다른 종류의 하나의 감각도구나 여러 종류의 감각 도구에 반응하기 때문이다. 게다가 이러한 많은 신경세포들은 보상과 같은 강한 동기 형성이 되는 요소 등이 주어지는 과제 수행동안 그들의 반응이 변한다. 시상핵은 대부분 시상베개핵의 **안쪽 부분과 가쪽 뒤핵**을 포함하는 관자마루 지역의 강하게 연결되어 있다.

실험 동물에서, 이러한 지역의 편쪽 손상은 개인적 그리고 신체 반대쪽의 개인적 공간 밖에서의 물건과 자극의 무시(neglect)를 초래한다. 양쪽의 손상은 물건과 공간 사이의 관계로 인한 개인적 공간 밖의 탐색와 단순하지만 얽혀있는 것과의 교섭의 손상을 초래한다. 시각과 청각, 몸감각 인지는 손상을 전혀 받지 않았으나 이러한 감각 도구들을 통합할 수 없다.

관자마루 이종양식 연합 영역의 손상은 손상받은 부위만큼 복합적인 혼란을 초래한다. 왼쪽 대뇌반구 손상은 언어장애와 공각 통합을 방해한다. 관자 이종양식 연합 영역의 중요한 부분인 왼쪽 대뇌반구의 베르니케 영역은 위관자이랑(브로드만 영역 22)의 뒤쪽 부분에 있다. 이 지역은 쓰고 말하기를 이해하는데 필요한 감각도구들을 통합한다. 이 부분의 손상으로 인한 **베르니케 실어증(Wernicke's aphasia)**은 이 단원의 뒷부분에서 설명하겠다. 왼쪽 대뇌반구의 손상으로 인한 복잡한 장애는 **베르니케 영역(Wernicke's area)**은 남아 있어도 아래마루엽(두정엽)에 있는 모이랑(angular gyrus; 브로드만 39 영역)이 손상받은 것이다. 이러한 것들은 아래의 다양한 증상을 나타낸다.

1. 실독증(읽는 것의 무능력)
2. 명칭 실어증(명명의 무능력)
3. 구조적인 운동불능증(펜과 종이로 집, 시계와 같은 구조적으로 간단한 그리기에 대한 무능력)

4. 실서증(쓰는 것의 무능력)
5. 그림 실인증(그림 이름의 무능력)
6. 개인적인 · 개인 외적인 공간에서의 왼쪽과 오른쪽의 혼란

계산불능증, 실서증, 그림실인증 그리고 왼쪽과 오른쪽의 혼란과 같은 장애들의 부분집합을 **거스트만 증후군(Gerstmann syndrome)**이라고 한다 : 그러나 이것들은 가끔씩 따로 나타나기도 한다. 베르니케 영역은 괜찮지만 아래마루엽의 모서리위이랑(supramarginal gyrus : 브로드만 영역 40)에 손상을 입은 왼쪽 대뇌반구 손상은 전도 실어증을 초래한다. 이 장애는 나중에 서술하겠다.

오른쪽 대뇌반구의 관자마루 이종양식 연합 영역의 편측 손상은 개인적 공간 개인적 영역을 넘어선 공간통합의 혼란을 일으키는 원인이 되는데, 이를 **감각무시(sensory neglect)**라고 한다. 이러한 손상은 옷입기 행동불능증(옷입기의 어려움, 특히 왼쪽 신체), 구조적 행동불능증(펜과 종이로 구조적으로 간단한 그림 그리기의 어려움, 일반적으로 그림의 왼쪽에 부주의한다), 개인적 공간 · 개인적 영역을 넘어선 공간에서의 왼쪽의 무시와 이러한 어려움에 대한 통찰 부족을 초래한다.

관자마루 이종양식 연합 영역의 양측성 손상은 시각, 공간, 언어적 결손이 포함되는 복합적인 장애를 초래한다. **발린트 증후군(Balint's syndrome)**과 같은 장애는 일반적으로 뒤마루엽의 양측성 손상에 의한 것이다. 이것은 (1) 말초 쪽으로의 응시의 무능력(눈의 움직임은 손상이 없음에도) (2) 눈의 안내와 함께 정확히 물건을 만지고 손을 뻗는 것의 어려움 (3) 시야의 말초부분의 물건에 부주의함을 포함한다.

관자마루 이종양식 연합 영역의 손상은 인지와 지각, 운동 혼란도 초래한다. 정서도 '화를 내는 것' 에서 부터 '무관심' 까지 교대로 나타난다. 이러한 감정적 혼란은 이종양식 연합 영역과 둘레계 부분 사이의 연결의 중단으로 인한 것이다.

앞이마겉질(전전두겉질)

이마엽(전두엽)의 가장 넓은 부위인 앞이마 지역은 운동 영역의 부리쪽에 있다. **앞이마 이종양식 연합 영역(prefrontal heteromodal association area)**은 이 부분을 형성한다. 이것은 브로드만 영역 8부터 10, 11, 12와 45부터 47까지이다. 이마엽의 앞쪽 표면에 있는 작은 지역은 눈확겉질로 둘레엽과 상호연결하고 둘레주변겉질의 한 부분으로 논의되어진다. 앞이마 이종양식 지역은 시상의 **안쪽 뒤핵의 가쪽 부분과 앞쪽 앞핵**과 상호교대로 연결하고 그물체로부터 입력을 받는다. 앞이마 지역은 꼬리핵(미상핵)의 머리를 거쳐 바닥핵으로 투사한다.

앞이마겉질의 신경세포들은 많은 여러 종류의 감각입력에 반응하는데, 이는 이종양식 신경세포의 특징이라고 할 수 있으며, 또한 중요한 행동학적 입력에도 반응한다. 신경세포는 즐거운 보상과 관련이 있을 때는 감각 입력에 강하게 반응하고 불안한 자극과 관련이 있을 때는 다르게 반응할 것이다. 따라서 앞이마 지역의 신경세포들은 동기부여적인 복합적인 감각자극에서 나타난다. 또한, 이 지역의 신경세포들은 과제가 반응을 늦추는 것을 요구할 때는 운동 반응을 억제한다. 앞이마엽(전전두엽)의 앞쪽 안쪽 요소는 감정적 처리와 계획과 결심에도 참여한다.

앞이마겉질의 손상이 있는 실험동물에서 지연된 자극에 대한 교대반응이 요구되는 과제의 수행능력에 손상을 보였다. 이마 시각 영역의 편측이 절제된 동물은 개인적 공간을 넘어선 공간에서의 반대쪽의 자극을 무시하였다. 인간은 앞이마겉질의 손상은 행동에서의 가장 복합적인 측면의 일부를 방해한다. 편측 손상은 그쪽 뿐 아니라, 개인적 공간 밖의 공간의 반대쪽에 대한 무시도 가져온다. 양측 손상은 확연히 행동적 방해의 원인이 된다. 이러한 환자들은 그들의 질병에 대해 언급하지 않기 시작하고, 우울증이나 적합하지 않은 유머증상을 나타내게 될 것이다. 그것들은 바닥에서 먹고 옷에 음식을 흘리는 것에

관심이 없고 가장 일반적인 청결에 대한 것을 무시한다. 종종 그들은 무관심하거나 화를 잘 낼 것이다. 그들은 통찰력이나 적절한 판단을 할 수 없고 기본적인 이해도 없다. 그들은 쉽게 산만할 수 있고 몇 가지 동작이나 반응의 적절한 연속성이 필요한 복합한 과제를 수행할 수 없다. 이러한 장애는 **이마엽 증후군(frontal lobe syndrome)**이라고도 하고 **비실행 증후군(dysexecutive syndrome)**이라고도 한다.

둘레주변 영역(Paralimbic Areas)

둘레주변 영역(paralimbic areas)은 주로 중간겉질영역이다. 둘레겉질과 함께 대뇌반구(둘레면)의 안쪽 끝 조직의 연속적인 고리를 만든다. 이것은 가쪽으로 대뇌섬(insula)을 포함한다. 그 지역의 브로드만 영역은 아래의 영역을 포함하여 겉질의 고리를 만든다.

1. 관자엽 (38 영역)
2. 섬
3. 꼬리눈확이마겉질(11과 12 지역의 꼬리부분)
4. 해마주변지역(27, 28, 34, 35 영역)
5. 뇌들보 팽대 뒤쪽 지역(26, 29, 30 영역), 띠이랑(23, 24, 31, 33 영역)과 앞뇌들보과 뇌들보 아래 지역(32, 35 영역)

둘레주변지역은 같은겉질(등피질), 둘레겉질, 시상의 **앞쪽, 가쪽 뒤쪽, 정중, 안쪽 핵**의 이종양식 연합영역이다. **안쪽 핵**은 **안쪽 뒤핵의 안쪽 부분과 시상베개의 안쪽 부분**을 포함한 둘레주변겉질과 강하게 상호연결된다.

둘레주변 지역은 기억, 학습, 운전, 보살핌과 사회적 행동에 참여한다. 이 지역은 해마에 직접적인 영향을 주어서 항상성에 영향을 준다(21장 참조). 해마주변 겉질뿐 아니라 해마와 편도체의 손상은 심한 기억 장애를 준다. 눈확이마 지역과 편도체의 둘레주변 지역의 손상은 정서와 사회적 행동을 변화시킨다. 어떤 환자들에게는 심하게 화내는 것이 나타난다. 눈확이마와 섬지역의 둘레주변지역은 후각과 정과 미각정보에도 참여하는 것을 이 단원의 앞부분에서 언급하였다.

둘레지역(Limbic Areas)

둘레겉질(limbic cortex)은 **같은겉질(등피질, allocortex)**로 (1) 해마형성체 (2) 일차후각겉질(이상겉질)을 포함한다. **코르티코이드 지역(corticoid area)**은 세포층을 분간할 수 없는데 (1) 편도체 (2) 중격지역 (3) 무명질이 포함된다. 이 지역은 대뇌반구의 안쪽 또는 앞쪽 표면에서는 볼 수 없어도 둘레주변겉질과 직접적으로 이어지고 아래 부분에서 접혀져서 둘레주변 겉질의 안쪽 모서리 깊은 곳에 있다.

신경세포의 특정적인 그룹은 몇 개의 둘레 영역으로 이어져서, 전체 대뇌겉질 표면에 흥분성 콜린성 지배를 제공한다. 특히 둘레주변 지역으로, 안쪽 중격핵, 브로카의 방사선 띠의 수직과 수평핵, 무명질의 마이네르트(Meynert)의 바닥핵들이 포함된다(그림 23-1 보기).

둘레 구조는 분명한 기억(해마)과 연합 또는 감정적 기억(편도체)에 참여한다. **안쪽 시상핵, 안쪽 뒤핵의 안쪽 부분과 안쪽 시상베개**는 해마, 일차후각영역과 편도체와 직접적으로 연결한다. 둘레겉질은 꼬리핵의 머리의 앞쪽 안쪽 부분과 안쪽 줄무늬를 거쳐 바닥핵에 입력을 제공한다(겉질의 둘레지역에 대한 추가적인 논의는 21장 참조).

겉질 네트워크의 장애 (Disorders Of Cortical Networks)

실인증(Agnosias)

과거의 경험으로 현재의 감각 현상의 비교를 이해('아는 것' 또는 인식)하는 과정이다. 예를 들면, 시각연합 영역은 군중속에서 옛날 친구를 알아보는 것이다. **실인증(agnosia)**은 적합한 감각계 기능이 자극되었을 때 실패하는 것을 인식하는 것도 포함한다. 실인증은 시각, 촉각, 청각적 형태가 함께 발생한다.

시각실인증(visual agnosia)은 시각적 예리함의 손상이나 지능적 장애가 없음에도 시각적으로 물건을 인지하는 것에 실패하는 것을 말한다. 종종 환자는 물건을 확실히 볼 수 있으나 인지할 수 없거나 시각적으로 판단할 수 없다. 순수한 시각실인증은 터치와 같은 다른 감각능력으로 같은 물건을 판단한다. 이것의 가장 두드러진 예는 **상소실인증(prosopagnosia)**으로 가족 얼굴을 실인한다. 시각 일형태 연합 영역의 관자 부분의 양측성 손상은 일반적으로 실인증의 바닥을 이룬다.

촉각실인증(tactile agnosia)은 촉각과 신체부분에서 고유수용성감각이 손상받지 않아도 터치로서 물건을 인식하지 못하는 것이다. 촉각실인증을 가진 환자는 종종 신체 이미지의 혼란을 가지기도 한다. 모서리위이랑(40 영역)의 손상은 일반적으로 촉각실인증의 기저가 된다.

청각실인증(auditory agnosia)은 듣기에 문제가 없으나 특정적인 소리, 말, 음악이나 익숙한 잡음을 인식하는 것을 실패하는 것를 말한다. 위관자(상부측두) 주름(22영역)의 뒤쪽 부분의 양측성 손상은 이러한 상태를 만든다.

실행증(Apraxias)

실행증은 정상적인 움직임을 이끌어내는 자극에 대한 반응이 정확하게 실행하는 능력이 상실되는 것으로 정의된다. 이 결함은 근육의 약화나 감각의 상실, 언어이해의 혼란이 없을 때 발생한다. 복잡한 활동을 실행할 때 대뇌겉질의 많은 영역들이 통합되는 것이 필요하다. 우선, 생각이나 계획에 대한 정신적인 계통적 조직화가 일어나고 행동으로 이어진다. 이 계통적 조직화는 운동계의 연합섬유에 의해 이동되어져야 하고, 이동되면 실행될 수 있다. 실행증은 일반적으로 운동실행의 계통적인 조직화영역과 운동 영역의 실행 사이의 연결에 혼란을 주는 손상으로 인한 것이다.

관념운동성 실행증(ideomotor apraxia)은 과제에 대한 인식을 하고 환자가 수행하고자 하는 의도를 가졌음에도 불구하고 복합적인 운동 과제를 실행하지 못하는 무능력을 말한다. 이 장애를 가진 환자는 많은 복잡한 활동을 자동적으로 수행할 수 있으나 지시에 의해 동일한 동작을 수행할 수 없다. 우세한 관자엽(측두엽)의 모서리위이랑의 손상은 이 장애를 뒷받침한다.

관념성 실행증(ideational apraxia)은 각각의 행동은 올바로 할 수 있는데도 불구하고 연속적인 행동을 수행하는 데 있어서의 실패를 지칭한다. 이 실행증은 우세 관자엽이나 뇌들보의 손상으로 인한다.

운동실행증[kinetic(motor) apraxia]은 반대쪽 이마엽의 질환으로 인하여 이미 획득되어진 운동을 실행하는 것의 무능을 말한다. **보행실행증(gait apraxia)**은 보행의 시작과 보행에 필요한 동작을 부드럽게 지속하는 것의 어려움을 말한다. 보행실행증은 이마엽의 양쪽 손상으로 인한다. 특히, 환자는 "바닥에 붙는(glued to the floor)" 것과 같은 느낌을 가진다. 왜냐하면 환자는 걸을 때 다리의 불완전한 움직임으로 한 걸음 또는 두 걸음 떼고, 비정상적인 불완전한 이동자세를 가지게 된다.

실어증(Aphasias)

언어나 말의 사용에서의 실패는 인간의 뇌에서 눈에 띌 만한 속성이다–다른 동물들에서는 볼 수 없는. **언어(language)**는 의사소통을 위한 단어적, 구문적 규칙과 관계가 있다. **말(speech)**은 구어(spoken language) 생성과 관계가 있다. **구음장애(dysarthria)**는 말의 실행의 혼란으로 정의할 수 있고 가끔 언어의 장애없이도 일어난다. **실성증(aphonia)**은 소리를 만드는 것의 무능력이다. **실어증(aphasia)**은 단어적 또는 구문의 생산이나 이해의 손상으로 인한 언

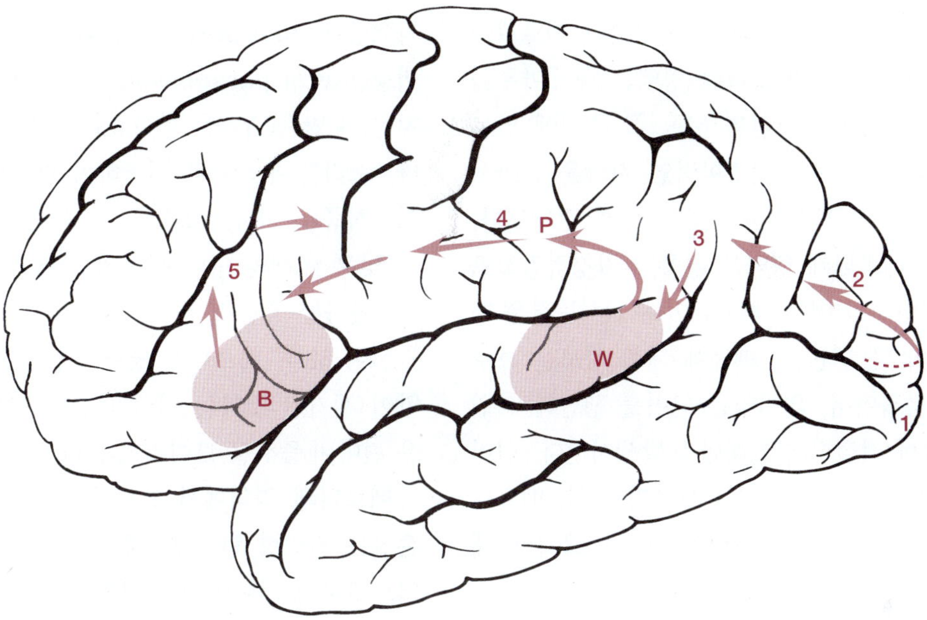

■ **그림 20-9.** 언어에 중요한 대뇌겉질. 단어의 시각적 이미지는 새발톱고랑겉질(calcarine cortex)에서 방사된다. (1) 18, 19 시각연합 영역으로 (2) 모이랑 영역으로 (3) 정보는 베르니케 영역(W)으로 이동하여 단어의 청각적 형태를 알 수 있도록 한다. 이 정보는 겉질과 겉질 연결에 의해 이동한다. (4) 마루덮개(P)를 가로질러서 브로카 영역(B)으로 간다. 브로카 영역은 조절할 수 있는 프로그램을 가지고 있다. (5) 말하는 것은 중심앞이랑에 있는 겉질운동지역에 위치한다.

어장애이다.

생의 초기에 대부분의 모든 사람들은 언어에 요구되는 과정에서 다른 한쪽보다 선택적인 어느 한쪽 대뇌반구에서 발달한다. 일반적으로 뇌의 왼쪽편이 규칙을 이끌어간다고 추측되고, 사람들은 오른손잡이가 된다. 오른손잡이는 대부분 또는 모든 한쪽으로만 하는 활동에서 오른손을 사용하는 것을 선호한다. 이것은 단안시(monocular visual) 기능에서 오른쪽 눈을, 차기(kick)와 같은 동작에서 오른쪽 발을 선호하는 것과 관계가 있다. 대략적으로 미국인의 90%가 오른손을 선호하고 이들은 기본적으로 언어에 있어서 왼쪽 대뇌반구가 우세하다. 왼손잡이는 대략 10%인데 이들 중 반은 왼쪽 대뇌반구가 우세하다. 나머지 왼손잡이는 오른쪽 대뇌반구가 우세하거나 우세한 대뇌반구가 왼쪽과 오른쪽 대뇌반구가 섞여져 있다. 실어증은 우세한 대뇌반구의 언어영역의 손상에서만 나타난다. 어린이들은 어린시절부터 오른쪽과 왼쪽 손을 사용하는 데 우선적으로 사용하는 것이 나타난다. 그래서 언어에 대한 대뇌반구가 실제로 언제 발달하는지는 명확하지 않다. 어떤 경우에는 언어의 대뇌반구는 가소성 현상(Plastic phenomenon)이 있다 : 이것은 7살정도까지 변화할 수도 있다는 것이다. 예를 들면, 오른쪽 손잡이인 5살짜리 어린이는 왼쪽 대뇌반구의 언어영역에 손상을 입어서 처음에는 말하는 것을 잃어버렸으나 1~2년 후에 다시 말하는 것을 배웠다. 성인은 왼쪽 대뇌반구의 언어영역의 손상을 입은 후에 말하는 것을 다시 회복할 수 없다.

우세한 대뇌반구의 세 가지 영역은 실어증에 주요한 기준을 제공한다 : **브로카 영역(Broca's area)**과 **베르니케 영역(Wernicke's area)** ; 마루엽의 중재지역(두정덮개). 브로카 영역은 앞 언어 영역으로 앞쪽 언어 영역으로 얼굴의 운동을 나타내는 영역인 부리쪽의 아래이마이랑에 있다(그림 20-9). 브로드만 영역, 44와 45, 47을 포함한다. 앞에서 언급한대로 베르니케 영역은 뇌의 볼록한 면의 위관자이랑의 뒤쪽 부분에 있고 관자엽(측두엽)의 상부표면까지 연결된다. 브로드만 영역 22의 뒤쪽 부분은 베르니케 영역의 중앙에 있다. 베르니케 영역은 아래마루엽(하부두정엽)의 실비우스열의 뒤쪽 끝 주위에 있는 관자엽의 대뇌겉질에서 신경학적인 전달을 맡아서 브로카 영역과 연결되고 이마엽을 향해 진행된다. 기능적으로, 베르니케 영역은 왼쪽 일차청각겉질로부터 전달받아서 언어적 패턴을 이해하는 능력을 제공한다. 들어오는 언어적 패턴에 대한 정보는 브로카 영역을 움직여서, 의미있는 언어를 생산하기 위한 언어근육에 적절한 신호패턴을 발생시킨다. 실어증의 일반적인 세 가지 형태는 브로카 영역, 베르니케 영역, 중재대뇌겉질과 관련이 있는 것으로 이해되어지고 있다.

브로카 영역의 손상은 **비유창성(nonfluent)**(**운동, 앞쪽** 또는 **브로카**라고도 말한다) 실어증(그림 20-9)을 초래한다. 환자는 느리고 힘들게 구어를 할 수 있다. 소리를 만드는 것이 어렵고 많은 전치사, 명사, 동사를 뺀 문법이 맞지 않고 간결한 언어를 사용한다. 환자는 문법적인 단어와 문장으로 표현하는 것에 특히 어려움을 느낀다. 문장에서 "만약 아니면, 그리고, 아니거나"와 같이 손상받은 사람은 특히 말하는 것에 어렵다. 구나 문장은 겨우 모방할 수 있다. 환자는 말하고 쓸 수 있으나 말하는 데 좌절감을 느끼고 의욕을 상실한다. 브로카 영역의 혈관장애는 종종 백색질과 속섬유막의 손상을 가져온다. 따라서 오른쪽 편마비는 일반적으로 브로카 실어증을 동반한다.

베르니카 영역의 손상은 **유창성(fluent)**[**감각, 뒤쪽** 또는 **베르니케 실어증(Wernicke's aphasia)**]이라고 한다) 실어증을 유발한다(그림 20-9). 환자는 정상보다 문법적 구조가 맞게 빠른 속도로 말한다. 환자는 생각한 것을 표현하는 데 적절한 단어를 찾을 수 없다. 또한 단어를 빠뜨리거나 거꾸로 말하거나 의미가 적합하지 않는 말을 사용하거나 단어를 대체한다. 다른 단어로 단어를 대체하는 것을 **구어착어증(verbal paraphasias)**이라고 한다. **문자착어증(literal paraphasia)**은 논리정연하나 적합하지 않은 발음('pork' 를 'cork' 로 말하는 것)을 말한다. 소리를 무작위로 선별하여 만들어내는 것을 **신어조작증(neologisms)**이라고 한다. 환자는 말에 대한 낮은 이해와 구나 문장의 반복의 저하를 나타낸다. 환자는 종종 말을 이해할 수 없고, 그것에 대한 관심이 없다. 베르니케 영역의 손상은 MI과 속섬유막이 제거된 것과는 거리가 멀다. 베르니케 실어증은 편마비 증상을 보이지 않는다.

베르니케 영역에서 브로카 영역까지의 전도로의 손상은 전도성 언어실어증의 원인으로 언어실행 지역으로부터 언어이해 영역의 연결이 끊어지는 것으로 인한다. 이 상태는 일반적으로 유창성 실어증의 원인으로 구어의 모방이 어렵다. 음성학적 오류에도 불구하고 구어의 이해력은 유지된다.

뒤쪽으로 위치한 혈관 손상은 베르니케 영역과 연합 영역의 모이랑(39 지역)의 손상으로 인한 것이다. 우세 대뇌반구의 모이랑의 뇌경색은 일차 시각 또는 운동영역의 장애가 없음에도 읽고(**실독증, alexia**), 쓰는(**실서증, agraphia**) 능력의 상실을 초래한다.

앞 단원에서 언어를 조절하는 다양한 측면의 지역에 대한 위치를 설명하였다. 환자 개개인은 매우 차이가 커서 이러한 넓은 지역내의 다양한 언어기술을 조절하는 겉질의 작은 하부 지역의 정확한 위치가 다르게 나타날 수 있다. 개인의 뇌는 언어를 조절하는 이러한 지역 내의 겉질의 수에서도 차이가 날 수도 있다. 이러한 개인의 다양성을 고려하면 우세대뇌반구의 일반적인 겉질 지역의 부분적 손상은 언어적 결함을 예측할 수 없다. 손상받은 효과는 고통받는 환자의 브로카 영역과 베르니케 영역내의 언어처리과정 부위의 분포와 수에 의지한다.

사례연구 결과(Case Follow-up)

오른쪽의 약화와 비유창성 실어증(nonfluent aphasia)을 보인 남자는 왼쪽 대뇌반구의 앞쪽 부분의 허혈(혈액 흐름의 감소)로 인하여 브로카 영역과 속섬유막이 연결된 백질 아래가 손상받은 것으로 인한 것으로 보여진다. 머리의 단층촬영 사진 이미지는 뇌의 출혈에 대한 증거를 제시하지 않았고 발병 3시간 내에서는 그는 볼 수 있었다. 정맥내 조직에서 플라스미노겐(plasminogen)이 활성화되는 약이 주어졌다. 이 약은 혈관내에서 형성된 혈액 덩어리를 파괴한다. 결과 차츰 오른쪽 팔다리의 힘이 되돌아왔고, 그 다음 24시간이 지나서 언어 기능도 회복되었다. 환자의 증상에 대한 추후 검사에서 그는 뇌졸중에 대한 두 가지의 위험 요소를 가지고 있었다: 고혈압과 고콜레스테롤증. 이러한 장애는 항고혈압 약과 콜레스테롤을 낮추어주는 것을 다룬다. 그는 뇌졸중을 예방하기 위해 하루에 한 번 아스피린을 복용하였다. 그는 이 사건 이후 5년 동안 계속하였다.

21

둘레계
limbic system

개론(Overview)

둘레계(변연계, limbic system)는 외부 환경으로부터의 경험과 우리의 생활을 유지시켜주는 기본적인 정서적인 과정을 통합한다. 가장 기본적인 수준의 기능으로, 둘레회로(limbic circuits)는 **항상성(homeostasis)**이라고 부르는 "정상적인 범위내에서" 우리를 유지시켜주는 내부적인 환경의 조절을 통하여 행동과 반사를 협응한다. 둘레계는 감각수용기(일차적으로 피부수용기)에서 (1) 내분비계 (2) 자율신경계 (3) 항상성적인 행동을 조절하는 신경세포로의 피드백 신호에서 획득한다. 종종 항상성에서 얻은 일차적인 메커니즘으로서의 **행동(behavior)**을 간과하고 항상성에 대한 설명을 한다. 우리는 영양흡수, 수분 균형, 음식물 섭취로 인해 생산되는 체온조절, 액체를 찾고 마시는 것, 좀 더 편안한 환경을 찾는 것(그늘로 가거나 에어컨을 켜고 끄는 것)을 추구한다. 잠자는 것 또한 우리의 생존을 위해 기본적인 것이다.

개체의 생존을 위해서 항상성 메커니즘의 조절적인 측면에서, 둘레계는 내분비 기능과 생명의 개체로서의 기본적인 **사회행동(social behavior)**으로서의 자동적인 행위를 통합한다. 이러한 것들은 종족번식, 돌보는 행동과 영역을 지키려는 공격성을 포함한다. 둘레회로(limbic circuits)는 시상아래인 둘레종뇌(limbic telencephalon), 대부분의 사회적인 기능을 조절하는 뇌줄기(뇌간, brain stem)와 연결되어 있다. 결론적으로, 둘레주변과 둘레겉질, 특히 해마형성체와 편도체에서 **학습(learning)**과 **기억(memory)**의 기본적인 역할을 한다.

종뇌 둘레계
(Telencephalic Limbic System)

둘레계는 최고로 기능을 발휘할 수 있는 것을 찾아낼 수 있다. 해부학적 순회로(circuits)는 겉질에서부터 뇌줄기(뇌간)로까지 기능을 수행하는 것을 요구한다. 그리고 해부학적으로 하나로만 되어 있지 않아서 확장된 시스템은 보편적으로 받아들일 수 있다. 끝뇌(종뇌)에서, 둘레구조는 중간겉질(mesocortex)이나 **둘레주위겉질(paralimbic cortex)**(해마주변, 띠리랑(대상회), 끝주변이랑, 꼬리쪽 눈확이마(안와전두), 대뇌섬, 관자극겉질, 이종겉질(allocortex)이나 둘레겉질(해마형성체와 일차후각겉질), 코르티코이드 지역**(corticoid areas)**(편도체, 중격영역, 무명질)이다. 이러한 둘레 지역은 두 개의 연결을 가진다 : (1) 감정, 행동, 집중, 기억을 위한 겉질내 네트워크들 (2) 항상성 조절과 사회행동을 조절하는 시상아래와 뇌줄기의 겉질아래 통로(subcortical pathways).

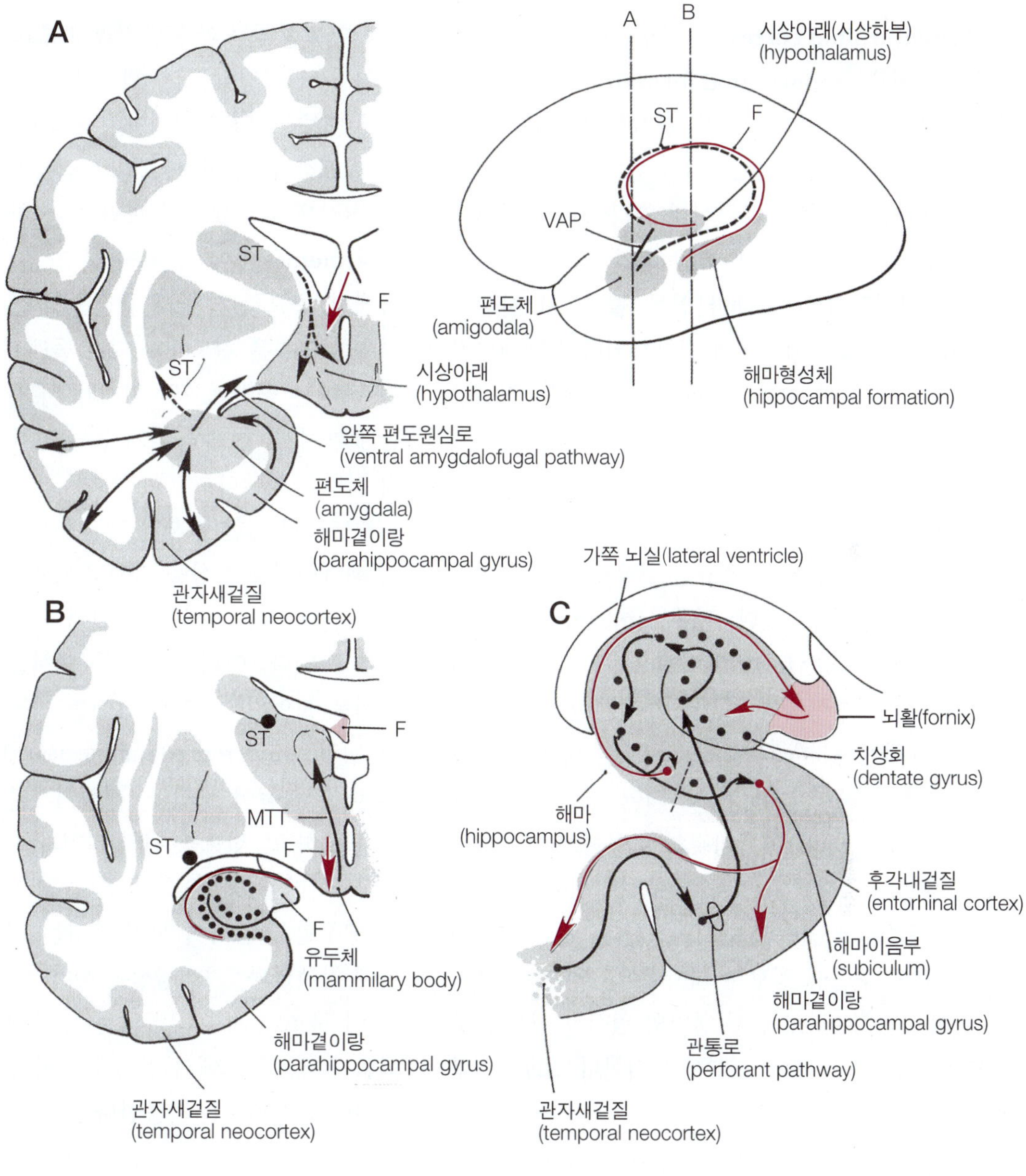

■ **그림 21-1.** 편도체와 해마형성체. 위오른쪽 대뇌반구를 측면에서 본 그림으로 둘레계의 위치와 구조 및 주요한 오름로를 보여준다. (A)와 (B)는 왼쪽에 있는 작은 그림을 A와 B로 관상면에서 본 것을 나타내었다. *오른쪽 아래*의 (C)는 해마형성체를 확대한 그림. A=시상의 앞핵; F=뇌활; MIT=유두시상 트랙; ST=줄무늬체 종말; VAP=앞편도체로. (Adapted from Heimer, L: The Human Brain and Spinal Cord. Springer-Verlag, New York, 1983).

해마형성체(Hippocampal Formation)

구조

해마형성체(hippocampal formation)는 세 개의 층으로 구성되어 있다. 해마주변이랑의 안쪽 끝부분의 대부분에 이종겉질적인(allocortical) 구조가 접혀져 있고, 해마형성체와 해마주변이랑은 직접적으로 서로 연결되어 있다(그림 21-1B, C). 관자엽(측두엽)의 부분이 그림 21-1C에 그려져 있다. 해마주변회의 안쪽 끝 부분은 브로드만 영역 28이나 **후각내겉질(entorhinal cortex)**을 형성한다.

해마형성체(hippocampal formation)는 세 개의 영역(zone) 또는 띠(strips)를 포함한다. 이러한 영역들은 세 개의 겉질층으로 되어 있다. 영역은 대뇌반구의 안쪽 부분으로 나누어져 있다; (1) **해마이행부(subiculum)**, 해마주변회의 후각내겉질과 직접적으로 연결된다; (2) **해마(암몬 뿔)**; (3) **치상회(dentate gyrus)**, 편도체에서부터 뇌다리 팽대까지로 가쪽 뇌실의 아래뿔의 바닥을 형성하는 겉질구조)

연결

해마형성체는 두 개의 주요한 섬유로를 통해 서로 다른 영역과 접하고 있다: **관통로(perforant pathway)**와 **뇌활(천장, fornix)**(그림 21-1). 이러한 패스웨이는 해마형성체의 원심성 투사뿐만 아니라 구심성도 운반한다. 이 뇌 영역의 구조는 세 개의 하부구조(이행부, 해마, 치상회)로 되어 있으며 세포구축학적으로 뿐만 아니라 이것의 회로들도 연결되어 있다. 다른 뇌로부터의 입력은 이러한 해마형성체의 각각의 요소들에 연속적으로 이동한다. 관통로와 뇌활로부터의 구심성 정보는 치상회에 들어가서 해마로 간다. 해마는 정보를 이 영역의 원심성 섬유의 주요한 원천을 제공하는 이행부에 투사한다. 또한, 일부 출력도 해마에서 시작한다.

뇌활을 통해, 해마형성체는 중격 영역과 시상(특히, 전핵군), 시상아래의 섬유들은 교대로 연결되어 유두체에 존재한다. 관통로를 통하여 해마형성체는 후각내겉질과 교대로 연접한다(그림 21-1C). 후각내 영역은 직접적으로 후각 입력을 후각망울과 일차 후각겉질에서 받는다. 그러나 인간의 주요한 입력은 관자엽의 연합 영역으로 간접적인 시각, 청각, 다양한 감각 입력을 포함한다. 이러한 입력은 기본적인 감각자극보다는 물건, 사람, 장소, 사건에 관한 높은 과정상의 정보를 제공한다.

해마형성체는 학습과 기억에 중요하다

연결, 신경전달물질, 해마형성체의 전기화학적 요소에 대해 잘 알고 있지만, 이들의 기능에 대해 이해가 필요하다. 실험적 그리고 임상적 관찰에서 이러한 형성체의 중요성이 드러났다. **학습(learning)**과 **기억(memory)**에서, 특히 분명하거나 서술적인 기억에서 중요하다. 같은겉질(등피질)의 네트워크를 이용한 연결은 편도체와 다른 둘레계 지역을 통합하여 해마는 공간에서의 위치와 시간, 외부 물건과의 관계와 사건, 현재와 과거 등의 인간 인지를 통해 인지 지도를 만든다.

수년간의 심한 관자엽 간질이 있는 사람들은 양쪽의 해마형성체 손상을 가지고 있거나 질환으로 인한 것이다. 간질을 해소하기 위해 외과적 절제를 하는 경우도 있다. 이러한 사람들은 서술적 기억에 심한 장애를 보인다. 외과적 장애를 가진 환자에서 선행성 건망증(anterograde amnesia)이나 새로운 정보에 대한 불능이 보인다. 정상이거나 약한 손상인데도 불구하고, 정보를 위한 기억과 사건의 기억이 어렵다. 이러한 경우의 임상적 관찰과 동물 실험에 대한 연구를 결합하여 보면 해마는 새로운 정보의 통합에 참여한다. 기억형성은 해마가 필요하나 기억들은 이 구조에 저장되지 않는다. 정보의 저장은 겉질회로나 네트워크에서 일어날 것이다(예, 감각자극의 입력에 겉질회로는 작동한다).

편도체(Amygdala)

관자엽내의 구모양 덩어리의 신경세포가 **편도체(amygdala)**(그림 21-1, 21-2)로 **갈고리(uncus)**라고 불리는 해마주변이랑에서 외부로 튀어나온 모양을 형성한다. 편도체는 핵의 매트릭스로 세 개의 기능적 단위로 나뉘어진다: 양옆, 중간, 겉질 안쪽, 세 개의 분류 중 각각은 하나 또는 여러 개의 편도핵을 가진다.

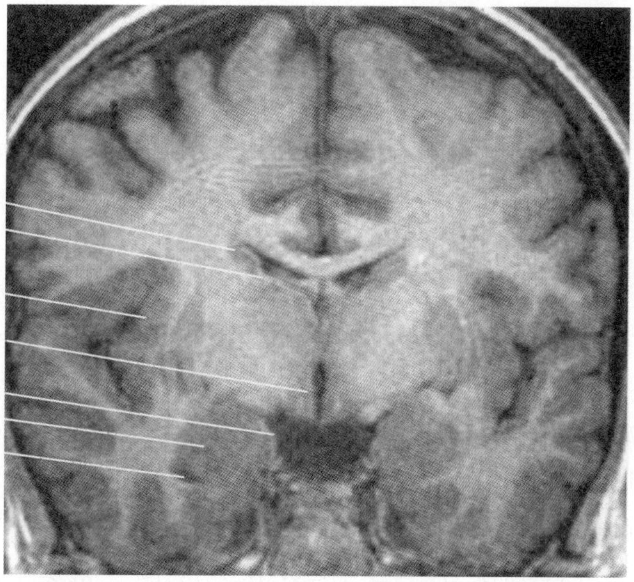

■ **그림 21-2.** 신경학적으로 정상인 성인의 T-1 강조영상의 MRI. 이 영상은 관상면상의 편도체를 보여준다. 그림 21-1A와 비교.

양엽 부분

양엽 편도(basolateral amygdala)는 가쪽 핵과 바닥의 그룹을 포함한다. 총괄하여, 가쪽과 바닥가쪽 핵은 관자엽의 이행양식(heteromoadl) 감각연합 영역과 둘레주위겉질, 특히 눈확이마겉질(안와전두피질, 이마엽의 앞쪽과 앞안쪽 부분)과 교대적으로 연결되어 감각정보를 받는다(20장 참조). 영장류의 뇌에서, 관자엽으로부터의 중요한 입력과 대뇌섬(insula)으로부터 덜 주요한 입력은 편도체에 제공되어 미각, 내장감각, 몸감각정보와 통합한다. 비영장류 뇌에서는 우선적인 압력을 대뇌섬으로부터 받는다. 관자엽은 양엽해마와 연결되어 시각과 물체와 사람에 대한 청각 인지를 사용하는 데 복합적인 감각정보를 준다.

양엽 편도에서 신경세포적 형태학, 연결, 신경전달물질들이 대뇌겉질의 이러한 것들과 두드러지게 비슷하다. 겉질의 다른 종류로서, 양엽편도 투사세포는 글루타메이트를 신경전달물질로 사용한다; 많은 감마아미노부티르산으로 활성화되는 개재신경세포들; 주요한 콜린성 활성은 바닥앞뇌부터 받는다(23장 참조). 또한, 편도체 영역의 연결은 겉질 특성을 보여준다. 이러한 연결은 원칙적으로 겉질의 다른 영역을 포함하나 시상(특히, 안쪽뒤쪽과 정중핵)과 줄무늬체(중격의지핵, nucleus accumbens)도 포함한다. 양엽핵은 중요한 안쪽 편도 투사를 겉질안쪽과 중앙 편도핵으로 보낸다. 따라서, 양엽 편도핵은 감각 입력을 받는데, 특히 청각과 시각 정보를 받는다.

중앙핵

편도의 **중앙핵(central nucleus)**은 뇌줄기와 시상아래와 직접적으로 연결한다. 체벽(body wall)과 내장으로부터 감각정보를 받고 차례로 내장과 심혈관 기능을 조정한다. 이러한 연결을 통해 중앙편도는 감정의 협응과 자동적 반응의 중요한 역할을 한다. 이 핵은 또한 공포와 스트레스에 반응하는 복합적인 둘레 회로의 주요한 기능을 제공한다.

겉질안쪽 편도체

겉질안쪽 편도(corticomedial amygdala)는 안쪽핵과 몇 개의 겉질핵을 포함하고 후각망울(olfactory bulb)과 일차후각겉질로부터의 일차 입력을 받고 이들과 연결한다. 겉질 안쪽 편도의 원심연결은 시상아래에 중심이 맞춰진다. 이러한 연결은 겉질 안쪽 편도를 조절하고 뇌하수체 기능과 사회행동을 통합한다. 비영장류 포유류에서, 편도에서의 겉질안쪽 영역의 후각 연결은 내분비 기능과 사회행동의 조절에 기여한다. 영장류에서, 다른 감각 입력은 특히, 시각, 양 옆부분 편도를 통한 연결은 이러한 기능 못지 않게 중요하다.

편도체의 확장

분계섬유줄(선조종말, stria terminalis)과 **앞쪽 편도로(ventral amygdaloid pathway)**는 중앙과 겉질 안쪽 핵과 시상아래와 뇌줄기와 연결한다(그림 21-1A). 이러한 통로는 시상아래의 부리 모양의 끝에서 겉질안쪽과 편도의 중앙 세포군과 흑색질의 세포군과 줄무늬종말의 기반핵(bed nucleus)과 둥근 모양으로 연결되어 있다. 세포와 섬유의 이 링을 **편도체의 확장(extended amygdala)**이라고 한다.

편도체 감정 조절과 감정과 기억의 연합

인간이 아닌 영장류의 편도체의 손상에 대한 실험에서 클루버-번시(Kluver-Buncy) 증후군과 같은 행동적인 문제가 발생하는 것을 볼 수 있다. 편도체 손상을 가진 원숭이에서 나타나는 증상은 아래와 같다. (1) 성적인 행동을 조절하는 것의 부적절함 (2) 공격성의 상실 (3) 주변 환경에 있는 물체에 대한 구두 탐색(oral exploration)의 대한 강박성.

인간에게서 손상과 영상에 대한 연구들에서 편도체는 **외부자극에 대한 동기적 반응과 감정의 연결**: 지각과 감정조절의 기능에 대한 중요한 기능을 나타내었다. 편도체의 부정적인 면과 관련된 대부분의 자료인 반면, 긍정적인 감정 반응에 대한 몇몇 증거들도 제안되어 이들의 기능적인 측면에서의 평가들도 있었다. 특이하게, 편도체는 학습과 기억에 기여하고 **부가적 기억(associative memory)**들의 기능에 지원한다. 또한 복잡한 감정적 자극에 대한 서술적 기억(declarative memory)에도 관계있는 것으로 보인다. 편도체 손상을 가진 환자는 이러한 행동적인 측면의 결함을 나타낸다.

동기와 영향에 대한 편도체의 역할은 의심할 바 없이 앞이마(전전두)와 둘레엽 회로와 앞쪽 줄무늬체(선조체)를 포함하는 겉질의 네트워크와 같은 연결에서 시작한다. 이러한 연결들이 시상아래와 되어 있다 하더라도 편도체는 자동적, 내분비적, 면역 과정의 항상성 조절에서 중요한 기능을 수행한다.

시상아래(Hypothalamus)

앞쪽 간뇌(diencephalon)에서, **시상아래(시상하부, hypothalamus)**는 제3뇌실의 바닥과 앞쪽 부분의 벽을 형성한다. 제3뇌실의 벽에 있는 얕은 **시상아래 고랑(hypothalamic sulcus)**은 시상으로부터 시상아래를 구분시킨다.

시상아래는 중뇌부리의 **시신경교차(optic chiasm)** 수준에서 뇌의 앞쪽 표면에서 형성된다. **관상돌기(tuber cinereum)**는 시신경 교차와 유두체 사이의 시상아래 바닥의 일부분이 된다. **깔때기(infundibulum)** 또는 뇌하수체의 줄기는 관상돌기의 뇌하수체의 신경부로부터 앞쪽으로 확장된다. 제3뇌실의 내강은 깔대기의 누두함요를 형성하고 갓돌림(외전)시켜 3차원적으로 깔대기의 모양이 된다(그림 1-3과 1-4 참조). 관상돌기의 일부인, **정중융기(median eminence)**는 시신경교차와 깔대기 사이에 확장된다. 쌍으로, 구 모양의 **유두체(mammillary bodies)**는 관상돌기의 꼬리와 중뇌의 대뇌다리사이오목(각간와interpeduncular)의 부리에 있다.

하부분류: 지역과 구분 (Subdivisions: Regions and Zones)

시상아래는 핵의 열로 만들어진 회색질로 구성되어 있다. 열은 주둥이에서 꼬리 방향으로 네 개의 지역으로 구분된다. 가장 주둥이 쪽인 **앞시각 지역**

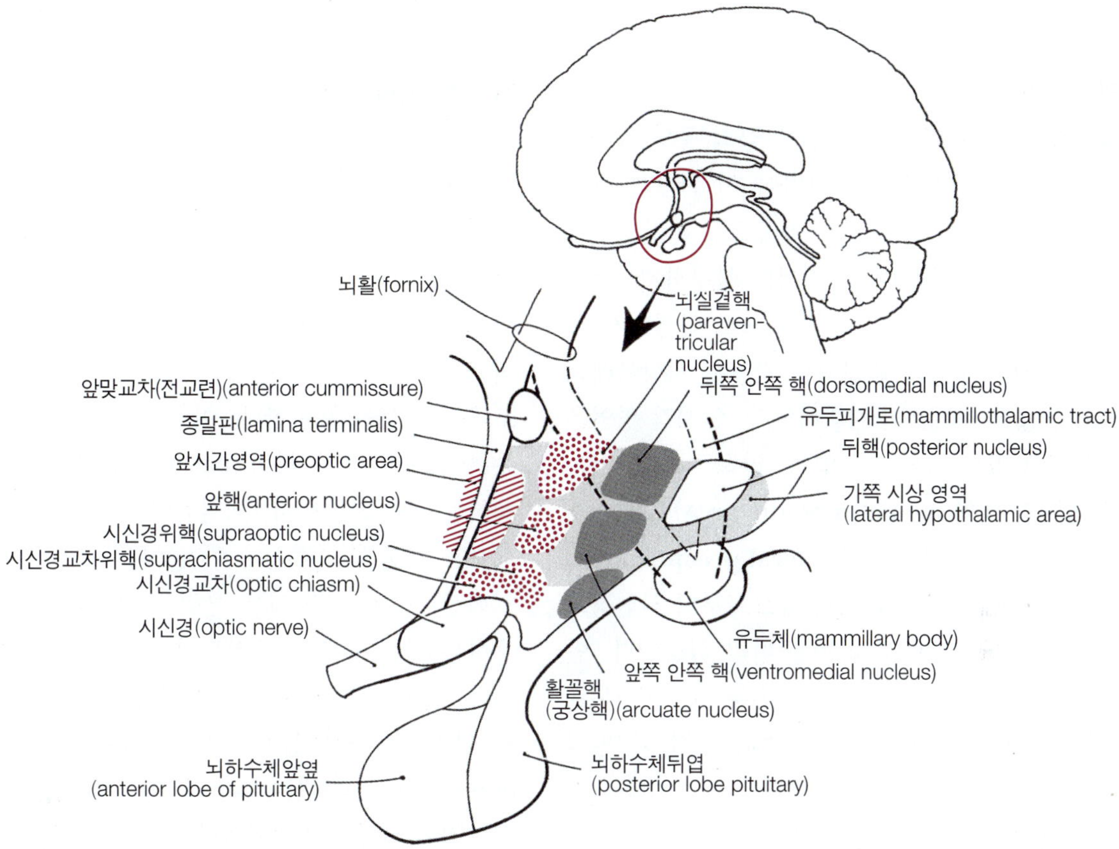

■ **그림 21-3.** 인간의 시상아래에 있는 주요한 핵들. 안쪽의 핵들은 그 그룹을 네 영역으로 나누어 그렸다: *사선*=암시각영역; *점*=앞시상아래; *어두운 회색*=융기 영역; *흰색*=유두 영역. 가쪽 시상아래에 이웃하는 부분은 *밝은 회색*으로 되어 있다. 안쪽과 가쪽 시상아래 사이의 핵은 뇌활의 섬유와 유두시상로를 주행한다. 이러한 트랙은 *점선*으로 나타내었다.

(preoptic region); **시상아래 앞쪽**; **결절부위**; 가장 꼬리 쪽인 **유두지역**(그림 21-3).

시상아래의 열은 세 개의 시상면 지역으로도 구분할 수 있다. 안쪽에서 가쪽 방향으로, 그것은 뇌실주위, 안쪽, 가쪽이다. **뇌실주위 지역(periventricular zone)**은 제3뇌실에 인접하고 균등하게 분포된 세포의 좁고 얇은 판으로 구성되어 있다. 시각교차위핵(suprachiasmatic), 뇌실옆과 활꼴핵(궁상핵, arcuate)은 이 얇은 지역내에서 가장 눈에 잘 띄는 세포 그룹이다. 이와 비교하여, **안쪽 지역(medial zone)**은 이 장의 다음 절에서 설명할 많은 차별화된 세포군을 가지고 있다. **가쪽 지역(lateral zone)**은 드문드문 분포된 신경세포를 포함하고, 뇌실주위 지역과 같은 신경세포들이 분포되어 있고 가쪽 융기핵과 같은 다른 종류의 몇 개의 핵들이 있다. 섬유다발인 뇌활은 해마와 시상아래와 연결되어 있다. 시상아래의 안쪽 교련으로 들어가서 안쪽, 꼬리쪽 방향으로 하여 유두체로 지나간다.

시상아래핵(Hypothalamic Nuclei)

차별화된 핵들은 특히 안쪽 지대에 있는 인간의 시상아래에서 확인할 수 있지만, 이들의 연결과 기능에 대한 확정적인 정보가 획득되어졌다. 현재, 다른 포유류에 대한 연구를 기초로 하여 인간에서도 이러한 세포군의 기능에 대해 가정들이 이루어져야 한다. 이러한 가정들은 이 단원의 뒤 부분에서 언급할 것이고, 일부 시상아래의 특정정적인 부분은 설명되어 있다. 대부분의 인간에게 입증할 수 있도록 남아 있다.

앞시각 영역

앞시각 영역(preoptic area)은 끝뇌(종뇌, telencephalon)의 일부분으로 발달하여 시작된다. 종말판으로, 두 개의 끝뇌 반구가 가쪽으로 확장되어서 뇌의 부리벽을 형성한다. 그럼에도 불구하고, 앞시각 영역은 시상아래로부터 역사적으로 구별되지 못하였고 이러한 것들과 관련있는 기능은 시상아래의 부분으로 많은 저자들이 서술하였다. 앞시각 영역은 뇌실주위에 있는 뇌실주위 영역, 안쪽 지역에 있는 **안쪽 앞시각 영역(medial preoptic area)**, 가쪽 지역에 있는 **가쪽 앞시각 영역(lateral preoptic area)**이다. 이것은 꼬리쪽으로, 실간공으로부터 시신경교차의 중간지역으로 이주 라인을 따라 확장된다. 안쪽과 가쪽 앞시각 영역의 신경섬유는 성적인 행동, 양육적 태도(parental behavior), 체온조절, 수면-일주기를 조절하는 회로에 기여한다.

앞시상아래의 구역

앞시상아래(anterior hypothalamus)는 앞시각 영역의 꼬리부위에 있으며, 어떤 경우에는 두 가지를 결합하여 서술한다. 앞시상아래는 시각교차위핵, 시각위핵, 뇌실주위핵과 같은 몇 가지의 특이한 핵군들과 좀 더 분산된 안쪽 시상아래핵과 가쪽 시상영역이 있다(그림 21-3).

앞시상아래핵(suprachiasmatic nucleus)은 시신경교차의 중심부의 뒤쪽 부분에 있고, 시신경교차로부터 망막의 입력을 직접적으로 받는다. 이 핵은 뇌의 생체시계(circadian clock) 역할을 한다. 망막입력은 이러한 핵의 세포들에 자연적인 진동 리듬으로 입력되어서 수면에 대한 체내 리듬, 이동, 호르몬 분비에 영향을 주는 것으로 출력된다. 대부분의 포유류들은 시상아래와 뇌줄기핵의 경로를 통하여 이러한 기능들을 중계한다. 이러한 경로는 직접 뇌의 솔방울샘(송과체)으로부터의 멜라토닌 분비를 조절하고 교감신경계로의 입력을 제공한다.

이 영역은 **시신경위핵(상시삭핵, supraoptic)**과 **뇌실곁핵(paraventricular nuclei)**은 같은 세포에서 분화되었다. 이 핵 둘 다 큰세포성 **신경분비세포(magnocellular neurosecretory cells)**를 포함하고 순환계에 있는 옥시토신과 바소프레신을 분비하는 뒤쪽 뇌하수체에서 종지하는 축삭을 가진다. 뇌실곁핵(뇌실방핵, paraventricular nucleus)은 개별적으로 몇 가지 중요한 기능적인 순환에 속하는 세포군의 합성을 포함한다. 이러한 순환의 두 가지는 수분에 대한 균형(water balance)과 스트레스에 반응하는 것을 조절한다. 뇌실곁핵은 축삭돌기와 작은 세포층 그룹과 연결한다 이것들은 옥시토닌과 바소프레신뿐만 아니라 다른 물질을 신경전달물질로 사용하는 다른 둘레계 중심부에 투사한다. 이러한 작은 신경세포의 일부는 척수에서 절전 교감신경과 직접 연결한다. **앞시상아래핵(anterior hypothalamic nucleus)**, 앞시상아래내에 있는 핵은 체온조절과 공격적인 행동에 관련되었다.

융기 구역

인간의 시상아래의 **융기 구역(tuberal region)**에서는 세포가 희박한 캡슐은 가장 분화가 되어 있는 **앞안쪽 핵(복내측 핵, ventromedial nucleus)**, 안쪽 세포 그룹을 둘러싸고 있다. 다른 포유류와 마찬가지로, 앞안쪽 핵은 일부가 두 개의 별도의 소립자로 구성되어 있다. **활꼴핵(궁상핵, arcuate nucleus)**은 앞안쪽 핵에 인접한 세 번째 뇌실의 바닥과 복부벽, 그리고 백질 구역에 있다. 영역의 다른 핵과 마찬가지로, 이 핵은 하수체 앞엽 조절에 중요한 역할을 한다. 앞안쪽 핵 및 인접한 활꼴핵의 신경세포는 성적 행동과 식품 섭취량과 영양소 대사를 제어하는 순환에 속한다. 앞안쪽 핵 위에 위치하고 있으며, **뒤쪽 안쪽 핵(배내측 핵, dorsomedial nucleus)**이 인접한 가쪽 시상아래 지역에서 쉽게 구별할 수 없다. **가쪽 융기핵(lateral tuberal nuclei)**은 가쪽 지역내에서 쉽게 볼 수 있다. 융기핵의 히스타민성 신경세포는(다른 아민성 신경세포와 함께) 각성 시 활성화된다. 수면 중에 유일하게 활성화되는 가쪽 앞시각영역에서 신경세포는 히스타민성의 신경세포를 억제한다. 이 세포집단 둘은 시상아래에서 뇌줄기까지 확장 시스템에 속하고 수면-각성 사이클을 통합한다.

유두 구역

안쪽 유두핵은 **유두지역(mammillary region)**에서 가장 눈에 띄는 구조이다. **융기 유두핵(tuberomammillary nuclei)**과 **뒤시상아래(posterior hypothalamus)**는 **유두체(mammillary bodies)**를 둘러싼다. 유두 지역의 가쪽 구역에 큰 세포의 독특한 그룹 가쪽 융기핵의 부리모양과 시상아래에 포렐(Forel)의 분야와 꼬리모양으로 조화를 이루고 있다. 이러한 세포는 마이네르트(Meynert)의 바닥핵의 꼬리 확장을 구성하고 같은겉질(등피질)(23장 참고)에 콜린성 투사를 제공하고 남은 이종겉질에 비콜린성 투사를 제공한다. 이 가쪽 시상아래의 그룹의 다른 세포는 뇌줄기와 척수에 하행으로 투사한다.

시상아래의 섬유연결
(Fiber Connections of the Hypothalamus)

시상아래는 뇌신경핵 및 뇌줄기의 그물체와 끝뇌 둘레계와 척수와 함께 직접 연결을 유지한다. 끝뇌의 둘레계(변연계) 시스템 구조와 시상아래를 연결하는 경로는 분계줄무늬, 복부편도 경로와 뇌활(끝뇌 둘레계에서 단원 참고)]을 포함한다.

수많은 다른 섬유 시스템은 뇌줄기와 척수와 함께 시상아래를 연결한다. 이 중 가장 **큰 안쪽 앞뇌다발(medial forebrain bundle, MFB)**은 측면 연결을 통해 중격 구역에서 가쪽 시상아래 영역을 통해 뇌줄기의 그물체에 연결된다. 특히 중요한 섬유의 한 세트는 뇌실곁핵 및 가쪽 시상아래에서 발생하고, 안쪽 앞뇌다발을 거쳐 고립로핵의 내장감각신경세포로 하행한다. 이러한 섬유는 또한 미주신경과 의문핵(의핵)의 뒤운동핵의 절전 부교감신경절과 척수의 교감세포와 부교감신경세포에 투사한다. 대부분의 섬유는 MFB에 연결되고, 트랙을 따라 다른 모든 영역으로 이동한다. 이런 이유로 이 시스템은 시상아래에 대한 구심과 원심 두 개의 연결을 제공한다.

몇 가지 더 작은 섬유다발들은 또한 뇌줄기와 시상아래를 연결한다. **유두각(mammilllary peduncle)**은 중뇌의 덮개(피개)에서 중뇌의 유두체에 입력하고, **뒤쪽 세로다발(배측 종속, dorsal longitudinal fasciculus)**은 MFB와 유사하지만 시상아래의 안쪽 지대를 통해 지나간다.

섬유다발은 **으뜸유두다발(fasciculus mammillary princeps)**의 유두체의 신경세포에서 발생하고, 매우 짧은 거리로 등 부분을 지나가며 그런 다음에 두 가지의 나란히 주행하는 시스템으로 나뉜다. 인간에게서 아주 큰, **유두시상로(mammillothalamic tract)**는 시상의 앞핵 그룹에 투사한다. 둘째, **유두덮개로(mallillotegmental tract)**는, 꼬리에서 전환하고 중뇌덮개에서 종료된다.

시상아래의 기능
(Hypothalamic Functions)

시상아래는 척수와 뇌줄기(신체와 내장감각 시스템과 그물체에서)에서 오름로와 대뇌겉질(예를 들면, 해마형성과 편도체를 통해)의 내림로를 통합시킨다. 이러한 통합된 정보를, 시상아래는 개인과 종(species) 모두의 생존을 위해 행동의 덩어리들과 함께 내장기능에서 조정한다.

예를 들면, 생식샘 및 생식 기관의 신경내분비 조절과 함께 성적 행동의 조정은 종의 생존을 보장한다. 먹이와 음주 행동은 위장과 신장 기능과 함께 조정되어서 개인의 생존을 보장한다. 비슷한 경우로, 체온조절을 위한 행동은 내분비 대사조절, 말초혈관의 긴장 정도, 그리고 인간의 생명과 호환되는 좁은 범위내에서 체온 조절을 위하여 땀을 흘리고 조절되어진다. 시상아래와 둘레계는 생존 동작과 관련있는 분노, 평온, 공포, 사회적 친화력으로 감정 표현의 여러 측면에 영향을 주지만 그 모든 것들은 자주적으로 일어날 수도 있다.

이러한 모든 복잡한 동작은 내분비계의 통합 및 몸운동계와 자율신경계의 제어가 요구된다. **시상아래(hypothalamus)**는 뇌하수체의 혈관계(참고하기)를 통해 **내분비 활동(endocrine activity)**을 규제한다. 반작용으로, 중요한 정보는 신경 연결뿐만 아니라, 혈류를 통해서도 시상아래에 전달된다. 시상아래의 전문적 수용체는 온도와 삼투압뿐만 아니라, 호르몬의 순환과 혈액의 포도당 수준를 감시한다.

시상아래는 신경통로에 의해 **자율신경계를 조절(controls the autonomic nervous system)**하고 그물체로 투사되어 뇌신경핵과 척수에 있는 부교감신경세포와 교감신경세포가 MFB를 통해 시상아래에서 직접 연접한다. 척수 및 뇌줄기에서 올라가는 내장감각반사 통로는 시상아래에 상호간의 연결을 제공한다.

마지막으로, 시상아래는 **먹기, 마시기, 성적활동,** 부모의 행동, 공격성, 그리고 수면-각성 주기와 같은 **생체 항상성(organizes homeostatic)**과 **사회적 행동패턴(social behavioral patterns)**을 구성한다. 이러한 복잡한 행동의 연속적인 사건들에 대한 기본적인 신경회로는 바닥핵과 중뇌의 운동조절 중추와 연결되어 둘레계내에 존재한다. 인간의 장기목표와 직접적인 활동들에서 이러한 둘레계통 구동동작에 대한 맥락을 계획하는 그들의 능력을 사용하는 정도는 특히 이마엽겉질(전두엽겉질) 뿐만 아니라, 같은 겉질(등피질)에서도 분명히 요구된다.

내분비 활동: 시상아래의 뇌하수체 관계(Endocrine Activity: Hypothalamic-Pituitary Relationships)

시상아래의 **뇌실곁핵(뇌실방핵, paraventricular)**과 **시신경위핵(상시삭핵, supraoptic)**에 있는 세포는 펩티드 호르몬 **옥시토신(oxytocin)**과 **바소프레신(vasopressin)**(항이뇨약 호르몬)을 생산하고 있다. **시상아래 뇌하수체로(hypothalamohypophyseal tract)**는 뇌하수체 뒤엽(신경 하수체) 안으로 이러한 호르몬을 운송한다. 시상아래핵의 신경세포는 본래 호르몬의 전구물질(prohormones)로 두 호르몬을 생산하고 있다. 이동하는 동안 옥시토신과 **뉴로피진(neurophysin)** 및 바소프레신과 다른 뉴로피진이 생성되고 뇌하수체 뒤엽에 있는 축삭종말은 체순환 속에 직접 호르몬과 뉴로피진을 방출한다. 바소프레신은 신장에 의해 물 재흡수를 활성화시키고, 옥시토신은 자궁수축과 젖의 방출을 활성화시킨다. 시상아래에 있는 세포 또한 뇌하수체 앞엽을 조절하지만, 근본적으로 다른 구조다. 주로 **활꼴핵(arcuate nucleus)**(영장류 안에 있는)에 국한된 세포와 **시상아래의 뇌실주위 영역(periventricular zone of the hypothalamus)**에 다른 부분에서 생산되는 펩티드–방출호르몬(또는 어떤 경우에는 억제호르몬이 방출된다)을 생산하고, 자신의 종말에 호르몬을 운송하고, 정중융기와 뇌하수체 줄기에 있는 모세혈관 속으로 그것들을 분비한다. 이 모세혈관들은 뇌하수체 앞엽(**샘뇌하수체, adrenohypophysis**)의 세포로 방출호르몬을 전달하고 매우 짧은 문맥으로 모인다. 적절한 방출호르몬의 반응에 호응하여, 뇌하수체 앞엽의 세포의 부분 모집단을 합성하고, 갑상샘자극호르몬, 난포자극호르몬, 황체형성호르몬, 그리고 젖분비호르몬 등을 분비한다. 이러한 물질들을 총괄하여 영양호르몬이라고 하며, 그들의 표적조직을 자극한다. 반응에 호응하여, 많은 표적조직(예, 갑상샘, 부신)은 시상아래와 뇌하수체의 부정적 음성 되먹임 조절기로 제공하는 호르몬을 생산한다. 이것은 시상아래에서 자극과 억제물질의 균형을 제어하는 **성장호르몬(trophic hormones)** 및 젖분비호르몬의 조절, 하지만 사실이 아니다. 젖분비 유발호르몬, 예를 들면, 프로락틴의 생산 및 발산을 하고, 시상아래의 신경세포에서 뇌하수체 문맥계통까지 도파민의 방출 프로락틴의 분비물을 억제한다. 마찬가지로, 일부 성장 억제호르몬 세포의 억제작용은 성장호르몬의 방출을 조절한다.

생식 생리학과 행동 (Reproductive Physiology and Behavior)

시각교차지역(preoptic region), **앞시상아래(anterior hypothalamus)**, **앞안쪽핵(ventromedial nucleus)**, 그리고 시상아래의 **활꼴핵(arcuate nucleus)**의 신경세포는 남성과 여성의 **생식샘 규제(성선자극, gonadal regulation)**와 **성적행동(sexual behabior)**에 참가할 수 있다. 이러한 뇌 영역의 해부학과 생리적 차이는 출생 전에 생식샘호르몬 순환에 대한 반응으로 일어나고 사춘기 이후의 주기적인 패턴(여성)이나 비주기적인 (남성)분비물인 생식샘자극호르몬의 분비로 연결된다. 인간은 활꼴핵의 신경세포과 뇌실주위 지역에서 성선자극호르몬을 분비하고, 그들의 축삭이 그것을 아래로 이동하고, 깔때기 안에 모세혈관 문맥에 그것을 분비한다. 이 통로를 통해서, 시상 하부는 뇌하수체 성선계를 조절한다.

안쪽 앞시각 지역(medial preoptic area)에 신경세포, **앞시상아래(anterior hypothalamus)**, 그리고 **앞안쪽 핵(ventromedial nucleus)**은 성적 행동에 많은 영향을 미친다. 성적 행동 조정 경로는 시상에서부터 중뇌로 투사하고, 그물체(망상체)를 거쳐 부교감신경과 전교감신경절 신경세포에 가서 생식기 반사작용을 제어한다(5장 참조).

시각교차앞 구역과 시상아래로의 신경학적 입력에 대한 성적 행동조절은 편도체와 뇌줄기에서 비롯된다. 게다가, 혈액 매개 생식샘 호르몬, 에스트로겐과 황체호르몬이나 테스토스테론 등은, 두뇌에 피드백을 제공한다. 남성 호르몬과 에스트로겐 수용체는 생식을 제어하는 모든 둘레계 지역의 신경세포에서, 편도를 포함한, 시상아래의 뇌실주위와 안쪽지대와 뇌줄기에서 풍부하게 발생한다.

체온(Body Temperature)

시각교차앞 구역(preoptic region)과 **앞시상아래 지역(anterior hypothalamic area)**은 **체온(temperature)** 조절에 참여할 수 있다. 심부체온(시상하부에 공급되는 혈액의 온도)에 대한 수용기는 그물 시상아래 경로를 통해 전달되는 신체표면 온도에 대한 정보를 앞시상아래에서 심부 체온 데이터로 통합한다. 시각교차앞 지역/앞시상아래의 손상 또는 이 지역으로의 발열분자의 도달, 열 소실(발한, 쿨러 주변의 환경에 혈관 확장 이동)의 교란은 만성적인 이상 고열을 만든다. 시각교차앞 지역/앞시상아래와 뒤시상아래의 통합은 열 보전을 이룬다. 뒤시상아래의 병변은 열(피부 또는 외부 열원, 말초혈관 수축, 오한)과 추운 환경에서 저체온증의 결과로 포유류가 생성되는 것을 방해한다.

음식 섭취(Food Intake)

체온과 마찬가지로, 체중은 세트 포인트 주위 규제로 나타나지만, 체온과 달리 체중의 정상 범위는 연령의 결과로 개인과 개인 사이 크게, 식이 변화, 운동수준, 스트레스와 같이 심리적 요인에 따라 다르다. 해당하는, 식품 섭취량 시스템은 중앙 구조와 이러한 구조에 기여하는 뇌의 영역의 수를 제어 신호의 숫자 측면에서, 체온조절 시스템보다 훨씬 더 복잡하다.

시상아래의 활꼴핵과 앞안쪽 신경로에 있는 글루코스 수용체는 혈중 글루코스 농도의 급격한 감소의 반응으로 음식 섭취의 즉각적인 증가를 자극한다. 지방조직은 사용가능한 저장된 지방의 양에 비례하여 펩타이드 호르몬과 렙틴을 생산하면서 몸의 영양상태의 더 간접적인 측정을 제공한다. 직접적으로 작용하기도 하고, 많은 중개호르몬과 신경펩타이드 시스템을 통하여, 렙틴은 음식 섭취 메카니즘을 억제한다. 과활꼴핵에 있는 신경펩타이드 Y 신경세포의 직접적인 자극은 음식 섭취의 주요한 역할을 한다. 시상아래의 다른 신경세포 그룹들과 함께, 신경펩타이드 Y 신경세포와 뇌실곁핵과 뒤쪽 안쪽 핵으로의 투사는 음식섭취를 자극하며 열 발생을 억제한다. 이러한 그룹은 갈라닌(Galanin) 신경세포를 포함할 뿐만 아니라 가쪽 시상아래에 있는 멜라닌 농축 호르몬을 생산하는 세포를 포함한다. 음식 섭취를 억제하고 열발생을 자극하는 시상아래의 신경 시스템은 콜레시스토키닌과 같은 뇌와 소화계(뇌-장관 펩타이드; 신경전달물질)에서 생산되어진 신경펩타이드와 뇌실곁핵의 부신겉질호르몬 세포를 포함한다.

시상아래 내부의 이러한 조절세포 그룹과 몸의 영양 신호에 대한 반응의 상호작용에 더하여, 미뢰의 장관감각 통로와 위장관을 통한 신경신호는 직접적으로 섭취 행동을 조절한다. 동화 메카니즘과 음식 섭취 사이의 밀접한 관계는 온열조절 뿐만 아니라 성장, 스트레스의 반응과 재생산(특히 여성들)과 이러한 행동을 조절하는 호르몬과 신경계의 이런 행동을 연결한다.

감정(Emotion)

시상아래는 신체적 감정(심장박동의 촉진, 혈압의 증가, 피부의 홍조 또는 창백함, 발한, 피부의 소름, 입의 건조와 위장관 장애)의 표현을 떠올려주는 신경 자극의 자동방출을 주로 조절한다. 그러나, 감정의 경험은 대뇌겉질의 기능과 관련된 주관적인 감정의 현상을 포함한다. 대뇌겉질과 시상아래를 연결하는 통로, 특히 편도체를 통한 통로, 감정의 경험과 생리적 반응도 상통한다.

감정과 정서적 행동을 일으키는 뇌순환에 관한 우리의 이해는 아직 제한적이지만, 기능적인 이미지에 대한 연구들은 병변과 함께 환자들의 조기 발견을 위한 강한 지지가 제공되어졌다. 이러한 연구들은 앞이마겉질의 중요성을 강조한다. 그들은 앞이마 영역의 각각의 부분들은 긍정적인 감정과 부정적인 감정 상태에 영향을 주는 것과 이러한 기능들은 한쪽 뇌가 지배하게 되는 것을 제안한다. 작용에 대한 추측은 왼쪽 뇌의 뒤가쪽 앞이마겉질의 활동은 행복함의 상태 또는 긍정적인 영향을 만들어내며 오른쪽 앞이마겉질 특히 앞안쪽 안와 구역의 활성화는 슬픔 또는 구역질을 이끌어낸다.

안쪽의 눈확이마겉질(안와전두피질)과 관련된 부정적 영향의 강조는 편도체 구역의 알려진 연결과 두려움과 같은 구체적인 부정적의 편도체의 데이터 연결 활성화와 일치한다. 그러나, 이것은 눈확이마-편도체 연결의 기능의 관점이 너무 제한적이다. 긍정적인 감정의 편도체의 역할에 관한 근거는 적다.

시상위(Epithalamus)

대부분 사이뇌(간뇌)의 뒷가지, 시상상부, 솔방울샘(골단), 고삐핵과 고삐교차연결, 뒤맞교차(후교련), 수뇌줄무늬, 제3뇌실의 뿌리를 포함한다.

솔방울샘(Pineal Body)

사이뇌(간뇌)의 뒤쪽 게실, 솔방울샘(송과체)은 중뇌의 중뇌덮개 위에 가로 놓인 원추모양의 구조로 구성되어있다. 미세한 솔방울샘은 신경교세포(예, 성상세포)와 실질세포(예, 솔방울샘세포)를 포함합니다. 솔방울샘은 신경세포를 포함하지 않는다. 하지만, 위목(경추)신경절의 풍부한 교감신경절후 신경원의 신경섬유말단을 가지고 있다. 우리는 다른 척추동물의 솔방울샘의 기능이 인간보다 낫다는 것을 이해한다. 많은 척추동물에서 멜라토닌을 포함한 솔방울샘세포의 분비물이 생물학적 주기의 조절과 주기적인 유지와 계절 번식과 관련된 생식샘의 퇴행에 작용한다.

석회질의 축적(예, 뇌사)은 중년기 후에 두드러지게 솔방울샘에서 나타난다. 왜냐하면 솔방울샘은 일반적으로 신체의 정중선에 있으며 그것의 석회화는 머리(두부, skull) 방사선 사진으로 볼 수 있으며 그것의 위치는 진단의 도움에 유용할 수 있다.

고삐(Habenula)

고삐핵(habenular nuclei)은 솔방울샘의 바닥층 뒤쪽의 종양이 있다. 고삐의 구심성 섬유는 중격 구역, 앞쪽 창백(17장), 가쪽 시상아래, 그리고 대뇌다리 사이핵을 포함하는 뇌줄기, 솔기핵(봉합핵), 그리고 앞쪽 덮개 영역에서 비롯된다. 뇌줄기의 구심성 신경은 줄무늬수질은 주둥이의 구심성 신경을 더 많이 옮기는 반면, 반굴속을 통해 고삐에 도달한다. **줄무늬수질(stria medullaris)**은 시상의 뒤 안쪽 모서리에 작고 길쭉하게 솟은 부분을 형성한다. 반굴속 또는 **후굴속(fasciculus retroflexus)**에 있는 고삐의 구심성 섬유는 중뇌 앞쪽의 인체 중심선에서 **대뇌다리사이관(habenulopeduncular tract)**에 끝나는 뚜렷하고, 빽빽한 묶음을 형성한다. 대뇌다리사이핵으로부터의 섬유는 시상, 시상아래, 중격 구역, 중심회색질과 뇌줄기의 세로토닌 촉진성 솔기핵에서 끝나는 내림섬유로 오름투사를 포함한다. **고삐교차연결(habenular commissure)**은 대측성 고삐핵을 가로지르는 줄무늬수질섬유로 구성되어 있다. 솔방울샘의 바닥면으로 앞쪽(복측, ventral)에 위치되어진 **뒤맞교차(후교련, posterior commissure)**는 위둔덕과 앞시개(pretectum) 영역의 교차섬유와 가능한 다른 원천으로부터의 섬유들을 옮긴다.

22

후각
olfaction

후각 시스템(olfactory system)은 **후각신경(olfactory nerve)**, **망울(bulbs)**, **로(후각로, tracts)**, **후결절(olfactory tubercle)**이라고 불리는 **앞관통질, 겉질** 또는 **기본 후각겉질의 배 모양 부위(piriform region of the cortex or primary olfactory cortex)** 그리고 **해마곁이랑(해마방회)의 내후각뇌겉질의 일부 그리고 편도체의 겉질 안쪽의 분열(entorhinal cortex of the parhippocampal gyrus and the corticomedial divisin of the amygdala)**로 구성되어 있다. 육식동물 및 설치류와 같은 후각이 예민한 척추동물들은 먹이를 찾거나 종의 다른 구성원들과의 의사소통을 위해 이 시스템을 특히 많이 사용한다. 염장류로서의 후각이 예민한 척추동물은 이 목적을 위해 후각 시스템보다 더 광범위하게 시각과 청각, 감각을 사용한다.

후각수용기(Olfactory receptors)

말초후각감각기(주변 후각수용기)는 **후각의 상피(olfactory epithelium)**를 의미하는 코 점막의 특정된 공간에서 위치한다. 인간에게, 이 조직은 상비갑개, 코방의 꼭대기, 그리고 양극의 비중격을 상단부분에 위치한 다열 원주후각 상피로 구성되어 있다. 수용체 세포는 후각 상피의 표면에 그들 돌기 끝에서부터 섬모 방향의 이극 신경원(bipolar neurons)으로 구성되어 있다. 화학 소량체는 후각 자극으로써 섬모막에 있는 뉴클레오티드게이트 이온수로 순환의 발단으로 이끄는 두 번째의 전달구조로 이루어진 리간드 수용체를 통한 감각신경세포 대부분의 피막 잠재력을 개조하는 것을 다룬다. 후각 섬모에 있는 수용체 분자는 1000개가 넘는 다른 수용체 단백질의 상과에 속한다.

점막의 표면에 걸쳐 수용체 세포에서 이러한 수용체 단백질의 차별을 두는 표현의 산물이 되는 것을 나타내면, 기능적으로 관련된 수용체 세포에서 후각망울의 대상세포까지 축삭돌기의 선택적인 융합과 결합되어 있다. 신경다발로 분류된, 수용체 세포 축삭돌기는 **후각신경(olfactory nerve)**과 같이 **벌집체판(cribriform plate)**의 창을 통과하여 지나간다. 후각신경은 끝뇌(종뇌, telencephalon)의 확장인 **후각망울(olfactory bulb)**로 종료된다.

후각망울과 투사(Olfactory Bulbs and Their projections)

한 쌍의 후각망울은 벌집체판에 달려있다. 인간에게 이 조직은 덜 뚜렷하게 나타날지라도, 다른 신경세포 유형의 층은 대부분 척추동물 뇌의 조직학적 준비에 있는 주된 망울의 얇은 층을 이루는 구조를 만든다. 망울은 중간신경세포(개재뉴런, interneuron)

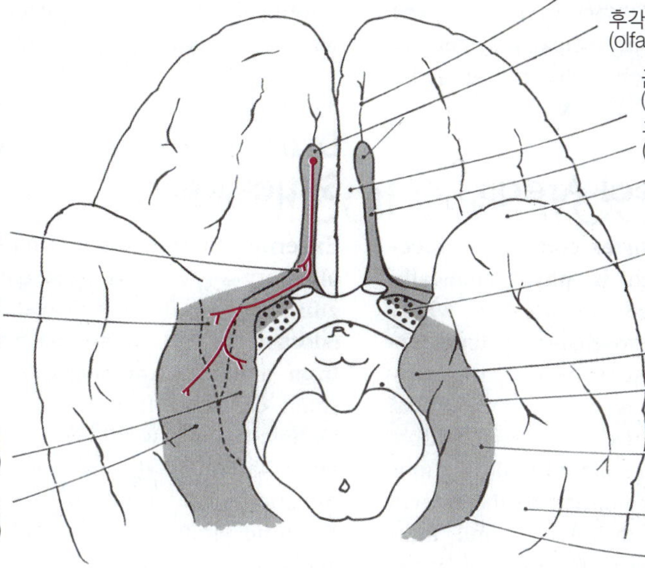

■ **그림 22-1.** 후각 시스템의 구조. 왼쪽에, 뇌의 앞쪽 표면의 자세한 노출을 보여주기 위해 관자엽은 왼쪽으로 당겼다. 후각망울의 승모판 세포의 돌기는 색이 표시된다.

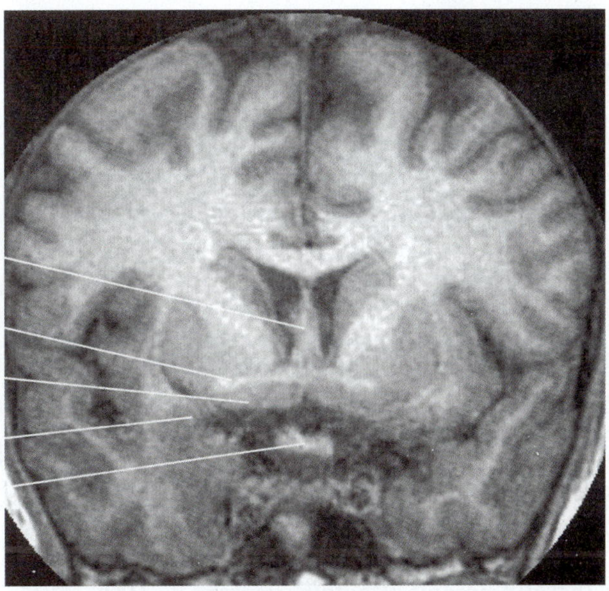

■ **그림 22-2.** 신경학상 정상 성인의 T1 자기공명 이미지. 이 연속적인 관은 아래쪽의 앞쪽 접합면과 앞구멍물질(전유공질), 후각결절이 있는 부분을 보여준다.

과 **승모판 세포(mitral cell)**를 포함한 신경의 여러 종류를 포함한다. 승모판 세포는 **후각신경섬유(olfactory nerve fibers)**와 **가쪽 후각로(lateral olfactory tract)**의 축삭돌기에 방사되는 직접적인 연접 입력을 받는다.

후각줄기(olfactory stalk)의 **앞쪽 후각핵(anterior olfactory nucleus)**은 신경세포(신경원, **neuron**)의 집단으로 구성되어 있다(그림 22-1). 이러한 집단 중 하나는 **앞쪽 접합면의 후각 일부의 기시부위**를 구성한다(그림 22-2). 이러한 세포는 같은 쪽 후각망울로부터 입력을 수용하고, 반대쪽의 후각망울에 앞맞교차에 걸쳐 축삭돌기를 보낸다.

후각고랑(olfactory sulcus)은 눈확이마겉질(안와전두피질, orbitofrontal cortex)의 이랑곧은근 옆쪽 이마엽의 후각고랑에 자리잡고 있다. 줄기에 있는 후각공간은 중간과 가쪽 섬유줄로 나뉜다. **안쪽 후각섬유줄(medial olfactory stria)**의 섬유 일부가 반대 후각망울에 반환되도록 앞맞교차의 부리쪽 일부에 들어가는 앞쪽 후각핵 신경세포의 축삭돌기로 구성되어 있다. 앞구멍물질(전유공질) 내부에 같은 쪽의 **후각결절(olfactory tubercle)**에 종결하는 나머지 섬유는 후각망울에서 승모판세포 축삭돌기로 구성되어 있다. 승모판 세포는 같은 쪽으로만 전사한다(그림 22-1 참조).

주로 승모판 세포 축삭돌기로 구성된, **가쪽 섬유줄(lateral stria)**, 또는 **가쪽 후각로(lateral olfactory tract)**는 앞구멍물질의 **가쪽 경계[주후각겉질) (piriform cortex(primary olfactroy cortex)]**, 후각뇌겉질의 작은 부리부분, 그리고 겉질 안쪽 편로핵에 단말기를 제공한다(그림 22-1). 후각 시스템은 제2차 신경단위들(승모판 세포)에 직접 대뇌겉질로 전하는 유일한 감각 시스템이 되는 차이가 있다.

후각겉질 영역(Olfactory Cortical Areas)

일차후각겉질(primary olfactory cortex)은 시각, 청각, 몸감각계가 종말하는 6계층의 동겉질보다 계통발생학적으로 오래된 3계층의 부동겉질로 구성된다. 하지만 이러한 다른 감각 시스템과 같이, 후각 시스템은 식별기능을 위해 동겉질에 시상겉질 연결을 사용한다. 이 연결은 **뒤쪽 안쪽 시상아래핵(dorsomedial nucleus of the thalamus)**의 안쪽의 거대세포 부분으로 후영을 통해, 직접 및 간접적으로 일차후각겉질에서 **가쪽 눈확이마겉질(lateral orbitoryfrontal cortex)**로 돌출이 포함되어 있다. 관자극과 눈확이마겉질 사이의 겉질 사이의 연결 또한 후각 식별에 있어서 중요시 된다.

후각이 예민한 척추동물의 경우, 후각추진력에 도달하는 **겉질 안쪽의 편도핵(corticomedial amygdala)**은 사회적 행동의 통제에 가담한다. 이러한 행동은 같은 종의 다른 구성원에게 성적, 공격적 그리고 모체의 반응을 포함한다. 그러나 영장목 같이 후각에 예민한 척추동물은, 편도체에 후각 예측의 행동의미가 명확해지지 않았다. 마찬가지로 **후각뇌겉질(entorhinal cortex)**을 통해 해마로 들어가는 후각기능은 명확하게 밝혀지지 않고 있다. 두 경로에서 후각정보는 각각 연합겉질에서 도착하는 시각, 청각, 체지각의 충격과 통합된다. 더해서, 편도체와 연결을 통해, 해마는 외부자극으로 적절한 정서와 생리적 반응에 다양한 감각 투입이 통합에 참여한다. 이것은 자극의 측면을 다루는 특수자극에서 배운 감정적인 반응을 개발하기 위한 토대를 제공한다.

후각구조의 손상
(Damage to Olfactory Structures)

실험동물과 후각 시스템이 손상된 인간은 존재와 후각자극계의 결핍 사이에서 구별할 수 있지만, 다른 후각자극계에서 하나의 후각자극제를 식별할 수는 없다. **후각상실증(anosmia)**, 냄새의 감각 손실은 다수의 장애에서 발생할 수 있다. 이들은 바이러스성 간염, 매독, 이마엽의 세균성 수막염의 종기, 이마엽의 골수염 또는 사골 지역과 같이 일반적인 감기, 다른 체계의 바이러스성 감염을 포함하여 후각망울이나 후각로에 손상을 주거나 감염으로 소공질판의 파손과 외상을 포함한다. 다른 원인은 다음과

같다 : 후각고랑 수막종 및 이마엽(전두엽) 신경교종, 대사질환, 악성빈혈과 아연대사의 장애 및 약물 섭취, 특히 암페타민과 코카인이다.

맛을 아는 능력은 후각과 미각 시스템이 함께 기능하기 때문에, 완전한 후각상실증을 가진 사람은 맛을 인식하는 능력을 잃는다. **후각과민증(hyperosmia)**, 후각감각의 예민함은, 임신 초기에 흔히 발생하고 또한 전환 장애와 일부 정신병에서 종종 발생한다. 사상판의 머리뼈(두개골, cranial) 측면에 있는 지주막아래공간은 후각점막에 접근되어 가깝게 자리잡고 있다. 점막을 찢는 사상판을 통한 파손은 코를 통해 뇌척수액의 누출을 일으킨다(뇌척수액 비루). 이 조건은 코에서 **뇌척수액(cerebrospinal fluid rthinorrhea)**으로 미생물의 확산에 의해 수막염이 발생할 수 있다.

23

화학적 신경해부학
Chemical Neuroanatomy

인간의 신경계에서 신경세포(신경원, **neuron**)은 화학적 연접에서 신경자극성의 물질이나 **신경전달물질(neurotranmitters)**을 방출함으로서 의사소통을 한다. 신경세포(neuron)는 또한 신경물질을 방출하는 장소에 가까이 있는 전문화된 연접후의 수용체를 포함하지 않은 신경망의 세포밖의 공간으로 방출한다. 연접성(synaptic) 그리고 비연접성(nonsynaptic) 화학물질 전달 둘 다에서 화학적 분배 그리고 이러한 화학물질의 특정 **수용체(receptors)**들의 수는 그들의 활동을 결정한다. 이 단원은 화학물질 신호들 그리고 신경계에서 발견되는 신호전환 기전들의 일부를 다루고 있다. 특정 신경 시스템들(예: 소뇌, 바닥핵) 내에 신경전달물질들의 상호작용에 관한 정보는 이전 단원에서 찾을 수 있다.

신경전달물질 분자들의 특징들
(Characteristics of Neurotransmitter Molecules)

신경전달물질로서 잠정적이거나 확실하게 확인되어진 화학물질들은 몇 가지 다른 종류의 복합물들과 다수의 개별 분자들을 포함한다. 대부분의 신경전달물질들은 4개 중 하나의 복합물로 분류된다-지질 콜레스테롤의 파생물의 **아세틸콜린(ACh)**, 아로마틱 아미노산으로부터 나온 **생체아민(biogenic amines)** 혹은 **모노아민(monoamines)**, 아미노산의 짧은 고리를 구성하는 **신경펩티드(neuropeptides)**, 그리고 **아미노산(amino acids)**. 신경전달물질로 인정받기 위해, 복합물은 특정 기준을 충족시켜야 한다. 그 복합물은 연접전 신경세포에서 합성되고, 연접전의 소포(vesicles)에 저장되고, 연접전의 신경세포로부터 칼슘 의존 메커니즘에 의해 방출되어야 한다. 더욱이, 그 복합물은 연접후의 선택적 수용체들에서 활동적이게 되고, 막전위를 변하게 하며, 복합물은 세포밖의 공간에서 연접전의 세포 혹은 생화학적인 감퇴에 의해 제거될 것이다. 이 단원에서 다루고 있는 신경전달물질은 이러한 기준을 만족시킨다.

대부분 신경세포는 신경전달물질 뿐만 아니라, 다른 종류의 신경매개체를 방출한다. 예를 들면, 신경세포는 종종 신경펩티드와의 결합에서 아미노산 신경전달물질을 생성한다. 몇몇 경우에서, 아미노산에 의한 점차적인 활동과 펩티드에 의한 그 다음(점차적인 활동)에 오는 지속시간이 긴 물질들을 제공하기 위해서나 이러한 물질들은 협력적으로 활동하도록 나타난다. 다른 경우로, 두 가지 물질들은 매우 다른 환경 아래서 다른 활동들을 하고 방출되어질 것이다(예, 신경 발화의 다른 패턴 등)

신경전달물질 수용체의 기능적 특징(Functional Characterization of Neurotransmittter Receptos)

비록 합성조절과 화학물질 연접에서 신경전달물질의 방출하는 요소들이 신경전달물질의 활동에 영향을 미칠지라도, 연접후의 세포에 있는 수용체들은 특별하게 막 통로의 종류와 **수용체(receptors)**와 결합에 의한 활동의 성질을 결정한다. 방출되어진 신경전달물질의 양과 수용체의 수는 신경활동물질의 활동의 강도에 영향을 미친다. 화학적 연접, 그리고 뇌의 화학물질 체계는 방출된 신경전달에 의해 특징지어질 뿐 아니라, 신경전달물질에 이용 가능한 수용체의 특수한 형태에 의해서도 특징되어진다. 실험에서, 그 전달물질의 주동근 혹은 길항근으로서 작용하는 특정 약학물질들의 선택적인 묶음은 이러한 아류형들을 결정한다.

일반적으로, 두 가지 다른 기전은 그들 수용체에서 신경전달물질들의 활동을 설명하고, 그래서 각각의 수용체의 특수형들은 특징화되어진다. **이온성 수용기들(ionotrophic receptors)**에서, 신경전달물질을 빠르게 생성하여, 연접후의 막에서 이온 통로의 상태를 바꿈으로써 반응을 만든다. 이온 수용체의 확산은 개방한 통로에 의해 수용되어진 종류에 의존하면서 연접후의 막을 급격하게 흥분시키거나 억제시킨다. 반대로 **짝지어진 G-단백질 수용체(G-protein coupled receptors)(대사성의)**에 있는 신경전달물질들은 느린 반응과 오래 지속되는 효과를 만든다. 이러한 작용들의 일부는 이온 통로에 직접적으로 작용한다; 다른 활동들은 효소의 작용이 연접후 세포의 대사를 바꾸는 것을 통해 두 번째 메신저의 다양성과 관련있다는 것이 보인다. 아세틸콜린(ACh), 아미노산 신경전달물질 글루메이트 그리고 GABA (gamma-aminobutyric)는 이러한 두 수용체 메커니즘을 사용한다. 하지만, 모노아민과 신경펩티드의 수용체는 ionotropic 5-HT3 세로토닌 수용체를 제외한 모든 짝지어진 G 단백질 수용체이다.

아세틸콜린(Acetylcholine)

아세틸콜린 생산과 아세틸콜린 수용체 (Acetylcoline Production and Acetylcoline Receptors)

아세틸콜린(ACh)의 합성은 아세틸효소 A 그리고 효소 **콜린아세틸트렌스퍼라제(choline acetyltransferase)**에 의해 촉진된 반응인 콜린으로부터 나온 결과다. 효소 **아세틸콜린에스테라제(acetylcholinesterase)**는 연접전 종말에서 나온 효소 아세틸콜린에스테라제에서 ACh를 파괴한다. 콜린(cholinergic) 수용체는 무스카린과 니코틴의 덩어리를 포함한다. 비록 대사성 수용체라도, 중추신경계에 그들의 위치를 의존하고 있음으로 인해 **무스카린 수용체(muscarinic receptors)**(M_1 to M_5)가 칼륨, 칼슘 혹은 염화물 통로의 개방과 폐쇄의 활동을 하게 한다. 근육에서 발견되는 최소한 7가지의 다른 종류들과 자동 신경절 그리고 중추신경계의 신경들에서 발견되어지는 **니코틴 수용체(nicotinic receptors)**의 모든 종류들은 이온성 수용기이다.

아세틸콜린 신경들은 말초신경계와 중추신경계에서 발견된다.

ACh는 말초신경계의 운동 신경세포의 중요한 신경전달물질의 역할을 한다. 뇌줄기, 척수의 모든 알파 베타 그리고 감마운동신경세포**(alpha, beta, and gamma motoneurons)**는 신경근육의 합류점에서 ACh를 방출시킨다. 척수 내에서, 알파운동신경세포의 축삭돌기의 곁가지는 콜린성(cholinergic) 연접에서 렌쇼(Renshaw) 세포들을 활성화시킨다. 모든 **전신경절의 교감신경(preganglionic sympathetic)과 부교감신경 신경세포(parasympathetic neurons)**는 자율신경절에서 ACh를 방출시킨다. 이러한 위치에서, 최고의 콜린성 수용체는 **니코틴성**

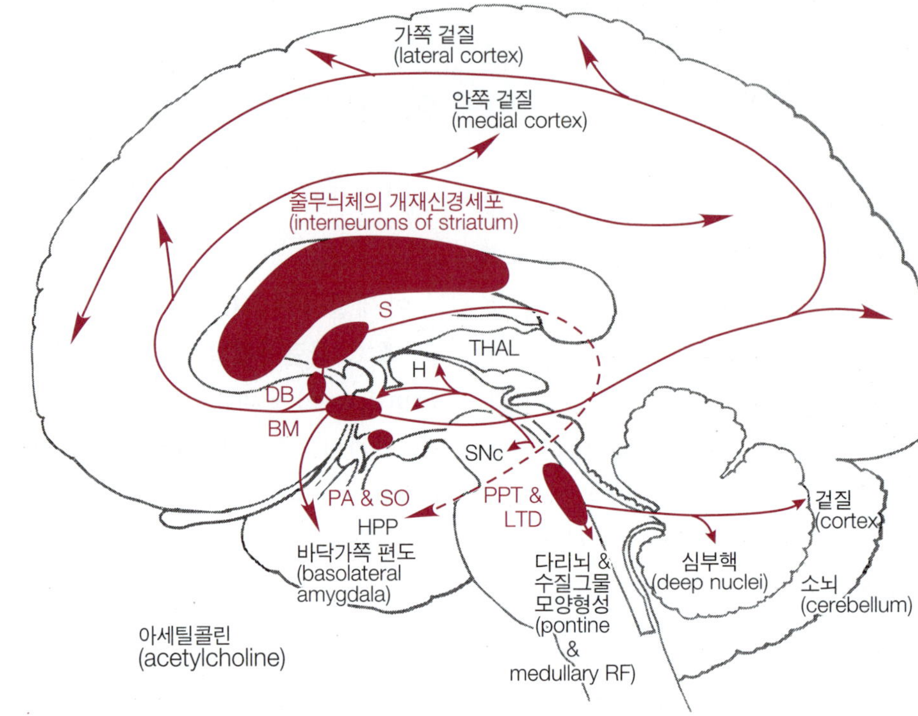

■ **그림 23-1.** 중추신경계와 그들의 돌기에서 아세틸콜린 신경의 위치. 세포체를 포함하는 지역은 색깔로 표시되어져 있다. 이러한 신경세포의 돌기의 경로 색칠된 화살표로 나타냈다. cholinergic 투입을 받는 지역은 검정 라벨로 되어 있다. BM=Meynert 바닥핵; DB=브로카의 대각선 밴드; H=시상아래; HIPP=해마의 형성; PA & SO=시상아래의 뇌실곁핵 그리고 시신경위핵; PPT & LTD=다리다리뇌뒤판핵 그리고 뒤쪽 가쪽 덮개핵; RF=그물체; S=격막; SNc=흑색질 치밀부; THAL=시상.

(nicotinic)이다. 게다가, 피부의 땀샘에서 **신경절후의 부교감신경(postganglionic parasympathetic neurons)**과 신경절후 교감섬유의 한 가지 개체는 콜린성이다. 연접후 자율신경 부위에서 **무스카린성 수용체(muscarinic receptors)**가 지배적이다.

뇌신경핵에서 체성과 자율운동신경세포를 제외하고는, 뇌 속에 있는 ACh 신경세포는 앞면의 앞뇌(전뇌)와 뇌줄기(뇌간)의 중뇌덮개(피개)에 있는 핵의 작은 그룹인 시상아래 그리고 줄무늬체(선조체)의 중간신경세포에서 핵 덩어리의 송이로 구성되어 있다(그림 23-1). 이러한 세포로부터 투입받은 뇌 부분에서 **무스카린 수용체**가 지배한다. 앞면의 앞뇌의 신경세포돌기는 **중간격막(medial septum)**, **브로카의 대각선 밴드핵(nucleus of the diagonal band of Broca)**, **Meynert 바닥핵(기저핵, basal nucleus of Meynert)**, 그리고 **가쪽 시상아래(lateral hypothalamus)**의 제한된 수의 신경세포를 포함한다. 이러한 신경세포는 축삭의 전반적인 대뇌겉질, 중격부분과 대각선 밴드에 있는 많은 주둥이 신경세포로부터 해마의 형태와 후각망울, 그리고 바닥핵에서 같은겉질(등피질)에 이르기까지 축삭의 광범위한 시스템이 생기게 한다. Meynert 바닥핵은 또한 콜린성(cholinergic) 섬유를 편도체에 제공한다. 대뇌겉질에 이러한 넓게 퍼진 돌기들은 겉질을 활동시키고 감각정보를 받아들이는 것에 대한 민감성도 강화시킨다. 그들은 **집중(attention)**, **학습(learning)**, **기억(memory)** 동안 겉질이 활성화되는 중요한 부분을 형성한다. 이런 시스템에서 밀도 감소는 노화의 한 부분으로서 일반적으로 나타나고, 대뇌겉질에서 종말의 수의 현저한 감소는 비록 이것이 알츠하이머의 복잡한 병적인 스펙트럼의 유일한 부분일지라도, 치매인 알츠하이머에서 발견되어진다.

대뇌다리다리뇌(pedunculopontine) 그리고 **가쪽 뒤쪽 덮개핵(laterodorsal tegmental nuclei)**에 있는 콜린성(cholinergic) 신경세포는 시상에 그리고 가쪽 시상아래 그리고 바닥앞뇌에 있는 ACh 신경세포에 부리 모양으로 튀어나와 있고 소뇌와 다리뇌(교뇌) 그리고 수질의 그물망 형태에 꼬리 모양으로 튀어나와 있다. 더욱 부리 모양의 ACh 신경세포와 시상의 돌기의 연결은 **흥분(arousal)**과 **각성(wakefulness)**을 가담하는 **그물체 활동 시스템(reticular activating system)**에 중요한 연결이 된다. 눈 움직임 중 빠른 눈움직임(rapid-eye-movement) 또는 **REM 수면**은 꼬리에서 투사되어 그물망 형성체에서 시작한다. 꿈은 눈의 빠른 가쪽 편측 이동과 신체 근육계의 가상적 마비에 따라 REM 수면동안 발생한다.

뇌줄기(뇌간) 다리뇌(교뇌)와 가쪽 뒤핵은 앞쪽과 뒤쪽 줄무늬담창구(striatopallidal)의 시스템과 흑색질 치밀부(substantia nigrapars compacta) 양쪽을 포함하면서 앞엽(전엽)의 바닥핵(기저핵) 회로로 도출된다. 줄무늬체의 콜린성 사이 신경세포(cholinergic interneurons of the striatum)는 줄무늬돌기 신경세포를 유발시키고, 운동조절에서 중요한 역할을 한다(17장). 줄무늬에서 도파민성 종말과 관련된 콜린성 신경세포의 과도한 활성화는 파킨슨 증상을 야기하고 이 구조에서 콜린성 전이의 봉쇄는 파킨슨 증상을 개선한다.

중추신경계에 있는 콜린성 신경세포의 다른 그룹은 시상아래의 **고삐(habenula)**핵 중부에서 일어난다. 이러한 신경세포는 다리사이핵에 도출된다. 이러한 신경세포의 기능들은 알려지지 않았다.

마지막으로, 콜린아세틸 전달효소의 면역 반응 신경세포는 **뇌실곁핵(뇌실방핵, paraventricular)**의 큰 세포 신경세포 개체와 **시상아래의 시신경위핵(시상하부 시삭상핵, supraoptic nuclei of the hypothalamus)** 그리고 **뒤쪽 가쪽 시상아래(posterior lateral hypothalamus)**로 나누어진다.

모노아민(Monoamines)

신경전달물질로서 인정받은 모노아민 혹은 생명 유지에 필요한 아민은 카테콜아민 **도파민(dopamine)**, **노르에피네프린(norepinephrine)**, **에피네프린(epinephrine)**, 인돌아민 세로토닌(indoleamine serotonin) 그리고 **히스타민(histamine)**을 포함한다.

카테콜아민 세로토닌 그리고 히스타민의 합성(Synthesis of Catecholamines, Serotonin, and Histamine)

뇌와 교감신경절에서, 효소 스텝의 순서는 아미노산 전구체인 **티로신(tyrosine)**을 몇 가지의 **카테콜아민(catecholamines)**으로 변형시켰다. 이 합성에서 첫 번째 스텝과 속도를 제한하는 과정은 **티로신 수산화효소(tyrosine hyroxylase)**를 필요로 하고 도파민을 생성한다. **도파민 베타 수산화효소(dopamine beta-hydroxylase)**를 포함한 적당한 효소의 존재에서, 도파민은 노르에피네프린으로 변환될 수 있고, 도파민은 순차적으로 **페닐레타노라민-*N*-메틸-트랜스퍼라제(phenylethanolamine-*N*-methyl-transferase; PNMT)**의 존재에 따라 에피네프린으로 변형될 수 있다. 물질대사의 순서에서 효소가 도파민 노르아드레날린 그리고 아드레날린의 신경세포와 축삭에 제공하는 기능은 인간의 뇌에서 확인되어진다. 도파민 베타 수산화효소가 아닌 티록신 수산화효소에 면역조직화학에서 얼룩이 나타나는 신경요소는 도파민으로 간주되어진다. PNMT가 아닌 티록신, 수산화효소 그리고 도파민 베타 수산화효소를 얼룩지게 하는 요소는 노르아드레날린으로 간주되어진다. PNMT 라벨이 붙은 요소는 아드레날린과 동일시된다. 인간의 뇌에서, 도파민 그리고 아드레날린 신경세포는 멜라닌 색소를 가지고 있고 종종 특정한 자극없이 미시적으로 시각화된다. 뇌와 다른 신체 조직(위장 경로의 신경망)은 아미노산 **트립토판(tryptophan)**으로부터 **세로토닌(serotonine)**을 생성한다. 뇌와 다른 신체 구조는 **히스티딘(histidine)**으로부터 **히스타민(histamine)**을 합성한다.

재흡수와 감소(Reuptake and Degradation)

연접전 끝부분의 효소의 **감소(degradation)**는 모노아민 신경전달물질의 활동을 제한하여 **재흡수(reuptake)**한다. 연접전의 끝에서 나중에 사용하기 위해 소낭으로 재흡수되어 재활용된다. 모노아민 산화효소와 카테콜-O-메틸 전이효소는 주로 연접전의 종말과 연접후의 막 그리고 연접 홈 후부 안에서 구성자인 모노아민을 비활성화시킨다.

도파민(Dopamine)

CNS에서만 발견되는 도파민 신경세포는 상대적으로 짧은 투과 경로를 통해 토파민 신경세포의 축삭을 별개의 목적지로 보내는 작은 세포 그룹을 형성한다. 이러한 점에서, 도파민 신경세포는 CNS에서 종합적으로 긴 축삭과 분산된 분포를 가지고 있는 뇌줄기의 중앙으로 밀집된 노르에피네프린과 세로토닌 세포 그룹과는 다르다.

도파민 수용체

5개 도파민 수용체 특수형은 확인되어졌는데, 모두 아데닐 시클라아제의 활동에 영향을 끼치는 짝지어진 G-단백질 수용체이다. 하지만, 효소와 도파민 수용체의 주동과 길항에 관한 수용체의 특정한 활동에 관해서 수용체는 두 가지 중요한 하위 그룹으로 나누어지는데, D1 수용체와 D2 수용체의 원형(pro-

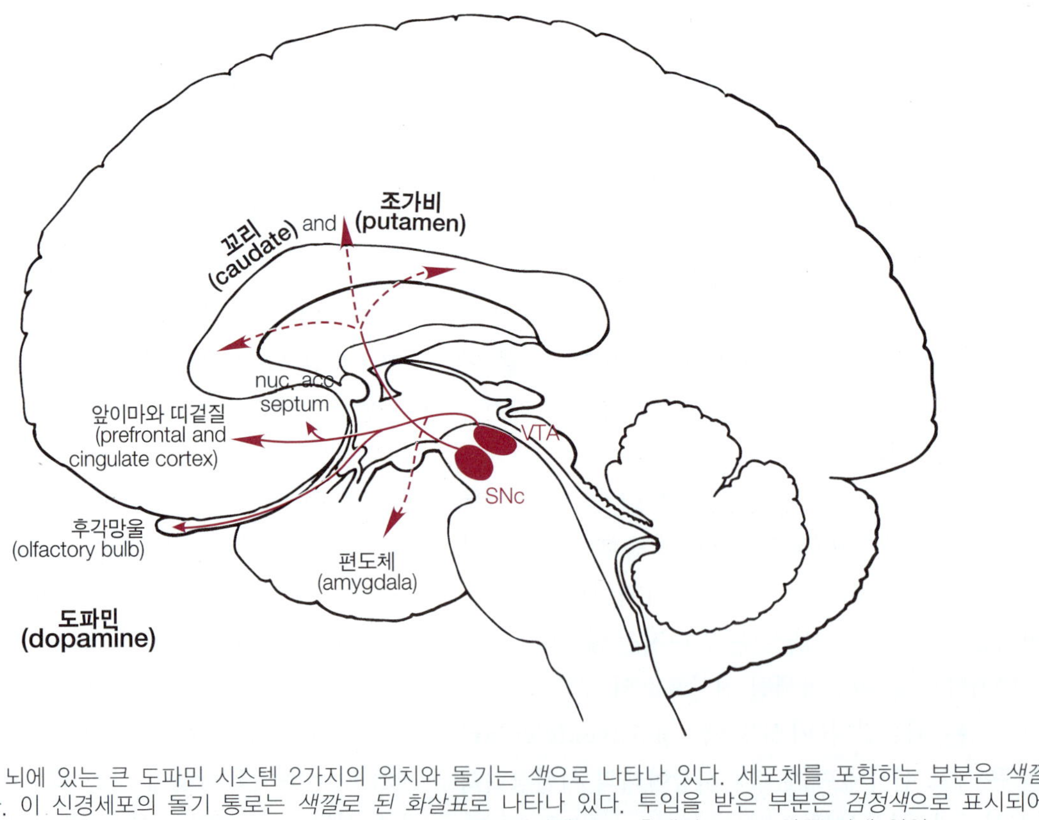

■ **그림 23-2.** 뇌에 있는 큰 도파민 시스템 2가지의 위치와 돌기는 *색*으로 나타나 있다. 세포체를 포함하는 부분은 *색깔*로 표시되어 있다. 이 신경세포의 돌기 통로는 *색깔로 된 화살표*로 나타나 있다. 투입을 받은 부분은 *검정색*으로 표시되어 있다. 다른 도파민 시스템은 본문에 설명되어 있다. NUC ACC=중격의지핵; SN=흑색질; VTA=앞쪽 덮개 영역.

totype)의 역할을 한다. 연접 후부 수용체들(D1과 D5) 같이 D1의 활성화는 자극의 결과를 가져오는 반면, 연접 후부의 D2 같은 수용체(D2, D3, D4)의 활성화는 억제를 유발한다. D2 수용체의 특정 그룹은 점화 비율 도파민 합성 그리고 도파민 방출을 줄일 수 있는 자동수용체로서 도파민 세포 그리고 터미널 기능을 만든다.

뇌 그리고 그들의 투과를 통한 도파민 세포 그룹

뇌의 몇몇 장소에서 사이신경세포는 신경전달물질을 도파민으로서 사용한다. 이들 장소는 도파민 신경세포가 선택적으로 유용한 정보와 무익한 정보의 비율(signal-to-noise ratio)을 강화하기 위해 감각 정보의 전이를 억제하는 **망막세포(retina)** 그리고 **후각망울(olfactory bulb)**을 포함한다. **가쪽 억제(lateral inhibition)**로 알려진 생리적 과정은 모든 감각체계에서 정보처리의 중요한 부분으로 된다.

사이뇌(간뇌)와 뇌줄기(뇌간)에서 발견되는 돌기 신경세포는 신경전달물질로서 도파민을 사용한다. 시상아래의 활꼴핵(궁상핵)과 뇌실주위핵(periventricular)에서 도파민 세포체는 각각 뇌하수체의 앞엽과 중간엽으로부터 발생하는 호르몬인 프로락틴과 멜라닌 세포의 방출을 막는 **깔대기융기(tuberoinfundibular)**와 **뇌하수체융기(tuberohypophysial)**의 **도파민의 투사(dopamin projections)**를 만든다. 사이뇌 뒤쪽에 있는 견고하지 않은 구역(zona incerta)과 앞시상아래, 안쪽 시삭전야, 그리고 격막 부분과 연결하는 **시상아래 지역투사(incerto-hypothalamic projections)**는 성적인 것과 다른 사회적 행동을 규제하는 통로에 전해준다. 세 번째 사이뇌의 도파민 돌기 체계는 내장 기능에 커다란 영향을 미친다. 이 체계는 아래쪽에 있는 축삭을 청반팔곁핵(청반상완결핵, locus ceruleus parabrachial nucleus) , 미주신경의 뒤운동핵, 고립로핵(고속핵) 그리고 척수의

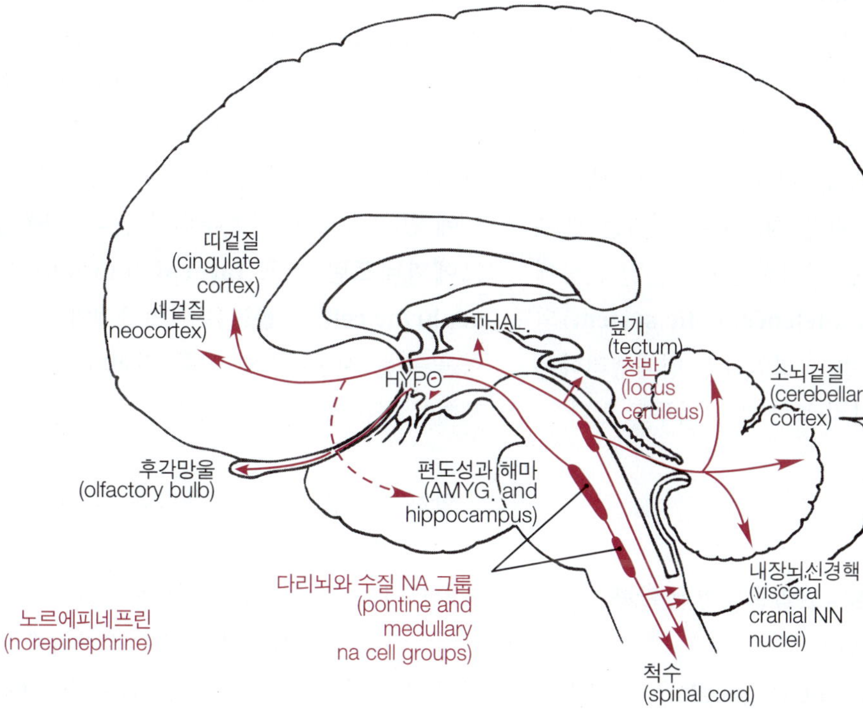

■ **그림 23-3.** 뇌줄기와 돌기에 있는 노르에피네프린 신경세포는 *색깔*로 나타나 있다. 세포체를 포함하는 부분은 *색깔*로 나타나고 표시되어 있다. 이런 신경세포의 투사경로는 *색칠된 화살표*로 나타나 있다. 투입을 받은 부분은 *검정색*으로 되어 표시되어 있다. AMYG=편도선; HYPO=시상아래; NA=노르에피네프린; NN=신경; THAL=시상.

신경절전의 자율신경에 보내는 꼬리쪽의 사이뇌에 있는 신경세포로부터 생겼다.

더 긴 도파민 돌기체계는 중뇌의 **흑색질 치밀부(substantia nigra compacta; SNc)**이고 **앞덮개세포 영역(ventral tegmental area; VTA)**으로부터 나온다(그림 23-2). **흑색줄무늬(nigrostriatal) 도파민 시스템**의 형성체는 운동조절에서 특히 중요한 역할을 한다. **파킨슨병**은 SNc VTA와 같은 신경세포의 계속적인 감퇴와 꼬리핵(미상핵)과 조가비핵(피각, putamen)의 입력의 손실이 원인이다(17장 참조). VTA 돌기는 해부학적으로 생화학적으로 전기생리학적으로 여러 가지 다른 종류로 이루어진 2개의 시스템을 포함한다. **중간종뇌(mesotelencephalic)** 시스템은 이마엽겉질, 띠겉질(cingulate cortex), 그리고 이비인후겉질(entorhinal cortex)에 도출된다. 흑색줄무늬계(nigrostriatal system)와 **중간둘레계(mesolimbic system)**(VTA에서 NAcc 후각결절과 후각겉질 편도체 그리고 중격까지)과 반대로, **중간종뇌(mesotelencephalic)** 시스템은 도파민 자기수용체가 부족하다. 중간종뇌 시스템은 도파민 주동근과 도파민 길항근에 반응이 적은 것을 보여주고, 생리적 활동과 도파민 생산량의 높은 수준을 가지고 있다. 게다가, 이 시스템은 다른 두 개 시스템보다 항정신병 약물로 오랜 기간 치료하는 것과는 매우 다르게 반응한다. 이러한 차이점은 정신분열 증상에서 **중간종뇌 시스템(mesotelencephalic system)**의 중요한 역할로 나타나지만, 병인학과 병태생리학은 이러한 질병들을 설명하지 못한 채 남겨두고 있다.

노르에피네프린(Norepinephrine)

노르에피네프린 세포는 교감신경의 바닥과 뇌줄기에서 위치해 있다.

교감신경 바닥(sympathetic ganglia), 말초신경 시스템 노르에피네프린 혹은 노르아드레날린에서 발견되는 세포체는 그들의 땀샘을 제외하곤 절후신경섬유에서 생긴다. CNS **노르에피네프린(norepinephrine)** 세포체는 다리뇌와 수질에 국한되어진다. 노르에피네프린 세포체는 그들의 나누어진 축삭을 뇌의 모든 부분으로 보낸다(그림 23-3). 수질의 노르에피네프린 세포체는 X의 뒤운동핵(dorsal motor nucleus)과 고립핵에 인접하여 연결되어 있는 **수질의 그물체(medullary reticular formation)**에 있다. 다리뇌(교뇌)에서 노르에피네프린 신경세포는 제4뇌실을 둘러싸고 있는 중앙의 회색질과 청반에 있다.

비록 **청반(locus ceruleus)**이 몇 백개의 신경세포만을 가지고 있더라도, 그것은 축삭을 부리 모양의 소뇌에 뒤쪽(배측)의 소뇌에 꼬리 모양의 수질과 척수를 포함하는 CNS의 모든 부분에 보낸다. 청반의 부리 모양의 돌기는 3가지 경로를 따른다: 3가지 경로: **중심덮개로(중심피개로, central tegmental tract)**, **뒤쪽 세로다발(배측종속, dorsal longitudianl fasciculus)** 그리고 **안쪽 앞뇌다발(내측전뇌속, medial forebrain bundle)**(이 세 가지 경로는 23-3처럼 따로 보여지지 않는다). 이 경로는 해마를 포함하면서 중뇌덮개, 시상, 그리고 대뇌겉질의 가장 바깥쪽(분자로 된)층을 광범위하게 위치한다. 위소뇌다리를 통하는 돌기는 결국 소뇌겉질의 분자로 된 층에 있는 유사한 종말 부위가 된다. **가쪽 덮개핵 노르에피네프린 세포(lateral tegmental norepinephrine cell) 그룹**들은 심혈관계와 내분비계에 영향을 주는 시상아래와 고통 전이와 자동 반사를 규제하는 척수에 투입한다.

알파 그리고 베타 아드레날린 수용체

몸의 거대한 조직은 아드레날린 호르몬 활동의 중재자로서 노르에피네프린에 상당한 수용체를 포함한다. 이러한 대사성 수용기는 2가지 그룹인 **알파 베타 수용체**로 나뉘는데 이 둘은 다른 G-단백질로 연결된 몇몇 특수형을 가진다. 둘 중, 베타 수용체는 뇌에서 지배를 하는데, 그곳에 beta-1 수용체가 대뇌

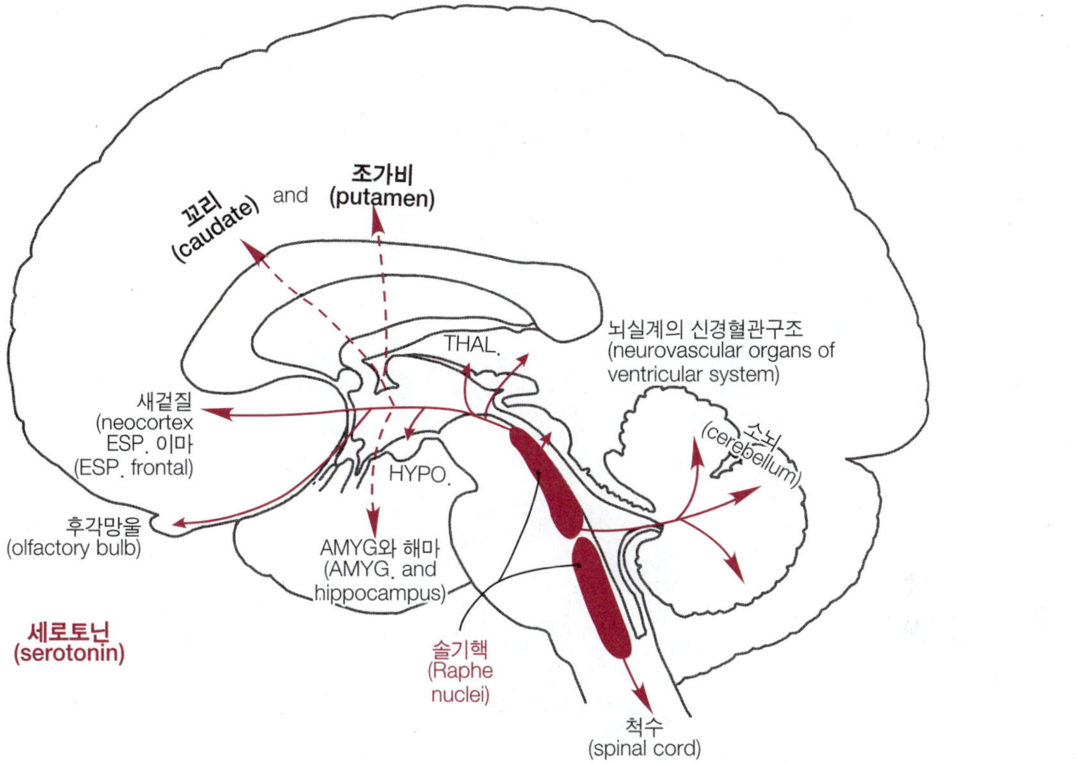

■ **그림 23-4.** 뇌줄기의 솔기핵으로부터 생겨난 세로토닌 섬유는 *색*으로 나타나 있다. 세포체를 포함하는 부분은 *색깔*로 보여지고 표시되어 있다. 이러한 신경세포의 돌기 통로는 *색칠된 화살표*로 나타나 있다, 투입을 받는 부분은 *검정색* 표시로 되어 있다, AMYG=편도체; HYPO=시상아래; PAG=중뇌수도주변회색 지역; THAL=시상.

겉질에서 높은 밀도 나타나고 beta-2 수용체는 소뇌에서 높은 밀도로 나타난다. 하지만 특히 심장에서, 뇌와 다른 조직 둘 다 beta-1 그리고 beta-2 수용체는 같은 위치에 존재한다.

노르에피네프린 방출의 생리적 효과는 우선적으로 연접후 신경세포에 자발적인 방출의 광범위하게 퍼진 체제를 생산하는 청반 활성화와 관련있는 것으로 연구되었다. 따라서 망막과 후각망울에서 도파민의 활동처럼 노르에피네프린은 노르에피네프린의 종말부분에서 신호 대 잡음비(signal-to-noise ratio)에 도움을 준다. 청반의 넓은 갈라짐 때문만이 아니라 축삭 그리고 축삭의 터미널을 따라 정맥류가 신경망으로 노르에피네프린을 분비하기 때문에 이 영향(앞 문장)은 넓게 퍼진다. 대뇌겉질에서 베타 아드레날린성(beta-adrenergic) 수용체는 이런 활동들을 중재한다. 이 시스템을 통해 청반은 친숙하지 않거나 놀라운 반응을 강화하고 강성과 주의를 일으킨다.

에피네프린(Epinephrine)

말초에서 부신수질과 신경절후 교감신경 끝부분은 노르에피네프린과 에피네프린을 방출한다. CNS에서 에피네프린 신경(인간 뇌에서 부신수질과 신경절후의 교감신경 끝부분의 PNMT 면역반응에 의해 확인된)은 특히 제4뇌실의 층 근처에 있는 **뒤쪽 대뇌덮개(배측대뇌피개, dorsal tegmentum)** 안쪽과 앞가쪽의 대뇌덮개에 있는 **가쪽 그물핵(외측 망상핵, lateral reticular nucleus)**에 있는 아래쪽 뇌줄기에 유일하게 있다(그림 23-5A). 사람들에게 있어서 앞서 말한 세포로부터 위쪽의 돌기들은 중심덮개로의

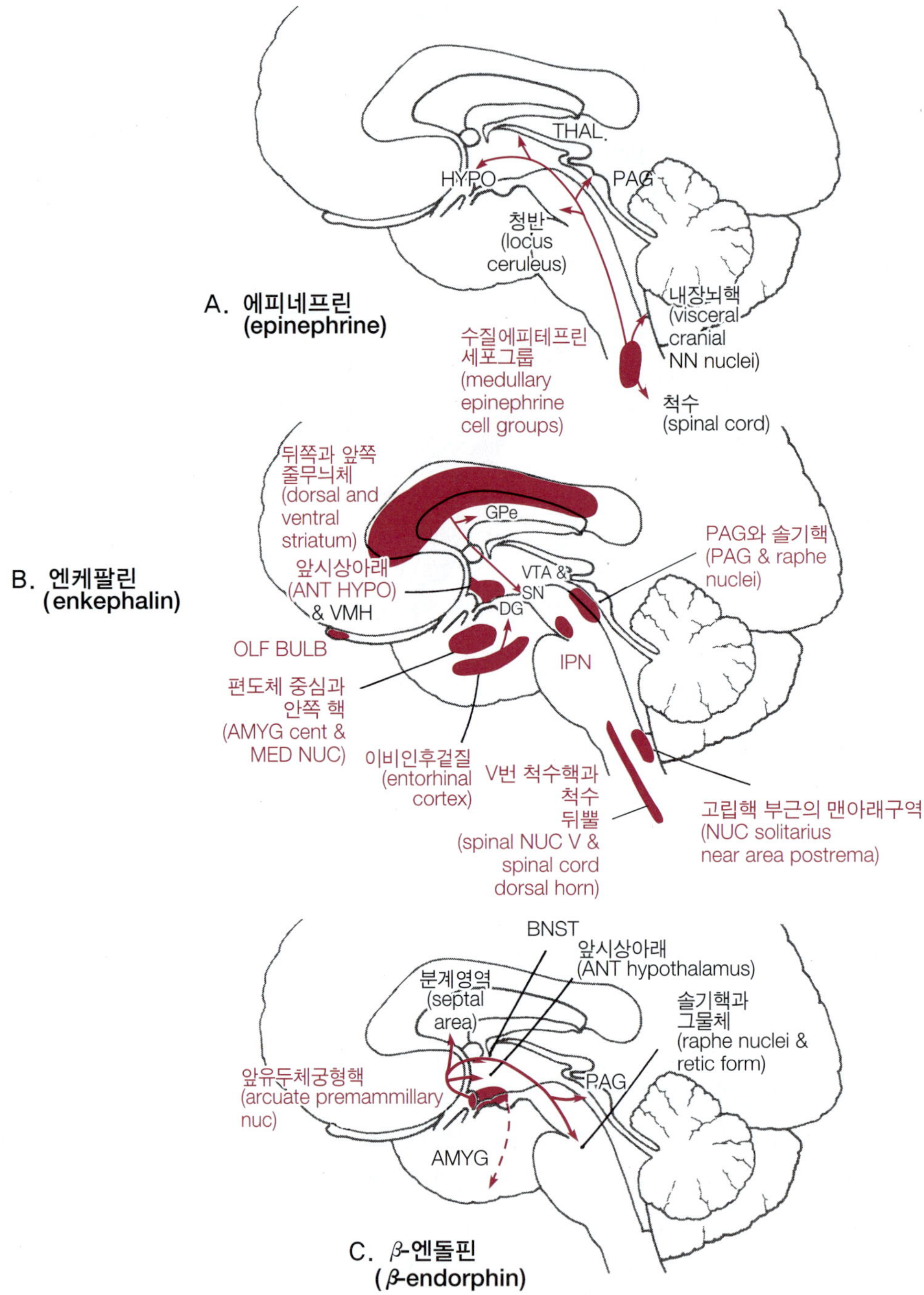

■ **그림 23-5.** (A)에서 (F)까지 신경전달물질로서 중추신경계의 다양한 합성물의 에피네프린 펩티드 그리고 아미노산의 생성. *색칠된 부분*은 세포체의 위치를 가리킨다; *화살표*로 표한 것은 원래의 부분으로부터 떨어진 돌기를 보여준다. 이러한 돌기의 제거된 지역은 *검정색*으로 표시되어 있다. AMYG=편도체; AMYG CENT& MED NUC=편도체의 중앙과 안쪽의 핵; ANT HYPO=앞시상아래; BNST=분계선조; DG=치상회; ENTO CORTEX=후각뇌겉질; Gpe=가쪽 담창구 ; GPi=안쪽 담창구; H or HIPP= 해마 형태; HYPO=시상아래; IPN=다리사이핵 NUC SOL=고립핵(고속핵); PAG= 중뇌수도 주변회색 지역; RN=적핵; RETIC FORM=그물망 형태; SN=흑색질; SpV=V의 척추핵; SUBS GEL=교양질; THAL=시상 ; VHM=시상아래의 앞안쪽 핵; VTA=앞쪽 덮개 영역.

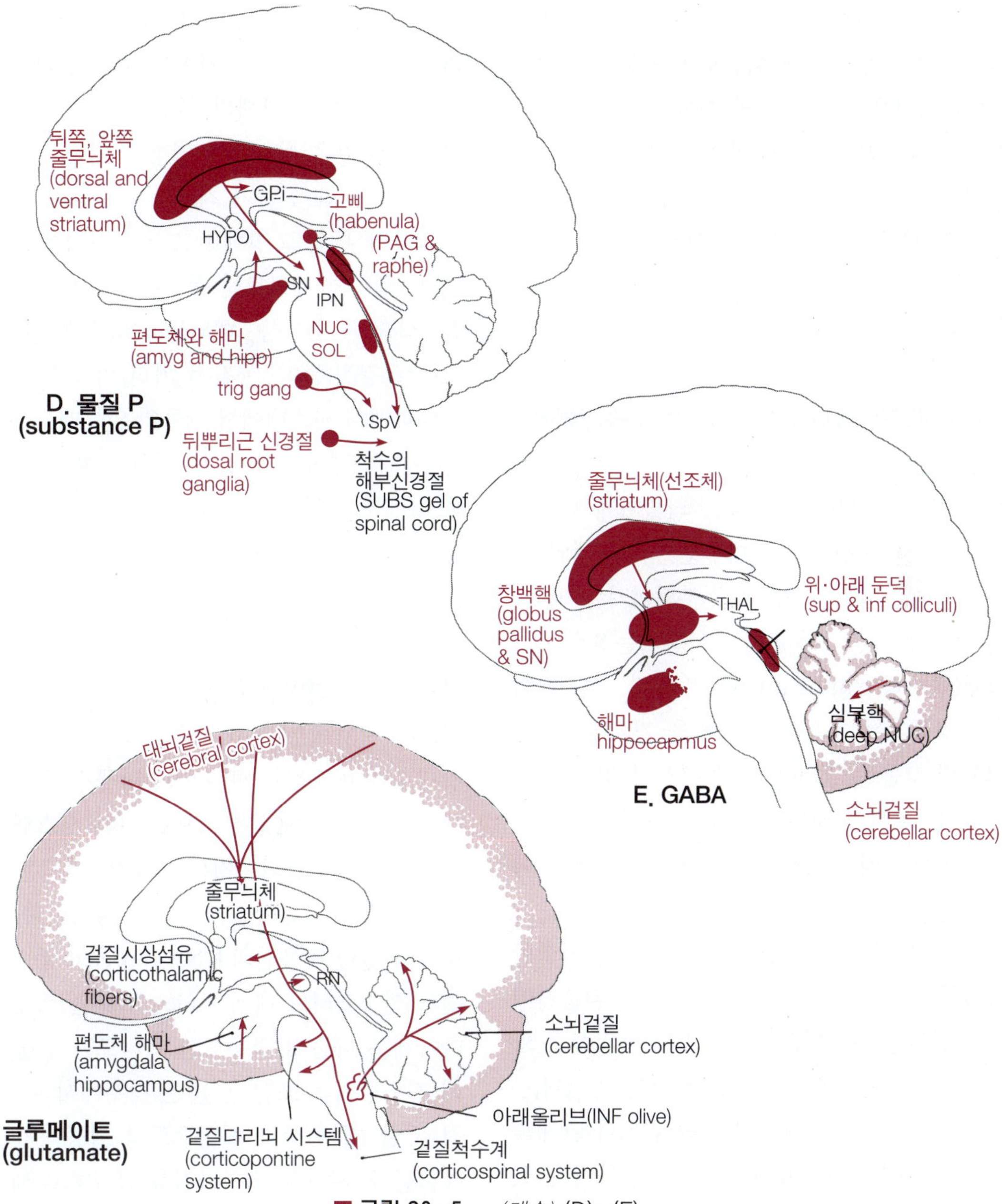

■ **그림 23-5.** *(계속)* (D)~(F).

부분을 구성하고 있고 팔곁핵(부완핵, parabrachial nucleus) 중뇌수도 주위의 회색 지역에 돌출되어 보인다. 대부분의 포유동물에게 척수 안쪽으로 아드레날린 세포의 꼬리 모양의 돌기는 교감신경의 중간 가쪽핵 기둥을 제거한다. 노르에피네프린과 같은 에피네프린은 알파아드레날린 수용체와 베타 아드레날린 수용체에서 활동한다.

세로토닌(Serotonin)

인돌아민 세로토닌(5-hydroxytryptamine, or 5-HT)는 몸의 많은 세포(예를 들면, 비만 세포, 혈소판 그리고 장의 장크롬 친화성 세포)와 CNS의 신경세포에서 발견될 수 있다. 트립토판으로부터 합성되어서, 세로틴은 신경세포의 마지막에서 신경소포로부터 방출되어진다. 같은 터미널로의 활동적인 재흡수는 2번째 역할을 하는 효소의 소화와 동시에 연접의 갈라진 틈에서 세로토닌의 활동을 제한한다.

많은 세로토닌 수용체 특수형은 동일시되고 5가지 그룹으로 나뉜다: 5-HT1to 5-HT5. 이들 중 5-HT33 수용체는 짝지어진 G 단백질(G-protein-coupled)수용체이다.

세로토닌 세포는 대뇌줄기 중뇌덮개의 솔기핵에서 나누어진다.

세로토닌 통로의 원래 세포체는 뇌줄기에 유일하게 있다. 이러한 신경세포의 대부분은 그물체의 안쪽 부분의 핵에 의해 가쪽으로 구분되어지는 뇌 줄기의 전체 길이 중 중간선을 따라 확장하는 8개 이하의 **솔기핵(봉선핵, raphe nuclei)**이 있다. 솔기핵의 원심성 신경돌기는 부분적인 조직을 가지고 있다. 주둥이의 핵 그룹은 앞뇌(전뇌)에 부리 모양으로 도출되어 있다. 꼬리 모양의 솔기핵은 그것들의 축삭을 척수로 보내는데, 그곳에서는 꼬리모양의 솔기핵이 중간 가쪽 세포 기둥과 앞뿔에서 얇은 조각 1, 2를 제거한다. 부리모양 그리고 꼬리모양으로 도출한 그룹을 겹치는 중간에 위치한 세포 그룹은 뇌줄기핵과 소뇌의 신경을 분포시킨다. 세로토닌 끝부분은 또한 뇌실막이 실을 정렬시키는 것도 발견할 수 있다.

부리 모양의 솔기핵의 축삭은 **안쪽 앞뇌다발(내측전뇌속, medial forebrain bundle)**에서 올라가 있고 사이뇌(diencephalon)에 분배하고 줄무늬체와 끝뇌(종뇌)겉질 둘 다 분포한다. 대뇌겉질에서 5-HT는 노르에피네프린 터널보다 덜 광범위하게 분포한다, 하지만 5-HT 터미널과 노르에피네프린 터미널 시스템은 도파민 시스템의 분리되고 부분적으로 조직화된 끝 부분과는 대조적으로 다소 흩어지게 도출되어 있다. 세로토닌 터미널은 첫 번째 시각겉질처럼 대뇌둘레계(변연계)겉질 부분과 감각겉질 부분에서 부분적으로 조밀하게 송이를 이룬다.

다수의 요인들은 혈압과 체온, 고통 자극과 고통의 변화를 포함하는 솔기핵이 빨갛게 되는데 영향을 준다. 따라서 솔기핵의 확산돌기를 통해 세로토닌 시스템은 많은 시스템에 영향을 미친다. 예를 들면, 척수에서 아래쪽 솔기 척추축삭은 고통 섬유로 부터 구심성의 투입을 방해하고 운동신경세포를 촉진시킨다. 위쪽의 세로토닌 통로는 시상아래(온도 조절, 잠, 식습관)의 기능, 대뇌둘레계(감정)의 기능 그리고 같은겉질(등피질)(감정 처리)기능을 참여시킨다. 대뇌둘레계 시스템에서 그들의 활동때문에 세로토닌 흡수를 방해하는 물질은 저하와 비정상적인 장애 둘 다에 치료의 효과를 준다.

뉴로펩티드(Neuropeptides)

신경세포의 터미널에서 방출되는 뉴로펩티드를 생성하는 신경세포는 ACh와 모노아민을 생성하는 신경세포와 비교했을 때 신경전달물질 합성, 저장 그리고 방출을 위해 근본적으로 다른 시스템을 이용한다. 세포에 운반되어지는 효소의 대체분자는 축삭 터미널에서 ACh와 모노아민을 생성한다. 대조적으로 단백질 전구물질의 RNA-directed 준비는 세포체에서 신경펩티드 데 노보(de novo)를 생산하고 펩티다아제는 나중에 활동적인 펩티드를 산출해내기 위해 전구물질을 쪼갠다. 많은 경우에서 이 쪼개짐 과정은 한 개 이상의 신경으로의 활동적인 펩티드를 생산한다. 세포는 전구물질을 합성하고 세포체 내에 있는 소포에 그것을 싼 뒤 전구물질을 종말로 보낸다. 따라서 이 과정은 모노아민과 콜린이 연접의 갈라진 곳으로부터 되찾을 수 있어서 종말에 있는 재활용된 소포에서 합성되고 포장되는 것을 거친 메커니즘과 비교했을 때 상대적으로 느리게 나타난다. 세포 밖의 펩티다아제에 의한 확산과 파괴는 연접의 틈으로부터 신경펩티드를 제거한다.

종종 한 개의 전구물질 분자가 신경자극성의 펩티

드를 한 개 이상 만들고 다른 유전자에 의해 코드화된 전구물질의 분자와 밀접하게 관련된 다수의 분자는 오피오이드 펩티드처럼 신경펩티드의 "가족군(families)"을 형성한다. 그에 따라 다수의 수용체 특수형은 단일의 신경펩티드 동안에 확인되어 왔고, 그래서 많은 경우에서 다른 유전자는 이러한 수용체들을 코드화했다. 대부분 신경펩티드 수용체들은 짝지어진 G 단백질(G-protein-coupled) 수용체이지만 그들은 그들의 내생의 펩티드 리간드에 대해 차별적인 민감성을 보여준다. 게다가 그들(신경 펩티드 수용체들)은 그들이 쌍이 되는 세포내의 시스템들과 그들의 생리적인 특성과는 다르다.

신경펩티드는 또한 다른 종에 있는 신경펩티드 분배의 변이에서 신경전달물질의 다른 그룹과는 다르다. 이러한 변이성이 주어졌기 때문에 사람의 뇌로부터 나온 정보를 갖는 것은 특히 중요하다. 하지만 신경펩티드를 포함하는 세포체의 명확한 위치는 사람의 죽은 후의 몸으로부터 얻기는 어렵다. 심지어 실험 조건하에, 신경펩티드를 생성하는 세포체는 축삭 이동의 차단이 인공적으로 펩티드를 축적시키는데 원인이 될 때만 시각화되어진다. 따라서 이 장에서 신경펩티드 시스템의 묘사는 사람의 뇌로부터 확실한 정보가 제한된 채로 남아있는 억제와 동시에 지식의 현재 상태를 요약해서 말했다.

오피오이드 펩티드(Opioid Peptides)

오피오이드 펩티드(opioid peptides)는 신경전달물질의 전체 종류를 구성하고 있다. 오피오이드 펩티드는 3개의 "고전적인" 유전적으로 구별되는 펩티드 가족군(families)과 연구가 덜 된 네 번째 그룹으로 구성된다. 고전적인 오피오이드 펩티드 신경전달물질은 3개의 전구물질로부터 나오는데, 그 3가지에는 부신겉질자극성 호르몬 전구물질인 **프로오피오멜라노코르틴(pro-opiomelanocortin)**, 사실상 gut-brain 펩티드 중 하나인 **프로엔케팔린(proenkephalin)**, 그리고 **프로다이놀핀(prodynorphin)**이 있다. 이러한 전구물질들은 각각 다른 뇌 부분에서 다르게 생성되고 규제되는 몇몇 활동적인 펩티드로 세분화되어질 수 있다. 게다가, 하나의 펩티드는 몇몇 생물학적으로 활동적인 부분을 포함하고, 다수의 오피오이드 수용체는 확인되어졌다. 오피오이드군(opioid family)의 가장 새로운 구성 물질은 오파닌 FQ(orphanin FQ), 혹은 노시셉틴(nociceptin)이다.

오피오이드(opioid) 신경전달물질은 고통 통로와 심혈관의 억제 순환을 포함하면서 스트레스에 반응하는 신경계에서 중요한 것으로 나타난다. 오피오이드 세포와 터미널은 척수의 앞뿔에서 그리고 중뇌수도 주변 회백질에서 부분적으로 신체의 고통과 내장의 고통 정보를 처리하는 신경세포의 시스템을 따라 다수의 장소로 나누어진다. opiatergic 시스템은 또한 시상아래 분비인자 신경내분비의 기능을 참여하고, 충분한 오피오이드 세포와 터미널이 대뇌둘레계에서 발견될 수 있다.

오피오이드 펩티드 전구물질의 3개 모두 **엔케팔린(enkephalin)**을 생산할 수 있다. 메트-엔케팔린(MET-enkephalin)은 프로오피오멜라노코르틴(pro-opiomelanocortin)과 프로엔케팔린(proenkephalin)으로부터 시작한다. 반면에 류-엔케팔린(leu-enkephalin)은 프로엔케팔린(proenkephalin)과 프로다이놀핀(prodynorphin)으로부터 나온다. 함께 보여지는 메트-엔케팔린(met-enkephalin)과 류-엔케팔린(leu-enkephalin) 신경세포는 CNS에서 넓게 분배되는 것처럼 보인다. 그림 23-5B는 줄무늬체(선조체)에 있는 엔케팔린 세포체의 큰 그룹 줄무늬 대뇌둘레계 뇌줄기의 솔기핵의 몇몇 위치를 나타낸다. 이러한 그룹, 줄무늬 신경세포 중 하나는 담창구의 외부와 흑색질로 도출되어 있다. 이러한 세포들에서, 엔케팔린은 GABA와 상생한다. 많은 다른 부분에서, 신경세포를 포함하고 있는 엔케팔린은 사이신경세포다. 이것은 대뇌겉질을 포함하고 있다(그림 23-5B에는 설명이 없다).

대뇌둘레계(변연계) 구조와 시상아래는 엔케팔린 세포뿐만 아니라 **다이놀핀(dynorphin)** 세포의 높은 집중을 가지고 있다. 다이놀핀 세포는 엔케팔린 세포보다 CNS에서의 구조에서 덜 나타난다. 하지만 베타 엔돌핀(beta endorphin) 신경세포보다 CNS의 구조에서 더 많이 나온다.

베타 엔돌핀(beta-endorphin) 세포체는 시상아래에서 거의 배타적으로 발견될 수 있다(그림 23-5C). 베타 엔돌핀 신경세포의 한 그룹은 수질의 고립핵(고속핵)에서 몇몇 종에서 발견된다.

오피오이드 수용체

오피오이드 수용체(opioid receptors)는 대사성이다. MU, 델타와 카파 수용체(dleta, and kappa receptor)의 특수형 수용체에 관한 최상의 연구는 각각 베타 엔돌핀, 엔케팔린, 그리고 다이놀핀을 묶는다. 비록 우선권을 주더라도, 만약 앞에서 말한 묶음이 한정적이지 않는다면, 3개의 수용체 특수형 각각이 좀 더 친화적인 리간드를 생성하는 세포로부터 돌기를 포함하는 지역이 거의 발견되지 않기 때문이다. MU 수용체는 사람 뇌에서 오피오이드 수용체가 가장 충분하고 광범위하게 분배된 것으로 나타난다. 3개의 오피오이드 수용체 특수형 모두 새겉질, 대뇌둘레계겉질, 바닥핵(기저핵) 그리고 소뇌에서 발견될 수 있지만, 그들은 이러한 부분에서 다른 분배를 보여 준다.

ORL-1 단백질의 복제는 ORL의 리간드, 오피오이드 FQ의 확인 그리고 사람의 오피오이드 FQ 순서 결정에 우선해 있다. 리간드와 수용체 둘 다 가깝게 관련 된 다이놀핀의 해부학적 분배와 유사한 쥐의 뇌에서 해부학적 분배를 보여준다.

뇌전도(Gut-Brain Peptides)

위장의 통로에서 최초로 확인된 특정 **펩티드(peptides)**는 뇌에서 특정 세포 그룹으로 나누어진다. 이러한 펩티드들은 물질 P와 콜레키스토키닌(cholecystokinin), 혈관작동성장펩티드(vasoactive intestinal peptide), 소마토스타틴(somatostatin) 그리고 뉴로텐신(neurotensin)을 포함한다. **물질 P(substance P)**는 뉴로키틴(neurokinin)이라고 불리는 신경펩티드군(family)에 속해 있는데, 이것은 포유류의 신경계통의 타키키닌이다. 아미노산 순서가 얼마동안 알려진 undecapeptide와 물질 P는 활동적인 CNS 부분에서 흥분의 오랜 지속시간을 유도 한다. 이러한 부분 중 하나는, 척수의 교양질(substantia gelatinosa), 뒤뿌리근신경절(후근신경절, dorsal root ganglion) 세포가 Ab와 C섬유로부터 정보를 전달하는 것은 글루타메이트(gultamate) 뿐만 아니라 물질 P(substance P)도 분비한다. 표면의 뒤뿔(후각, dorsal horn)에서 사이신경세포로부터 엔케팔린(enkephalins)은 물질 P의 분비를 방해하고 이 장소에서 고통 전이를 차단한다. 게다가 줄무늬체(선조체)에 분포하는 특정적인 신경세포는 담창구 내부와 흑질부에 물질 P를 포함하도록 방사한다. 엔케팔린성(enkephalinergic) 줄무늬체 세포와 같은 이러한 세포들은 신경펩티드 뿐만 아니라 GABA도 포함한다.

그림 23-5D는 방사면역측정법과 면역조직화학 연구가 이 펩티드의 높은 집중력을 증명한다는 것을 보여준다. 그림 23-5D는 물질 P 섬유와 터미널이 발견되는 부분을 보여주지 않지만 이러한 신경세포의 요소의 기원은 확인되지 않은 것으로 남아 있다. 이러한 부분은 표피 둔덕의 안쪽 층과 뇌줄기의 팔꿈치근뿐만 아니라 앞쪽 핵, 중심 정중핵 그리고 시상의 복부의 뒤쪽 안쪽 핵을 포함한다. 물질 P는 효능에서 차이점을 가지면서 짝지어진 G-단백질(G-protein-coupled) 수용체를 구성하는 모든 3개의 뉴로키닌(neurokinin) 수용체 특수형을 묶고 있다.

신경뇌하수체 펩티드 (Hypophysiotrophic Peptides)

뇌에서 신경조절자로서 활동하는 신경펩티드의 세 번째 그룹은 신경내분비의 비밀스러운 물질로서 첫 번째로 확인받은 펩티드로 구성되어 있다. 뇌하수체의 기능을 통제하는 신경세포는 이러한 펩티드를 생성한다. 그들은 다음과 같은 것들을 가지고 있는데 이들은 뇌하수체로부터 시스템 순환에 방출하는 펩티드-바소프레신(vasopressin), 옥시토신(oxytocin), 아드레날린겉질성호르몬(adrenocorticotropic hormone) 그리고 멜라노사이트(melanocyte)를 자극하는 호르몬; 그리고 시상아래의 호르몬을 방출하는 역할을 하는 펩티드-코르티코트로핀(corticotropin)을 방출하는 호르몬, 고나도트로핀(gona-dotropin)을 방출하는 호르몬, 성장호르몬을 방출하는 호르몬, 티로트로핀(thyrotropin)을 방출하는 호르몬 그리고 소마토스타틴(somatostatin)이 있다.

비록 이러한 펩티드를 가지고 있는 많은 신경세포들이 시상아래에 있더라도, 그들은 뇌의 다른 지역에서 발견될 수 있다. 더욱이, 그들의 축삭은 신경뇌하수체와 정중융기뿐만 아니라 척수가 있는 CNS의 먼 지역에도 도출되어 있다. 이러한 펩티드성 세포의 특정 돌기 시스템의 몇몇은 증명되어졌다.

다른 펩티드(peptidergic) 시스템처럼 신경뇌하수체의 펩티드는 다수의 수용 특수체를 가지고 있다. 예를 들면, 3개의 바소프레신 수용체와 5개의 소마토스타틴 수용체는 확인되어졌다.

아미노산(Amino Acids)

CNS에서 많은 당면한 아미노산 신경전달물질은 다른 신경전달물질보다 많은 연접에서 활동한다. 이 그룹에서 큰 분자는 억제의 신경전달물질 GABA, 글리신(glycine), 그리고 타우린(taurine) 그리고 흥분성 아미노산 글루타메이트(glutamate) 그리고 아스파테이트(aspartate)를 가지고 있다.

Gamma-Aminobutyric Acid and Glycine

포유류에게 GABA는 CNS에서 거의 독점적으로 발견될 수 있다. 연접 앞부분의 터미널은 Krebs 순환의 GABA 션트를 통해 글루코스(glucose)로부터 GABA를 생성한다. 글루탐산데카르복실라아제(Glutamic acid decarboxylase)는 즉각적인 전구물질, L-glutamic acid를 GABA에게 변환시킨다. GABA의 비활성화는 글루타민(glutamine)으로 전환이 GABA 전부 연접 쪽으로 다시 보내질 수 있고 GABA 합성의 부가적인 근원을 제공할 수 있는 분자를 만드는 교세포로의 GABA의 흡수를 포함하고 있다.

GABA는 억제 사이신경세포에서 그리고 CNS 외의 돌기신경세포에 넓게 분비된 곳에 발견될 수 있다. GABAergic 신경세포의 잘 알려진 부분 2개는 퓨르킨제(Purkinje) 세포가 깊은핵(심부핵)의 억제를 위해 GABA를 생성하는 곳 대뇌겉질 그리고 GABAergic 세포가 흑색질(substantia nigra)와 창백핵(담창구)(globus pallidus)에 도출한 곳 줄무늬체를 포함한다(그림 23-5E). **헌팅톤병(Huntington's disease)**에서 꼬리핵과 조가비핵(피각, putamen)에서 GABAergic의 손실은 다른 바닥핵의 억제를 중재하는 GABA를 감소시키는 것이다. 시상과 시상아래핵으로의 담창구돌기는 GABA를 중요한 신경전달물질로서 사용한다(17장 참고).

GABAergic 억제하는 사이신경세포는 또한 대뇌겉질, 소뇌겉질, 후각신경구, 해마 그리고 시상아래 그림 23-5E에서 볼 수 없는 대부분의 것의 회로에서 중요한 역할을 한다. 이렇게 많은 세포 개체에서 GABA는 다양한 신경펩티드와 공존한다. 비록 GABA와 신경펩티드를 가지고 있는 세포가 GABA 신경세포의 전체 개체의 20%보다 덜 차지하고 있더라도, 물질 P 콜레시스토키닌(cholecystokinin), 신경펩티드 Y 그리고 원숭이 뇌에 있는 소마토스타틴(somatostatin) 세포의 90% 이상이 신경전달물질로서 GABA를 생성한다. 시상의 그물망핵의 GABAergic 신경세포는 느린 파장의 잠을 유발하는 회로의 중요한 요소로 구성한다(그림 20장 참고)

GABA 수용체의 2가지 큰 유형은 확인되어 있다 그 두 가지는, 막을 통해 염화물전도(chloride conductance)를 중재하는 이온성 $GABA_A$ 수용체, 그리고 고리형 AMP(cyclic adenosine monophosphate) 생산을 억제하는 짝지어진 G-단백질(G-protein-coupled) $GABA_B$ 수용체가 있다. 뇌 전반적으로 분배되어 있기 때문에 $GABA_A$ 수용체는 벤조디아제핀(benzodiazepines)의 진정 효과와 바르비투레이트(barbiturates)의 활동을 중재한다. 그 수용체들은 또한 마비 활동의 커다란 장소로 될 수 있다.

GABA와 같이, 글리신(glycine)은 염화물 이온 통로(chloride ion channels)에서 글리신의 영향을 통해 CNS에서 억제 신경전달물질로서 역할을 한다. 하지만 GABA와 다르게, 뇌에서 넓은 분배를 가지는 글리신은 척수와 뇌줄기에서 억제 신경세포에 의해 중요하게 사용되어진다. 뇌줄기 청각의 통로는 글리신의 엄청난 양을 포함하고 있다.

Glumate and Aspartate

성인 CNS와 글루탐산에서 풍부한 아미노산 신경전달물질은 뇌 장벽의 피를 가로지르지 않고 글루타미나제(glutaminase)를 포함하는 신진대사의 통로에서 글루코스로부터 합성되어야 한다. 글루타메이트(glutamate)는 CNS의 많은 부분에서 흥분신경전달물질로서 기능을 한다. 첫 번째로, 신경전달물질로서 글루타메이트의 상태는 넓은 분포와 다른 신진대사의 중간 역할 때문에 확립하기 어렵다(예를 들면, GABA의 합성). 지금 가능한 증거는 아스파테이트(aspartate)를 많은 경우에서 활동적인 아미노산으로서 제외하지 않도록 허용할 수 없다. 결과적으로, 다음에 오는 단락에서 **글루타메이트(glutamate)** 용어의 사용은 **glutamate/aspartate** 의미로 이해되어야 한다. 아래올리브(inferior olive)에서 소뇌까지 오르막 섬유가 도출하는 특별한 경우에서 영장류로 부터 정보는 신경전달물질로서 아스파테이트(aspartate)를 확실하게 확인시킨다.

포유류의 뇌에서 글루타메이트 연접의 높은 집중력은 대뇌겉질에서 특히 해마와 줄무늬체에서 나타난다. 해마에서는 이비인후겉질(entorhinal cortex)로부터 글루타메이트(glutamatergic) 투입을 받은 것뿐만 아니라, 신경전달물질로서 글루타메이트를 사용하는 완전한 해마상의 융기에서 피라미드 세포를 가지고 있다. 같은 겉질에서 글루타미나아제 면역반응성(glutaminase immunoeractive) 신경세포는 5, 6, 겉질줄무늬체(corticostriate)의 원래의 층, 겉질다리뇌(corticopontine), 겉질방울(corticobulbar), 겉질척수와 겉질사상(corticospinal and corticothalamic) 통로로 나누어진다. 줄무늬체는 겉질의 모든 부분으로부터 흥분의 글루타메이트성(glutamatergic) 투입을 받는다(그림 23-5F). 사실 겉질줄무늬(corticostriatal) 시스템에서 변화는 **헌팅톤병(Huntington disease)**의 발전에서 첫 번째 단계가 되고 다른 변성 신경 장애에서 글루타메이트성 경로와 관련된 단서가 된다.

비록 일반 뇌 기능이 이러한 섬유에 의해 제공받은 흥분을 요구한다면, 흥분아미노산 시스템의 과잉활성화 혹은 글루타메이트의 평범한 점차적인 흡수 메커니즘의 실패는 통로의 비활성화보다 더욱 유독할 수 있다. 과다한 경우에, 실험적이고 병상의 데이터는 이러한 아미노산이 신경세포의 죽음의 원인을 일으키는 흥분성 독소(excitotoxins)로서 기능을 할 수 있다는 것을 증명한다. 글루타메이트아교세포(glial glutamate) 운반체에 의해 감소된 흡수는 **근위축성축상경화증(amyotrophic lateral sclerosis)**에서 흥분독성을 강조하는 중요한 메커니즘으로 나타난다(또한 루게릭병으로 알려짐).

다른 신경전달물질 체계처럼, 글루타메이트는 그들의 특별한 주작용에 의해 결정될 수 있는 다양한 다른 수용체에서 활동한다. 글루타메이트는 이온성(ionotropic)과 짝지어진 G-단백질(G-protein-coupled) 수용체를 가지고 있다. 이온성 수용체의 3가지 유형은 AMPA(a-amino-3-hydroxy-5-methylisoxazole-4-propionic acid), 카이네이트(kainate), 그리고 N-methyl-D-aspartate 가 있다. 수십 개 이상의 유전은 이러한 이온성 수용체의 하부물질을 암호화한다. 8개의 글루타메이트 수용체는 G-단백질(protein)과 쌍이고 신진대사의 글루타메이트 수용체(mGluR1-8)로서 알려져 있다. 글루타메이트는 기억과 관련되어 오랜 기간 강화작용을 포함하고 있는 많은 일반적인 생리학적 과정에서 참여한다. 앞서 말했듯이 글루타메이트는 발작, 간질발작 그리고 머리 부상 게다가 근위축성축상경화증(amyotrophic lateral sclerosis)과 헌팅톤병과 같은 많은 병리적 조건과 연관되어 있다. 따라서, 최근에는 다양한 글루타메이트 경로와 수용체의 기능에 초점을 맞춘 심도 있는 연구가 이루어지고 있다.

제6부

혈액순환과 뇌척수액

Cerebral Arteries Supplying the Forebrain

24

앞뇌의 뇌혈관 공급

Cerebral Arteries Supplying the Forebrain

앞쪽 순환(Anterior Circulation)

각 옆쪽으로 경동맥과 척추 양쪽에서 나오는 4개의 동맥은 뇌에게 전체동맥 공급을 제공한다. 목동맥(경동맥)들은 **앞쪽 순환(anterior circulation)**을 하고 척추동맥은 **뒤쪽 순환(posterior circulation)**을 한다. 뇌줄기(뇌간), 소뇌에 공급되는 뒤쪽 순환과 대뇌반구의 뒤쪽과 앞쪽 표면의 순환은 10장에서 서술하였다. 이 단원에서는 주로 속목동맥(내경동맥)에서 시작되는 앞쪽 순환과 뇌바닥동맥의 종말가지와 윌리스 순환에서 연결되어 연결되는 혈관을 다루도록 하겠다.

대뇌동맥의 **폐색(occlusion)**은 **동맥경화증[(혈전, thrombosis)]**에 의해 좁아진 혈관안에 있는 덩어리의 형성위치와 심장과 같은 다른 장소로부터의 덩어리의 증식, 크고 가까운 혈관의 덩어리 형성위치에 의한다**(embolus)**. 동맥의 폐색은 임상적으로 뇌졸중의 결과를 가져온다[갑작스런 발병으로 **신경학적 결함(neurologic deficit)**은 혈관적인 원인을 가진다].

속목동맥과 그 가지들
(Internal Carotid Artery and Its Branches)

각각의 **총목동맥(총경동맥, common carotid artery)**은 얼굴, 머리가죽, 뇌척수막에 공급하는 **바깥목동맥(외경동맥, external carotid artery)**과 **속목동맥(내경동맥, internal carotid artery)**으로 나뉜다. 속목동맥은 궤도와 뇌의 큰 부분에 제공한다. 이것은 **눈동맥(ophthalmic artery)**에 뻗어나가고 머리뼈(두개골, **cranial**)의 공간에 올라가고 **중간대뇌동맥(middle cerebral artery)**과 **앞대뇌동맥(anterior cerebral artery)**으로 나뉜다. 속목동맥은 눈에 공급하고 큰 부분은 뇌에 공급한다. 이것은 눈동맥을 발산하고 두개강으로 올라가서 중간대뇌동맥과 앞대뇌동맥으로 분지된다.

눈에 공급되는 눈동맥
(The Ophthalmic Artery Supplies the Eye)

속목동맥의 첫 번째 가지인 **눈시상동맥**(ophthalmic artery)은 동맥혈을 눈에 공급한다. 이 동맥의 폐색은 한쪽 눈의 완전한 실명으로 이끌 수 있다. **일과성 흑내장(amaurosis fugax)**은 일시적인 외눈의 실명을 만든다. 이것은 종종 눈동맥에서 눈으로 지나가는 색전(콜레스테롤의 작은 입자와 심장이나 목동맥의 혈관 혈소판) 질환으로 생긴다. 이 장애는 종종 다루어질 수 있고, 그 치료법은 미래에 시력을 잃는 것을 예방할 수 있다.

대뇌반구의 가쪽 표면에 공급되는 중간대뇌동맥(The Middle Cerebral Artery Supplies the Lateral Surface of the Hemisphere)

중간대뇌동맥(middle cerebral artery)(그림 24-1)은 속목동맥의 말단가지로, 가쪽 틈새 깊은 곳으로 들어가고, 대뇌섬(insula) 그리고 이마엽(전두엽), 마루엽(두정엽), 뒤통수엽(후두엽), 관자엽(측두엽)의 바깥표면에 공급하는 겉질가지로 나뉜다.

중간대뇌동맥의 주요 동맥의 주요 몸통의 폐색은 뇌의 바깥쪽 큰 부분의 **경색(infarction)**을 유발한다. 중간대뇌동맥의 주요 가지의 폐색은 뇌의 가쪽 표면의 넓은 부위의 경색의 원인이 된다. 이것은 반대쪽 몸의 마비와 얼굴 그리고 팔, 그리고 같은 부분의 감각손실을 심하게 나타낸다. 비록 앞대뇌동맥의 분포 위치로 인해 영향을 받지 않더라도, 대뇌겉질 표상의 여유분으로 인해 일반적으로 팔다리에서도 마비가 발생된다. 이것은 속섬유막(internal capsule)에 제공하는 중간대뇌동맥의 가지인 렌즈핵줄무늬체(lenticulostriate) 동맥을 지나는 감소된 흐름 때문이다. 실어증(언어 장애)이나 감각무시(한쪽 부분의 환경을 인지하는 것을 실패하는 것)를 수반하는 증상은 손상받은 대뇌반구(우세하거나 비우세하거나)

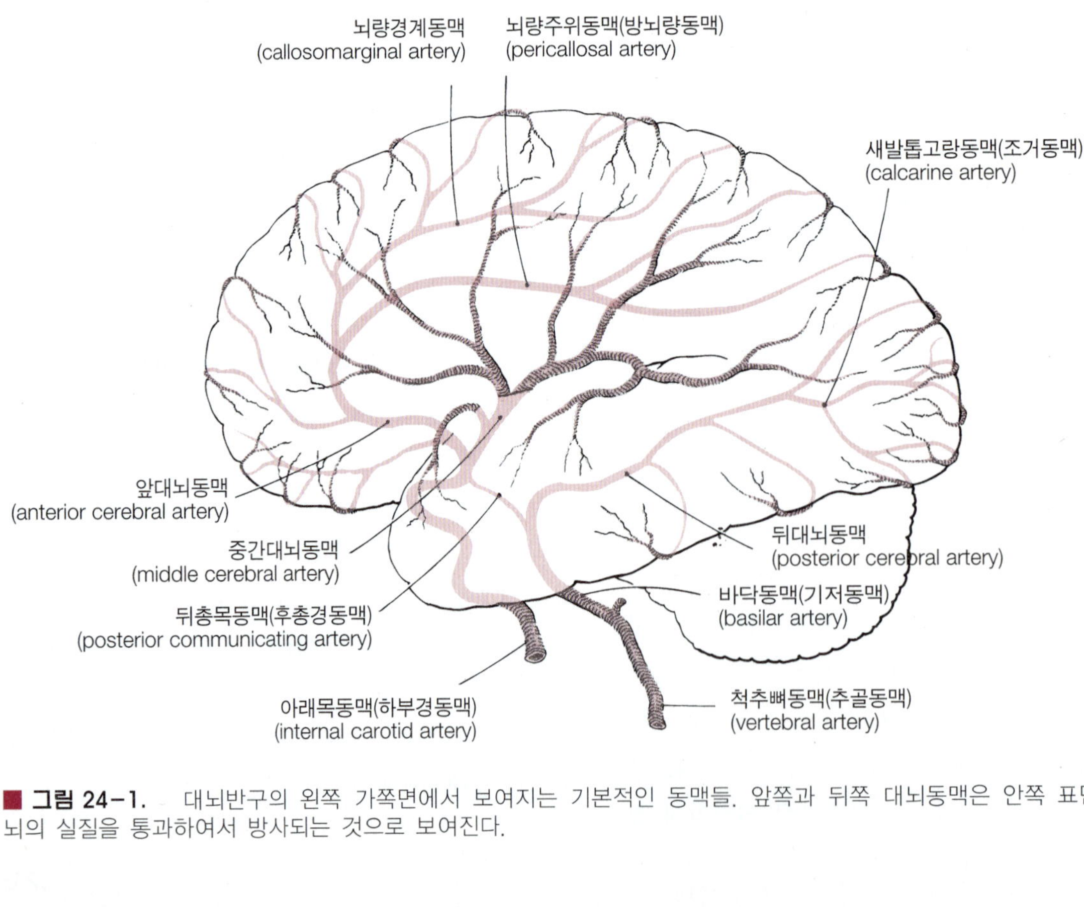

■ **그림 24-1.** 대뇌반구의 왼쪽 가쪽면에서 보여지는 기본적인 동맥들. 앞쪽과 뒤쪽 대뇌동맥은 안쪽 표면에 위치하고 뇌의 실질을 통과하여서 방사되는 것으로 보여진다.

에 좌우된다. 처음에 환자는 근육신장 반사가 저하된 저긴장성 편마비를 보인다: 시간이 지나면서, 경직성 편마비는 신장반사가 증가하고 폄(신전) 반응이 증가하는 것으로 발달한다. 중간대뇌동맥 각각의 가지들이 폐색될 때 증상은 영향을 끼치는 특정부위의 기능을 상실을 제한하는 것을 나타낸다. 예를 들면, 왼쪽 아래 앞이랑에 공급하는 중간대뇌동맥의 가지들의 폐색은 오른쪽 얼굴의 아래 부분 및 혀의 약화와 브로카 실어증을 유발한다.

대뇌반구의 앞쪽 안쪽 표면에 공급되는 앞대뇌동맥(The Anterior Cerebral Artery Supplies the Anterior Medial Surface of the Hemisphere)

속목동맥의 2개의 신경말단가지 중 하나인 **앞대뇌동맥(anterior cerebral artery)**은 중심의 세로축 대뇌 틈으로 들어가기 위해 안쪽으로 돈다. 뇌들보(뇌량, corpus callosum)의 무릎에 도착했을 때, 이 동맥들은 뇌량체의 뒤쪽으로 밀착하여 뇌들보주변(callosomarginal) 가지에 공급하고 뇌량주위(pericallosonal) 동맥으로 이어진다. 이러한 동맥들은 이마엽과 관자엽의 중간 표면과 겉질의 인접한 띠들의 바깥쪽 표면의 중간 가장자리를 따라서 공급한다(그림 24-1과 24-2). 작은 순환하는 가지(안쪽 줄무니체동맥 또는 휴브너의 순환가지)는 동맥 바닥 근처에서 올라와서 속섬유막의 앞팔다리에 공급한다(그림 24-2와 24-3). 앞대뇌동맥을 따라서 움직이는 **혈전(thrombosis)**은 중앙주변엽의 경색을 일으켜 반대편 다리의 마비와 감각감소증(hypesthesia)을 만든다.

속목동맥이나 가쪽 줄무늬체 동맥의 폐색(Occlusion of the Internal Carotid Artery or of a Lateral Striate Artery)

속목동맥(내경동맥)의 **폐색(occlusion)**은 중간과 앞쪽의 대뇌동맥의 주요한 분지에서의 경색이 원인이다. 이것은 얼굴, 팔, 다리를 포함한 반대쪽의 편마비와 감각손상을 초래하고 만약 손상이 우성인 대뇌반구라면 언어 장애(실어증)도 발생한다. 비우성 대뇌반구에서 경색이 발생하면, 언어는 보존되나 환자는 손상된 뇌의 반대쪽 환경에 대한 무시(neglect)를 보여준다. 중간대뇌동맥과 속목동맥의 폐색은 차이점이 있지만 종종 다른 동맥의 폐색으로 인해 심한 편마비와 감각상실이 올 수 있다.

가쪽 줄무늬체 동맥은 렌즈줄무늬체동맥(lenticulostriate artery)이라고도 하는데, 중간대뇌동맥의 작은 가지들이다. 안쪽 줄무늬체동맥은 휴브너의 순환동맥으로도 알려져 있는 앞대뇌동맥의 가지이다. 가쪽과 안쪽 줄무늬체 동맥의 위치와 배치는 다양하나, 속섬유막과 바닥핵(기저핵)의 부분에 같이 공급한다(그림 24-2과 24-3). 가쪽 줄무늬체 동맥의 폐색은 속섬유막, 꼬리핵(미상핵)과 조가비핵(피각)의 경색의 원인이 된다. 안쪽 줄무늬체동맥의 폐색은 속섬유막, 담창구, 편도체의 경색의 원인이 된다. 왜냐하면, 모든 겉질척수섬유들은 속섬유막의 작은 영역을 지나므로 작은 경색과 관련이 있다(직경이 1.0cm 이하인)(**열공중풍; lacunar stroke**). 이러한 구조는 얼굴의 아랫부분과 신체 반대쪽의 팔과 다리의 마비를 가져온다. 따라서 속섬유막 안의 작은 혈관손상은 겉질척수계에 영향을 주는데 속목동맥의 폐색 후에 나타난다. 고혈압 환자에서 줄무늬체동맥이 파열하면 조가비핵과 속섬유막의 출혈을 초래한다. 작은 출혈은 반대쪽의 편마비를 발생시키고, 그에 반해서 큰 **출혈(hemorrhage)**은 내두개압의 두드러진 증가를 가져와서 생명에 치명적일 수 있다(그림 9-2 참조).

뒤뇌동맥과 그 가지들 (Posterior Cerebral Artery and Its Branches)

바닥동맥(기저동맥)은 뒤대뇌동맥 쌍에서 종결된다(그림 24-3과 10-14). **뒤대뇌동맥(poserior cerebral arteris)**은 대뇌다리(대뇌각)의 주변을 뒤쪽으로 돌아서 뒤통수엽과 관자엽과 위쪽 뇌줄기와 중간

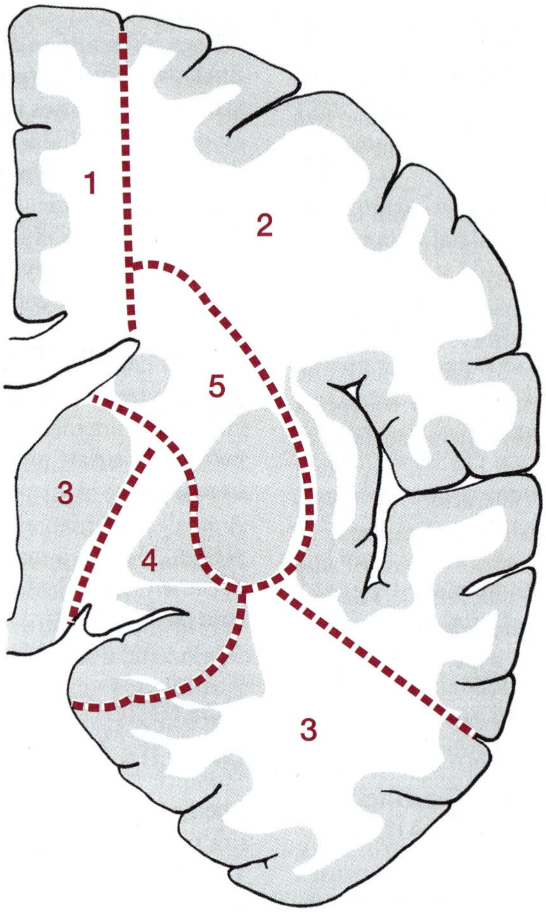

■ **그림 24-2.** 중심고랑 수준에서의 뇌의 가로면으로 다음의 분포 부분을 보여주고 있다: (1) 앞대뇌동맥, 뇌들보주변과 뇌들보주위동맥을 포함한다; (2) 중간대뇌동맥; (3) 사이뇌로의 뒤대뇌동맥과 아래관자엽; (4) 속섬유막, 담창구, 편도체로의 안쪽 줄무늬동맥; (5) 꼬리핵, 담창구, 속섬유막로의 가쪽 줄무늬동맥.

과 아래쪽 면에 가지들을 보낸다(그림 24-1). 뒤대뇌동맥의 폐색은 다수의 신경세포의 장애를 유발할 수 있다. 폐색이 일어나는 부위와 범위는 윌리스 고리를 따라 지나가는 쪽의 혈관에 따라 달라진다.

뒤대뇌동맥 **폐색(occlusion)**의 가장 일반적인 소견은 새발톱고랑(조거구)의 경색으로 인한 **같은 쪽 반맹(동측반맹, homoymous hemianopia)**이라는 것이다. 이것은 뒤대뇌동맥의 먼쪽 가지인 **새발톱고랑동맥(조거동맥, calcarine artery)** 지역의 허혈로 인한 것이다. 황반 시력은 뒤통수구멍이 중간대뇌동맥으로부터 공급된 같은 쪽의 혈액을 받으므로, 보통 유지된다. 만약 양쪽의 새발톱고랑동맥에 폐색이 생기기 시작하면 환자는 **겉질맹인(피질맹인, cortical blindness)**으로 발전하고 양쪽 새발톱고랑 지역의 경색으로 인한 장애를 초래한다. 이러한 환자는 빛과 정상적인 시각 원반에 대한 동공 반사는 가지고 있다. 겉질맹인 몇몇 환자들은 물체를 인식하지 못하거나 그들의 시력 손상을 소실하고, 어떤 경우에는 시력이 상실된 시야에서 환각을 경험한다. 황반 시력을 가지고 있는, 몇몇 이런 이상을 가지고 있는 환자는 시력은 보존되고(같은 쪽의 중간대뇌동맥으로부터 공급받으므로) 시야협착증을 경험한다. 전

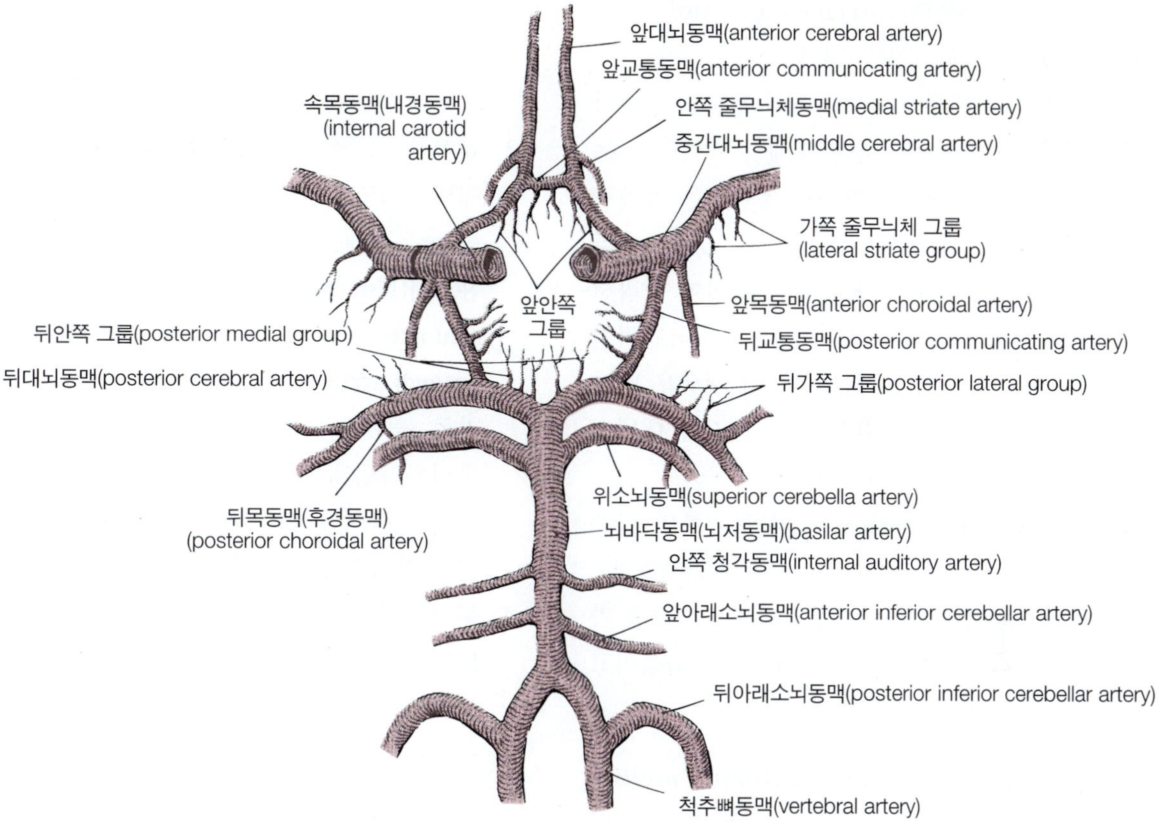

■ **그림 24-3.** 윌리스 고리로부터의 가지들의 기시.

환장애(conversion disorder)와 이러한 환자들은 구별하는 것은 어렵다.

뒤대뇌동맥의 폐색은 시상과 시상아래의 뒤쪽과 바깥쪽의 부분에 공급되는 몇몇 **관통동맥가지들(perforating branches)**에게 영향을 끼친다(그림 24-3에 나타난 뒤안쪽과 뒤가쪽 그룹들). 뒤가쪽 시상 가지들의 **폐색(occlusion)**은 몸 반의 반대쪽 일부분부터 완전한 감각손실을 초래하여, 종종 신체 반대쪽의 마비를 동반한다. 이 때 감각제한을 보여주는 신체부분에 심하고 지속적인 통증을 보여주는 **시상증후군(thalamic syndrome)**이 나타날 수도 있다. 작열감이 드는 괴로울 정도로 심한 고통이 생긴다. 손상받은 지절은 터치, 통증과 온감의 감소를 보여준다. 시상아래핵의 손상은 **편무도병(hemiballismus)**이나 **편측코레오(hemichorea)**를 일으키기도 한다. 편무도병은 시상아래핵으로만 공급되는 작은 동맥의 제한적인 폐색으로 인하여 생긴다.

뒤대뇌동맥 폐색은 대뇌다리사이의 가지에 영향을 주어서 중뇌의 경색을 유발한다. 일반적으로 앞쪽 중뇌의 경색으로 인한 몸 반대쪽의 반신마비인 한쪽면의 안구운동 마비와 위소뇌다리(상부소뇌각)의 경색으로 인한 편측실조나 소뇌 진전 장애를 나타낸다.

윌리스 고리의 형성과 중심가지 (Formation of the Circle of Willis and Its Central Branches)

바닥동맥 말단 가지의 연결지점과 두 개의 속목동맥은 **윌리스 고리(circle of Willis)**를 형성한다. 이것은 한쌍의 **뒤교통동맥(posterior communicating**

arteries)과 **앞교통동맥(anterior communicating artery)**을 통해 이룬다(그림 24-3). 모든 주요한 대뇌 혈관들은 비록 해부학적 순환에서 두드러진 변화가 있을지라도, 이 동맥순환을 통해서 혈액을 받는다. 예를 들면, 앞교통동맥과 뒤교통동맥은 폐쇄나 형성부전이 한쪽이나 양쪽에 있을 수도 있다. 따라서, 환자들은 고리를 통한 부수적인 순환에 따라서 두드러지는 다른 증상을 가질 수도 있다. 극단적인 예를 들면, 한쪽면에 있는 속목동맥의 폐색은 만약 교통동맥이 잘 발달되어 있다면 앞, 중간쪽 대뇌정맥을 통한 흐름에 영향을 끼치지 않는다.

중심동맥(central arteries)은 뇌의 내부의 안쪽 구조에 공급한다: 사이뇌(간뇌), 줄무늬체(선조체), 속섬유막(내낭). 이 혈관들은 윌리스 고리의 직접 가지로서 발생한다. 그것들은 그림 24-3의 삽화들이고 4개의 그룹으로 알맞게 고려될 수 있다:

1. 중심동맥의 **앞안쪽 그룹(anterior medial group)**은 앞대뇌동맥과 앞교통동맥으로부터 유래되었다. 앞쪽 관통질을 통한 분포는 앞시상아래 지역에 공급한다(즉, 시각교차앞구역과 시각교차위구역).
2. **뒤안쪽 그룹(posterior medial group)**은 뒤대뇌동맥과 뒤교통동맥으로부터 유래되었다. 분포는 뒤쪽 관통질을 통해서 일어난다. 부리쪽 그룹은 회색융기, 깔대기 줄기(infundibular stalk) 그리고 원근층에 공급한다. 깊은 가지들은 시상을 뚫고 들어간다. 꼬리쪽 그룹은 유두체, 시상아래, 그리고 시상과 중뇌의 가운데 부분에 공급한다.
3. **앞가쪽 그룹(anterior lateral group)**은 중간대뇌동맥으로부터 유래된 중간대뇌동맥과 **안쪽 줄무늬체동맥(medial striate artery)** 또는 **휴브너(Huebner)**의 **되돌이동맥(회동맥, recurrent artery)**에서 주로 유래된 **가쪽 줄무늬동맥(lateral striate arteries)**으로 이루어져 있다. 가쪽 줄무늬동맥은 꼬리핵, 조가비핵, 그리고 속섬유막의 뒤팔다리에 공급한다. 안쪽줄무늬동맥은 속섬유막의 앞팔다리와 바닥핵과 편도체의 인접한 요소에 공급한다.
4. **뒤가쪽 그룹(posterior lateral group)**은 뒤대뇌동맥으로부터 유래되었다. 시상의 꼬리쪽 부분에 분포한다(즉, 무릎체, 시상베게와 가쪽 핵들)

또한, **앞뒤쪽 융모동맥(anterior and posterior choroidal arteries)**은 주요 가지로 고려된다. 융모동맥은 속목동맥과 중간대뇌동맥으로부터 발생한다. 그리고 가쪽 뇌실의 맥락얼기(맥락총), 해마, 몇몇의 담창구, 그리고 속섬유막의 뒤팔다리의 부분을 공급한다. 뒤융모동맥은 뒤대뇌동맥으로부터 발생한다. 그리고 세 번째 뇌실의 맥락얼기와 시상의 뒷면을 공급한다.

25

뇌척수액
Cerebralspinal Fluid

뇌와 척수는 **뇌척수액(cerebrospinal fluid)**에 떠 있는데, 뇌척수액은 맑은 액체로 지주막아래공간, subarachnoid space)에서 뇌와 척수를 둘러싸고 있다. 또한, 뇌척수액은 네 가지의 뇌실의 내부를 채우고 있다. 성인에게서는 100~150ml 가량이 있다. 뇌척수액은 하루동안에 여러 차례 생산되고 흡수되는 과정을 반복한다. 뇌척수액은 약간의 단백질과 당질, 이온과 림프구(5/mm^{3}를 넘지 않는다)를 함유하고 있다. 이것은 혈장과는 다른데, 매우 작은 단백질을 함유하고 있고 혈장의 여과와도 달라서 여러 가지 이온(나트륨과 클로라이드)의 농도도 혈장과는 다르다.

합성과 순환(Formation and Circulation)

뇌척수액은 주로 뇌실안의 표피층을 둘러싸고 있는 **맥락얼기(맥락총, choroid plexuses)**에 의해서 만들어진다. 맥락얼기는 입방 또는 원주상피로 둘러싸여 있는 모세혈관 네트워크로 뇌실에 위치한다. 제 3, 4 뇌실의 지붕에는 작은 맥락얼기들이 있고 가쪽 뇌실의 각각의 바닥에는 두 개의 큰 맥락얼기가 있어서 뇌척수액을 생성한다(그림 25-1). 평균적으로 뇌척수액은 0.37ml/min정도 만들어진다. 뇌척수액은 압력이 일정하지 않고, 흡수에 대한 메카니즘에 손상이 발생하면 생산하지 않는다.

뇌척수액은 뇌실에서부터 지주막아래공간을 천천히 움직여서 경질막(경막)의 정맥굴을 지나 혈류를 따라 없어진다. 뇌척수액은 가쪽 뇌실을 벗어나서 **뇌실내공(몬로공)[interventricular foramina (foramina of Monro)]**을 지나 제3뇌실로 가서 좁은 **뇌수도관(cerebral aqueduct)**을 거쳐서 제4뇌실로 간다. 이것은 전체적으로 좁은 통로로 되어있다(그림 25-1). 제4뇌실의 3개의 열린 곳은 뇌척수액이 뇌실에서 지주막아래공간으로 빠져나갈 수 있도록 한다. 이것들은 제4뇌실의 가쪽 깊은 곳의 지붕에 있는 2개의 **가쪽 뇌실공(루시카 공)[lateral ventricular foramina (foramina of Luschka)]**과 제4뇌실의 지붕의 중간에 있는 하나의 **안쪽 뇌실공(마젠디공)[median ventricular foramina(foramina of Magendie)]**이다. 지주막아래공간은 지주막의 안쪽과 연막의 바깥쪽의 공간으로 뇌척수액이 지나가는 길을 제공하고 뇌실에서 생산을 하면 이 곳을 흡수를 하는 곳이다. 뇌척수액은 제4뇌실의 구멍에서 모여서 뇌와 척수 표면 전체를 덮는다. 뇌척수액이 모이는 지주막아래공간은 뇌표면이 머리뼈(두개골)에서 분리되는 장소로 특히, 뇌의 바닥부 주변이다. 이렇게 뇌척수액이 모이는 가장 큰 곳은 **수뇌숨뇌수조(cisterna magna)**로 소뇌의 하부 표면과 숨뇌(연수) 사이에 있다. 다른 수조들은-다리뇌(뇌교), 대뇌다리사이, 시각교차수조-뇌바닥과 두개강의 바닥

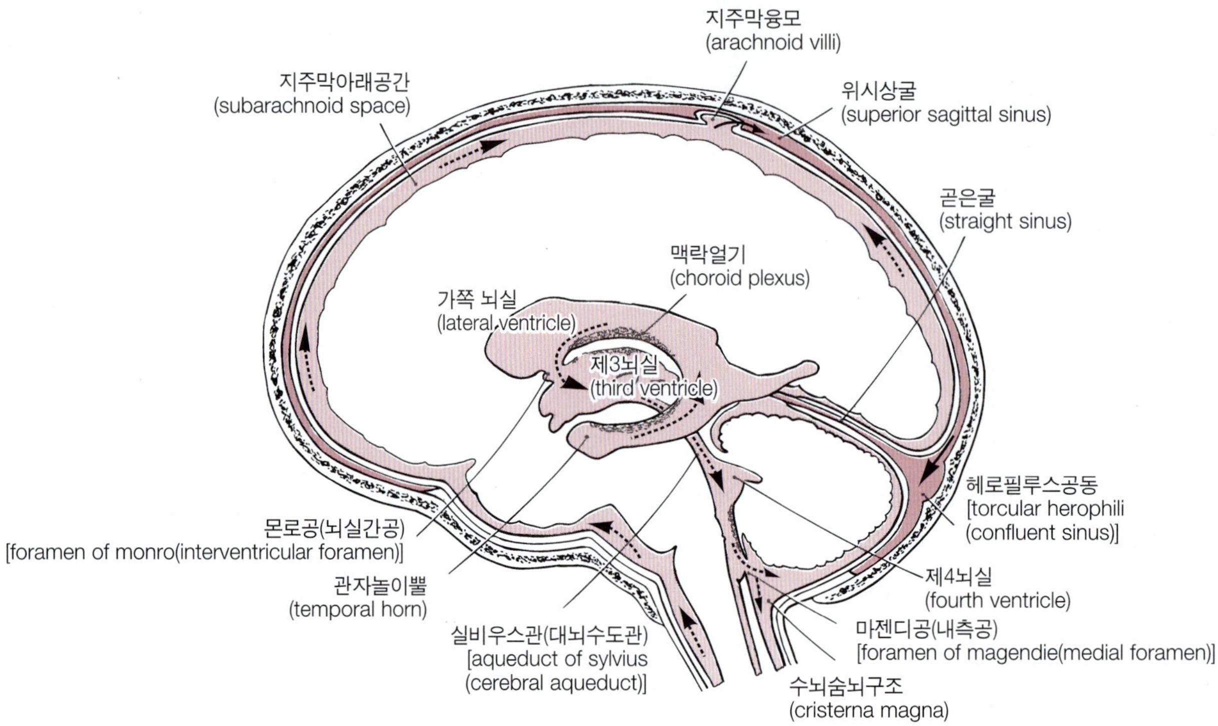

■ **그림 25-1.** 뇌척수액의 순환. 제4뇌실의 가쪽 깊은 곳에 있는 루시카의 형성은 나타나 있지 않다.

사이에 있다. 주위의 수조들은 중뇌의 뒤쪽과 가쪽에 있다.

뇌척수액은 척수 주위의 소매인 지주막아래공간이 확장된 관에 차 있다. 이 공간의 하부 경계는 가변적이다. 평균적으로 2번째 천추체에 위치하여 척수의 말단부 아래에 있다. 뇌척수의 작은 양만이 **척수지주막융모(spinal arachnoid villi)**에서 재흡수한다. 따라서, 척수의 지주막아래공간은 숨겨진 주머니의 효과를 보이고 자세의 변화에 따라 뇌척수액의 교환이 필요하고 대뇌반구 위로 뇌척수액이 움직이면 그 곳에서 재흡수가 일어난다.

뇌척수액은 척수와 뇌의 바닥부에서 천천히 위로 흘려서 위시상정맥동의 벽에 있는 **지주막융모(지주막과립)[arachnoid villi(pacchionian granulations)]**의 볼록한 부분까지 도달한다. 뇌척수액은 이러한 융모를 따라서 강내에 있는 정맥으로 들어간다. 지주막융모는 밸브와 같은 기능으로 뇌척수액이 지주막아래공간에서 정맥혈로 한 방향으로 흐르도록 한다. 뇌척수액의 구성성분은 뇌척수액과 같이 움직이는데 이를 **부피유동(bulk flow)**이라고 한다. 신생하는 뇌와 척수신경의 신경초에 있는 관 또한 뇌줄기와 척수를 싸고 있는 지주막아래공간에서 뇌척수액을 흡수한다. 연질막(연막, pia mater)의 정맥과 모세혈관 또한 벽의 여과를 통해 뇌척수액의 일부를 제거한다.

지주막아래공간은 혈관주변공간 또는 **피르호-로빈(Virchow-Robin)**으로 알려진 혈관주변까지 뻗어서 신경계의 물질을 확장한다. 모든 혈관은 지주막아래공간을 가로질러서 신경계로 들어가고 혈관을 둘러싸고 있는 지주의 소매로 옮긴다. 혈관이 뇌에 들어가면 조직에서 가까운 위치에 있는 지주를 덮고 연질막의 소매로 옮겨진다. 지주막아래공간의 뇌척수액은 혈관주변 공간으로부터 받는다. 이러한 혈관주변 공간에 있는 세포외액과 뇌척수액 사이에는 작은 용질이 퍼져있고 뇌실막 표면을 가로질러 뇌조직에서 지주막아래공간으로 대사산물을 이동한다. 중추신경계 내에서 연질막의 층과 지주: 그러므로 혈관주변 공간은 모세혈관들이 지속하지 않는다.

구성과 기능(Composition and Function)

모세혈관의 여과와 능동적인 상피성 분비의 구성은 뇌척수액의 합성을 이끈다. 뇌척수액은 혈장의 초여과와 비슷하다. 나트륨, 중탄산염, 칼슘과 글루코스의 함유량은 낮고 마그네슘과 염화물의 함유량은 높다. 뇌척수액의 pH는 혈액보다 낮다.

뇌척수액은 몇 가지 기능을 가지고 있다. 첫째, 신경계의 항상성을 유지한다. 뇌척수액의 성분은 뇌의 세포외액과 평형을 이루고 있어서 세포의 외부환경을 일정하게 유지한다. 둘째, 뇌척수액은 뇌에 부력을 작용하여 머리뼈에서의 뇌의 무게를 감소시키고, 기계적인 쿠션 역할을 하여 머리뼈로부터의 충격에서 뇌를 보호한다. 마지막으로, 뇌척수액은 혈액으로부터 원하지 않는 물질을 제거한다. 이것은 뇌는 림프관이 거의 없기 때문에 중요한 기능이다.

뇌혈관 장벽(Blood-Brain-Barrier)

뇌는 혈액으로부터 손쉽게 글루코스나 산소와 같은 물질을 흡수한다. 그러나 다른 물질을 흡수할 수 없다. 혈액으로부터의 분자의 통로벽은 뇌에서 **뇌혈관 장벽(blood-brain barrier)**이라고 알려져 있다. 이것은 생리적인 장벽으로 막 구성물의 복합체로 세포수송체계이다. 혈액과 뇌척수액에도 비슷한 장벽이 존재하는데 **혈액의 뇌척수액 장벽(blood cerebrospinal fluid barrier)**이라고 한다. **뇌혈관장벽**은 선택적인 체계를 제공한다. 뇌혈관관문은 뇌모세혈관의 기능적 특성과 용질의 생화학적 특성에 따라 제한과 운반을 위한 선택적인 메커니즘을 제공한다. 뇌혈관관문은 기본적으로 모세혈관내피에 위치하고 있다. 뇌모세혈관은 다음과 같은 특성이 있다. (1) 모세혈관 내피 사이의 **치밀한 간격(tight juncions)** (2) 소수의 포음소포 주머니 (3) 성상세포의 세포발이 모세혈관을 싸고 있다. (4) 특별히 많은 미토콘드리아(높은 수준의 산소대사를 위한 모세혈관)가 모세혈관 내피에 있다. 이러한 모습들은 뇌모세혈관을 특징적으로 만들고 다른 기관의 모세혈관 내피보다 분비막과 같은 기능을 하게 한다.

용매의 몇 가지 특성은 뇌혈관관문의 침투 능력에 영향을 준다. 이러한 특징은 CNS에 약물이 어떻게 작용하는지를 결정한다.

1. 작은 분자는 큰분자보다 CNS에 좀 더 빨리 들어간다.
2. 큰 단백질은 CNS에 들어갈 수 없다.
3. 정상적으로, 혈청 단백질은 CNS에 침투하지 못하고 튕겨나온다.
4. 높은 지질 용해성이 있는 물질은 지질용해성이 낮은 물질보다 CNS에 좀 더 빨리 들어간다.
5. 운반-중간 메커니즘은 글루코스와 일부 아미노산과 같은 외부 물질을 뇌로 운반한다. 이러한 운반계는 물질이 들어가고 나가는 것 양쪽에 영향을 준다.

삼투성막은 필요한 물질을 흡수하고 원하지 않는 물질을 배출하는 것으로 신경계의 항상성을 유지하는 메커니즘을 제공한다. 뇌혈관관문은 감염, 뇌졸중, 뇌종양, 간질, 외상과 같은 조건에서는 무너진다.

뇌부종(brain edema)은 물과 나트륨의 증가로 뇌 크기가 커지는 것을 말한다. 뇌부종은 세 가지로 나누어진다: 혈관성(vasogenic), 세포성(세포독성)과 사이성(interstitral). **혈관성 부종(vasogenic edema)**은 뇌모세혈관 외피세포의 투과성 증가로 혈장 단백질과 같은 큰 분자의 투과와 종양, 농양, 경색, 외상, 출혈의 발생이다. **세포성(세포독성) 부종(celluar edema)**은 아교세포, 신경세포와 모세혈관 내피세포를 포함하는 뇌의 세포 성분의 부종과 뇌의 외부공간의 축소이다. 세포성 부종은 저산소증, 당뇨성 케토애시도시스(ketoacidosis)와 요독증으로 발생한다. **사이성(물뇌증) 부종[interstitial (hydrocephalic) edema]**은 뇌척수액의 움직임으로 인해 뇌실주의 백색질의 수분과 나트륨 증가를 말한다.

압력(Pressure)

뇌척수액의 정상적인 통로에 대한 장애는 뇌실내의 뇌척수액의 축적의 원인이 되고 뇌두경부암의 증가를 이끌어낸다. 몇 일 또는 몇 주 동안의 압력이 증가되고 나면 시신경머리의 부종이 발생하며, 안과에서의 시신경 바닥부의 검사에 의해 발견할 수도 있다. 지주막아래공간에서의 높은 뇌척수액 압력은 시신경 주변을 둘러싸고 있는 경막의 소매에 있어서 망막혈관과 시신경에 압력을 준다. 이것으로 인하여 망막혈관은 확장되고 시신경머리(시신경원반)는 망막 수준보다 위부분의 앞쪽으로 확장된다. 이러한 상태는 **유두부종(papilledema)**이라고 한다. 유두부종은 몇 주나 몇 달 동안 지속되고 시신경섬유에 손상을 주어서 시각장애를 유발한다. 결국, 시신경원반은 정상적인 연분홍색 대신 백색으로 변한다.

유두부종의 가장 일반적인 원인은 **뇌종양(brain tumor)**이다. 뇌종양은 천막위 두개강에 있는 뇌실과는 떨어져 있고 가끔 종양이 커지거나 유두부종이 증가할 때까지 두개강내 압력이 증가하지 않는다. 뇌간과 소뇌의 종양은 크지 않더라도 종종 두개강내압의 증가의 원인이 된다.

반경석 천막소뇌는 뒤구멍의 지붕을 만들고 이 부분의 확장을 위한 작은 방을 제공한다. 그래서 이 부분의 종양은 종종 초기에 제4뇌실이나 중뇌수도관의 뇌척수액의 흐름을 방해하여 두개내압의 증가를 초래한다. 또한, 유두부종에서 뇌종양의 다른 기본적인 신호로 두개내압이 특히 높은 때인 이른 아침에 두통과 구토를 나타낸다. 두통은 경막과 두개내혈관의 신경종말의 신장으로 인한 것이다. 메스꺼움과 구토는 원인이 명확하지는 않으나 제4뇌실의 바닥에 있는 미주핵과 맨 아래 구역의 자극으로 인한 것이다. 증상은 아침에 일어났을 때 좋지 않고 앉거나 일어섰을 때 호전되는데 누워있을 때 수압이 증가되고 바로 섰을 때 감소하기 때문으로 추정한다.

두개내압이 증가하는 원인은 여러 가지인데, **수막염(meningitis)**(수막의 박테리아나 바이러스감염), **고혈압성뇌병증(hypertensive encephalopathy)**(조절되지 않은 심한 혈압), **정맥동혈전(venous sinus thrombosis)**(뇌의 큰 정맥동의 하나 또는 그 이상의 혈전)과 **약물중독(drug intoxications)**이 포함된다. **특발성 두개내 고혈압(양성 두개내 고혈압이나 거짓 농양뇌)**은 알려져 있지 않은 원인으로 인한 장애로 건강한 청소년기의 여자나 젊은 여성들에게 종종 나타나며 이들은 과체중이고 불규칙한 생리일 때가 많다. 이 상태는 치료하면 일반적으로 몇 주나 몇 달 후에 해결된다. 치료하지 않으면, 시력에 손상을 주어서 궁극적으로 시력소실이 온다.

물뇌증(hydrocephalus)은 뇌실체계내의 뇌척수액의 양의 증가와 관계가 있는데, 교통물뇌증과 비교통(폐쇄)물뇌증으로 나눌 수 있다. **비교통물뇌증(noncommunicating hydrocephalus)**은 뇌실과 지주막아래공간의 뇌척수액의 정상적인 흐름의 장애와 관련이 있다. 장애는 가장 일반적으로 몬로공, 실비우스관이나 제4뇌실의 유출구에서 발생한다. 많은 병리학적인 과정은 비교통물뇌증의 원인이 되는데, 발달학적인 비정상들, 뇌종양, 출혈과 감염이 해당된다. **교통물뇌증(communicating hydrocephalus)**에서 뇌척수액은 뇌실과 지주막아래공간 사이에서는 자유롭게 움직인다. 교통물뇌증은 지주막아래공간의 뇌척수액의 순환과 지주막융모에서의 뇌척수액의 재흡수의 혼란으로 발생한다. 지주막융모의 재흡수의 장애는 지주막밑 출혈 후에 볼 수 있고 이 상태는 길랑-바레(Guillain-Barré)(감염성 다발성 신경염)와 뇌질피복세포증(ependymomas)과 같은 종양으로 뇌척수액에 단백질이 아주 증가할 때도 나타난다. 두개봉합의 융합이 되지 않은 어린 아이들에서는 물뇌증은 일반적으로 두개골이 비대해지는 것의 원인이 된다. 물뇌증 어린이들은 정상 지능과 운동 발달에 문제를 가진다. 나이가 든 아이들과 어른은 봉합이 융합되어서 두개골이 커지지는 않는다. 그 결과 머리는 정상크기이나 두개내압은 상승한다. 물뇌증이 있는 경우는 무기력, 두통, 구토와 불안정한 보행이 나타난다.

정상압 물뇌증(normal-pressure hydrocephalus)을 가진 성인은 치매, 불안정한 보행, 실금의 세 가지 증상을 나타낸다. 이것은 교통성물뇌증의 종류로 지주막융모를 통한 뇌척수액의 재흡수의 정애로 인한 것이다. 어떤 경우에는 염증성 장애, 지주막밑출혈이나 뇌종양 이후에 발생하나, 대부분 그 원인이 명확하지 않다. 뇌척수액 압력은 장애의 초기에는 증가하나, 일상적 장애가 나타나기 시작할 때는 정상범위내에서 안정된다. 뇌척수액의 구성성분은 정상이라 CT나 MRI와 같은 영상에서는 뇌의 위축 없이 확장된 뇌실을 보여준다. 또한 영상은 뇌척수액이 비정상적으로 표피를 통과하는 확산을 보여줄 것인데, 주로 뇌실에 인접한 곳의 액체의 증가(부종)로 인한 뇌실주위 지역이다. 단락술(shunt)은 뇌실에서 복부의 복막으로 뇌척수액의 흐름의 방향을 바꾸어서 증상을 완화시킨다. 정상압 물뇌증의 진단은 임상적 모습의 확인과 영상을 통한 특징이 요구된다. 뿐만 아니라 뇌척수액의 30~50ml의 제거 후에 환자의 보행이 개선되는 증거도 필요하다. 전형적인 경우에서도 단락술이 환자의 상태를 항상 개선시키는 것은 아니다.

제7부

신경학적 증상이 있는 환자에 대한 접근
Approaches to Patients with Neurologic Systems

26

신경학적 장애에 대한 임상적 평가
Clinical Evaluation of Neurologic Disorders

의사는 신경학적 장애가 있는 환자를 평가할 때 다른 장애가 있는 환자에게 사용한 것과 유사한 접근법을 사용해야 한다. 이러한 평가는 병력청취, 이학적 검진, 감별진단에 필요한 질병의 분류, 실험실 평가(laboratory evaluation) 등이다. 다른 의학적 평가와 신경학적 평가가 다른 가장 큰 차이점은 신경학적 질환이 있는 부위를 결정해야 하는 것(**국소화, localization**)이다. 환자의 증상과 임상적인 증후와 관련있는 병리학적 과정을 국소화시키는 것은 치료사가 예리하게 감별진단을 하고 필요한 검사만 하도록 하는 데 도움이 된다. 전체적인 신경학적 평가는 질병에 대한 완벽한 병력, 이학적 검진, **신경학적 평가** 등이 필요하며, 그 다음 **포뮬레이션(formulation)**을 통해 병리학적 병소 부위, **병리학적인 진행의 종류**, **감별진단**을 한 다음 추가적인 평가를 위해 실험실에 의뢰를 하게 된다. 이러한 전과정이 끝난 이후에 의사는 명확한 **진단**을 내리게 되며, 그 다음 **치료** 계획을 수립하게 되고, **예후를 판정**하게 된다.

신경학적 병력에는 증상의 상세한 연대기적 특성, 환자의 증상과 관련있는 **병리학적인 과정의 종류** 등이 기록되어야 한다. 예를 들면, 신경학적 장애의 갑작스런 발병(예, 몸의 한쪽면의 마비)과 그 이후의 몇 주 혹은 몇 개월에 걸친 점진적인 개선과 허혈성 뇌졸중이나 출혈성 뇌졸중의 가능성 등이다. 시간이 지나도 개선되지 않고 증상(예, 팔다리 약화나 인지기능 장애)이 점점 더 악화된다면 뇌종양이나 알츠하이머병과 같은 신경퇴행성 질환과 같은 신생물 질환(neoplastic disease)일 가능성이 있다. 증상이 나타난 이후 개선되고, 간혹 재발된다면 다발성 경화증과 같은 탈수초성 질환일 가능성이 높다.

신경학적 검진은 질병이 발생한 부위에 대한 정보를 제공하게 된다. 예를 들면, 심한 언어장애(aphasia)가 있는 오른손잡이 환자가 오른쪽 반마비인 경우 병변이 발생한 국소부위는 브로카 영역과 함께 왼쪽 이마엽, 앞중심고랑의 백색질 손상을 의미한다. 언어상실증의 또 다른 종류는 행위상실증(apraxia)

이다. 인식불능증(agnosia) 역시 대뇌겉질 손상으로 흔히 나타나는 증상이다. 한쪽 뇌신경 손상은 뇌줄기의 한쪽면이 국소화되는 반대쪽 반마비가 흔하며, 손상된 뇌신경은 숨뇌(연수), 다리뇌(교뇌) 혹은 중간뇌에서 발생한 질환인지 결정하는 데 도움이 된다. 경직성 다리마비와 몸통의 특정 부위 아래쪽에 발생한 감각상실, 그리고 척수 수준은 운동과 감각상실 수준에 따라 구분할 수 있다.

병력, 이학적 검진, 신경학적 검진, 병변부위가 결정되면, 의사는 병변과 가장 관련이 있는 병리학적 진행과정의 목록을 포뮬레이션 한다; 즉, 해당 증상이 혈관 질환인지, 외상인지, 유전성 질환인지, 독소 감염인지, 신생물인지, 퇴행성 변화인지, 대사성 질환인지, 혹은 탈수초성 질환인지 결정한다. 그 다음 감별진단을 통해 해당 질환에 대한 짧은 리스트를 작성한다. 그 다음 의사는 진단과정을 완성하기 위해 실험실 평가를 선택적으로 실시한다. 대부분의 경우 위의 과정이 끝나면 진단이 명확해지며, 적절한 치료를 시작할 수 있다.

CT나 MRI같은 영상기술이 추가되기도 하기 때문에 의사는 환자의 병력이나 검진이 완성되기 전에 영상검사를 실시하기도 한다. 이것은 종종 잘못판독(misleading)하거나 잘못된 결론을 내리기도 하고, 필요없는 시간과 노력, 돈이 소요되기도 한다. 따라서 초기에 완벽한 병력과 검진이 필요하며, 그 다음 실험실 검사를 의뢰하기 전에 정확한 포뮬레이션이 되어야 한다. 이러한 과정을 통해 상당한 시간, 노력, 그리고 비용을 절감할 수 있다. 또한 수막염(meningitis)이나 뇌막염(encephalitis)과 같이 병의 진행이 빠르게 진행되는 경우 의사가 병력과 이학적 검진에 초점을 맞춰서 아무런 도움이 되지 않는 검사에 소요되는 시간낭비를 줄이면서 매우 빠르게 평가한 다음 치료를 할 수도 있다.

환자의 병력(Patient History)

신경학적 검사(Neurologic History)

주소(chief complaint). 환자의 이름, 나이, 성별, 직업, 그리고 주동수(handedness)를 기록한다. 환자가 직접 말하는, 즉 가능하다면 인용하기 좋아하는 주소를 기록하고, 불편함이 지속된 기간을 기록한다. 만약 환자가 주소를 설명하기 곤란하면 가족구성원이나, 보호자 혹은 친구를 통해 주소를 기록한다.

현재병력(present illness). 첫 번째 증상이 시작된 현재 질병의 연대기적 순서를 기록하고, 그 다음 증상이 시간이 경과할수록 어떻게 변하는지 기록한다. 종종 환자들은 해당 질환에 대해 다른 의사들의 견해에 대해 질문하기를 원하기도 하고, 이미 시행한 많은 검사에 대해 설명하기도 한다. 일반적으로 이러한 정보는 도움이 되지 않으며, 만약 필요할 경우에는 환자가 반복해서 말하는 이러한 말을 차단할 필요도 있으며, 증상이 시간이 지날수록 어떻게 변하는지에 대한 질문에 집중할 필요가 있다. 다음에 나오는 사항에 대해 특별히 질문을 한다.

- 기억력 혹은 성격의 변화
- 의식 장애
- 경련
- 두통
- 시각상실
- 복시
- 귀먹음
- 이명(귀에서 울림 또는 시끄러운 소리)
- 혼몽(환경 또는 환자의 움직임 감각)
- 오심과 구토
- 연하 장애(씹기 곤란)
- 언어 장애(발음하는 데 문제)
- 말하기 곤란함(이해 또는 말하는 데 어려움)
- 팔다리의 약화, 경직 혹은 마비

- 보행불능 및 낙상
- 떨림과 불수의적 움직임
- 통증 및 이상감각
- 감각상실 혹은 감각저하
- 방광조절 곤란

과거병력(Past Medical History)

현재 질병에 대해 완전히 물어본 후 환자의 과거 병력에 대해 물어본다. 아래 목록이 이와 관련된 주요한 내용들이다.

중요 질병(major illness). 이전 병력에 대해 질문하라: 질병이 시작된 나이, 치료, 해결유무, 어릴 적에 앓았던 질병, 그리고 머리(두부), 목(경추), 혹은 팔다리에 발생한 외상유무.

수술병력(surgery). 수술한 과거력에 대한 모든 것을 목록화하라. 시행한 나이와 결과 등.

알러지(allergies). 약물이나 정맥내 물질에 대한 알러지 반응, 음식, 꽃가루, 그리고 동물 등에 대한 알러지 반응을 기록하라. 알러지 반응에 따른 증상을 기록하라.

사용약물(medications). 현재 복용중인 모든 약의 양, 처방주기에 대해 기록하라.

온몸 관찰(system review). 중요한 기관(organ)의 문제에 대해 기록하라. 예를 들면, 머리, 귀, 눈, 코, 후두, 폐, 심장, 상부기도, 하부기도, 위장관, 여성인 경우 생리기능, 뼈와 관절의 문제, 피부 장애 등에 대해 기록하라.

출생과 발달단계(birth and developmental milestones). 만약 현재 불편함에 대한 평가가 적절히 이루어졌다면 태어날 때 순산이었는지, 난산이었는지 혹은 기구를 사용했는데, 아니면 절개술을 통해 태어났는지 물어보라. 머리를 언제 가누었는지(head up), 구르기는 언제 했는지, 언제 혼자 서고, 걷고, 말했는지 물어보라.

가족력(Family History)

환자의 부모들이 살아있다면, 만약 그렇다면, 가족들의 나이와 건강상태에 대해 물어보라. 만약 부모가 살아있지 않다면 죽은 날짜, 사망원인, 만성질환, 특히 신경학적 질환 유무에 대해 물어보라. 배우자에 관해서도 똑같은 질문을 하라. 해당되는 질문사항은 가족구성원, 같이 사는지 혹은 떨어져 사는지, 마비, 보행 혹은 움직임 장애, 경련, 혹은 치매 유무 등이 해당된다. 만약 첫 번째 친족(부모 혹은 배우자)이 환자의 질병과 유사한 질병을 앓고 있다면 가능한 한 질병에 대한 전체적인 병력을 기록하라. 또한 할머니와 할아버지, 삼촌, 숙모, 그리고 사촌들의 질병에 대해서도 유사한 질문을 하라. 환자의 아이들의 나이, 성별, 그리고 질환 등에 대해서 기록하라.

사회력(Social History)

교육(education). 교육기간, 학위 혹은 졸업에 대해 기록하라.

직업(occupation). 업무직책과 시간이 흐를수록 어디까지 승진이 가능한지 기록하라. 무거운 물체나 약물에 노출되는 정도에 대해서도 기록하라.

결혼유무(marriage). 환자의 현재 결혼상태 뿐만 아니라 결혼기간에 대해 기록하라.

성기능(sexual function). 원하는 성교정도, 주기, 그리고 만족도에 대해 질문하라. 남성인 경우 사정을 할 때 어려운 점, 조루 혹은 지루가 있는지 물어보라. 만약 남자 환자가 사정이 안된다고 하면 아침에 발기되는 주기에 대해 물어보라. 여성인 경우 성교 시 통증유무나 오르가즘을 느끼기 어려운 원인에 대해 물어보라.

습관(habits). 알콜, 카페인, 담배, 혹은 약물의 사용빈도에 대해 질문하라. 하루에 피우는 담배 개수와 담배를 피우는 횟수에 대해 기록하라. 알콜소비와 관련해서 얼마나 자주 마시는지, 좋아하는 술의 종류 등에 대해 물어보라.

생활상태(living situation). 특히 인지장애가 있는 노인인 경우 일상생활에서 가족들의 지도나 보조가 필요한지 기록하라.

이학적 검진(Physical Examination)

환자의 혈압, 맥박, 호흡수를 기록하라. 만약 한쪽 팔에서 미세한 고혈압이 있을 경우, 반대쪽 팔에도 혈압을 측정하라. 심장, 폐, 복부, 팔다리, 관절, 그리고 피부를 검진하고, 목동맥에서 이상음이 들리는지 확인하라.

신경학적 검진(Neurologic Examination)

신경학적 검사를 위해서 간단한 기구들이 사용되는데, 대개 펜, 종이, 읽는 것을 검사할 수 있는 신문의 한 단락, 시력 측정표, 검안경, 손전등, 고무망치, 안전핀, 128Hz와 256Hz 짜리 소리굽쇠, 설압자, 박하 등 냄새가 나는 것, 솜조각, 동전 등이 있다. 만약 환자의 병력이 미각이나 후각 장애라면 커피, 민트, 혹은 정향유(cloves)와 같은 냄새나는 물질을 이용할 수 있다. 고위인지기능검사를 위해 필요한 것은 연필이나 펜, 백지, 그리고 읽기검사에 필요한 신문사설이나 문장 등이다. 겉질감각 기능검사를 위해서는 두 개의 예리한 끝이 있고, 밀리미터 단위로 거리를 측정할 수 있게 분리되는 콤파스, 몇 개의 동전과 손톱, 나사, 볼트, 너트와 같은 몇 개의 작은 물체가 필요하다.

신경학적 검사는 다섯 부분으로 나뉜다: 신경학적 상태, 뇌신경, 운동계, 반사, 감각이다.

정신상태(Mental Status)

- **지남력(orientation).** 일, 월, 년 등을 포함해서 날짜와 환자가 있는 곳(병원이나 클리닉, 집 등)의 위치나 이름, 환자의 이름 등을 물어본다.
- **집중력과 의식상태(attention and states of consciousness).** 환자의 의식이 명료한지, 당신에게 집중하고 있는지, 혹은 당신의 질문에 적절히 답변을 하는지 관찰하라. 만약 환자가 의식이 명료하다면 의식수준을 설명할 때 사용하는 용어는 다음과 같다.

  1. 정상상태(의식이 명료하고, 집중가능하며, 반응이 가능한 단계)
  2. 혼돈상태(집중기간이 짧고, 적절한 명령을 수행하기 어렵고, 약간의 지남력 결핍이 있고, 기억장애가 있는 상태).
  3. 망상(지남력 결핍, 두려움, 주체할 수 없는 상태, 혹은 혼몽 상태)
  4. 혼미(stupor)(응답이 곤란하고, 격한 자극이나 반복적인 자극에 대해서만 각성을 보이는 상태)
  5. 혼수(coma)(무반응 상태)

- **기억력(memory).** 환자의 생일, 결혼기념일, 환자에게 개인적으로 중요한 날 등을 물음으로서 과거에 대한 기억을 검사한다. 최근 기억을 검사하기 위해서는 현재 병에 대한 기억, 입원기간, 지난 이틀 동안에 있었던 사건에 대해 물어본다. 숫자 기억 저장 능력을 검사하기 위해서는 환자에게 간단한 한 자리 숫자를 1초에 하나씩 일곱 개를 말해주고, 환자에게 그 숫자를 앞에서부터 뒤로, 뒤에서부터 앞으로 반복해보도록 한다. 대부분의 사람들은 7개의 숫자를 앞으로 기억할 수 있고, 뒤로는 5개 정도 기억할 수 있다. 간단한 문장을 환자에게 보여주고 환자로 하여금 반복하도록 한다. 범선, 농구공, 남

대문 등을 그린 그림을 환자에게 보여주고 5분 후에 이 세 물체를 생각해 보라고 한다. 환자에게 짧은 이야기를 들려주고, 그 이야기를 다시 회상해 보라고 한다.

- **계산력(calculations).** 100에서 7을 계속 뺀 값을 말하게 한다. 환자에게 1에서 20까지 말해보라하고, 반대로 20에서 1까지 말해보라고 한다. 3×16 등의 값을 물어본다. 200원을 예금한 후 연리 15%의 이율일 때 18개월 동안의 원금과 이자 합계를 물어본다.
- **일반적인 정보력에 대한 이해력(grasp of general information).** 대통령, 국무총리, 장관, 시장, 주지사 등의 이름을 물어본다. 한국에서 큰 도시 5개를 묻는다. 크리스마스 날짜나 개천절 등을 묻는다. 한국전쟁이 일어난 날짜 등을 묻는다.
- **속담과 비유 등에 대한 해석력(interpretation of proverbs and similarities).** "구르는 돌에는 이끼가 끼지 않는다", "천리길도 한 걸음부터" 등의 속담을 들려주고, 그 속담의 뜻을 말해보라고 할 때 정상인들은 속담의 뜻에 맞는 이론적인 설명을 하지만, 정신착란증이거나 정신지체환자는 자기 마음대로 해석을 한다. 사과와 복숭아, 자전거와 오토바이, 새와 비행기의 공통점을 환자에게 물어본다. 환자는 "사과와 복숭아는 과일이다"처럼 두 개의 의미가 함축된 대답을 해야 하지만, 만약 환자가 "사과와 복숭아는 둥글다"라고 대답한다면 환자가 치매가 걸린 것을 의심해 볼 수 있다.
- **통찰력과 판단력(insight and judgment).** 편지검사(letter test)와 불검사(fire test)를 한다. **편지검사**는 "길을 걸어가는 사람이 있는데, 길에 우표가 붙여져 있고, 주소가 쓰여 있고, 밀봉된 봉투가 떨어져 있다"라고 환자에게 얘기한다. 그리고는 환자에게 "이것으로 무엇을 해야 하나요?"라고 묻는다. 옳은 답은 우체통에 편지를 넣거나 우체부에게 편지를 전달한다는 것이다. 그리고 **불검사**에서는 "당신이 극장에 앉아서 영화를 보는데 갑자기 불이났다. 그러면 어떻게 해야 하나요?"라고 질문한다. 환자는 일어나서 천천히 걸어나가거나 "불이야"라고 소리지르지 않고 뛰어나가야 한다고 대답해야 한다. 통찰력과 판단력 검사에서 비정상적인 것은 인지장애로부터 온 것이다.
- **정서(affect).** 불안, 정신운동성 지체, 우울증, 감정적 반응의 불안정성을 관찰한다. 이런 증상의 발견은 알츠하이머병과 같은 퇴행성 질환, 다발성 경화증과 같은 탈수초 질환과 중풍 등에 의한 혈관성 질환을 가진 환자에게 특히 중요하다. 신경학적 진찰에 이상소견은 없는데, 여러가지 신체증상을 호소하는 환자에게도 정서장애를 의심한다.
- **특수검사(special test).** 고차원의 뇌기능에 장애가 있는 것이 의심되는 환자의 경우 아래 검사를 실시한다.

  1. **언어(language).** 환자가 자발적으로 말의 내용을 주의깊게 분석한다. 병력을 말할 때 환자의 말이 유창한지, 어눌한지를 판단하고, 발음 장애가 있는지 본다. 유창하지 않은 실어증은 자주 우성 대뇌반구의 앞 부분에 생긴 병변에 의하며, 반면에 유창성 실어증은 우성 대뇌반구 뒤쪽에 병변이 있을 때 나타난다. 실어증이 없이 생긴 구음장애는 대뇌겉질아래와 뇌줄기 또는 소뇌에 병변이 있을 때 발생한다.
  2. **이름대기(naming).** 환자에게 시계, 얼굴, 색깔, 가방 등 다양한 물건들에 대한 이름을 묻는다.
  3. **반복(repetition).** 짧은 문장을 반복하도록 한다.
  4. **이해(comprehension).** "눈을 감으세요",

"종이를 접어서 반으로 접고, 저에게 주세요" 등과 같은 명령을 이해하고 따라서 하는지 본다.

5. **읽기(reading).** 환자가 신문을 크게 읽고, 그 문단을 이해할 수 있는지를 검사한다. 쓰여진 문장을 이해하지 못하는 것은 우성 대뇌반구의 뒤쪽 부분에 생긴 병변에 의한다.
6. **쓰기(writing).** 환자에게 처음 문장을 쓰게 하거나 문장을 똑같이 베껴 쓰도록 한다. 정신이 또렷한 환자가 쓰기를 못한다면 보통 우성 대뇌반구의 뒤쪽에 병변이 있는 경우가 많다.
7. **구성능력(constructional ability).** 환자에게 입방체나 복잡한 그림을 베끼게 한다. 집이나 꽃을 그리게 한다. 정신이 맑은 상태인데도 예를 들면, 한쪽 부분 그림이 완전하지 못할 때처럼 구조적 구성 능력에 장애가 있고, 실어증이 없는 환자라면 반대편 열성 관자엽(측두엽)에 병변이 생긴 것을 의심할 수 있다.
8. **실행증(praxis).** 실행은 배워서 알고 있는 복잡한 운동을 수행하는 데 필요한 운동통합 능력을 말한다. 환자에게 "성냥불을 어떻게 부치는지 보여주세요", "칫솔을 어떻게 사용하는지 보여주세요"라고 말한다. 환자의 수행상태를 기록한다. 우성 대뇌반구에 병변이 있으면 실행증이 생길 수 있다.

뇌신경(Cranial Nerves)

- **I. 후각신경(olfactory nerve).** 레몬, 청향, 커피 냄새로 환자의 후각을 검사한다. 알코올이나 자극성이 강한 물질은 사용하지 않는다. 이런 물질들은 후각신경이 아닌 제5뇌신경을 자극한다. 대부분 병력에 의해 후각 장애가 의심될 때만 후각기능 검사를 한다.
- **II. 시신경(optic nerve).** 시력 측정표를 이용해서 시력을 검사한다. 시력은 교정렌즈가 있을 때와 없을 때 모두 검사한다. 시력은 시력측정표와 환자 사이의 거리인 20을 분자로 놓고, 읽을 수 있는 글자의 크기를 분모로 기록하는데, 예를 들면, 최고로 좋은 상태가 20/20, 아주 나쁜 상태는 20/200으로 나타낸다. 두 눈은 따로따로 검사한다. 시야를 검사하기 위해서는 네 부분으로 시야를 나누고 각각의 부분에 손가락을 움직여 검사한다. 시야에 물체 두 개를 동시에 보여주고 검사한다. 필요한 경우에는 주변시야기(perimetry)나 tangent screen을 이용해 검사한다. 검안경으로 망막을 검사한다.
- **III, IV, VI. 바깥눈근육(외안근) 조절 기능.** 동공을 검사하고, 동공이 동그란지, 크기는 정상인지, 양쪽 동공의 크기에 차이가 있는지 기록한다. 빛에 대한 반응과 근접 물체에 대한 반응을 검사한다. 사시를 확인한다. 자발성 안구진탕증을 확인한다. 눈꺼풀이 내려왔는지, 너무 치켜올라갔는지를 확인하고, 환자가 모든 방향으로 눈동자가 움직이는지 검사하여 바깥눈근육의 작동상태를 파악한다. 눈 수렴검사를 실시한다. 머리를 움직일 때의 눈운동을 관찰하고, caloric test를 한다.
- **V. 삼차신경(trigeminal nerve).** 환자에게 저항에 대항해서 턱을 벌렸다 닫았다 하게 한다. 환자에게 입을 가볍게 벌리라고 한 뒤 턱끝을 살짝 쳐서 턱반사(jaw jerk reflex) 검사를 한다. 정상이라면 턱이 닫히는 반사를 보일 것이다. 이 턱 반사를 척수가 중재하는 근육신장 반사와 비교해야 한다. 얼굴의 감각은 핀이나 차가운 물체를 가볍게 얼굴에 갖다 대서 검사한다. 각막 반사(coneal reflex)는 작은 솜 조각을 이용해서 검사한다.
- **VII. 얼굴신경(안면신경, facial nerve).** 가만히 있을 때 양쪽 얼굴이 대칭인지 확인하고, 의식적으로 얼굴 근육을 수축하라고 시켜서 얼굴

의 움직임을 관찰한다.

- **VIII. 청각 안뜰신경(auditory & vestibular nerve).** 양쪽 귀 각각에 어떤 숫자를 속삭이고, 환자에게 들은 숫자를 말하게 한다. 린네검사와 베버검사는 15장에 기술된 것과 같이 수행한다. 필요한 경우 바깥귀길(외이도)을 차가운 물로 씻어내면서 안구진탕이 생기는지 확인한다. 이 검사를 수행하기 전에 고막이 정상인지 확인해야 한다.
- **IX, X. 혀인두신경(설인신경)과 미주신경(glossopharyngeal and vagus nerve).** 환자에게 "아"라고 말하라고 한 뒤, 혀를 아래로 누르고 불을 비춰서 입천장을 본다. 미주신경의 운동기능 검사를 위해서 발성을 할 때 입천장이 비대칭적으로 올라가는지를 확인한다. IX번 감각신경과 X번 운동신경을 검사하기 위해 양쪽에서 구역질 반사를 검사한다.
- **XI. 더부신경(accessory nerve).** 목빗근(흉쇄유돌근, sternomastoid)과 등세모근(승모근, trapezius)의 수축력 검사를 한다. 머리를 왼쪽과 오른쪽으로 돌리게 할 때 저항을 주어 근육의 힘을 검사한다. 왼쪽으로 머리를 돌리는 것은 오른쪽 목빗근 수축 검사이다. 등세모근의 수축력을 검사하기 위해서는 어깨를 위로 올려보라고 한다.
- **XII. 혀밑신경(설하신경, hypoglossal nerve).** 혀를 앞으로 내밀고 혀를 빨리 양쪽으로 왔다 갔다 움직이게 해서 검사한다. 구음 장애(dysarthria)를 검사한다. 만약 환자가 구음 장애가 있을 경우 이완성인지, 저운동성인지, 마비성 혹은 실조성인지 판단한다.

운동계(Motor System)

자세(posture). 안정상태에서 앉은 자세와 선자세에서 환자의 자세를 검사한다. 견관절과 고관절 높이의 비대칭, 머리의 변위상태, 그리고 떨림(진전)이나 경련 유무를 평가한다. 환자에게 손가락을 벌려서 쭉 펴고 팔을 뻗은 다음 손바닥을 위로하고, 눈을 감게 한다; 그 다음 팔을 엎침(회내, pronation)시켜서 아래를 보게 한다. 이 때 팔다리의 약화가 나타나면 부전마비의 초기증상이다.

위치와 보행(station and gait). 팔을 교차시킨 상태에서 의자에서 일어나는 능력을 검사한다. 환자가 스스로 일어선 다음 뒤쪽으로 당길 수 있는지 자세 안정성을 평가한다. 이 상태가 가능하기 위해서 환자 뒤에 선 다음 환자를 뒤로 당겨서 환자가 낙상에 대처할 수 있는지 평가한다. 파킨슨병이 있는 환자는 발을 뒤로 이동시키지 못해 낙상을 일으킨다. 환자에게 일어서게 한 다음 양 발을 모으고, 눈을 뜬 상태에서 환자가 안정적으로 설 수 있는지 평가한다. 환자가 안정적이라면 환자에게 눈을 감으라고 한다. 그 다음 환자가 쓰러지는지 평가한다. 이 검사를 할 때는 환자 곁에 서서 환자가 쓰러지는 것을 예방해야 한다. 휴식 시에는 안정상태를 유지하지만, 눈을 감았을 때 쓰러진다면 롬버그 양성반응이라고 한다. 다리의 위치감각(position sense)이 손상되었는지 평가할 때 사용한 이 검사법은 운동계의 비정상 유무를 평가할 때도 사용하며, 운동실조증이 있거나 파킨슨 증후군이 있을 때 양성반응을 보인다. 환자에게 긴 복도를 걸어서 내려가게 한 다음 발뒤꿈치, 발가락, 마지막으로 한쪽 발은 발가락으로 걷고, 다른 발은 발뒤꿈치로 걸어서 내려가도록 한다. 지지면을 넓게 해서 걷는지(발을 비정상적으로 많이 벌리는지), 보폭의 크기와 방향이 불규칙적인지(실조보행), 팔의 움직임이 비대칭인지, 자세가 구부정한지, 회전 시 동작이 느리거나 불안정한지, 몸을 돌릴 때 머리만 돌아가는지, 발뒤꿈치 보행시, 발가락 보행 시, 혹은 교차보행 시(tandem) 불안정한지 관찰하라.

근력(strength). 목, 팔, 그리고 다리의 굽힘(굴곡), 폄(신전), 모음(내전), 그리고 벌림(외전) 시 주요 관절이 움직이는 힘을 검사하라. 근력은 다음과 같이 0점에서 5점까지 기록한다: 0점, 수축이 나타나지 않음; 1점, 움직임 시 약간의 수축이 있음; 2점, 움직임 시 수축은 충분하지만 중력을 극복할 정도는 아님; 3점, 중력에 대항해서 약한 수축이 가능함; 4점, 우수(fair)하지만, 완전근력은 아님; 5점, 완전한 근수축이 가능함. 근육의 직경(bulk)을 기록하고, 위축과 섬유성연축(fasciculation) 유무를 기록하라.

팔다리에 대해 수동 움직임 시 발생하는 저항(resistance to passive manipulation of the limb ("tone"). 환자는 가능한 한 최대로 이완하게 한 다음 손목, 팔꿈치, 어깨관절(견관절), 엉덩관절(고관절), 무릎관절(슬관절), 그리고 발목관절(족관절)에 대해 수동 움직임에 대한 저항력을 테스트 한다. **경직(spasticity)**은 "접칼 반사(clasp-knife)" 현상이 나타나는데, 이것은 검사자가 관절을 움직일 때, 관절이 움직이지 않다가 갑자기 저항이 사라지는 현상을 말한다. 경직은 만성적인 위운동신경원 증후군이며, 일반적으로 과반사증(hyperreflexia)과 발바닥폄근반응(신전근족저반응)이 결합해서 나타난다. 강직(rigidity)은 세 가지 형태로 나타나며, 팔다리의 수동적인 움직임 시 저항이 증가하는 것이다. **톱니바퀴형 강직(cogwheel rigidity)**은 검사자가 팔다리를 수동적으로 굽힘 혹은 폄시킬 때 관절이 움직이지 않는 현상(catch)과 힘이 빠지는 현상(release)이 연속적으로 나타나는 것을 느낄 수 있으며, 특히 손목관절(수근관절)에서 흔히 발생하고, 일반적으로 파킨슨병이나 파킨슨 증후군이 있는 환자에게 주로 발견된다. **가소성 강직(plastic rigidity)**은 수동적으로 팔다리를 움직일 때 검사자가 부드러우면서 지속적인 저항을 느끼게 된다. 이것은 일반적으로 파킨슨병이나 파킨슨 증후군이 있는 환자의 하지에서 주로 나타난다. **이긴장성 강직(dystonic rigidity)**은 움직임이 계속될 때 수동적인 움직임에 대해 저항이 증가한 다음 힘이 빠지고 팔다리는 빠르게 안정 시 자세로 되돌아가는 것을 말한다. 이긴장성 강직은 일반적으로 뇌성마비나 이긴장성 근기형(dystonia musculorum deformans)과 같이 상대적으로 고정된 팔다리에서 나타난다. **저긴장증(hypotonia)**은 도수저항에 대해 저항감이 감소하는 것을 말하며, 일반적으로 운동신경원, 말초신경, 소뇌질환이 있는 경우에 주로 나타난다.

협응(coordination). 환자에게 두 번째 손가락으로 코를 만지게 한 후 환자의 팔길이 만큼 떨어진 검사자의 손을 잡아보라고 한다. 환자에게 발뒤꿈치로 달리게 한 후 다리를 공중으로 들어올리는 동작을 반복하게 한다. 검사 속도를 빠르게 하여 교대운동이 일어나는지 검사하기 위해 환자에게 한 손을 엎침(회내, pronation)과 뒤침(회외, supination)을 반복하게 하고, 반대쪽 손바닥을 터치하게 한다. 이러한 동작이 리드미컬하게 진행되는지 확인한다. 환자에게 발뒤꿈치로 걷게 한 다음 발가락으로 걸어보라고 한다.

불수의적인 움직임(involuntary movement). 떨림(진전, tremor)과 같은 불수의적인 움직임이 있는지 관찰하라. **파킨슨 떨림(파킨슨 진전, Parkinson tremor)**은 4~5Hz 정도로 손가락과 손목, 혹은 발에 굽힘-폄 움직임이 나타나는 현상을 말한다. 떨림은 안정 시 주로 나타나며, 움직임 시에는 감소하거나 멈춘다. **본태성 떨림(본태성 진전, essential or familial tremor)** 역시 원위분절에 영향을 미치지만, 안정 시는 나타나지 않으며, 오히려 고정된(sustained) 자세(즉, 팔과 손가락이 펴된 상태)나 혹은 글쓰기와 같이 능동적인 움직임 시에 주로 나타난다. 본태성 떨림은 주로 손가락에서 나타나지만, 경우에 따라서는 손목관절을 굽힘 혹은 폄시킬 때 발생하며, 손가락을 벌림(외전) 혹은 모음(내전)시킬 때도 발생한다. 본태성 떨림은 주로 머리가 굽힘폄을 반복하는 불수의적인 동작으로 주로 나타난다.

완전 휴식상태에서 본태성 떨림이 있는 환자는 불수의적인 움직임은 나타나지 않으며, 반대로 파킨슨증 환자는 규칙적으로 안정 시에 떨림이 나타난다. **소뇌성 떨림(cerebellar tremor)**은 오직 움직일 때만 나타나며, 근위분절이 옆으로 움직이는 떨림이 나타나며, 주로 발뒤꿈치-무릎-정강이 혹은 손가락-코-손가락 검사 시 볼 수 있다. **무정위운동(athetosis)**은 팔다리가 불수의적으로 느리게 움직이는 것을 말하며, 주로 뇌성마비 아동에게서 주로 발생한다. **무도병(chorea)**은 팔다리에서 팔다리로 움직이거나, 머리가 옆으로 움직이거나, 얼굴의 움직임이 없거나 손의 움직임이 "피아노를 치는 사람"과 같이 빠르게 움직임이 나타나는 것을 말한다. **편무도병(Hemi-balismus)**은 몸의 한쪽으로 팔과 다리가 빠르게 flinging movement가 나타나는 것을 말한다. **간대성 근경력(myoclonus)**은 팔다리분절이 번개같은 움직임(lightning-like movement)이 발생하는 것을 말한다.

반사(Reflexes)

V~VI번 목신경(경추신경) 반사궁의 지배를 받는 위팔두갈래근(상완이두근) 반사, VII번 목신경의 지배를 받는 삼두근 반사, V~VI번 목신경의 지배를 받는 위팔노근(상완요골근) 반사, III번 허리신경(요추신경)의 지배를 받는 무릎힘줄(슬개건) 반사, I번 엉치신경(천추신경)의 지배를 받는 발목반사 등 근육신장 반사를 검사한다. 복부반사, 고환올림근(고환거근) 반사, 항문반사를 검사한다. 바깥쪽 발바닥을 따라 열쇠같이 끝이 무딘 물체로 아래에서 위쪽으로 긁을 때 일어나는 반응을 검사한다. **발바닥폄반사(족저신전반사, extensor plantar response) (Babinski's sign)**는 엄지발가락이 뒤쪽으로 굽힘되는 것이고, 발바닥굽힘반응은 엄지발가락이 발바닥쪽으로 굽힘되는 것이다.

감각(Sensation)

환자가 불편을 호소하는 부위의 감각과 반대편 정상인 신체부위의 감각을 비교한다. 몸체의 오른쪽, 왼쪽과 팔다리의 먼쪽부(원위부)와 몸쪽부(근위부)를 비교한다. 몸과 함께 얼굴도 비교하고, 몸통의 위쪽과 아래쪽의 감각도 살펴본다. 환자를 핀으로 찔렀을 때 반응도 검사하는데, 이 때 환자마다 새 핀을 사용해야 한다. 솜 조각으로 가볍게 스치는 감각도 검사한다. 뼈가 돌출된 부위에 128Hz의 소리굽쇠를 갖다대서 진동감각을 검사한다. 환자의 눈을 감게 하고, 진찰자가 먼쪽부 관절을 붙잡고 움직이면서 혼자가 관절이 움직인 방향을 맞추는지를 보아 자세감각을 검사한다. 찬 물과 더운 물이 담긴 주머니를 이용해서 온도감각도 검사한다. 진동시키지 않은 소리굽쇠를 이용해서 차가움에 대한 감각을 검사한다. 필요하다면 손가락에 1mm 정도 떨어진 두 개의 뭉툭한 자극을 구분해내는지를 보아 자극 구분 능력을 검사한다. 눈을 감은 채 손바닥에 놓인 동전의 크기를 알아내는 입체감각 검사를 하고, **롬버그 징후(Romberg sign)**는 환자에게 눈을 감은 채 양다리를 붙이고 서 있게 했을 때 넘어지려고 하는 것인데, 척수의 뒤기둥이나 말초신경 기능에 장애가 있을 때 나타나며, 눈을 감으면 넘어질 때를 양성반응이라고 한다.

27

신경학적 진단검사
Neurologic Diagnostic Tests

1970년대 이래 신경학과 신경외과학의 발전은 신경과학, 약리학, 생화학, 그리고 분자생물학의 급진적인 발전에 힘입어 현재는 임상신경학으로 변화되고 있다. 예전에는 진단에 주로 초점을 맞추었으나 신경학의 급진적인 발전으로 인해 현재는 임상적인 치료에 초점이 맞추어져 있다. 예전에는 단지 진단만 내리고 추적조사만 할 수 있었던 수많은 질병을 치료할 수 있는 약물도 많다. 좋은 효과를 보이는 질환들 중에 간질, 파킨슨병, 뇌졸중, 다발성 경화증, 특정한 말초신경병증, 중증성 근무력증, 수면 장애, 그리고 편두통 등이다. 최근 몇 년간 진행된 알츠하이머병에 대한 빠른 연구 속도로 인해 사망에 이르게 하는 이런 질병을 예방하고, 정지시킬 수 있는 효과적인 치료접근법들이 임상적으로 진행되고 있는 중이다.

의학의 또 다른 분야인 신경학에서 진단의 주요단계는 치료전에 처방이 내려져야 한다는 것이다. 26장에서 언급했듯이 정확한 진단을 내리기 위해 가장 중요한 것은 병력, 이학적 검진, 신경학적 검진, 그리고 병변의 위치결정, 병리학적 진행유형, 감별진단 등이다. 이러한 점에서 실험실에서 이루어지는 특수검사 또한 진단을 확진하는 데 사용될 수 있다. 이 장은 이러한 검사법들에 대한 요약이다.

뇌척수액 분석
(Cerebrospinal Fluid Analysis)

뇌척수액의 구성요소가 비정상으로 나타나는 경우는 지주막아래 출혈, 말초신경병증, 뇌종양, 중풍, 다발성경화증, 신경매독, 뇌막염, 뇌염 등이다. 검사를 위한 뇌척수액 표본은 L3-L4, L4-L5 또는 L5-S1 척추 사이에 긴 바늘을 찔러서 **허리뚫기(요추천자, lumbar puncture)**를 하여 얻는다. 척수는 L2에서 끝나기 때문에 이 부위에 바늘을 찔러도 척수는 손상을 입지 않는다. 그러나 이 부분에 존재하는 마미총(말총, cauda equina)의 신경근에는 손상을 줄 수 있다. 편안하게 옆으로 누운 자세에서 측정한 척수압은 200mmH_2O를 초과하지 않아야 한다. 바늘에 연결된 압력계에 수액의 작은 진동이 일어나는데, 이것은 대뇌동맥의 압력이 변하기 때문에 생긴다. 이 맥동(pulsations)은 뇌척수액의 흐름에 막힘이 없다는 것을 의미한다.

두개강 속에 종괴가 있을 때 특히 대뇌반구를 한쪽으로 밀어붙이는 큰 종양이나 후와에 있는 종양 때문에 두 개강 내압이 상승되는 경우에 허리뚫기를 하는 것은 매우 위험하다. 이 상태에서 허리뚫기를 해서 압력이 낮아지면 뇌의 탈출이 촉진될 수 있기 때문이다. 소뇌천막을 통해 관자엽(측두엽)의 안쪽이 탈출되면 중뇌를 압박해서 대뇌제거경직(제뇌경직)과 함께 혼수상태에 빠지게 한다. 큰뒤통수구멍

(대후두공)을 통한 소뇌편도의 탈출은 숨뇌(연수)를 압박해서 심장이나 호흡조절 중추에 손상을 줄 수 있고, 사망에 이르게 할 수 있다. 종양이 척수관을 완전히 막았을 때 허리뚫기를 하면 뇌척수액압이 급격히 변해서 척수기능 장애를 일으킬 수 있기 때문에 위험하다.

뇌수조뚫기(수조천자, cisternal puncture)나 **가쪽 목뚫기(경추천자, lateral cervical puncture)**로도 뇌척수액을 얻을 수 있다. 뇌수조뚫기는 환추후두막(atlantooccipital membrane)을 통해 머리뼈(두개골) 바닥부위에서 대조(cisterna magna)로 바늘을 찔러 넣어서 이루어진다. 이때 어떤 신경계 구조물도 건드리지 않지만 바늘을 너무 깊이 찌르면 숨뇌를 손상시킬 수 있다. 가쪽 목뚫기는 방사선 투시기를 보면서 1~2번 목신경 사이에서 시행한다. 이 검사는 적절한 훈련이 되어야 수행할 수 있다.

네 개의 분리된 튜브에 뇌척수액을 모은 다음 의사는 색깔을 판정한다. 정상은 맑고, 무색이지만, 출혈이 있으면 노란색(xanthochromic)으로 변한다. 색깔은 뇌척수액이 황색인지 판단하기 위해 다시 검사를 해야한다. 만약 여전히 황색이라면 환자는 지주막아래 부위에 출혈가능성이 있다. 뇌척수액은 관에 번호를 매겨서 세포성분(cellular content), 즉 백혈구와 적혈구, 당과 단백질 포화도 등을 분석할 수도 있다. 혈당수치는 뇌척수액의 당수치와 비교하기 위해 척수손상 당시에 채취한다. 임상적인 병력과 검진결과 뇌막염(meningitis)이라면, 그람염색법(gram stain)과 세균배양을 수행해야 한다. 결핵균과 진균배양을 위해서도 뇌척수액을 평가한다.

만약 임상적인 병력이 다발성 경화증이라면 면역글로불린 G, Oligoclonal band, 수초염기성 단백질(Myelin basic protein)을 채취하는 것이 도움이 된다. 핼액검사는 뇌척수액 연구와 Oligoclonal band 검사를 위해 필요하다. 만약 임상적인 병력이 신생물질환, 특히 암종 수막염(carcinomatous meningitis)이라면 뇌척수액은 원심분리해야하고, spundown 세포는 현미경을 통해 검사해야한다.

뇌파와 유발전위 검사(Electroencephalography and Evoked-potential Studies)

두피 표면에서 **전기적 활동을 기록(electroencephalography; EEG)**함으로서 간접적으로 뇌의 활동을 조사할 수 있다. 이 검사는 간질, 혼수, 기타 다른 의식 장애가 있는 환자를 평가하는 데 매우 중요하다. 또한 신경외과 수술을 하는 동안에는 대뇌겉질 표면(**electrocorticography**)으로부터 직접 뇌의 활동을 기록할 수 있다. 신경원의 집단에서 일어나는 전기적 활동은 체적 전도라는 현상때문에 멀리 떨어진 곳에서도 조사할 수 있다. **체적 전도(volume conduction)**는 세포밖 공간을 통한 전류의 흐름이다. 신경내 전압이 변하면 세포외액에 전류가 흐르게 된다. 비록 이 액의 저항이 낮기는 하지만 저항에 역행하여 흐르는 전류는 전위변화를 일으키기에 충분하다.

임상 뇌파 기록은 한쪽이나 양쪽 귀의 기준전극과 머리 표면의 여러 곳에 붙인 활동전극을 이용한다. EEG는 인접한 활동 전극 사이의 전위차이나 각각의 활동전극과 기준전극 사이의 전위차이를 기록한다. 활동전위가 신경세포에 의해 생기는 신호 중 가장 큰 것이지만, 이 활동전위가 여러 신경세포에서 동시에 일어나지 않기 때문에 실제적으로 활동전위가 EEG 전위형성에는 거의 기여하지 못한다. 뇌파검사에서 나타나는 대부분의 활성은 동시에 활성화된 대뇌겉질의 추체세포들의 연접후 전위가 합쳐져서 생긴 세포바깥의 전류흐름이 기록된 것이다.

전위의 주파수(frequency)는 두피 표면으로부터 1초마다 1~50 주기(cycle)로 다양하게 기록되고, 진폭도 300μV까지 기록된다. EEG 전압의 주파수의 특성은 매우 다양하지만, 몇몇 종류의 주파수가 자주 관찰된다. **알파**(8~13 Hz)는 마루엽(두정엽)-뒤통수엽(후두엽) 부위에서 가장 잘 기록되고, 깨어있는 상태에서 휴식을 취할 때 가장 두드러지게 나타난다. **베타**(14~30Hz)는 보통 이마엽(전두엽)에서 나타난다. **쎄타**(4~7Hz)와 **델타**(0.5~ 4Hz)는 어른에서 수면을 취할 때 나타난다.

유발전위(evoked potentials)는 감각 기관이나 감각경로에 가해진 자극에 대한 전기적 활동의 변화에 의해 생긴다. 유발전위는 유발하는 자극에 따라 특이성을 가지며, 자극이 가해진 후 일정한 시간이 경과하면 발생한다. 유발전위는 EEG를 기록할 때 사용되는 것과 비슷한 전극과 증폭기를 이용해 두피에서 기록하는데 전류의 크기가 너무 작아서 EEG 기계로는 검사할 수 없다. 수백 번의 자극에 대한 반응의 평균이 유발전위로 나타난다. 임상적으로 사용되는 유발전위 가운데 **시각유발전위(visual evoked potentials)**는 색이 교차되는 바둑판 무늬를 환자의 시야에 비춰서 유발한다. **뇌간청각유발전위(brainstem auditory evoked potentials)**는 딱딱 거리는 소리를 사용하여 유발하며, **몸감각유발전위(체성감각유발전위, somatosensory evoked potentials)**는 팔다리에 약한 전기적 자극을 가할 때 나타난다. 이 유발전위들은 해당되는 자극의 전도경로와 관련된 정보를 제공한다. 예를 들면, 다발성 경화증을 가진 환자는 시신경과 관련된 시각체계에 병변이 생기는 경향이 있다. 이 때 임상적 검사로는 찾아낼 수 없는 병변도 시각유발전위를 통해서 발견할 수 있다.

다수면검사(polysomnography)로는 수면을 취하는 동안에 EEG, 눈움직임, 호흡, 심박수, 근육활동 등을 측정할 수 있다. 이 검사는 수면발작, 수면 중 무호흡 등의 수면 장애 진단에 사용된다.

신경전도검사, 근전도, 근육 및 신경생검(Nerve Conduction Studies, Electromyography, and Muscle and Nerve Biopsy)

신경전도 검사(nerve donduction studies)와 **근전도 검사(electromyography)**는 말초신경과 근육의 기능을 평가하기 위한 임상적 진찰의 한 방법으로서 두 검사를 함께 시행하는 경우가 많다. **신경전도 검사**는 말초신경이 지나가는 피부 표면에 전극을 붙이고 자극을 가한 다음 그 신경의 다른 부분이나 그 신경이 지배하는 근육에 생기는 전기적 활동을 기록한다. 신경전도 검사는 말초신경의 전도 속도와 근육에서 유발된 반응의 크기를 분석한다. 전도 속도는 보통 탈수초화 신경병(축삭은 보존되지만, 수초는 손상을 입는 말초신경 질환)의 경우는 정상보다 느리고, 축삭신경 장애(수초는 정상인데, 축삭이 손상을 입는 말초신경 질환)의 경우에는 정상으로 나타난다.

근전도 검사는 바늘로 된 전극을 근육에 삽입하여 얻어지는 전기적 활동을 증폭시켜 역전류 검출관에 나타낸다. 근육 활성을 휴식 시와 수축기 동안에 평가한다. 정상적인 근육은 휴식 시에 활동성을 보이지 않는다. 탈신경화된 근육의 경우 **섬유성 연축(fibrillations)**과 **속상수축(fasciculations)**같은 활성이 휴식 시에 나타난다. 섬유성 연축은 한 개의 근육섬유에서 나오는 활동전위로 아마도 탈신경화에 따른 근육수용체의 과민성 때문에 생기는 것으로 추정된다. 속상수축은 운동단위 전체에서 생기는 활동전위로 생각된다. 속상수축은 근위축성 측색 경화증과 같은 앞뿔(전각)세포 질환 때 생긴다. 근육수축을 증가시키는 동안 점점 더 많은 운동단위가 수축에 참여한다. 오래된 탈신경 상태의 근육에서는 운동단위가 오래 지속되고, 그 크기도 커지는데, 이것은 아마 신경재지배에 의해 한 개의 신경섬유가 지배하는 근육섬유의 숫자가 증가하기 때문으로 생각된다. 근육에서 생긴 질병에서는 운동단위 활동이 비정상적으로 짧고 크기가 작으며 힘을 주면 운동단위수도 비례해서 증가된다.

근육병이 의심되는 환자에서는 **근육생검(biopsy)**을 할 수 있다. 조직은 일반적인 염색과 조직화학적 염색으로 검사할 수 있다. 말초신경병 환자에서는 비복신경 생검이 진단에 도움을 줄 수 있다.

해부학적 영상검사
(Anatomic Imaging Studies)

일반적인 머리뼈(두개골, skull) X-ray 검사는 머리뼈에 대해서는 유용한 정보를 제공하지만, 머리뼈 속에 대한 정보는 거의 제공하지 못한다. X-ray는 주로 임상적으로 머리뼈 골절을 발견하는 데 이용된다. 척추 방사선 촬영은 골절, 탈구, 선천성 기형, 뼈종양을 포함한 척추와 관련된 다양한 질병을 진단하는 데 사용된다. 그러나 이것도 역시 척수에 대한 정보는 거의 제공하지 못한다.

X-ray 컴퓨터 단층촬영(computed tomography; CT)은 뇌와 척수에 대한 진단에 중요한 정보를 제공한다. CT는 X-ray가 여러 각도로 뇌를 통해 지나갈 때, 각 부위에서 X-ray 투과도가 감소하는 것을 컴퓨터로 계산한다. 몸의 장축에 수직방향으로 0.5~1.0cm 간격으로 뇌의 가로단면층을 보여준다. CT는 머리뼈 기형뿐만아니라, 지주막아래와 뇌속에 생긴 출혈, 중풍, 뇌수종과 뇌위축을 포함한 다양한 질병을 진단하는 데 사용된다. CT는 요오드화된 약품을 정맥내로 주입한 후 수행하기도 한다. 혈뇌장벽이 파괴된 부분에서는 조영제가 뇌속으로 들어가서 영상이 하얗게 나타난다. 그래서 조영제 주입은 종양의 발견과 감염상태를 발견하는 CT의 민감도를 향상시킨다.

자기공명 단층촬영(magnetic resonance imaging; MRI)은 강한 자장과 고주파 파장을 이용한다. 자장은 자장에 평행한 방향으로 수소핵의 회전을 정렬시킨다. 순간 고주파 전류는 양자의 방위를 방해하지만, 고주파 전류를 제거하면 양자는 자장에 새로 순응하고, 이때 MRI 기계로 발견할 수 있는 방사성 신호를 방출한다. MRI는 해부학적 구조를 영상으로 잘 나타낸다. MRI는 CT보다 뇌의 더 세밀한 부분까지 보여주고, 다발성 경화증과 같은 질병을 진단하는 데 CT보다 우월하다. 특히 MRI는 몸에 해로운 방사선 노출이 없다는 이점을 가지고 있다. 하지만 CT 보다는 좀 더 비싸고 보편적으로 이용하기가 쉽지 않다.

척추와 척수영상 검사(imaging the spine and spinal cord)에는 MRI, CT 주사, 척수조영법이 있다. 척수와 척추에 이상이 있다고 생각될 경우 가장 보편적으로 이용되는 것은 MRI이다. CT 주사는 MRI 검사가 불가능하거나 MRI가 없을 때 이용한다. 척수조영법과 함께 CT 주사를 종양과 농양이 생긴 척수부위를 정확히 알 수 있다. **척수조영법(myelography)**은 허리뚫기(요추천자)나 가쪽 목뚫기(경추천자)로 지주막아래공간에 적은 양의 요오드화 조영제를 주입하여 시행한다. 척수관을 위아래로 움직일 수 있도록 기울일 수 있는 검사대에 환자를 눕힌다. 조영제가 묻은 것은 형광 투시경으로 볼 수 있으며, 보관용 사진은 보통 X-ray나 CT를 이용해서 만든다. 척수조영법은 MRI 검사에 보충 정보가 필요할 때, MRI 검사가 금기인 경우, MRI를 이용할 수 없을 때 시행한다.

도플러 초음파, MRA 혈관조영술과 뇌동맥 조영술을 통해 **뇌혈관 영상(imaging of the cerebral vessels)**을 얻을 수 있다. 목의 **도플러 초음파(doppler ultrasound)** 검사는 머리뼈 밖의 혈관검사에 유용하게 이용된다. 총목동맥(총경동맥)이 속바깥목동맥(내외경동맥)으로 나눠지는 분지점에서 자주 발생하는 동맥경화의 외과적 치료를 위해 사용된다. 머리뼈를 통한 도플러 초음파 거마는 머리뼈내의 혈관을 영상으로 보이게 한다. 자기공명 혈관 조영법은 고주파 자극과 그것에 대한 반응 때문에 일어나는 수소핵의 이동상태를 이용해 혈관을 영상화하는데 머리뼈 바깥과 안쪽 혈관을 검사하는 데 모두 사용된다. 뇌동맥 조영법은 대퇴동맥으로부터 목동맥과 척수동맥까지 카테터를 집어넣고 요오드화 조영제를 투입한 후 X-ray 영상을 연속적으로 빠르게 찍는 것이다. 뇌동맥 조영법은 도플러 초음파와 **MRA** 혈관

조영법보다 해상도가 더 좋다. 그러나 이 방법은 매우 침습적이며, 뇌졸중을 일으킬 위험성이 있다. **뇌동맥 조영법(cerebral arteriography)**은 두 개 가쪽 혈관의 기형을 확진하기 위해 사용되며, 머릿속 혈관에 생긴 협착증, 동맥류, 혈관염의 진단에도 이용된다.

생리학적 영상검사
(Physiologic Imaging Studies)

CT와 MRI는 뇌 구조에 대한 훌륭한 정보를 제공하지만, **양전자 방사 단층촬영(positron emission tomography; PET)**, **단일 광자 방사 컴퓨터 단층촬영(single photon emission computed tomography; SPECT)**, **fMRI**로는 뇌기능에 대한 정량적인 정보를 얻을 수 있다. **PET** 검사를 할 때는 불소, 탄소, 질소, 산소와 같이 양전자를 방출하는 물질들을 하전입자 가속장치인 싸이클로트론(cyclotron)으로 만들어야 한다. 이 핵들에 대사 물질과 약제를 결합시킨다. 완성된 방사성 약제를 정맥내로 투입시킨다. 방사성 핵종이 붕괴하면서 양전자가 방출되고 조직에 존재하는 저자와 반응해서 두 감마선을 나오게 한다. 감마선은 주사장치로 받아들이고, 뇌속의 방사성 물질 분포가 영상화된다. PET는 뇌 전체에서 일어나는 포도당에 대한 국소적 대사량을 영상으로 나타내는 데 흔히 사용되지만, 뇌혈액의 흐름, 산소대사, 신경전달물질 수용체의 밀도를 평가하는 데에도 사용된다. PET는 뇌에서 간질을 일으키는 병변의 위치를 찾아내고 알츠하이머병과 같은 퇴행성 질환을 진단하는 데 매우 유용하게 사용될 것이다.

활성화 주사(activation scans)는 인지기능, 운동, 감각자극에 의해 활성화되는 뇌의 부분을 지도화한다. 활성화 PET 주사검사에서는 혈액 흐름 추적자를 활동하는 동안에 투입하고, 그 결과로 나온 결과를 활동하지 않고 있을 때 시행한 주사 검사 결과와 비교한다. 신경학적 활동에 참여하는 뇌 부위로 혈액의 흐름이 증가된다.

SPECT는 PET와 유사하며, 방사선핵종(radionuclide)과 같이 정맥내에 추적기를 주입하여 뇌의 분포도를 기록하는 방식이다. SPECT는 반감기기 긴 방사능 추적기를 사용하는 장점이 있기 때문에 상업적으로 사용되는 핵종(nuclides)을 구입해서 사용할 수 있다. 이렇게 함으로서 시클로트론(cyclotron)을 유지하는 비용을 절감할 수 있고, 작은 규모의 병원에서도 이 기술을 사용할 수 있다. 또한 SPECT는 정밀한 측정은 불가능하지만, 뇌혈류속도를 측정하는데도 효과적으로 사용된다. SPECT는 또한 몇몇 신경전달물질, 특히 도파민을 분석하는데도 사용되기도 한다. SPECT의 단점은 핵종의 분포도(nuclide distribution)를 정량적으로 측정할 수 없다는 점이다. PET보다 정교성은 떨어지지만, 테크네튬(technetium)과 요오드(iodine)와 같은 핵종에 이용된다.

fMRI는 활동성 방사성 물질 투입없이 국소적 혈액의 흐름이 변하는 것을 영상화할 수 있는 최초의 검사법이다. fMRI는 뇌활동성을 검사하는 데 사용되며, 정상적인 신경계의 활동 즉, 감각인지, 운동계획과 실행, 인지처리(cognitive processing), 그리고 정서적인 행동 등과 같은 신경계구조를 정교하게 처리할 수 있는 장점이 있다.

추천 도서

Adams, HP, Jr, et al: Ischemic Cerebrovascular Disease. Oxford University Press, New York, 2001.

Alheid, GF, et al: Basal ganglia. In Paxinos, G (ed): The Human Nervous System. Academic Press, San Diego, 1990, p 483.

Baloh, RW, and Honrubia, V: Clinical Neurophysiology of the Vestibular System, ed 3. Oxford University Press, New York, 2001.

Büttner-Ennever, JA: A review of otolith pathways to brainstem and cerebellum. Ann NY Acad Sci 871:51, 1999.

Cooper, JR, et al: Biochemical Basis of Neuropharmacology, ed 7. Oxford University Press, New York, 1996.

Darlison, MG, and Richter, D: Multiple genes for neuropeptides and their receptors: Co-evolution and physiology. Trends Neurosci 22:81, 1999.

Fuster, JM: The Prefrontal Cortex, ed 3. Lippincott–Raven, Philadelphia, 1997.

Gilman, S: Clinical Examination of the Nervous System, McGraw–Hill, New York, 1999.

Goetz, CG, and Pappert, EJ: Textbook of Clinical Neurology. WB Saunders, Philadelphia, 1999.

Gloor, P: The Temporal Lobe and Limbic System. Oxford University Press, New York, 1997.

Hardman, JG, et al: Goodman & Gilman's The Pharmacological Basis of Therapeutics, ed 9. McGraw–Hill, New York, 1996.

Hildebrand, JG, and Shepherd, GM: Mechanisms of olfactory discrimination: Converging evidence for common principles across phyla. Annu Rev Neurosci 20:595, 1997.

Kandel, ER, et al: Principles of Neural Science, ed 4. McGraw–Hill, New York, 2000.

Klockgether, T: Handbook of Ataxia Disorders. Marcel Dekker, New York, 2000.

Leigh, RJ, and Zee, DS: The Neurobiology of Eye Movements, ed 3. Oxford University Press, New York, 1999.

Mesulam, MM: Principles of Behavioral and Cognitive Neurology, ed 2. Oxford University Press, New York, 2000.

Nieuwenhuys, R, et al: The Human Central Nervous System: A Synopsis and Atlas, ed 3. Springer-Verlag, Berlin, 1988.

Nobili, R, et al: How well do we understand the cochlea? Trends Neurosci 21:159, 1998.

Parent, A: Carpenter's Human Neuroanatomy, ed 9. Williams & Wilkins, Baltimore, 1996.

Rowland, LP: Merritt's Neurology, ed 10. Lippincott Williams & Wilkins, Philadelphia, 2000.

Saper, CB: Hypothalamus. In Paxinos, G (ed): The Human Nervous System. Academic Press, San Diego, 1990, p 389.

Saper, CB: Cholinergic system. In Paxinos, G (ed): The Human Nervous System. Academic Press, San Diego, 1990, p 1095.

Shepherd, GM: The Synaptic Organization of the Brain, ed 4. Oxford University Press, New York, 1998.

Siegel, GJ, et al: Basic Neurochemistry. Lippincott Williams & Wilkins, Philadelphia, 1998.

Taylor, EW, et al: Central control of the cardiovascular and respiratory systems and their interactions in vertebrates. Physiol Rev 79:855, 1999.

Toga, AW, and Mazziota, JC: Brain Mapping: The Systems. Academic Press, San Diego, 2000.

Trobe, JD: The Neurology of Vision. Oxford University Press, New York, 2001.

Victor, M, and Ropper, AH: Adams and Victor's Principles of Neurology, ed 7. McGraw–Hill, New York, 2001.

Voogd J, et al: Mammals. In Nieuwenhuys, R, et al (eds): The Central Nervous System of Vertebrates, Vol 3. Springer-Verlag, Berlin, 1998, p 1753.

Watts RL, and Koller, WC: Movement Disorders: Neurologic Principles and Practice. McGraw–Hill, New York, 1997.

Winn, P: Frontal syndrome as a consequence of lesions in the pedunculopontine tegmental nucleus: A short theoretical review. Brain Res Bull 47:551, 1998.

찾아보기

ㄴ

ㄹ

ㅁ

ㅂ

ㅇ

ㅈ

ㅊ

ㅋ

ㅌ

ㅍ

ㅎ